临床药物
速查手册

主审 陈旻湖 主编 陈杰 杨威 陈孝

第三版

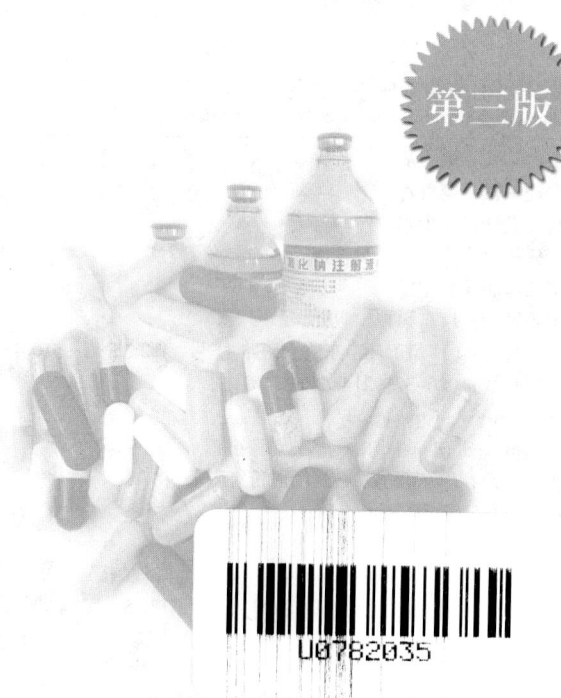

U0782035

SPM 南方出版传媒

广东科技出版社 | 全国优秀出版社

· 广 州 ·

图书在版编目（CIP）数据

临床药物速查手册 / 陈杰，杨威，陈孝主编 . —3 版 . —广州：广东科技出版社，2018.3（2020.6 重印）

ISBN 978-7-5359-6713-8

Ⅰ . ①临… Ⅱ . ①陈…②杨…③陈… Ⅲ . ①药物—手册 Ⅳ . ① R97-62

中国版本图书馆 CIP 数据核字 (2017) 第 076987 号

临床药物速查手册（第三版）

Linchuang Yaowu Sucha Shouce (Di-San Ban)

出 版 人：朱文清

责任编辑：黎青青

封面设计：林少娟

责任校对：吴丽霞　黄慧怡

责任印制：林记松

出版发行：广东科技出版社

　　　　　（广州市环市东路水荫路 11 号　邮政编码：510075）

销售热线：020-37592148/37607413

http：//www.gdstp.com.cn

E-mail：gdkjzbb@gdstp.com.cn（编务室）

经　　销：广东新华发行集团股份有限公司

排　　版：创溢文化

印　　刷：佛山浩文彩色印刷有限公司

　　　　　（南海区狮山科技工业园 A 区　邮政编码：528225）

规　　格：889mm×1 194mm　1/48　印张 17.25　字数 400 千

版　　次：2018 年 3 月第 3 版

　　　　　2020 年 6 月第 2 次印刷

定　　价：68.00 元

如发现因印装质量问题影响阅读，请与广东科技出版社印制室联系调换（电话：020-37607272）。

编委会名单

编写说明
Write instructions

一、本书为中山大学附属第一医院医师处方用药速查手册。内容以日常处方所需的药品基本信息为主，而详细的药理作用和不良反应等内容则省略，注意事项则仅列出最重要者。本手册仅供医师参考，不作法典使用。

二、各药品商品名项下从左至右为厂家名简写、剂型（医保类别）、规格和价格。

三、由于药品同类品种繁多，本手册亦列出商品名和相应的厂家名供医师参考。为节省篇幅，厂家名仅为简写，如需全名，可查阅相关产品说明书等资料。

四、为方便给医保患者处方，本手册列出药品所属甲、乙类医保药物类别及药品价格。由于药品招投标政策变动，部分药品价格可能会时有调整，故其仅供医师处方时参考，切不可作为购药的价格依据。

五、药品规格含义。固体制剂：每片（粒）的药品含量×最小包装数量[如每盒（瓶）多少片（粒）]。液体制剂：每支（瓶）的药品含量×液体体积。

六、为节省篇幅，处方常用术语用公认的简写符号代替。

七、书后附有处方书写规范、常用药物治疗血药浓度范围、体表面积计算方法等。

前　言
Preface

　　随着社会的进步和医药科技的日新月异，医院所用药品品种繁多，更新换代快，使一线医务人员很难掌握所有药品资料，也不清楚医院现有药品品种。有鉴于此，本院药学部组织编写了这本《临床药物速查手册》（第三版），介绍本院现使用的西药、中成药和医院制剂，以供医务人员参考。

　　本书依据药品说明书和其他权威资料，以介绍临床一线日常处方所需要的药品基本信息为主，包括商品名、临床应用、用法用量、注意事项和给药说明等项目。书后还附有常用氨基糖苷类药物峰谷血药浓度范围、常用药物治疗血药浓度范围及体表面积计算方法。

　　在本书的编写过程中，承蒙许多临床专家教授的大力支持和协助，一些读者也指正了第二版中的某些疏漏，在此一并表示衷心感谢。由于时间紧迫以及编者水平有限，书中不妥和疏漏之处在所难免，恳请广大读者予以指正，以冀完善和提高。

编　者

2017年6月

于广州中山大学附属第一医院

总 目
Superorder

目 录
Contents

第 1 章　抗微生物药物

1

第3章　麻醉药及其辅助药物

第6章 主要作用于呼吸系统的药物

第7章　主要作用于消化系统的药物

第8章　主要作用于泌尿系统的药物

第9章　主要作用于生殖系统的药物

第10章　影响血液和造血系统的药物

第11章　激素及其有关药物

第12章 抗变态反应药物

第13章　维生素类药物

第14章　酶类及其他生化制剂

第15章　调节水、电解质及酸碱平衡用药

第16章　营养药物

第17章 抗肿瘤药物

第18章　影响免疫功能药

第19章 各临床科室备用药物

第20章 其他药物

第21章 中 成 药

第 22 章　医院制剂

附　　录

索　　引

第1章

抗微生物药物

第一节 抗 生 素

1 青霉素类

青霉素 Benzylpenicillin

为抑制具有转肽酶活性的青霉素结合蛋白（PBPs），干扰细菌细胞壁合成。

【药品品种】

青霉素钠Benzylpenicillin Sodium

天心制药　Inj.[甲][国基]：80万U，0.33元/瓶

【临床应用】用于A组溶血性链球菌、肺炎链球菌等革兰氏阳性球菌所致的感染及风湿性心脏病或先天性心脏病患者进行某些操作或手术时，预防心内膜炎发生。也可用于治疗草绿色链球菌和肠球菌心内膜炎，以及破伤风、气性坏疽、炭疽、白喉、流行性脑脊髓膜炎、李斯特菌病、鼠咬热、梅毒、淋病、雅司病、回归热、钩端螺旋体病、樊尚咽峡炎、放线菌病等。

【用法用量】im. 成人：80万～200万U/d，q6～8h；小儿：2.5万U/（kg·d），q12h。iv gtt. 成人：200万～1000万U/d，分2～4次给药；小儿：5万～20万U/（kg·d），分2～4次给药。

【注意事项】严重肾功能损害者应延长给药间隔或调整剂量；不宜用呈酸性的葡萄糖注射液作溶剂；不能与氨基糖苷类药置同一容器内给药；注射液应新鲜配制

应用，配制后不宜久置。

【给药说明】用药前必须做皮试。

阿莫西林 Amoxicillin

为广谱青霉素，作用机制同青霉素。

【药品品种】

阿莫西林胶囊

联邦制药　Caps.[甲]【国基】：0.25g×24粒，12.37元/盒

【临床应用】用于溶血性链球菌、肺炎链球菌、葡萄球菌或流感嗜血杆菌等敏感菌所致的上呼吸道、下呼吸道、口腔及耳鼻喉感染；大肠埃希菌、奇异变形杆菌或粪肠球菌所致泌尿生殖道感染；溶血性链球菌、葡萄球菌或大肠埃希菌所致皮肤软组织感染等。亦可与克拉霉素等药物联合根除胃、十二指肠幽门螺旋杆菌。

【用法用量】po. 成人：0.5g，q6~8 h，每日剂量不超过4g。小儿：3个月以上，每日20~40 mg/kg，q8 h；3个月以下，每日30mg/kg，q12 h。

【注意事项】传染性单核细胞增多症易发生皮疹，应避免使用；哮喘、湿疹及有过敏史的患者慎用；与甲氨蝶呤（MTX）同用减少甲氨蝶呤肾清除率，增加肾毒性；肾功能严重损害患者需调整给药剂量。

苄星青霉素 Benzathine Benzylpenicillin

为半合成长效青霉素，作用机制同青霉素。

【药品品种】

苄星青霉素

石药集团 Inj.[甲]【国基】：120万U，3.53元/瓶

【临床应用】用于预防风湿热复发，也可用于控制链球菌感染的流行，治疗各期梅毒。

【用法用量】im. 成人：60万~120万U/次，每2~4周1次；小儿：30万~60万U/次，每2~4周1次。

【注意事项】阿司匹林、吲哚美辛、保泰松和磺胺

药减少青霉素的肾小管分泌而延长本品的血清半衰期；临用前加适量灭菌注射用水使成混悬液；与氨基糖苷类抗生素、B族维生素、维生素C等药呈配伍禁忌。

【给药说明】用药前必须做皮试。

其他常用同类药物

苯唑西林 Oxacillin

为耐青霉素酶青霉素，作用机制同青霉素。

【药品品种】

苯唑西林钠

华北制药　Inj.【甲】：2g，8.00元/瓶

【临床应用】用于耐青霉素葡萄球菌所致的各种感染，也可用于化脓性链球菌或肺炎球菌与耐青霉素葡萄球菌所致的混合感染。

【用法用量】iv gtt. 成人：每次1~2g，每日3~4次；小儿：每日50~100mg/kg，分次给药。

【注意事项】阿司匹林、磺胺药可抑制本品对血清蛋白的结合，提高游离血药浓度；在静脉注射液中不可与庆大霉素、B族维生素、维生素C等药混合使用；严重肾功能减退患者应避免应用大剂量。

【给药说明】用药前必须做皮试。

萘夫西林 Nafcillin

为耐青霉素酶青霉素，作用机制同青霉素。

【药品品种】

萘夫西林

华北制药　Inj.【乙】：1g，45.36元/瓶

【临床应用】用于青霉素耐药的葡萄球菌感染及其他青霉素敏感的细菌感染，如败血症、心内膜炎、脓胸、肝脓肿、肺炎、骨髓炎等。

【用法用量】im.、iv. 成人：一般感染，2~4g/d；重度感染，4~6g/d。小儿：50~100mg/（kg·d），分

3～4次给药。

【注意事项】有青霉素类药物过敏史者或青霉素皮肤试验阳性患者禁用；新生儿尤其早产儿慎用。

【给药说明】用药前必须做皮试。

氨苄西林 Ampicillin

为广谱青霉素，作用机制同青霉素。

【药品品种】

氨苄西林钠

石药集团　Inj.[甲]：0.5g，0.83元/瓶

【临床应用】用于敏感菌所致的呼吸系统、泌尿系统、胆管、肠道感染及脑膜炎、心内膜炎等。

【用法用量】im. 成人：2～4g/d，分4次；小儿：每日50～100mg/kg，分4次给药。iv gtt. 成人：4～12g/d，分2～4次，每日最高剂量为14g；小儿：每日100～200mg/kg，分2～4次给药，每日最高剂量为300mg/kg。

【注意事项】不能与氨基糖苷类药置同一容器内给药；不宜用葡萄糖、果糖注射液溶解；氨苄西林钠溶液浓度愈高，稳定性愈差，静脉滴注时浓度不宜超过30mg/mL；巨细胞病毒感染、淋巴细胞白血病、淋巴瘤患者应用本品时易发生皮疹，宜避免使用；严重肾功能不全者须延长给药间隔。

【给药说明】用药前必须做皮试；新鲜配制。

哌拉西林 Piperacillin

为广谱青霉素，作用机制同青霉素。

【药品品种】

哌拉西林钠

华北制药　Inj.[乙]：0.5g，0.60元/瓶

【临床应用】用于敏感肠杆菌科细菌、铜绿假单胞菌、不动杆菌属所致的败血症及各部位感染等；与氨基糖苷类联合也用于治疗有粒细胞减少症免疫缺陷患者的感染。

【用法用量】iv gtt. 成人：中度感染8g/d，分2次给药；严重感染每4~6h 1次，1次3~4g，每日总剂量不超过24g。12岁以下小儿：100~200mg/（kg·d）。

【注意事项】在静脉注射液中不可与庆大霉素、B族维生素、维生素C等药混合使用；与溶栓药合用可发生严重出血；有出血史者、溃疡性结肠炎、克罗恩病或假膜性肠炎者慎用；肾功能减退者应适当减量。

【给药说明】用药前必须做皮试。

美洛西林 Mezlocillin

为广谱青霉素，作用机制同青霉素。

【药品品种】

力扬

山东瑞阳　Inj.[乙]：1g，19.46元/瓶

【临床应用】用于治疗大肠埃希菌、肠杆菌属、变形杆菌属等革兰氏阴性杆菌中敏感菌株所致的呼吸系统、泌尿系统、消化系统、妇科和生殖器官等感染。

【用法用量】im.、iv.、iv gtt. 成人：2~6g/d，严重感染增至8~12g，最大可增至15g。小儿：0.1~0.2g/（kg·d），严重感染增至0.3g/kg；肌内注射2~4次/d，静脉滴注q6~8h，严重感染增至q4~6h。

【注意事项】有哮喘、湿疹、花粉症、荨麻疹病史者慎用；肾功能减退患者应适当降低用量；可加强华法林的作用。

【给药说明】用药前须做青霉素皮试。

2　第一代头孢菌素类

头孢唑啉钠 Cefazolin Sodium

为第一代头孢菌素，作用机制同青霉素。

【药品品种】

新泰林

深圳九新　Inj.[乙]：1g，49.60元/支

　　　　　Inj.[甲]：0.5g，29.18元/支

【临床应用】用于甲氧西林敏感葡萄球菌、A组溶血性链球菌和肺炎链球菌等所致的上、下呼吸道感染，尿路感染，血流感染，心内膜炎，骨、关节感染，皮肤及软组织感染等；亦可用于流感嗜血杆菌、奇异变形杆菌、大肠埃希菌敏感株所致的尿路感染以及肺炎等。头孢唑啉常作为外科手术预防用药。

【用法用量】im.、iv.、iv gtt. 成人：0.5～1g，q6～8h，每日最大剂量6g；1岁以上小儿：每日20～40mg/kg，q6h。预防外科手术后感染，iv gtt，1.0g，术前0.5～1h给药。

【注意事项】本品与庆大霉素或其他肾毒性抗生素合用有增加肾损害的危险性；少数患者可致血清氨基转移酶、尿素氮升高，蛋白尿、白细胞或血小板减少。

【给药说明】本药配制后应避光保存，室温保存不得超过48h；受冷常析出结晶，宜置37℃加温使其溶解后应用。

其他常用同类药物

头孢氨苄 Cefalexin

为第一代头孢菌素，作用机制同青霉素。

【临床应用】主要用于葡萄球菌软组织感染、链球菌咽喉炎、肺炎球菌性大叶肺炎及尿路感染等。

【用法用量】po. 成人：250～500mg，q6h，每日最高剂量为4g；小儿：每日25～50mg/kg，q6h。

【注意事项】对青霉素类及头孢菌素类药物过敏者禁用；肾功能减退者需减量；应用该品时可出现直接Coombs试验阳性反应和尿糖假阳性反应（硫酸铜法）；该品透过胎盘，亦可经乳汁排出，故孕产妇应慎用；不宜用于严重感染。

【给药说明】宜空腹服用。

头孢拉定 Cefradine

为第一代头孢菌素，作用机制同青霉素。

【药品品种】

头孢拉定

浙江京新　Caps.[甲]：0.25g×24粒，3.94元/盒

华北制药　Inj.[甲]：0.5g，0.99元/瓶

【临床应用】用于葡萄球菌、链球菌、厌氧革兰氏阳性菌等敏感菌所致的急性咽炎、扁桃体炎、中耳炎、支气管炎、肺炎等呼吸道感染、皮肤软组织、尿路感染及前列腺炎等。

【用法用量】po. 成人：0.25～0.50g，q6h，最大剂量4g/d；小儿：每日25～50mg/kg，分3～4次给药。im.、iv.、iv gtt. 成人：0.5～1g，q6h，最大剂量8g/d。iv. 小儿：每日50～100mg/kg，分4次注射。

【注意事项】对青霉素过敏或过敏体质者慎用；肾功能减退者须减量；可致菌群失调、维生素缺乏、二重感染等；注射用头孢拉定不可与含钙溶液（如林格氏液）、氨基糖苷类抗生素混入同一容器内给药。

【给药说明】宜进行深部肌内注射。

头孢羟氨苄 Cefadroxil

为第一代头孢菌素，作用机制同青霉素。

【药品品种】

来斯

上海信谊　Tab.[甲]：0.125g×24片，22.66元/瓶

力欣奇

中美华能　Tab.[乙]：0.25g×12片，24.80元/瓶

【临床应用】用于肺炎链球菌、化脓性链球菌、产青霉素酶金葡菌及其他敏感菌所致的呼吸道、泌尿道、咽部、皮肤等部位感染。

【用法用量】po. 成人：0.5～1g，bid；小儿：每日30～40mg/kg，分2次服。成人肾功能减退者首剂1g，然

后根据肌酐清除率为25～50mL/min、10～25mL/min和0～10mL/min时，分别每12h、24h和36h服药0.5g。

【注意事项】对本品及其他头孢菌素类药和青霉素过敏史者禁用，肾功能减退者需减量。

【给药说明】不宜用于严重感染，可与食物同服。

头孢替唑钠 Ceftezole Sodium

为第一代头孢菌素，作用机制同青霉素。

【药品品种】

勃名

福安余庆堂　Inj.[乙]：2g，30.36元/瓶

【临床应用】用于肺炎链球菌、化脓性链球菌、产青霉素酶金葡菌及其他敏感的革兰氏阳性菌和阴性菌等敏感菌所致呼吸道感染、泌尿系统感染、败血症、腹膜炎。

【用法用量】iv.、im. 成人：0.5～2g，bid；小儿：每次10～40mg/kg，bid。

【注意事项】勿与强效利尿药呋塞米、依他尼酸、布美他尼以及氨基糖苷类抗生素等肾毒性药物并用；可能出现直接Coombs试验和尿糖检测（试纸法除外）假阳性。

【给药说明】肌内注射时应溶于0.5%盐酸利多卡因注射液使用。

头孢硫脒 Cefathiamidine

为第一代头孢菌素，作用机制同青霉素。

【药品品种】

阿威欣

白云山天心　Inj.[乙]：2g，90.31元/支

仙力素

白云山制药　Inj.[乙]：0.5g，31.25元/支

【临床应用】应用于链球菌、葡萄球菌、卡他布兰汉菌、流感嗜血杆菌、白喉杆菌等敏感菌所致呼吸系

统、五官、泌尿生殖系统、肝胆管感染、败血症及腹膜炎等感染。

【用法用量】im. 成人：0.5～1g，qid；小儿：50～100mg/（kg·d），分3～4次给药。iv gtt. 成人：2g，bid至qid；小儿：50～100mg/（kg·d），分2～4次给药。

【注意事项】有青霉素过敏性休克史者禁用；有胃肠道疾病史者，特别是溃疡性结肠炎、局限性肠炎或抗生素相关结肠炎及妊娠早期慎用。

【给药说明】药液宜现用现配，配制后不宜久置。

3 第二代头孢菌素类

头孢呋辛 Cefuroxime

为第二代头孢菌素，作用机制同青霉素。

【药品品种】

伏乐新

苏州中化　Tab.[乙]：0.25g×12片，31.22元/盒

达力新

深圳制药　Caps.[乙]：0.125g×12粒，7.83元/盒

　　　　　Inj.[乙]：0.25g，3.19元/瓶

西力欣

葛兰素　Inj.[甲][国基]：0.75g，20.70元/瓶

安可欣

噻浦路斯　Inj.[乙][国基]：1.5g，48.58元/瓶

【临床应用】用于治疗甲氧西林敏感葡萄球菌、链球菌属、肺炎链球菌等革兰氏阳性球菌，以及流感嗜血杆菌、大肠埃希菌、奇异变形杆菌等所致的呼吸道感染、尿路感染、皮肤及软组织感染、血流感染、骨关节感染和腹腔、盆腔感染及预防手术部位的感染。用于腹腔感染和盆腔感染时需与抗厌氧菌药合用。

【用法用量】po. 成人：0.25g～0.5g，bid；2岁以上小儿：20～30mg/（kg·d），bid，每日剂量不超过

1.0g。im.、iv. 轻至中度感染：0.75～1.5g，q8h；严重感染：1.5g，q6h；脑膜炎时每日剂量在9g以下。严重肾功能损害的成年人肌酐清除率10～20 mL/min，750mg，q12h；肌酐清除率小于10mL/min，750mg，qd。

【注意事项】有青霉素过敏反应者慎用；有胃肠道疾病史者，特别是溃疡性结肠炎、克罗恩病或假膜性肠炎者、孕妇及哺乳期妇女慎用；用药期间和用药后1周内应避免饮酒、口服或静脉输入含乙醇的药物；与呋塞米等强效利尿药同用可增加肾毒性；过量服用头孢菌素会导致抽搐。

【给药说明】胶囊应整粒吞服不可嚼碎，宜餐后服用。

头孢克洛 Cefaclor

为第二代头孢菌素，作用机制同青霉素。

【药品品种】

希刻劳Ceclor

苏州礼来　SR Tab.[乙]：0.375g×6片，55.72元/盒

　　　　　Syr.[乙]【省基】：0.125g×6包，23.9元/盒

恒运

江苏豪森　Tab.[乙]：0.125g×12片，10.78元/盒

帅先

浙昂利康　Tab.[乙]：0.375g×6片，20.91元/盒

【临床应用】用于敏感菌所致的呼吸系统、泌尿系统、耳鼻喉、皮肤及软组织轻中度感染等。

【用法用量】po. 成人：0.25g，tid或0.375g，bid；小儿：20mg/（kg·d），tid，每日总量不超过1g。

【注意事项】中重度肾功能不全患者需减量；含镁剂及氢氧化铝的抗酸剂使头孢克洛总吸收量减少，故间隔1h以上服用；丙磺舒抑制头孢克洛经肾小管分泌排泄。

【给药说明】宜空腹服用。

头孢丙烯 Cefprozil

为第二代头孢菌素，作用机制同青霉素。

【药品品种】

施复捷Cefzil

上海施贵宝　Tab.[乙]：0.25g×6片，49.00元/盒

福新王

广州光华　Caps.[乙]：0.25g×6粒，16.40元/盒

【临床应用】用于敏感菌引起的上下呼吸道、皮肤及软组织轻中度感染。

【用法用量】po. 成人 0.5g，qd至bid；6个月以上小儿：15mg/kg，bid。

【注意事项】对本品或其他头孢菌素类药过敏者禁用，有青霉素过敏性休克或其他严重过敏反应不宜使用；与利尿剂或氨基糖苷类药同用，可增加对肾脏的毒性；患有胃肠道疾病，尤其是肠炎患者慎用。

【给药说明】食物不影响本药吸收。

其他常用同类药物

头孢孟多 Cefamandole

为第二代头孢菌素，作用机制同青霉素。

【药品品种】

孟得新

台湾生达　Inj.[乙]：1g，101.23元/支

锋多欣

沪新先锋　Inj.[乙]：0.5g，22.89元/支

合美灵

海南灵康　Inj.[乙]：0.5g，27.01元/支

【临床应用】用于敏感菌所致的肺部、尿路、胆管、皮肤软组织、骨和关节、腹腔等感染以及败血症。

【用法用量】im.、iv.、iv gtt. 成人：1.5～6g/d，分次给药，每日最大剂量不超过12g；1个月以上患儿：

50 ~ 100mg/（kg·d），分3 ~ 4次给药。

【注意事项】可干扰凝血功能，大剂量时可致出血倾向；与氨基糖苷类、多黏菌素类、呋塞米、依他尼酸合用时会增加肾毒性；孕妇及哺乳期妇女慎用；禁与含乙醇的制剂如氢化可的松注射液同用，以免引起醉酒样反应。

【给药说明】应用本品后数天避免饮酒精和含酒精饮料。

头孢替安 Cefotiam

为第二代头孢菌素，作用机制同青霉素。

【药品品种】

锋替新
上海新业　Inj.[乙]：1g，51.53元/瓶

海替舒
大元制药　Inj.[乙]：1g，78.20元/瓶

替他欣
哈药总厂　Inj.[乙]：0.5g，41.63元/瓶

佩罗欣
哈药总厂　Inj.[乙]：1g，70.73元/瓶

【临床应用】用于敏感菌所致的术后、烧伤、皮肤软组织感染、骨关节感染、呼吸系统感染、肝胆系统感染、耳鼻喉感染、腹膜炎、尿路感染等。

【用法用量】iv.、iv gtt. 成人：1 ~ 2g/d，分2 ~ 4次给药；小儿：40 ~ 80mg/（kg·d），分3 ~ 4次给药。对成年人败血症可增至4g/d，对小儿败血症、脑脊膜炎等重症和难治性感染，可增至160mg/（kg·d）。

【注意事项】有青霉素过敏史者及过敏体质、哺乳期妇女慎用，不能与氨基糖苷类药物置同一容器内给药，与强利尿药同用增加肾毒性。

【给药说明】不能用注射用水稀释药液，溶解后的药液应迅速使用。

4 第三代头孢菌素类

头孢曲松 Ceftriaxone

为第三代头孢菌素,作用机制同青霉素。

【药品品种】

罗氏芬 Rocephin

上海罗氏　Inj.[乙]:1g,65.55元/瓶

头孢曲松钠

华北制药　Inj.[乙]:1g,1.86元/瓶

【临床应用】用于肺炎链球菌、甲氧西林敏感金黄葡萄球菌、流感嗜血杆菌、奇异变形杆菌、卡他莫拉菌及黏质沙雷菌等敏感菌所致的下呼吸道、尿路、胆管、腹腔、生殖系统、皮肤软组织、骨关节感染等。

【用法用量】im.、iv. 成人及12岁以上小儿:1~2g,qd,或0.5~1g,q12h,最大剂量每日4g。iv. 新生儿(14天以下)每日剂量为按体重20~50 mg/kg,婴儿及小儿(15天至12岁):每日20~80mg/kg,qd。

【注意事项】应单独给药;临用前配制;用药期间及以后数日内,应避免饮酒和服含酒精的药物;本品与含钙剂或含钙产品合并用药有可能导致致死性结局的不良事件;有黄疸的新生儿慎用。

【给药说明】用药前须做皮试;静脉用量按体重50mg/kg以上时,输注时间至少30min以上。

头孢他啶 Ceftazidime

为第三代头孢菌素,作用机制同青霉素。

【药品品种】

复达欣 Fortum

葛兰素威康　Inj.[乙]:1g,54.68元/瓶

新安欣

广州白云山　Inj.[乙]:1g,4.77元/瓶

罗抗

山东罗欣　Inj.[乙]：3g，13.41元/瓶

【临床应用】用于敏感菌所致的下呼吸道、腹腔、泌尿生殖系统、骨骼及关节感染，以及与血液透析和腹膜透析及持续腹膜透析有关的感染，尤适用于敏感革兰氏阴性杆菌或铜绿假单胞菌所致的中枢神经系统感染。

【用法用量】im.、iv. 成人：1g～2g，q8～12h，最大剂量6g/d，65岁以上老年人最大剂量为3g/d。iv gtt. 2个月龄以下的患儿：25～60mg/（kg·d），分2次给药；2个月以上患儿：30～100mg/（kg·d），分2～3次给药，最大剂量6g/d。肾功能不全的患者，可给予1g的首次负荷剂量，然后应根据肾小球滤过率来决定合适的维持剂量。

【注意事项】与氨基糖苷类抗生素、万古霉素等呈配伍禁忌；在碳酸氢钠溶液中不稳定；慎用于胃肠道疾病史患者，尤其是结肠炎患者；早产儿、新生儿、6岁以下幼儿及对利多卡因或酰胺类局麻药过敏者不宜用本药作肌内注射。

【给药说明】本药静脉注射时应缓慢（>5min）。

头孢克肟 Cefixime

为第三代口服头孢菌素，作用机制同青霉素。

【药品品种】

世福素Cefspan

广州白云山　Caps.[乙][省基]：0.1g×6粒，38.57元/盒
　　　　　　Gran.[乙][省基]：50mg×6包，27.23元/盒

立健克干混悬剂

深圳立健　Pulv.[乙]：50mg×6包，13.32元/盒

特普宁分散片

四川方向　Tab.[乙]：0.1g×12片，39.74元/盒

舍尔

丹东医创　Tab.[乙]：0.1g×8片，25.06元/盒

【临床应用】用于敏感菌所致的呼吸系统、泌尿系统、胆管感染以及中耳炎、鼻窦炎等。

【用法用量】po. 成人：100 ~ 400mg/d，分2次给药；小儿：每次1.5 ~ 6mg/kg，bid。

【注意事项】对头孢菌素或青霉素过敏者禁用，与卡马西平合用可使后者血药浓度升高，与苄丙酮香豆素合用可使后者作用增强，6个月以下小儿不宜使用。

【给药说明】勿将牛奶、果汁等与本药混合后放置；食物不影响本药吸收。

头孢地尼 Cefdinir

为第三代口服头孢菌素，作用机制同青霉素。

【药品品种】

希福尼

天津中央　Tab.[乙]：50mg × 12片，49.83元/盒

世扶尼

天津中央　Caps.[乙]：0.1g × 6粒，42.83元/盒

全泽复

西安杨森　Caps.[乙]：0.1g × 10粒，107.47元/盒

【临床应用】用于敏感菌等所引起的呼吸道感染、肺部感染、中耳炎、鼻窦炎、泌尿系统感染、术后感染、皮肤黏膜感染等。

【用法用量】po. 成人 0.1g，tid；小儿9 ~ 18mg/（kg·d），分3次口服。

【注意事项】对头孢菌素药物过敏者禁用，有青霉素类过敏史者或有过敏体质者慎用；与添加铁的药品合用时，可能出现红色粪便或红色尿；密切监测老年患者出血倾向。

【给药说明】若与含镁、铝的抗酸剂及含铁的复合维生素制剂同服，应相隔2h以上；食物对本药吸收影响不大。

头孢泊肟酯 Cefpodoxime Proxetil

为第三代口服头孢菌素，作用机制同青霉素。

【药品品种】

搏沃欣

福建古田　　Caps.[乙]：50mg×10粒，33.00元/盒

善普兰

广州天心　　Pulv.：0.1g×6包，45.95元/盒

搏拿

上海三共　　Tab.[乙]：0.1g×6片，49.80元/盒

【临床应用】用于敏感菌引起的呼吸道感染、单纯性泌尿系统感染、单纯性皮肤和皮肤软组织感染、急性单纯性淋球菌性尿道炎和子宫颈炎、由奈瑟氏淋球菌引起的肛周炎等。

【用法用量】po. 成人：100～200mg，bid；小儿：10mg/（kg·d），q12h。中重度肾功能不全的患者（肌酐清除率<50mL/min）用量减50%或1日服药1次。

【注意事项】对青霉素或β–内酰胺类抗生素过敏者禁用；可致人体菌群失调，引起消化道症状、B族维生素、维生素K缺乏和二重感染；应用利尿剂患者、哺乳期妇女慎用；小于5个月婴儿禁用。

【给药说明】宜餐后服用，以减轻胃肠道刺激；不宜与抗酸药或H_2受体阻滞剂同服，以免影响吸收。

其他常用同类药物

头孢匹胺钠 Cefpiramide Sodium

为第三代头孢菌素，作用机制同青霉素。

【药品品种】

澳朗

山东瑞阳　　Inj.：0.5g，13.66元/瓶

意利信

吉林辉南　　Inj.：1g，20.10元/瓶

【临床应用】用于敏感菌所致的下呼吸道感染、腹膜炎（与甲硝唑或克林霉素合用），以及胆管、泌尿生殖系统、皮肤、败血症感染。

【用法用量】im.、iv gtt. 成人：1～2g/d，分2

次给药，严重感染可增加剂量到4g/d。iv gtt. 小儿：30～80mg/（kg·d），分2～3次给药。

【注意事项】不能与氨基糖苷类药物置同一容器内给药；用药期间及停药1周内应禁止饮酒；有抑制精子形成作用；同抗凝药同用时，会产生协同作用，导致出血；长期用药会致持续严重腹泻。

【给药说明】需要肌内注射时用0.5%～1%的利多卡因注射液溶解，深部肌内注射。

头孢甲肟 Cefmenoxime

为第三代头孢菌素，作用机制同青霉素。

【药品品种】

头孢甲肟

浙江尖峰　Inj.：1g，57.68元/瓶

倍司特克 Bestcall

武田药品　Inj.：1g，137.89元/瓶

【临床应用】用于敏感菌所致的呼吸系统、肝胆系统、泌尿生殖系统、腹膜等部位的感染，也可用于败血症和烧伤、手术后感染。

【用法用量】iv.、iv gtt. 成人：1～2g/d，分2次给药；难治性或严重感染，可增至4g/d，分2～4次。小儿：40～160mg/（kg·d）。脑脊膜炎200mg/kg，分3～4次静脉滴注。

【注意事项】头孢菌素类药物过敏史者禁用，有青霉素过敏史者慎用；与其他头孢类抗生素或利尿药合用可使肾功能障碍加重；用药期间及用药后至少1周内应避免饮酒。

【给药说明】建议在注射前做皮试；静脉注射用倍司特克的助溶剂为无水碳酸钠，在溶解时有二氧化碳产生，故本品装于负压瓶内。

头孢噻肟钠 Cefotaxime Sodium

为第三代头孢菌素，作用机制同青霉素。

【药品品种】

治菌必妥

安徽威尔曼　Inj.[甲]：2g，13.80元/支

【临床应用】用于敏感菌所致的肺炎及其他下呼吸道感染、尿路感染、脑膜炎、败血症、腹腔感染、盆腔感染、皮肤软组织感染、生殖道感染、骨和关节感染等，亦用于小儿脑膜炎的治疗。

【用法用量】iv.、iv gtt. 成人：2～6g/d，分2～3次给予；严重感染，2～3g，q6～8h，1日最高剂量不超过12g。出生7日以内新生儿：每次50mg/kg，q12h；出生7日以上患儿：每次50mg/kg，q8h；治疗脑膜炎，剂量可增至每次75mg/kg，q6h。

【注意事项】与氨基糖苷类不可同瓶滴注，对头孢菌素过敏者及有青霉素过敏性休克或即刻反应史者禁用，肾功能减退者应在减少剂量情况下慎用，有胃肠道疾病者及哺乳期妇女慎用。

【给药说明】注射前做皮试。

头孢唑肟 Ceftizoxime

为第三代头孢菌素，作用机制同青霉素。

【药品品种】

海南灵康　Inj.[乙]：0.75g，22.54元/支
苏州二叶　Inj.[乙]：2g，33.11元/支

【临床应用】用于葡萄球菌属、肠杆菌属、流感嗜血杆菌、链球菌、淋病奈瑟菌等所致的呼吸道、泌尿道、骨和关节、皮肤和软组织、腹腔、胆管、消化道等部位的感染。

【用法用量】im.、iv. 成人：1次1～2g，q8～12h；严重感染者的剂量可增至1次3～4g，q8h。6个月及6个月以上婴幼儿：1次50mg/kg，q6～8h。

【注意事项】对本品或其他头孢菌素类药过敏者或青霉素过敏休克史者禁用，结肠炎患者、过敏性体质者、哺乳期妇女慎用。

【给药说明】大剂量静脉注射时可引起血管痛、血栓性静脉炎，应尽量减慢注射速度以防其发生。

头孢地嗪 Cefodizime

为第三代头孢菌素，作用机制同青霉素。

【药品品种】

高德 Golden

山东鲁抗　Inj.[乙]：1g，39.10元/瓶

金磐嗪

汕头金石　Inj.[乙]：1.5g，46.90元/瓶

【临床应用】用于敏感菌所引起的泌尿系统感染、下呼吸道感染及淋病等。

【用法用量】im.、iv、iv gtt. 成人：1~2g，qd或bid，静脉滴注溶于40mL注射用水、生理盐水或林格氏液中，20~30min内输注。肌内注射可以加入利多卡因溶液以减轻疼痛，但避免注入血管。

【注意事项】对本品或头孢菌素类过敏者禁用；与肾毒性合用时密切监测肾功能；不可与其他抗生素在同一溶液内混合，不易溶于乳酸钠溶液；妊娠及哺乳期妇女慎用；血液透析可清除本药。

【给药说明】本药在葡萄糖注射液中不能长期保持稳定，应尽快使用。

头孢妥仑匹酯 Cefditoren Pivoxil

为第三代头孢菌素，作用机制同青霉素。

【药品品种】

美爱克 Meiact

明治制药　Tab.：0.1g×10片，79.42元/盒

【临床应用】用于敏感菌所致的呼吸道感染、泌尿生殖系感染、耳鼻喉感染。

【用法用量】po. 成人：200mg，bid。

【注意事项】有慢性胃肠道疾病病史者慎用。

【给药说明】宜餐后服用，以减轻胃肠道刺激；不

宜与抗酸药同服，以免影响本药吸收。

头孢特仑匹酯 Cefteram Pivoxil

为第三代头孢菌素，作用机制同青霉素。

【药品品种】

富山龙 Tomiron

广州南新　Tab.：0.1g×10片，85.19元/盒

巴妥

广东博洲　Tab.：50mg×6片，34.28元/盒

【临床应用】用于对青霉素和第一、二代头孢菌素产生耐药性或用氨基糖苷类达不到治疗效果的革兰氏阴性菌感染。

【用法用量】po. 12岁以上患者：50～200mg，tid。

【注意事项】有胃肠道疾病史者慎用；可抑制肠道菌落，导致维生素K合成下降；慢性胃肠道疾病者、哺乳期妇女慎用；与抗酸剂、H_2受体拮抗药合用会使药物吸收降低。

【给药说明】宜餐后服用，以减轻胃肠道刺激。

头孢他美酯 Cefetamet

为第三代头孢菌素，作用机制同青霉素。

【药品品种】

康迈欣

浙江康裕　Pulv.：0.125g×8包，17.02元/盒

安素美

浙江震元　Caps.[乙]：0.125g×16粒，29.12元/盒

【临床应用】用于敏感菌引起的耳、鼻、喉、下呼吸道感染及泌尿系统感染。

【用法用量】po. 成人和12岁以上小儿：0.5g，bid；12岁以下小儿：每次10mg/kg，bid。

【注意事项】青霉素类药物过敏者慎用，胃肠道疾病患者慎用。

【给药说明】宜餐前或餐后1h内口服，以利吸收。

5 第四代头孢菌素类

头孢吡肟 Cefepime

为第四代头孢菌素，作用机制同青霉素。

【药品品种】

马斯平 Maxipime

上海施贵宝　Inj.[乙]：1g，126.50元/瓶

【临床应用】用于敏感菌引起的下呼吸道、泌尿系统、皮肤或皮肤软组织、腹腔、妇产科感染及败血症等；也可用于小儿细菌性脑脊髓膜炎。

【用法用量】im.、iv gtt. 成人及16岁以上或体重大于40kg小儿，一般用量每次1~2g，q12h；轻、中度感染，0.5~1g，bid；重度感染，2g，q8h。2月龄至12岁小儿或体重小于40kg小儿：每次40mg/kg，q12h，每次最大量不超过2g。

【注意事项】禁用于对青霉素或头孢菌素类药物过敏的患者，本药与甲硝唑、万古霉素、庆大霉素、妥布霉素、奈替米星及氨茶碱呈配伍禁忌，有胃肠道疾病史者慎用。

其他常用同类药物

头孢匹罗 Cefpirome

为第四代头孢菌素，作用机制同青霉素。

【临床应用】用于敏感菌所致的下呼吸道、泌尿道、皮肤及软组织感染，中性粒细胞减少患者、菌血症、败血症等严重感染。

【用法用量】iv.、iv gtt. 成人：1~2g，q12h。肾功能不全患者给予负荷剂量1~2g，肌酐清除率为20~50mL/min，每次0.5~2g，bid；肌酐清除率为5~20mL/min，每次0.5~1g，qd。

【注意事项】禁用于对青霉素、头孢菌素过敏者，

与氨基糖苷类或髓袢利尿剂合用时应监测肾功能，小儿禁用，孕妇及哺乳期妇女慎用。

6 其他β-内酰胺类

舒巴坦 Sulbactam

为β-内酰胺酶抑制剂，本身只有很弱的抗菌活性，但对不动杆菌活性较强，对β-内酰胺酶包括超广谱酶有较强抑制作用。

【药品品种】
舒巴坦钠

瑞阳制药　Inj.[自]：0.5g，11.44元/瓶

【临床应用】本品与青霉素类或头孢菌素类联合，用于治疗鲍曼不动杆菌感染等。

【用法用量】iv gtt. 治疗鲍曼不动杆菌感染4～8g，分3～4次给药。

【注意事项】丙磺舒、阿司匹林、吲哚美辛、保泰松、磺胺药可减少本品自肾脏排泄。

亚胺培南 / 西司他汀钠 Imipenem/Cilastatin Sodium

亚胺培南为碳青霉烯类抗生素，属广谱抗菌药物；西司他丁是肾肽酶抑制剂，能减少亚胺培南在肾脏的代谢和肾毒性。

【药品品种】
泰能 Tienam

杭州默沙东　Inj.[乙]：1.0g（1∶1），182.00元/瓶
俊特

海正辉瑞　Inj.[乙]：1g（亚胺培南0.5g），111.78元/瓶

【临床应用】用于需氧菌及厌氧的革兰氏阳性及革兰氏阴性细菌等多种病原体所致混合感染，以及在病原菌未确定的早期治疗所引起的腹腔、下呼吸道、妇科、

泌尿生殖系统、骨和关节、皮肤及软组织感染，心内膜炎和败血症等。

【用法用量】iv gtt. 轻度感染：0.25g，q6h；中度感染：0.5g，q8h或1.0g，q12h；严重的敏感菌感染：0.5g，q6h；由不太敏感的病原菌所引起的严重感染和威胁生命的感染（主要为某些绿脓杆菌株）：1.0g，q6～8h。用量以亚胺培南计。

【注意事项】对青霉素和头孢菌素过敏者禁用，哺乳期妇女、胃肠道疾病尤其是结肠炎患者、中枢神经系统疾病患者慎用，与含乳酸钠的药液或其他碱性药液呈配伍禁忌，与丙戊酸合用导致丙戊酸浓度降低。

【给药说明】静脉给药时速度不宜太快；药液应在临用前配制；小儿用药时常出现非血尿性红色尿，为药物着色所致。

帕尼培南/倍他米隆 Panipenem/Betamipron

帕尼培南为碳青霉烯类抗生素，倍他米隆抑制帕尼培南向肾皮质转移，减少其在肾的蓄积和毒性。

【药品品种】

克倍宁Carbenin

日本三共　Inj.[乙]：1g（1：1），172.84元/瓶

【临床应用】用于敏感菌所致呼吸系统、腹腔、泌尿生殖系统、耳鼻喉、皮肤软组织、骨关节及其他严重感染等。

【用法用量】iv gtt. 成人：0.5g，bid；重症或顽固性感染疾病：1 g，bid，1h以上滴完。小儿：通常30～60mg/（kg·d），分3次给药，每次静脉滴注时间应在30min以上。用量按帕尼培南计。

【注意事项】对碳青霉烯类、青霉素类以及头孢菌素类药物过敏史者慎用。严重肾功能障碍的患者、肝功能障碍患者、哺乳期妇女、早产儿、新生儿慎用，与丙戊酸合用导致丙戊酸浓度降低。

【给药说明】本药溶解后应立即使用；用药后可能使尿呈茶色，此为正常现象。

美罗培南 Meropenem

为碳青霉烯类β-内酰胺类抗生素，属广谱抗菌药物。

【药品品种】

美平Mepem

日本住友　Inj.[乙]：0.5g，191.34元/瓶

【临床应用】用于治疗下呼吸道、尿路、腹内、妇科和皮肤感染以及细菌性脑膜炎等。本品不推荐用于耐甲氧西林葡萄球菌引起的感染。

【用法用量】iv gtt. 成人：0.5～1.0g，q8h，重症可增至2g，q8h；3个月至12岁小儿：每次10～20mg/kg，q8h。

【注意事项】可致多种神经-精神症状，尤其是对有癫痫史、细菌性脑膜炎和肾功能不全患者；与多种维生素、葡萄糖酸钙、多西环素、阿昔洛韦、地西泮等呈配伍禁忌，禁与丙戊酸钠等合用，给药后第3～5日注意皮疹等不良反应。

【给药说明】注射液配制好后应立即使用；使用前先将溶液振荡摇匀；本药溶解时，溶液呈无色或微黄色透明状液体，颜色的浓淡不影响本药的效果。

拉氧头孢 Latamoxef

为氧头孢烯类抗生素，抗菌谱与第三代头孢菌素相近。抗菌谱与头孢噻肟近似。

【药品品种】

噻吗灵Shiomarin

海南海灵　Inj.[乙]：0.5g，66.75元/瓶

　　　　　Inj.[乙]：0.25g，39.00元/瓶

【临床应用】用于敏感菌等引起的气管炎、肺炎、胸腹膜炎、皮肤软组织感染，以及败血症和脑膜炎等。

【用法用量】iv.、im.、iv gtt. 成人：1~2g/d，分2次给药；小儿：40~80mg/（kg·d），分2~4次给药，并依年龄、症状适当增减。难治性或严重感染，成人增至4g/d，小儿150mg/（kg·d），分2~4次给药。

【注意事项】本品不宜与强效利尿剂同时应用，以免增加肾毒性；可致出血倾向，与抗凝血药物、影响血小板聚集药物等合用可增加出血危险；严重肾功能不全者、孕妇和哺乳期妇女慎用。

【给药说明】不能与甘露醇注射液配伍。

其他常用同类药物

氨曲南 Aztreonam

为单环β-内酰胺类抗生素。

【临床应用】用于敏感肠杆菌科细菌及铜绿假单胞菌等革兰氏阴性需氧菌引起的尿道、下呼吸道、腹腔内、妇科感染，败血症等。对葡萄球菌、链球菌等需氧革兰氏阳性菌和厌氧菌无抗菌活性。

【用法用量】im.、iv.、iv gtt. 尿路感染：0.5~1g，q8~12h；中重度感染：1~2g，q8~12h，最大剂量8g/d。

【注意事项】氨曲南与氨基糖苷类有协同抗菌作用，但与头孢西丁有拮抗作用；与利尿剂同用可增加肾毒性；与奈夫西林、头孢拉定、万古霉素和甲硝唑呈配伍禁忌；孕妇和哺乳期妇女慎用。

【给药说明】肌内注射时每克氨曲南至少加3mL注射用水溶解，深部注射。

头孢西丁 Cefoxitin

为头霉素衍生物，作用机制与第二代头孢菌素相近。

【药品品种】
达力叮

深圳制药　Inj.[乙]：0.5g，11.95元/瓶

【临床应用】用于敏感菌所致的下呼吸道、泌尿生殖道、腹腔、骨和关节、皮肤和软组织等部位感染，也可用于败血症。

【用法用量】im.、iv.、iv gtt. 成人：1～2g，tid至qid，最大剂量不超过12g。

【注意事项】青霉素过敏者、肾功能损害者及有胃肠病史（特别是结肠炎）者慎用；与氨基糖苷类药物同时应用可增加肾毒性。

【给药说明】不可与氨基糖苷类置同一容器内注射。

头孢美唑钠 Cefmetazole Sodium

为第二代头霉素类半合成抗生素，作用机制与第二代头孢菌素相近。

【药品品种】
先锋美他醇 Cefmetazon
日本三共　Inj.[乙]：1.0g，56.48元/瓶

【临床应用】用于敏感菌所致呼吸道、泌尿道、腹腔感染、生殖系统感染及败血症等。

【用法用量】iv.、iv gtt. 成人：1～2g/d，分2次给药；小儿：25～100mg/（kg·d），分2～4次给药。

【注意事项】服药后1周内避免饮酒；与氨基糖苷类有配伍禁忌；严重肾功能损害和老年患者慎用。

【给药说明】静脉内大量给药时，可能会引起血管刺激性痛。

头孢米诺 Cefminox

为头霉素衍生物，作用机制与第三代头孢菌素相近。

【药品品种】
美士灵 Meicelin
日本明治　Inj.[乙]：1.0g，103.68元/瓶

立健诺

齐鲁制药 Inj.[乙]：1.0g，12.60元/瓶

【临床应用】用于呼吸道、泌尿道、腹腔感染、生殖系统感染及败血症等。

【用法用量】iv.、iv gtt. 成人：轻中度感染：1g，bid；败血症和重症感染：每日可用到6g，分3～4次给药。小儿每次20mg/kg，每日3～4次静脉注射或静脉滴注。

【注意事项】用药期间及用药1周内应避免饮酒，本药与氨茶碱、维生素B₆呈配伍禁忌，与呋塞米等强效利尿药同用增加肾毒性。

【给药说明】用药前应进行皮试；仅供静脉给药，且静脉给药时速度宜慢，配制成溶液后应尽快使用。

氟氧头孢 Flomoxef

为氧头孢烯类抗生素，作用机制与第四代头孢菌素相近。

【药品品种】

氟吗宁 Flumarin

日本盐野义 Inj.：1.0g，145.65元/瓶

【临床应用】用于敏感菌等致呼吸系统、腹内、泌尿生殖系统、皮肤软组织感染、术后感染、败血症、感染性心内膜炎等。

【用法用量】iv.、iv gtt. 成人：轻症1～2g/d；重症4g/d，分2次给药。小儿：轻症60～80mg/（kg·d）；重症150mg/（kg·d），分3～4次给药。

【注意事项】严重肾功能不全、孕妇及新生儿慎用；与氨基糖苷类、速尿类强效利尿剂合用，可增加对肾脏的毒性；与伤寒活疫苗合用可减弱伤寒疫苗的免疫反应。

厄他培南 Ertapenem

为碳青霉烯类抗生素。

【药品品种】

怡万之

法默沙东　Inj.：1g，356.16元/瓶

【临床应用】用于敏感菌引起的继发性腹腔感染、复杂性皮肤及附属器感染、社区获得性肺炎、复杂性泌尿道感染、急性盆腔感染、菌血症。

【用法用量】im.、iv gtt. 成人：1g，qd，最长不超过14日；3个月至12岁小儿的剂量是15 mg/kg，bid，每日剂量不超过1g。

【注意事项】肾功能不全者减量使用；3个月以下新生儿不得使用，哺乳期妇女慎用；与丙戊酸合用会导致丙戊酸浓度降低，避免合用；癫痫发生率0.5%。

【给药说明】肌内注射时，安瓿内1g药物用3.2mL的1%利多卡因溶解，深部肌内注射；静脉给药时，先用10mL注射用水或生理盐水溶解，再用50mL生理盐水稀释（小儿用药稀释至20mg/mL），不能用含葡萄糖的溶液作为稀释剂。

法罗培南 Faropenem

为碳青霉烯类β-内酰胺类抗生素，广谱抗菌药物。

【药品品种】

君迪

鲁南制药　Tab.：0.2g×12片，135.57元/盒

【临床应用】用于敏感菌所致的泌尿系统、呼吸系统、子宫附件炎、皮肤、眼科、耳鼻喉科感染等。对铜绿假单胞菌无效。

【用法用量】po. 150～300mg，tid。

【注意事项】经口摄取不良的患者或正接受非口服营养疗法患者、全身状态不良患者慎用；与丙戊酸合用会导致丙戊酸浓度降低，避免合用；可发生休克、皮

肤黏膜眼综合征（Stevens-Johnson综合征）、间质性肺炎、粒细胞缺乏症、横纹肌溶解症等严重不良反应，用药后应注意观察。

7 复方制剂

阿莫西林 / 克拉维酸钾 Amoxicillin/Clavulanate Potassium

阿莫西林为氨基青霉素类抗生素，克拉维酸钾为β-内酰胺酶抑制剂，对β-内酰胺酶包括超广谱酶有较强抑制作用，与阿莫西林有协同抗菌作用，对链球菌属、大肠埃希菌、流感嗜血杆菌作用强，对铜绿假单胞菌、嗜麦芽窄食单胞菌等作用差。

【药品品种】

安奇

南京先声　Pulv.[乙][国基]：0.125g×9包，9.19元/盒

胜艾

哈药总厂　Tab.[甲]：228.5mg×12片，19.68元/盒

【临床应用】用于敏感菌所致的呼吸道、泌尿道、生殖器、皮肤和软组织、骨和关节及其他感染等。

【用法用量】po. 成人和12岁以上小儿：2包，tid或457～914mg，q12h或625mg，bid。

【注意事项】青霉素皮肤试验阳性者、对本品及其他青霉素类药物过敏者及传染性单核细胞增多症患者禁用；孕妇及哺乳期妇女、严重肝肾功能不全、伪膜性结肠炎患者慎用；别嘌醇和阿莫西林合用会增加皮疹的发生率。

【给药说明】给药前，必须先进行青霉素皮肤试验；宜餐时服用，可减轻胃肠道反应。

哌拉西林 / 他唑巴坦 Piperacillin/Tazobactam

哌拉西林为半合成广谱青霉素，他唑巴坦为半合成青霉烷砜类衍生物，对β-内酰胺酶包括超广谱酶有较强

抑制作用，与哌拉西林有协同抗菌作用，对铜绿假单胞菌、克雷伯菌属、大肠埃希菌、肠杆菌属、流感嗜血杆菌等作用强。

【药品品种】

特治星 Tazocin

美国惠氏　　Inj.[乙]：4.5g，163.63元/瓶

锋泰灵

沪新先锋　　Inj.[乙]：4.5g，43.09元/瓶

瑞派林

山东瑞阳　　Inj.[乙]：2.5g，115.82元/瓶

【临床应用】用于敏感菌等所致的呼吸道、泌尿道、腹腔、皮肤及软组织、骨与关节、妇科感染，还可用于细菌性败血症和患中性粒细胞减少症患者的细菌感染。

【用法用量】iv gtt. 成人：4.5g，q6～12h。小儿：9个月以上及体重≤40kg，112.5mg/kg，q8h；2～9个月婴儿，每次90mg/kg，q8h。

【注意事项】定期检查肝、肾功能，造血功能，凝血指标；妊娠和哺乳期妇女慎用；与氨基糖苷类有配伍禁忌；延长维库溴铵对神经肌肉的阻滞作用。

【给药说明】用药前须做皮试；缓慢静脉滴注给药，给药时间20min以上。

头孢哌酮 / 舒巴坦 Gefoperazone/Sulbactam

为β-内酰胺类抗生素和β-内酰胺酶抑制剂合剂，舒巴坦对β-内酰胺酶包括超广谱酶有较强抑制作用，与头孢哌酮有协同抗菌作用，对铜绿假单胞菌、克雷伯菌、大肠埃希菌、肠杆菌属、流感嗜血杆菌、不动杆菌、嗜麦芽窄食单胞菌等作用强。

【药品品种】

舒普深

辉瑞制药　　Inj.[甲][省基]：1.5g，79.38元/瓶

利君特舒

西安利君　Inj.[乙]：0.75g，5.68元/瓶

利君派舒

西安利君　Inj.[乙]：3.0g，11.22元/瓶

【临床应用】用于流感嗜血杆菌、拟杆菌属、葡萄球菌属、不动杆菌、大肠埃希菌、肺炎克雷伯菌、铜绿假单胞菌及厌氧菌等所致呼吸道、腹腔、胆管、泌尿生殖系统、皮肤软组织、骨骼、关节、盆腔及生殖道等部位感染。

【用法用量】iv.、iv gtt. 成人：2～4g，q12h，严重或难治性感染每日剂量可增至8g，等量分次给药。小儿：30～60mg/（kg·d），分等量，每q6～12h给药1次。

【注意事项】本品与氨基糖苷类药、乳酸钠林格氏注射液、利多卡因注射液属配伍禁忌；本药与肝素、华法林同用可抑制血小板功能，减少凝血因子的产生，使出血的危险性增加；用药期间和停药后5日内勿饮酒；严重胆管梗阻及严重肝脏疾病需调整用药剂量。

其他常用同类药物

氨苄西林钠 / 舒巴坦钠 Ampicillin Sodium/Sulbactam Sodium

为β–内酰胺类抗生素和β–内酰胺酶抑制剂合剂，舒巴坦对β–内酰胺酶包括超广谱酶有较强抑制作用，与氨苄西林有协同抗菌作用，对肠球菌属、大肠埃希菌、克雷伯菌、流感嗜血杆菌作用强，对铜绿假单胞菌、嗜麦芽窄食单胞菌等作用差。

【药品品种】

优立新Unasyn

意大利　Inj.[乙]：0.75g，26.60元/支

【临床应用】用于敏感菌所致的上呼吸道感染、尿路感染、腹膜炎、胆囊炎、子宫内膜炎、盆腔蜂窝组织炎、败血症、皮肤及软组织感染、骨关节感染及淋球菌感染，外科感染和预防用药。

【用法用量】iv gtt. 成人：1.5 ~ 12g/d，分等量q6 ~ 8h给药；小儿：150mg/（kg·d），分等量q6 ~ 8h给药。

【注意事项】对青霉素过敏者禁用；与氨基糖苷类、血液制品或蛋白质的水解产物有配伍禁忌。

【给药说明】用药前需做皮试。

阿莫西林钠 / 氟氯西林钠 Amoxicillin Sodium/Flu-cloxacillin Sodium

阿莫西林为氨基青霉素类抗生素，氟氯西林为半合成的耐抗葡萄球菌青霉素酶的青霉素，抗菌谱类似苯唑西林，可抗β-内酰胺酶，两者合用增强链球菌属、葡萄球菌产酶菌株、大肠埃希菌等抗菌活性。

【药品品种】

弗威

天津华津　Inj.[乙]：0.5g，24.23元/支

【临床应用】用于葡萄球菌产酶菌株和某些革兰氏阴性菌敏感菌所致的呼吸道、消化道、泌尿道、皮肤软组织、骨和关节、口腔及耳鼻喉感染等。

【用法用量】iv gtt. 成人：4 ~ 6g/d，分次滴注，病情严重可增加，最大量12g/d；小儿：50 ~ 200mg/（kg·d），分次滴注。

【注意事项】本品与氨基糖苷类、环丙沙星、培氟沙星呈配伍禁忌，不能在同一容器内给药；哮喘、湿疹及有过敏史的患者慎用；与甲氨蝶呤同用减少甲氨蝶呤肾清除率，增加肾毒性。

【给药说明】注射时勿与血浆、水解蛋白、氨基酸及脂肪乳配伍。

阿莫西林 / 舒巴坦钠 Amoxicillin/Sulbactam Sodium

阿莫西林为氨基青霉素类抗生素，舒巴坦为β-内酰胺酶抑制剂。

【药品品种】

阿莫西林/舒巴坦钠

瑞阳制药　Inj.[乙]：3g，9.36元/瓶

【临床应用】用于产酶耐药菌引起的呼吸系统、泌尿生殖系统、皮肤软组织、耳、鼻、喉等感染。

【用法用量】iv gtt. 成人：3～6g/d，分2～3次给药；严重感染，剂量可增至150mg/（kg·d）[阿莫西林100mg/（kg·d）+舒巴坦50mg/（kg·d）]。小儿：60～70mg/（kg·d）[阿莫西林40～50mg/（kg·d）+舒巴坦20～25mg/（kg·d）]，分2～3次给药。

【注意事项】青霉素、头孢菌素类药物过敏者禁用；接受别嘌醇治疗的患者、哺乳期妇女、1岁以下婴儿慎用。

【给药说明】用药前须做皮试。

替卡西林钠 / 克拉维酸钾 Ticarcillin Disodium/Clavulanate Potassium

替卡西林为羧基青霉素类抗生素，克拉维酸钾为β-内酰胺酶抑制剂，对β-内酰胺酶包括超广谱酶有较强抑制作用，与替卡西林有协同抗菌作用，对铜绿假单胞菌、大肠埃希菌、流感嗜血杆菌、嗜麦芽窄食单胞菌等作用强。

【药品品种】

阿乐仙

珠海联邦　Inj.[乙]：1.6g，17.24元/瓶

【临床应用】用于敏感细菌所致的呼吸道、泌尿道、腹腔、妇科、骨与关节、皮肤及软组织感染和败血症。

【用法用量】iv gtt. 成人：1.6～3.2g，q6～8h，最大剂量一次3.2g，q4h；小儿：每次80mg/kg，q6～8h。

【注意事项】可增加华法林的出血风险；在碳酸氢钠溶液中不稳定；与血制品或蛋白质水溶液（如水解蛋白）或脂肪乳、氨基糖苷类药物有配伍禁忌。

【给药说明】用药前须做青霉素皮试。

哌拉西林 / 舒巴坦 Piperacillin/Sulbactam

哌拉西林为半合成广谱青霉素，舒巴坦为β–内酰胺酶抑制剂，抗菌谱同哌拉西林/他唑巴坦。

【药品品种】
新克君
　湘北威尔曼　Inj.[乙][省基]：3g（2：1），65.80元/瓶
新特灭
　湘北威尔曼　Inj.[乙][省基]：1.5g（2：1），35.60元/瓶

【临床应用】用于产酶耐药菌肠杆菌属、嗜血杆菌属、铜绿假单胞菌、淋球菌、脑膜炎奈瑟菌、脆弱类杆菌、其他类杆菌、梭杆菌属等引起的呼吸、泌尿生殖系统感染。

【用法用量】iv gtt. 轻中度感染：1.5～3g，q12h；严重或难治性感染：6g，q12h。

【注意事项】与非极性肌松药合用，延长后者的神经肌肉阻滞作用时间；与肝素、口服抗凝药、非甾体抗炎药等药物合用会增加出血的危险性；与溶栓药合用可致严重出血；与氨基糖苷类药物有配伍禁忌。

【给药说明】用前须做青霉素皮试。

美洛西林 / 舒巴坦 Mezlocillin/Sulbactam

美洛西林为半合成青霉素类抗生素，抗菌谱与哌拉西林相似，舒巴坦为β–内酰胺酶抑制剂，本品为美洛西林和舒巴坦4：1组成，抗菌谱类似于氨苄西林/舒巴坦。

【药品品种】
佳洛坦
　山西仟源　Inj.[乙]：1.25g，25.42元/瓶

【临床应用】用于产β–内酰胺酶耐药菌引起的用于敏感菌引起的呼吸道、泌尿生殖系统、腹腔感染等。

【用法用量】iv gtt. 成人：2.5～5g，q8～12h，疗程7～14日。

【注意事项】与高剂量肝素、抗凝血药同时使用时，应监测凝血参数；若出现严重腹泻应停用并采取相应的治疗。

【给药说明】用药前须做皮试。

8 氨基糖苷类

庆大霉素 Gentamicin

为氨基糖苷类抗菌药，作用于细菌核糖体，抑制蛋白质合成，破坏细菌胞膜完整性而发挥杀菌作用。

【药品品种】

庆大霉素

广东三才 Inj.[甲][国基]：8万U：2mL，0.73元/支

白云山天心 Inj.[甲]：4万U：1mL，0.46元/支

【临床应用】用于治疗敏感革兰氏阴性杆菌，如大肠埃希菌、克雷伯菌属、肠杆菌属、变形杆菌属、沙雷菌属、铜绿假单胞菌以及葡萄球菌甲氧西林敏感株所致的泌尿生殖系统、呼吸系统、胃肠道、胆管、骨关节、皮肤软组织及其他严重感染。

【用法用量】im.、iv gtt.成人：每次80mg，q8~12h；小儿：3~5mg/（kg·d），分2~3次给药。肾功能不全患者：肌酐清除率为10~50mL/min时，q12h，给予正常剂量的30%~70%；肌酐清除率<10mL/min时，每24~48h给予正常剂量的20%~30%。

【注意事项】可致耳、肾毒性，应监测血药浓度，尤其是新生儿、老年和肾功能不全的患者；不可与β-内酰胺类药物混合滴注；失水、第8对脑神经损害、重症肌无力或帕金森病及肾功能损害患者慎用。

【给药说明】有抑制呼吸作用，不能静脉注射也不宜皮下注射；不宜作耳部滴用；庆大霉素1mg=1 000U。

阿米卡星 Amikacin

为氨基糖苷类抗菌药，作用机制同庆大霉素。

【药品品种】

阿米卡星

广东三才　Inj.【甲】【国基】：0.2g：2mL×10支，0.92元/盒

【临床应用】用于对卡那霉素或庆大霉素菌耐药的革兰氏阴性菌所致败血症、细菌性心内膜炎、下呼吸道、骨关节、胆管、腹腔、尿路、皮肤软组织等感染。

【用法用量】im.、iv gtt. 成人：尿路感染，0.2g，q12h；其他全身感染，每次7.5mg/kg，q12h，总量不超过1.5g/d，疗程不超过10日。小儿：首剂10mg/kg，以后给予7.5mg/kg，q12h；较大儿童可按成人用量。肾功能不全患者：肌酐清除率50～80mL/min者，每12h给予正常剂量（7.5mg/kg）的60%～90%；肌酐清除率10～50mL/min者，每24～48h给予7.5mg/kg的20%～30%。

【注意事项】本品有耳毒性、肾毒性、神经肌肉阻滞等不良反应；不宜与其他药物如β-内酰胺类等同瓶滴注；失水、第8对脑神经损害、重症肌无力、帕金森病、肾功能损害者慎用；美国食品药品监督管理局（FDA）对本药的妊娠安全分级为D级。

【给药说明】不可直接静脉推注；给药时患者应补充足够的水分。

其他常用同类药物

依替米星 Etimicin

为氨基糖苷类抗菌药，作用机制同庆大霉素。

【药品品种】

悉能

无锡山禾　Inj.【乙】【省基】：0.1g：2mL，41.65元/支

爱大

杭州爱大　Inj.[乙][省基]：0.1g，56.28元/瓶

【临床应用】用于敏感菌引起呼吸道、泌尿生殖系统、皮肤软组织、创伤及手术、产后感染。

【用法用量】iv gtt. 0.2g，qd或0.1～0.15g，q12h，静脉滴注1h，疗程5～10日。

【注意事项】治疗过程中应密切观察肾功能和第8对脑神经功能的变化，尤其是肾功能不全、大面积烧伤、脱水或老年患者；避免与具有潜在耳、肾毒性药物合用；避免与神经阻滞药合用。

【给药说明】应用本药期间一旦出现神经肌肉阻滞现象应停药，并缓慢静脉推注钙盐进行治疗。

异帕米星 Isepamicin

为氨基糖苷类抗菌药，作用机制同庆大霉素。

【药品品种】

异帕米星

浙江海正　Inj.[乙]：0.2g：2mL，63.00元/支

依克沙

日本旭化　Inj.[乙]：0.2g：2mL，75.36元/支

【临床应用】用于敏感菌引起的败血症、外伤或烧伤创口感染、下呼吸道感染、肾盂肾炎、膀胱炎、腹膜炎。

【用法用量】im.、iv gtt. 成人：400mg/d，分1～2次给药。

【注意事项】对本品成分及其他氨基糖苷类抗生素和杆菌肽有过敏症既往史的患者禁用；第8对脑神经障碍、肝肾功能不全者，使用静脉营养的体弱患者、老年人，哺乳期妇女慎用；避免与耳毒性药物、肾毒性药物、神经阻滞药物合用。

【给药说明】每日1次给药时，滴注时间不得少于1h；每日2次给药时，滴注时间宜控制为30～60min。

9 四环素类

多西环素 Doxycycline

为四环素类抗菌药，作用于细菌核糖体30S亚基，抑制细菌蛋白质的合成，并改变细胞膜通透性，抑制细菌DNA复制，从而发挥抗菌作用。

【药品品种】

多西环素 Doxycycline

江苏联新　Tab.[甲][国基]：0.1g×100片，9.08元/瓶

【临床应用】用于立克次体病、支原体肺炎、衣原体感染、回归热、布氏杆菌病、霍乱、兔热病、鼠疫、急性肠阿米巴病；亦用于对青霉素类抗生素过敏的破伤风、气性坏疽、雅司病、梅毒、淋病和钩端螺旋体病。

【用法用量】po. 成人：首次剂量0.2g，以后0.1g，qd至q12h。小儿：8岁以上小儿第1日按体重2.2mg/kg，q12h，继以按体重2.2～4.4mg/kg，qd，或按体重2.2mg/kg，q12h；体重超过45kg的小儿用量同成人。

【注意事项】有四环素类药物过敏史者禁用，妊娠期妇女及哺乳期妇女不宜使用，8岁以下小儿不宜使用。

【给药说明】可与食品、牛奶或含碳酸盐饮料同服。

米诺环素 Minocycline

为四环素类抗菌药，作用于细菌核糖体30S亚基，抑制细菌蛋白质的合成，并改变细胞膜通透性，抑制细菌DNA复制，从而发挥抗菌作用。

【药品品种】

美满霉素 Minocin

惠氏制药　Caps.[乙]：50mg×20粒，57.98元/盒

【临床应用】用于衣原体感染、立克次体病、支原体肺炎、回归热等及耐其他四环素类细菌所致泌尿系统、呼吸系统、皮肤软组织感染以及胆囊炎、淋病等，亦用于类风湿性关节炎。

【用法用量】po. 成人：首次剂量200mg，以后100mg，q12h，或在首次用量后每6h服用50mg；8岁以上小儿：首剂4mg/kg，以后每次2~4mg/kg，qd至bid。

【注意事项】妊娠期妇女、哺乳期妇女、8岁以下小儿不宜使用。

【给药说明】不应同时服用制酸药及含钙、镁、铁离子的药物；牛奶等食物不影响吸收。

替加环素 Tigecycline

为四环素类抗菌药，作用于细菌核糖体30S亚基，抑制细菌蛋白质的合成，发挥抗菌作用。

【药品品种】

泰阁 Tygacil

惠氏制药　　Inj.[自]：50mg，988.00元/瓶

海正力星

海正辉瑞　　Inj.[自]：50mg，734.85元/瓶

【临床应用】用于18岁以上患者敏感菌所致的复杂性腹腔内感染、复杂性皮肤及软组织感染和社区获得性肺炎。不用于医院获得性及呼吸机相关性肺炎。

【用法用量】iv gtt. 首剂100mg，维持50mg，q12h。

【注意事项】注意监测肝功能；可引发胰腺炎，用药后应注意观察；8岁以下小儿及孕妇慎用；可增加华法林血药浓度；血药透析不会清除本药。

【给药说明】配置的药液为黄色至橙色，否则应予弃用。可作为青霉素过敏患者下列感染的替代用药：呼吸系统感染、皮肤和软组织感染、生殖泌尿道感染、风湿热复发、感染性心内膜炎等。

其他常用同类药物

四环素 Tetracycline

为四环素类抗菌药，作用于细菌核糖体30S亚基，抑制细菌蛋白质的合成，发挥抗菌作用。

【药品品种】

四环素Tetracycline

广东华南 Tab.[甲]：0.25g×100片，7.13元/瓶

【临床应用】用于立克次体病、衣原体感染、回归热、布氏杆菌病、霍乱、鼠疫、急性肠阿米巴病，也可用于破伤风、气性坏疽、雅司病、梅毒、淋病和钩端螺旋体病。

【用法用量】po. 成人：每次0.25～0.5g，q6h；8岁以上小儿：每次6.25～12.5mg/kg，q6h。

【注意事项】可致四环素牙，8岁以下小儿不宜使用。

【给药说明】宜空腹服药；服用后1～3h内不应服用制酸药及含钙、镁、铁离子的药物；服药时应饮用足量水（约240mL），并避免卧位服药。

土霉素 Oxytetracycline

为四环素类抗菌药，作用于细菌核糖体30S亚基，抑制细菌蛋白质的合成，发挥抗菌作用。

【药品品种】

土霉素Oxytetracycline

广东华南 Tab.[甲]：0.25g×100片，6.21元/瓶

【临床应用】用于衣原体感染、立克次体病、支原体肺炎、回归热、布鲁菌病、霍乱、无并发症的皮肤型炭疽、对青霉素过敏的破伤风、放线菌病、气性坏疽和雅司病等。

【用法用量】po. 成人：每次0.25～0.5g，q6h；8岁以上小儿：每次6.25～12.5mg/kg，q6h。

【注意事项】8岁以下小儿不宜使用。

【给药说明】服用后1～3h内不应服用制酸药及含钙、镁、铁离子的药物；服药时应饮用足量水（约240mL），并避免卧位服药。

10　大环内酯类

罗红霉素 Roxithromycin

为大环内酯类抗菌药物，作用于细菌核糖体50S亚基，抑制细菌蛋白质的合成而发挥抗菌作用。

【药品品种】

仁苏

扬子江药业　Caps.[甲][省基]：0.15g×12粒，20.91元/盒

【临床应用】用于敏感菌所致的呼吸道、泌尿道、皮肤和软组织、五官科感染，也可用于支原体、衣原体及军团菌引起的感染。

【用法用量】po. 成人：0.15g，bid。小儿：体重24～40kg，0.1g，bid；体重12～23kg，0.05g，bid。

【注意事项】可升高地高辛、华法林和苯二氮䓬类药（如地西泮）的血药浓度；服用本药后可影响驾驶及机器操作能力；肝肾功能不全者、孕妇、哺乳期妇女慎用；禁与麦角胺、双氢麦角胺、丙吡胺、西沙必利合用。

【给药说明】空腹口服。

克拉霉素 Clarithromycin

为大环内酯类抗菌药物，作用机制同罗红霉素。

【药品品种】

克拉仙 Klacid

上海雅培　Tab.[乙][国基]：0.25g×8片，67.33元/盒

【临床应用】用于敏感菌所致的呼吸道感染、急性

中耳炎、皮肤感染、播散或局限的非典型分枝杆菌感染，亦可用于幽门螺杆菌感染。

【用法用量】po. 成人及12岁以上小儿：250～500mg，q12h，疗程5～14日；12岁以下小儿：15mg/（kg·d），bid。

【注意事项】可升高地高辛、华法林和苯二氮卓类药（如地西泮）的血药浓度；严重肝功能不全患者、孕妇、哺乳期妇女禁用；禁与阿司咪唑、西沙必利、匹莫齐特、特非那丁、麦角胺和氢化麦角胺合用；克拉霉素与秋水仙碱合用可能会引起秋水仙碱中毒。

【给药说明】可与食物或牛奶同服。

阿奇霉素 Azitromycin

为大环内酯类抗菌药物，作用机制同罗红霉素。

【药品品种】

希舒美Zithromax

大连辉瑞　　Tab.[乙]【甲基】：0.25g×6片，71.98元/盒

　　　　　　Syr.[乙]【甲基】：0.1g×6袋，43.70元/盒

　　　　　　Inj.[乙]：0.5g，107.75元/瓶

【临床应用】用于敏感菌引起呼吸道、皮肤和软组织感染，沙眼衣原体所致单纯性生殖器感染，非多重耐药淋球菌所致的单纯性生殖器感染（梅毒螺旋体合并感染除外）。

【用法用量】po. 成人：0.5g，qd，连服3日；小儿：10mg/kg，qd，连服3日。iv gtt. 成人：0.5g，qd，连续用药2～3日。

【注意事项】对大环内酯类药物过敏者禁用；肝功能不全、孕妇和哺乳期妇女慎用；有心律失常病史患者，服用抗精神病药物、抗抑郁药物、氟喹诺酮类药物的患者、老年患者慎用。

【给药说明】口服制剂可与食物同时服用；不宜肌内注射；每次静脉滴注时间不少于60min，滴注液浓度不得高于2mg/mL。

其他常用同类药物

红霉素 Erythromycin

为大环内酯类抗菌药物，作用机制同罗红霉素。

【药品品种】

红霉素

湖南中南　Inj.[甲][国基]：0.25g，1.035元/支

美红

浙江众益　Caps.[甲][国基]：0.25g×10粒，26.68元/盒

【临床应用】用于链球菌引起的扁桃体炎、猩红热、白喉及带菌者，以及梅毒、淋病、军团菌病和衣原体、支原体感染等。

【用法用量】po. 或iv gtt. 成人：1~2g/d，分3~4次；小儿：30~50mg/（kg·d），分3~4次。

【注意事项】可升高卡马西平、丙戊酸、地高辛和华法林血药浓度；与β-内酰胺药、氯霉素、林可霉素合用，两者抗菌活性降低；不宜与酸性药物或加入酸性输液中使用；重症肌无力患者、肝肾功能不全者慎用。

【给药说明】静脉滴注速度宜缓慢；片剂宜空腹服用。

乙酰螺旋霉素 Acetylspiramycin

为大环内酯类抗菌药物，作用机制同罗红霉素。

【药品品种】

乙酰螺旋霉素

广东华南　Tab.[乙]：0.1g×12片，2.30元/盒

【临床应用】用于敏感葡萄球菌、链球菌属和肺炎链球菌所致的轻、中度感染，如咽炎、扁桃体炎、鼻窦炎、中耳炎、牙周炎、急性支气管炎、慢性支气管炎急性发作、肺炎、非淋菌性尿道炎、皮肤软组织感染，亦可用于隐孢子虫病，或作为治疗妊娠期妇女弓形虫病的

选用药物。

【用法用量】po. 成人：0.2~0.3g，qid；小儿：20~30mg/（kg·d），分2~4次服用。

【注意事项】可升高血清中卡马西平、苯妥英钠浓度。

【给药说明】宜餐后服用。

依托红霉素 Erythromycin Estolate

为大环内酯类抗菌药物，作用机制同罗红霉素。

【药品品种】

益宝源

内蒙古康源　Sol.：0.125g×6支，19.19元/盒

【临床应用】可作为青霉素过敏患者下列感染的替代用药：呼吸系统感染、皮肤和软组织感染、生殖泌尿道感染、风湿热复发、感染性心内膜炎等。

【用法用量】po. 成人：0.25~0.50g，qid；小儿：30~50mg/（kg·d），分3~4次服用。

【注意事项】食物不影响本药吸收；孕妇及哺乳期妇女不宜使用；服药10~14日后常可引起黄疸及肝脏损害，因此每1个疗程应控制在10~14日之内。

地红霉素 Dirithromycin

为大环内酯类抗菌药物，作用机制同罗红霉素。

【药品品种】

域大

湖南九典　Tab.[乙][国基]：0.25g×6片，32.73元/盒

【临床应用】用于治疗下列轻、中度感染：急慢性支气管炎、社区获得性肺炎、咽炎和扁桃体炎、单纯性皮肤和软组织感染。

【用法用量】po. 0.5g，qd，疗程7~14日。

【注意事项】本品与地高辛、抗凝血药、环孢素、环己巴比妥、卡马西平、阿芬太尼、苯妥英、溴隐停、丙戊酸盐、洛伐他丁有相互作用，联合用药要慎重。

【给药说明】本品应与食物同服或餐后1h内服用，不得分割、压碎、咀嚼。

环酯红霉素 Erythromycin Cyclocarbonate

为大环内酯类抗菌药物，作用机制同罗红霉素。

【药品品种】

冠沙

北京双鹤　Tab.：0.125g×12片，30.97元/盒

【临床应用】用于由支原体、衣原体等菌引起的肺炎、尿道炎、淋病，弯曲杆菌属引起的肠炎，幽门螺旋杆菌引起的胃炎等。

【用法用量】po. 成人：0.25~0.5g，q12h，疗程5~10日；小儿：15mg/kg，q12h。

【注意事项】肝功能不全者慎用，用药期间应监测肝功能，如发现肝功能异常及时停药；怀孕及哺乳期妇女慎用；可增加地高辛血药浓度；与茶碱、地高辛、环孢素、香豆素合用时引起其血药浓度增加，应注意监测；与林可酰胺类药物有相互拮抗作用。

【给药说明】空腹、餐前或餐后3h服用。

11　酰胺醇类

氯霉素 Chloramphenicol

为广谱抗生素，作用于细菌70S核糖体的50S亚基，抑制转肽酶反应而阻断肽链延长，从而抑制细菌蛋白质合成。

【药品品种】

氯霉素

天津药业　Inj.[甲]：0.25g：2mL×10支，3.53元/盒

【临床应用】用于伤寒、副伤寒和其他沙门菌、脆弱拟杆菌感染，流感嗜血杆菌性胸膜炎，由脑膜炎球菌或肺炎链球菌引起的胸膜炎、立克次体感染，可用于Q

热、落矶山斑点热、地方性斑疹伤寒等治疗。

【用法用量】iv gtt. 1～2g/d，分2次给予。

【注意事项】可引起严重的粒细胞缺乏症及再生障碍性贫血；有时可引起精神症状；新生儿、早产儿用量过大可发生灰婴综合征；可拮抗β-内酰胺类抗菌作用；可使苯巴比妥、苯妥英钠、利福平等药的血药浓度降低。

12 其他抗生素

克林霉素 Clindamycin

为林可霉素类抗菌药物，作用于细菌核糖体50S亚基，抑制细菌蛋白质的合成，发挥抗菌作用。对大多数革兰氏阳性菌及厌氧菌等有较好抗菌活性。

【药品品种】

凯莱克林

重庆凯林 Tab.[乙]【省基】：75mg×12片，32.45元/盒

克林美

成都天台山 Inj.[乙]【省基】：3g：2mL，1.09元/支

【临床应用】用于革兰氏阳性、厌氧菌所致的呼吸系统、腹腔、皮肤软组织、骨关节、泌尿系统、女性盆腔及生殖器及其他严重感染等。

【用法用量】im.、iv gtt. 成人：革兰氏阳性需氧菌感染，0.6～1.2g/d，分2～4次；厌氧菌感染，1.2～2.4g/d，分2～4次。1个月以上小儿：15～25mg/（kg·d）；重症感染，25～40mg/（kg·d），分3～4次给药。po. 成人：150～300mg，tid至qid。

【注意事项】与红霉素有拮抗作用，不可联合用药；用药期间须密切注意大便次数，如出现排便次数增多，应注意伪膜性肠炎的可能；与氨苄青霉素、卡那霉素、苯妥英钠、氨茶碱、葡萄糖酸钙、硫酸镁等药物有

配伍禁忌。

【给药说明】用生理盐水或5%葡萄糖稀释浓度不超过6 mg/mL。

万古霉素 Vancomycin

为糖肽类抗生素，抑制细菌细胞壁的合成，发挥抗菌作用。对大多数革兰氏阳性球菌等有较好抗菌活性。

【药品品种】

稳可信

礼来制药　Inj.[乙]：0.5g，144.00元/瓶

来可信

浙江医药　Inj.[乙]：0.5g，95.98元/瓶

【临床应用】用于耐甲氧西林金黄色葡萄球菌及其他细菌所致的感染：败血症、感染性心内膜炎、骨髓炎、关节炎、灼伤、手术创伤等浅表性继发感染、肺炎、肺脓肿、脓胸、腹膜炎、脑膜炎等。

【用法用量】iv gtt. 成人：0.5g，q6~8h或1g，q12h；老年人：0.5g，q12h或1g，q24h。小儿：40mg/（kg·d），q8h；新生儿：10~15mg/kg，出生1周内的新生儿q12h，出生1周至1个月新生儿，q8h。

【注意事项】可致严重的耳中毒和肾中毒，肾功能不全者禁用；与氯霉素、肝素、氨茶碱、碳酸氢钠、重金属、碱性溶液等呈配伍禁忌；妊娠期患者避免使用；与氨基糖苷类、两性霉素B、环孢素、阿司匹林或其他水杨酸、呋塞米等合用时，可能增加耳毒性和肾毒性。

【给药说明】本药对组织有强烈刺激性，不宜肌内注射，静脉注射时应尽量避免药液外漏；缓慢滴注（至少1h）。

替考拉宁 Teicoplanin

为糖肽类抗生素，抑制细菌细胞壁的合成，发挥抗菌作用。对大多数革兰氏阳性球菌等有较好抗菌活性。

【药品品种】

他格适Targocid

意安万特　Inj.[乙]：0.2g，328.26元/瓶

加立信

浙江新昌　Inj.[乙]：0.2g，191.76元/瓶

【临床应用】用于耐甲氧西林金黄色葡萄球菌和耐氨苄西林肠球菌所致的感染如皮肤和软组织感染、泌尿道感染、呼吸道感染、骨和关节感染、败血症、心内膜炎及持续不卧床腹膜透析相关性腹膜炎。

【用法用量】im.、iv gtt. 首剂400mg，次日开始每日200mg；严重感染：头三剂400mg，q12h后，改为400mg/d。轻度肾功能不全者：肌酐清除率40～60mL/min，200mg/次，qod；或100mg/次，qd。严重肾功能不全：肌酐清除率<40mL/min，或血液透析者，常规剂量给药，每3日1次；或按常规剂量1/3给药，qd。

【注意事项】与环丙沙星同用，可增加发生惊厥的危险；肾功能不全者应减量慎用，用药时监测肾功能；与耳毒性、肾毒性药物联用可导致毒性增强；与氨基糖苷类药呈配伍禁忌。

【给药说明】配药时注意避免产生泡沫，或静置15min消泡；静脉滴注不少于30min。

利奈唑胺 Linezolid

为噁唑烷酮类抗菌药物，为抑制剂，作用于细菌核糖体50S亚单位结合，阻止70S起始复合物的形成，从而抑制细菌蛋白质的合成。

【药品品种】

斯沃 Zyvox

辉瑞制药　Inj.：600mg：300mL，445.87元/袋

辉瑞制药　Tab.：600mg×10片，4 342.92元/盒

【临床应用】用于耐万古霉素的屎肠球菌引起的感染，包括并发的菌血症，院内获得性肺炎致病菌为金黄色葡萄球菌（甲氧西林敏感或耐甲氧西林的菌株）或肺炎链球菌（包括多药耐药的菌株），复杂性的皮肤和皮

肤软组织感染等的治疗。

【用法用量】iv gtt. 成人和12岁以上青少年：耐万古霉素屎肠球菌感染，600mg，q12h；新生儿至11岁小儿：10mg/kg，q8h。po. 成人和12岁以上青少年：耐万古霉素屎肠球菌感染，600mg，q12h；新生儿至11岁小儿：10mg/kg，q8h，疗程14～28天。院内感染的肺炎、社区获得性肺炎及并发的菌血症、复杂性皮肤和皮肤软组织感染：剂量同前，疗程10～14日。

【注意事项】禁用于已知对利奈唑胺或本品其他成分过敏的患者。发生骨髓抑制或骨髓抑制发生恶化的患者应考虑停用利奈唑胺治疗；本品避免应用于服用5-羟色胺再摄取抑制剂、三环类抗抑郁药（阿米替林）、5-H T$_1$受体拮抗剂或哌替啶的患者，避免食用酪胺含量高的食物或饮料；高血压患者慎用。

【给药说明】注射液应在30～120min内静脉输注。

其他常用同类药物

磷霉素 Fosfomycin

为广谱抗菌药物，抑制肽聚糖合成，阻断细胞壁的合成，从而导致细菌死亡，对革兰氏阳性和阴性需氧菌具有广谱抗菌活性。

【药品品种】

复美欣

东北制药 Inj.[甲] [乙基]：4g，21.32元/瓶

【临床应用】对金黄色葡萄球菌、表皮葡萄球菌、肺炎球菌、大肠杆菌、沙雷菌属、志贺菌属、耶尔森菌、铜绿假单胞菌、肺炎克雷伯菌、产气肠杆菌、弧菌属等有较强活性，与其他抗生素（如β-内酰胺类或氨基糖苷类）联用，治疗敏感菌所致的呼吸道感染、败血症、腹膜炎、骨髓炎等；也可与万古霉素合用，用于治疗耐甲氧西林的金黄色葡萄球菌感染。

【用法用量】iv gtt. 成人：中度或重度系统感染，

4～12g/d；严重可加至16g/d，分2～3次静脉滴注。小儿：100～300mg/（kg·d），分2～3次静脉滴注。

【注意事项】低体重出生儿、新生儿及妊娠或有可能妊娠的孕妇慎用；与氨基糖苷类或β-内酰胺类抗生素联用，有协同抗菌作用。

【给药说明】静脉滴注速度宜缓慢，每次静脉滴注时间应在1～2h以上。

去甲万古霉素 Norvancomycin

为糖肽类抗生素，抑制细菌细胞壁的合成，发挥抗菌作用。对大多数革兰氏阳性球菌等有较好抗菌活性。

【药品品种】

万迅

华北制药　Inj.[乙]：0.4g，43.86元/瓶

【临床应用】用于耐甲氧西林的金黄色葡萄球菌（MRSA）所致的心内膜炎、骨髓炎、肺炎、败血症或软组织感染、难辨梭状芽孢杆菌所致的肠道感染和系统感染；或青霉素过敏者不能采用青霉素类或头孢菌素类。

【用法用量】iv gtt. 成人：0.8～1.6g/d，分2～3次给药；小儿：16～24mg/（kg·d），分2次给药。

【注意事项】妊娠期患者避免使用；肾功能不全者、哺乳期妇女、听力减退或有耳聋病史慎用；老年人、新生儿、婴幼儿慎用；与氨基糖苷类、两性霉素B、环孢素阿司匹林或其他水杨酸、呋塞米等合用时，可能增加耳毒性和肾毒性。

【给药说明】不可肌内注射，也不宜静脉推注，缓慢滴注，每次滴注时间不少于1h。

夫西地酸 Fusidic Acid

为抑菌剂，抑制细菌蛋白质的合成，发挥抗菌作用。对大多数革兰氏阳性球菌等有较好抗菌活性。

【药品品种】

立思丁

丹麦利奥　Inj.[乙]：0.5g，151.26元/瓶

立适同

成都天台山　Inj.[乙]：0.125g，38.67元/瓶

【临床应用】用于革兰氏阳性菌及奈瑟球菌、结核杆菌、链球菌属，葡萄球菌（尤其是对其他抗生素耐药的菌株）引起骨髓炎、败血症、心内膜炎，反复感染的囊性纤维化、肺炎、皮肤及软组织感染，外科及创伤性感染等。

【用法用量】iv gtt. 成人：500mg，tid；小儿及婴儿：20mg/（kg·d），分3次给药。

【注意事项】不能与卡那霉素、庆大霉素、万古霉素、头孢噻啶或羟苄青霉素混合；本品亦不可与全血、氨基酸溶液或含钙溶液混合；当溶液的pH低于7.4时，本品会沉淀；新生儿慎用。

【给药说明】静脉给药时，必须先用10mL缓冲液溶解后再用0.9%氯化钠注射液或5%葡萄糖溶液稀释至250~500mL，缓慢滴注（应超过2~4h）；本品不宜肌内注射。

利福昔明 Rifaximin

为利福霉素衍生物，属肠道抗生素，作用于细菌DNA依赖性RNA多聚酶，阻止mRNA合成，发挥抗菌作用。

【药品品种】

威利宁

南京臣功　Syr.：0.1g×12包，22.61元/盒

【临床应用】用于金黄色葡萄球菌、粪链球菌、沙门菌属、志贺菌属和大肠埃希菌、小结肠炎耶尔森氏菌、拟杆菌属所致的肠道感染；预防胃肠道围手术期感染性并发症；用于肝性脑病的辅助治疗。

【用法用量】po. 成人及12岁以上小儿：每次0.2g，3~4次/d；6~12岁小儿：每次0.1~0.2g，qid。肝性脑

病的辅助治疗：每次400mg，tid。

【注意事项】对本药或其他利福霉素过敏者、肠梗阻、严重的肠道溃疡性病变者禁用。6岁以下小儿禁用。

【给药说明】小儿连续用药不宜超过7日；长期大量用药或肠黏膜受损时，尿液呈粉红色。

多粘菌素 E Colistin E

为多肽类、窄谱抗生素，作用于细胞膜，使胞内重要物质外漏而杀菌，只对某些革兰氏阴性杆菌具有强大抗菌活性。

【药品品种】

抗敌素

上海新先锋　Inj.[乙]：50万U，62.56元/支

【临床应用】用于治疗对其他抗生素耐药的铜绿假单胞菌和其他革兰氏阴性杆菌引起败血症、尿路感染、肺部感染以及皮肤、眼、鼻旁窦、耳等局部感染。

【用法用量】im. 成人：1万～2万U/（kg·d）（100万～150万U），最大剂量不超过150万U，分2～3次注射，一般疗程为1周。iv gtt. 成人：1万～2万U/（kg·d），以注射用水2mL溶解后加入500～1 000mL葡萄糖注射液中缓慢滴注。局部应用：雾化吸入或气管滴入，50万U/d，浓度5万U/mL；皮肤创面：1万～5万U/mL；眼、耳等器官感染：1 000～5 000U/mL。

【注意事项】肌内注射时用1%普鲁卡因溶解能减轻疼痛。肾功能损害者慎用。

第二节　磺　胺　类

复方磺胺甲噁唑 Compound Sulfamethoxazole

为甲氧苄啶和磺胺甲噁唑的复方制剂，两者双重阻

断四氢叶酸合成，发挥抗菌作用。

【药品品种】

复方磺胺甲噁唑SMZ Co.

广东华南　Tab.[甲][国基]：0.48g×100片，21.85元/瓶

【临床应用】用于大肠埃希杆菌、克雷伯菌属、肠杆菌属、奇异变形杆菌、普通变形杆菌和莫根菌属、肺炎链球菌、流感嗜血杆菌、志贺菌感染及寄生虫感染如卡氏肺孢子虫肺炎等。

【用法用量】po. 成人及12岁以上小儿：2片，bid。治疗卡氏肺孢子虫肺炎，1次甲氧苄啶3.75～5mg/kg，磺胺甲噁唑18.75～25mg/kg，每6h服用1次。

【注意事项】本品可使华法林、甲苯磺丁脲、甲氨蝶呤、苯妥英钠等作用时间延长或毒性发生。对磺胺药过敏的患者，也对呋塞米、砜类、噻嗪类利尿药、磺脲类、碳酸酐酶抑制药呈现过敏。巨幼红细胞性贫血患者叶酸盐的缺乏、孕妇及哺乳期妇女、小于2个月的婴儿、重度肝肾功能损害者禁用。

【给药说明】长时间用药或剂量大时宜同服碳酸氢钠并多饮水，成人每日尿量应至少维持在1 200～1 500mL。

其他常用同类药物

磺胺嘧啶 Sulfadiazine

为磺胺类抗菌药，抑制二氢叶酸合成酶，抑制细菌的生长繁殖。

【药品品种】

磺胺嘧啶

广东华南　Tab.[甲][国基]：0.5g×100片，10.35元/瓶

【临床应用】用于预防、治疗敏感脑膜炎球菌所致的流行性脑膜炎的首选药物。用于治疗敏感菌所致的急

性支气管炎、轻症肺炎、中耳炎及皮肤软组织等感染；用于治疗星形奴卡菌病，作为治疗沙眼衣原体所致宫颈炎和尿道炎的次选药物，治疗氯喹耐药恶性疟疾治疗的辅助用药，与乙胺嘧啶联合用药治疗鼠弓形虫引起的弓形虫病。

【用法用量】po. 成人：首次剂量2g，以后1g，bid；治疗脑膜炎，首次剂量2g，以后1g，qid。2个月以上小儿：首次剂量为50~60mg/kg（总量不超过2g），以后25~30mg/kg，bid。预防流行性脑膜炎：500mg/d，分次服用，疗程2~3日。

【注意事项】孕妇、哺乳期妇女、小于2个月以下婴儿禁用；葡萄糖–6–磷酸脱氢酶缺乏症、血卟啉病、失水、休克和老年患者慎用。

【给药说明】服用本品时应饮用足量水分，如应用本品疗程长，剂量大时，除多饮水外宜同服碳酸氢钠；使用本品超过1周以上者，应同时给予B族维生素以预防其缺乏。

第三节　硝基呋喃类

呋喃妥因 Nitrofurantoin

为人工合成硝基呋喃类抗菌药物，为杀菌剂，能抑制乙酰辅酶A等多种酶而干扰细菌糖代谢并损伤DNA，发挥抗菌作用。

【临床应用】用于对其敏感的大肠埃希菌、肠球菌属、葡萄球菌属以及克雷伯菌属、肠杆菌属等细菌所致的急性单纯性下尿路感染，也可用于尿路感染的预防。

【用法用量】po. 治疗尿路感染：50~100mg，qid；预防尿路感染：50~100mg，qd，临睡前服；单纯性下尿路感染用低剂量。1月以上小儿按体重5~7mg/（kg·d），分4次服。疗程至少1周，或用至尿培养转阴后至少3日。对尿路感染反复发作予本品预防者，成人50～100mg/d，睡前服，小儿1mg/（kg·d）。

【注意事项】 妊娠妇女、小于1个月的婴儿、肾功能不全者禁用。葡萄糖-6-磷酸脱氢酶（G-6PD）缺乏症患者、周围神经病变者、老年患者、哺乳期妇女慎用。与甲氧苄啶（TMP）合用增加抗菌作用，与可导致溶血的药物同用可使溶血发生率增加，与神经毒性药物同用增加神经毒性的可能，与诺氟沙星同用有抗菌拮抗作用。

【给药说明】 宜与食物同服；尿pH呈酸性时，抗菌活性高，忌与碳酸氢钠及碱性药物合用。

其他常用同类药物

呋喃唑酮 Furazolidone

为人工合成硝基呋喃类抗菌药物，为杀菌剂，能抑制乙酰辅酶A等多种酶而干扰细菌糖代谢并损伤DNA，发挥抗菌作用。

【临床应用】 用于菌痢、肠炎，也可用于伤寒、副伤寒、梨形鞭毛虫病和阴道滴虫病，与制酸剂等药物合用可治疗幽门螺杆菌所致的胃窦炎。

【用法用量】 po. 成人：0.1g，tid至qid，症状消失后再服2日；梨形鞭毛虫病疗程为7～10日。最大剂量不超过0.4g，总量不宜超过3g。

【注意事项】 每日剂量＞0.4g或总量＞3g可引起精神障碍及多发性神经炎，症状可迁延数月或1年以上；忌食富含多量酪胺的食物；用药期间和停药4日内禁饮酒；葡萄糖-6-磷酸脱氢酶缺乏者可致溶血性贫血；禁止与三环类抗抑郁药合用。

硝呋太尔 Nifuratel

为人工合成硝基呋喃类抗菌药物，为杀菌剂，能抑制乙酰辅酶A等多种酶而干扰细菌糖代谢并损伤DNA，发挥抗菌作用。

【临床应用】用于细菌、滴虫和念珠菌引起的外阴、阴道感染和白带增多及泌尿系统感染、消化道阿米巴病及贾第虫病。

【用法用量】po. 成人：阴道感染，1片，tid，连服7日；泌尿系统感染，3~6片/d，分3次服，连续1~2周。小儿：10~20mg/（kg·d），分2次服，连续1~2周。

【注意事项】孕妇及哺乳期妇女可使用；用药期间不宜饮酒。

【给药说明】餐后服用，建议夫妻同时服用。

第四节　硝咪唑类

甲硝唑 Metronidazole

为硝咪唑类抗厌氧菌药，作用于细菌大分子物质（DNA、蛋白质或膜结构），抑制DNA合成，促进DNA降解，从而导致细菌死亡。

【药品品种】

甲硝唑

湖南汉森　Tab.[甲][国基]：0.2g×21片，1.84元/盒

甲硝唑氯化钠注射液

上海百特　Inj.[甲][国基]：0.5g×100mL，9.62元/袋

【临床应用】用于治疗肠道和肠外阿米巴病、阴道滴虫病、小袋虫病和皮肤利什曼病、麦地那龙线虫感染等，还用于厌氧菌感染的治疗。

【用法用量】iv gtt. 厌氧菌感染，首剂15mg/kg，维持量7.5mg/kg，q6~8h。po. 0.2~0.4g，tid，疗程7~10日。小儿：按体重15~50mg/（kg·d），分3次口服。

【注意事项】活动性中枢神经系统疾病、血液病、孕妇及哺乳期妇女禁用；本品能加强口服抗凝药和苯妥

英钠的作用；用药期间应戒酒。

【给药说明】代谢产物使尿液呈深红色。

左奥硝唑 Levornidazole

为硝咪唑类抗厌氧菌药，作用于细菌大分子物质（DNA、蛋白质或膜结构），抑制DNA合成，促进DNA降解，从而导致细菌死亡。

【药品品种】

优诺安

南京圣和 Inj.[乙]：0.5g：100mL，134.00元/瓶

【临床应用】用于厌氧菌感染、幽门螺杆菌及治疗阿米巴虫病，如腹腔感染、盆腔感染、口腔感染、外科感染、脑部感染、败血症、菌血症等严重厌氧菌感染，也用于手术前预防感染和手术后厌氧菌感染的治疗。

【用法用量】iv gtt. 成人：0.5g，q12h；小儿：20~30mg/（kg·d），q12h。

【注意事项】中枢神经病变者、癫痫及各种器官硬化症患者、慢性酒精中毒者、造血功能低下者、硝基咪唑类过敏者禁用；妊娠前3个月和哺乳期妇女不宜使用，3岁以下小儿慎用；华法林、巴比妥类、雷尼替丁、西咪替丁易与本药发生相互作用，应避免合用。左奥硝唑与呋布西林钠、萘夫西林钠、奥美拉唑、沃必唑、注射用炎琥宁、阿洛西林等有配伍禁忌。

【给药说明】静脉滴注时间不少于30min。

其他常用同类药物

奥硝唑 Ornidazole

为硝咪唑类抗厌氧菌药，作用于细菌大分子物质（DNA、蛋白质或膜结构），抑制DNA合成，促进DNA降解，从而导致细菌死亡。

【药品品种】

奥立泰

西安万隆　Caps.[乙]：0.25g×6粒×2板，10.83元/盒

衡博来

四川珍珠　Tab.[乙]：0.25g×12片，12.29元/盒

奥立妥

西安万隆　Inj.[乙]：0.25g：100mL，19.81元/瓶

圣诺安

南京圣和　Inj.[乙]：0.5g：100mL，16.68元/瓶

【临床应用】用于厌氧菌感染、幽门螺杆菌及治疗阿米巴虫病，也用于手术前预防感染和手术后厌氧菌感染的治疗。

【用法用量】po. 成人：0.5g，q12h；小儿：25～40mg/（kg·d），分1～2次服用。iv gtt. 成人：0.5g，q12h；小儿：20～30mg/（kg·d），q12h。

【注意事项】同左奥硝唑。

【给药说明】宜餐后服用或与食物同服；注射剂滴注时间不少于30min。

苯酰甲硝唑 Benzoylmetronidazole

为硝咪唑类抗厌氧菌药，作用于细菌大分子物质（DNA、蛋白质或膜结构），抑制DNA合成，促进DNA降解，从而导致细菌死亡。

【临床应用】用于泌尿生殖系统滴虫病、肠道及肠外阿米巴病、贾第虫病、敏感厌氧菌所致各种感染，预防由厌氧菌引起的妇科、外科术后感染等。

【用法用量】po. 成人及12岁以上小儿：敏感厌氧菌感染，0.64g，tid，连服7日；作为预防用药，术前24h开始服用，每次0.64g，连服7日；肠阿米巴病，1.28g，tid，连服5日；阿米巴肝脓肿及其他肠外阿米巴病，0.64g，tid，连服5日；泌尿生殖系统滴虫病，0.32g，tid，连服7日，或单次剂量3.2g顿服；贾第虫病，3.2g，qd，连服7日。

【注意事项】用药期间应戒酒；孕妇及哺乳期妇

女、有活动中枢神经疾患和血液病者、孕妇及哺乳期妇女禁用；可增强华法林等药物的抗凝作用，土霉素可干扰本品清除阴道滴虫的作用。

【给药说明】餐前1h服。

替硝唑 Tinidazole

为硝咪唑类抗厌氧菌药，作用于细菌大分子物质（DNA、蛋白质或膜结构），抑制DNA合成，促进DNA降解，从而导致细菌死亡。

【临床应用】用于各种厌氧菌感染，如败血症、骨髓炎、腹腔感染、盆腔感染、支气管感染、肺炎、鼻窦炎、皮肤蜂窝组织炎、口腔感染及术后伤口感染；用于结直肠手术、妇产科手术及口腔手术等的术前预防用药。

【用法用量】iv gtt. 厌氧菌感染：0.8g，qd至bid或1.6g，qd，用药5~6日。

【注意事项】妊娠3个月内妇女、12岁以下患者、对吡咯类药物过敏者、有活动性中枢神经系统疾病、血液病者禁用；发生中枢神经系统不良反应，应及时停药；用药期间和用药后2周内应避免饮用含酒精的饮料；能抑制华法林和其他口服抗凝药的代谢，引起凝血酶原时间延长。

【给药说明】滴注速度应缓慢，浓度为2mg/mL时，每次滴注时间应不少于1h，浓度大于2mg/mL时，滴注速度应不少于2h。

第五节　喹诺酮类

环丙沙星 Ciprofloxacin

为合成的第三代氟喹诺酮类药物，抑制细菌DNA拓扑异构酶，发挥抗菌作用。对革兰氏阴性杆菌抗菌活性高，对铜绿假单胞菌的作用是目前上市氟喹诺酮类药物中最强者。

【药品品种】

悉复欢 Cifran

广州南新　Tab.[甲][国基]：0.5g×10片，12.90元/盒

　　　　　Inj.[甲][国基]：0.4g：200mL，38.69元/瓶

曼舒林栓

海南碧凯　Supp.[甲] 0.2g×4粒，14.92元/盒

【临床应用】用于肠杆菌科大多数细菌，包括大肠埃希菌、肺炎克雷伯杆菌等肠杆菌属，伤寒、副伤寒沙门菌属、志贺菌属、变形杆菌属、沙雷菌属，铜绿假单胞菌、青霉素敏感的肺炎链球菌、甲氧西林敏感的金黄色葡萄球菌、化脓性链球菌、军团菌、脆弱拟杆菌等敏感菌引起的泌尿系统、呼吸系统、消化系统、皮肤和软组织、骨和关节、眼耳鼻喉等部位感染。

【用法用量】po. 0.5～1.5g，分2～3次。iv gtt. 0.2～0.4g/次，q8h或q12h。重度肾功能不全患者，肌酐清除率5～29mL/min，每次0.2～0.4g，q18～24h。Supp. 1粒，qn，塞入阴道深部。

【注意事项】静脉滴注时忌与克林霉素、氨茶碱、速尿、肝素、苯妥英钠、碳酸氢钠、氢化可的松等配伍，孕妇禁用，哺乳期妇女忌用，18岁以下人群不宜使用。药后避免过度暴露于阳光下。

【给药说明】口服片剂宜空腹服用；多饮水（尿量＞1 200mL/d）；忌与奶制品等含钙食物同服；静脉滴注给药时间大于1h。

左氧氟沙星 Levofloxacin

为合成的第三代氟喹诺酮类药物，抑制细菌DNA拓扑异构酶，发挥抗菌作用。对肺炎链球菌等呼吸道常见病原体作用增强，又称为呼吸喹诺酮类药物。

【药品品种】

可乐必妥

第一制药　Tab.[乙]【国基】：0.5g×4片，55.35元/盒

来立信

浙江新昌　Inj.[乙]：0.5g：250mL，52.90元/瓶

【临床应用】用于肠杆菌科大多数细菌，包括大肠埃希菌、肺炎克雷伯杆菌等肠杆菌属，伤寒、副伤寒沙门菌属、志贺菌属、变形杆菌属、沙雷菌属，流感嗜血杆菌、铜绿假单胞菌、甲氧西林敏感的金黄色葡萄球菌、化脓链球菌、肺炎链球菌、肺炎衣原体、肺炎支原体或肺炎军团菌等敏感菌引起的泌尿系统、呼吸系统、皮肤和软组织及耳鼻喉等部位感染。

【用法用量】po. 0.1～0.2g，bid至tid，或0.5g，qd。iv gtt. 0.4～0.6g/d，分2次静脉滴注，或0.5g，qd；医院获得性肺炎或复杂性尿路感染可增至0.75g，qd。肾功能不全患者：肌酐清除率20～49mL/min，首剂0.5g，维持剂量0.25g，q24h；肌酐清除率10～19mL/min，首剂0.5g，维持剂量0.25g，q48h。

【注意事项】对喹诺酮类过敏者、孕妇或哺乳期妇女、18岁以下患者禁用；有癫痫病史慎用；不宜与含镁、钙、铝、锌、铁剂合用或可分隔2h服用；与口服降糖药合用可能引起高血糖或低血糖；避免已知重症肌无力史的患者使用左氧氟沙星。

【给药说明】用药期间应避免过度阳光暴晒或接触人工紫外线。缓慢滴注，0.5g滴注时间不少于60min，0.75g滴注时间不少于90min。

莫西沙星 Moxifloxacin

为合成的第四代氟喹诺酮类药物，抑制细菌DNA拓扑异构酶，发挥抗菌作用。对肺炎链球菌等呼吸道常见病原体作用增强，又称为呼吸喹诺酮类药物。

【药品品种】

拜复乐Avelox

德国拜尔　Tab.[乙]：0.4g×3片，85.39元/盒

　　　　　Inj.[乙]：0.4g：250mL，310.67元/瓶

【临床应用】具有广谱抗谱活性，包括革兰氏阳性菌、革兰氏阴性菌、厌氧菌、抗酸菌和非典型微生物如支原体、衣原体和军团菌，用于成人（≥18岁）上呼吸道和下呼吸道感染，如急性鼻窦炎、慢性支气管炎急性发作、社区获得性肺炎，以及皮肤和软组织感染；复杂腹腔感染包括混合细菌感染，如脓肿。

【用法用量】po. 0.4g，qd。iv gtt. 0.4g，qd。

【注意事项】孕妇及哺乳期妇女、18岁以下患者禁用；有QT间期延长的患者、低钾血症患者、胺碘酮抗心律失常药物治疗应慎用；癫痫患者、重症肌无力者慎用；抗酸药、矿物质和多种维生素影响药物口服吸收，至少在服本品4h前或2h后服用。

【给药说明】推荐的输注时间为90min。用药期间应避免过度阳光暴晒或接触人工紫外线。

其他常用同类药物

诺氟沙星 Norfloxacin

为合成的第三代氟喹诺酮类药物，抑制细菌DNA拓扑异构酶，发挥抗菌作用。

【临床应用】用于大肠埃希菌、肺炎克雷伯菌及奇异变形菌、淋球菌、伤寒沙门菌所致的尿路、肠道感染、淋病等。

【用法用量】po. 尿路感染：0.2g，q8h，轻症服用3日，重症服用10～21日；细菌性胃肠炎：0.2g，q8h，疗程5日。

【注意事项】可致关节软骨损害，故婴幼儿和18岁以下青少年、孕妇和哺乳期妇女禁用；不宜用于有癫痫或癫痫病史者；抗酸药可影响本药吸收；服药前2h内不应服用含铁或锌制剂；与茶碱、环孢菌素、华法林合用加重后者作用。

【给药说明】本品宜空腹服用并同时饮水250mL；尿碱化剂可降低本药在尿中的溶解度，导致结晶尿和肾毒性，宜多饮水，保持24h排尿量在1 200mL以上。

氧氟沙星 Ofloxacin

为合成的第三代氟喹诺酮类药物，抑制细菌DNA拓扑异构酶，发挥抗菌作用。其抗菌活性较环丙沙星、左氧氟沙星略低，高于诺氟沙星、依诺沙星。

【药品品种】

赞诺欣Zanocin

广州南新　Tab.[乙]：0.4g×6片，38.64元/盒

【临床应用】用于肠杆菌属、克雷伯菌属、变形杆菌、沙门菌属、志贺菌属、淋病奈瑟菌、葡萄球菌、流感嗜血杆菌等敏感菌所致的单纯性和复杂性泌尿系统感染。

【用法用量】po. 单纯性泌尿系统感染：0.4g，qd，建议3~7日；复杂性泌尿系统感染：0.4g，qd，疗程为10日。

【注意事项】对喹诺酮类过敏者、孕妇或哺乳期妇女禁用；有癫痫病史、脑动脉硬化者、18岁以下患者不宜使用；碳酸氢钠可降低本品尿中溶解度，导致结晶尿和肾毒性；本品不推荐用于肌酐清除率≤50mL/min的患者。

【给药说明】本品为缓释片，宜餐后吞服，不宜掰开、压碎或咀嚼药片；多饮水，保持24h排尿量在1 200mL以上。

司帕沙星 Sparfloxacin

为合成的第三代氟喹诺酮类药物，抑制细菌DNA拓扑异构酶，发挥抗菌作用。

【临床应用】用于葡萄球菌属、链球菌、粪肠球菌、肠杆菌属、克雷伯菌属、沙门菌属、志贺菌属、变形杆菌属、假单胞菌属、不动杆菌属、淋球菌等敏感菌所致的各种感染。

【用法用量】po. 0.1~0.3g，qd，每日最多不超过

0.4g，疗程为5～10日。

【注意事项】孕妇、哺乳期妇女及18岁以下患者禁用；光过敏患者、肝肾功能不全者、癫痫病史及中枢神经系统疾病、心脏病患者、低钾低镁血症者慎用。

【给药说明】食物及牛奶不影响本药吸收；勿与含金属离子药物同服。

洛美沙星 Lomefloxacin

为合成的第三代氟喹诺酮类药物，抑制细菌DNA拓扑异构酶，发挥抗菌作用。

【药品品种】

百夜星

赤峰维康　Tab.[乙]：0.1g×24片，18.90元/盒

欧化莎

广州欧化　Tab.[乙]：0.3g×12片，35.19元/盒

奇敌

复旦复华　Inj.[乙]：0.1g，8.50元/支

星洛

复旦复华　Inj.[乙]：0.2g，12.36元/支

【临床应用】用于肠杆菌属、奈瑟菌属、军团菌、假单胞菌属、不动杆菌属、葡萄球菌属、衣原体、支原体、结核分枝杆菌等所致呼吸系统、泌尿系统、妇科、五官科、外科伤口感染，以及败血症、肠炎等的治疗，也用于手术后感染的预防及治疗慢性化脓性中耳炎及其他急性发作。

【用法用量】po. 0.3g，bid。iv gtt. 0.2g，bid或0.4g，qd，稀释于250mL 5%葡萄糖注射液或生理盐水静脉滴注。

【注意事项】孕妇、哺乳期妇女及18岁以下患者禁用；肾功能不全、肝功能不全者慎用；可加强口服抗凝药如华法林等的作用，应监测凝血酶原时间；忌与碱性注射液配伍使用；与环孢素合用，导致环孢素血药浓度升高。

【给药说明】滴注时间不少于60min；用药期间和停药后数日应避免长时间直接或间接暴露在阳光下，以防光敏反应；应大量饮水（使日尿量保持在1 200～1 500mL或1 500mL以上）。

芦氟沙星 Rufloxacin

为合成的第三代氟喹诺酮类药物，抑制细菌DNA拓扑异构酶，发挥抗菌作用。

【临床应用】用于大肠杆菌、伤寒杆菌、志贺菌属、流感嗜血杆菌、淋球菌等革兰氏阴性菌引起的下呼吸道和泌尿生殖系统感染。

【用法用量】po. 0.2g，qd，首剂量加倍0.4g，疗程5～10日，前列腺炎的疗程可达4周。

【注意事项】对本品及喹诺酮类药过敏的患者、孕妇、癫痫患者禁用；不宜用于18岁以下的小儿及青少年；哺乳期妇女应用时应暂停哺乳；如发生光敏反应需停药；驾驶或操作机器者慎用。

【给药说明】大量饮水，保持24h排尿量在1 200mL以上。

依诺沙星 Enoxacin

为合成的第三代氟喹诺酮类药物，抑制细菌DNA拓扑异构酶，发挥抗菌作用。

【临床应用】用于葡萄球菌、链球菌、志贺菌属、大部分大肠杆菌属、克雷伯菌属、淋球菌、军团菌、螺旋杆菌等所致的泌尿生殖系统、呼吸系统、胃肠道、骨和关节、皮肤软组织等感染及伤寒、败血症。

【用法用量】iv gtt. 0.2g，bid，每日最大量不超过0.6g，疗程7～10日。

【注意事项】癫痫或有抽搐病史患者、妊娠及哺乳期妇女、缺乏葡萄糖-6-磷酸脱氢酶的患者、18岁以下患者禁用。不宜与氨基糖苷类、四环素合用；与芬布芬合用可诱发痉挛；与碳酸氢钠合用，会导致结晶尿。

【给药说明】用药后避免阳光或紫外线的过度照射。

托氟沙星 Tosufloxacin

为合成的第三代氟喹诺酮类药物，抑制细菌DNA拓扑异构酶，发挥抗菌作用。

【临床应用】用于葡萄球菌属、肺炎球菌、大肠埃希菌、克雷伯杆菌属、铜绿假单胞菌、厌氧菌的拟杆菌属、流感嗜血杆菌、沙眼衣原体引起的呼吸系统、泌尿生殖系统、消化系统、皮肤软组织等感染。

【用法用量】po. 0.15g，bid至tid，严重感染可增至每日0.6g。

【注意事项】孕妇、哺乳期妇女及18岁以下患者禁用，严重肾功能障碍者、患有癫痫等痉挛性疾病患者、高龄老年患者慎用。

【给药说明】避免与苯醋酸类、联苯丁酮酸等非甾体类消炎止痛药（有引起痉挛的可能）同时服用；与含钙、镁的制酸剂或铁制剂同时服用可引起本品效果减弱。

加替沙星 Gatifloxacin

为合成的第四代氟喹诺酮类药物，抑制细菌DNA拓扑异构酶，发挥抗菌作用。

【临床应用】用于肺炎链球菌、流感嗜血杆菌、副流感嗜血杆菌、卡他莫拉菌、金黄色葡萄球菌、嗜肺衣原体、嗜肺支原体、军团菌、大肠埃希菌、肺炎克雷伯菌、淋球菌等所致中度以上的感染：慢性支气管炎急性发作、急性鼻窦炎、社区获得性肺炎、尿路感染等。

【用法用量】po. 0.2 ~ 0.4g，qd。iv gtt. 0.4g，qd。肾功能不全者：肌酐清除率<40mL/min，首剂0.4g，维持剂量0.2g/d。

【注意事项】18岁以下患者禁用；糖尿病患者禁用，QT间期延长、低血钾或急性心肌缺血患者应避免使用，特别注意本品引起的血糖异常的不良反应。

【给药说明】用药后避免阳光或紫外线的过度照射；口服药与含镁、铝、铁、锌等制剂同用要在4h前服用。

吉米沙星 Gemifloxacin

为合成的第四代氟喹诺酮类药物，抑制细菌DNA拓扑异构酶，发挥抗菌作用。

【临床应用】用于肺炎链球菌、流感嗜血杆菌、副流感嗜血杆菌、黏膜炎莫拉氏菌、肺炎衣原体、肺炎支原体、金黄色葡萄球菌等所引起急性鼻窦炎、慢性支气管炎急性发作、社区获得性肺炎。

【用法用量】po. 急性鼻窦炎：320mg，qd，疗程5日；慢性支气管炎急性发作：320mg，qd，疗程7日；社区获得性肺炎：320mg，qd，疗程5日。

【注意事项】孕妇、哺乳期妇女、18岁以下患者禁用，有严重肾功能障碍者、患有癫痫、葡萄糖–6–磷酸脱氢酶缺乏症的患者、高龄老年患者慎用。应当避免开车或操作机器。

第六节　抗结核病及抗麻风病药

异烟肼 Isoniazid

对各型结核分枝杆菌都有高选择性抗菌作用，对繁殖期结核分枝杆菌作用强，对静止期作用较弱，抑制敏感菌分枝菌酸的合成。

【药品品种】

异烟肼

成都锦华　Tab.[甲][国基]：0.1g×100片，33.35元/瓶

天津金耀　Inj.[甲][国基]：0.1g：2mL×10支，8.57

元/盒

【临床应用】用于各型结核病的预防和治疗。

【用法用量】po. 成人：0.3g，qd，顿服；小儿：10～20mg/（kg·d），不超过0.3g/d，顿服。iv.、iv gtt. 成人：0.3～0.6g/d；小儿：按体重10～15mg/（kg·d），不超过0.3g/d。

【注意事项】肝功能减退时应减量；用药期间避免饮酒；精神病患者和癫痫患者禁用；孕妇、哺乳期妇女慎用；含铝制酸药可延缓并减少异烟肼口服后的吸收，最好分隔1h服用。

【给药说明】如出现胃肠道刺激症状，可与食物同服；可同时口服小剂量维生素B_6，以预防或减轻周围神经炎。

吡嗪酰胺 Pyrazinamide

为烟酰胺的吡嗪同系物，作用机制与吡嗪酸有关。对处于酸性环境中缓慢生长的吞噬细胞内的结核菌是目前最佳的杀菌药物。

【药品品种】

吡嗪酰胺

广东华南　Tab.[甲][国基]：0.25g×100片，28.75元/瓶

【临床应用】本品仅对分枝杆菌有效，与其他抗结核药联合用于经一线抗结核药治疗无效的结核病。

【用法用量】po. 15～30mg/（kg·d），顿服，与其他抗结核药联合，每日服用者最高剂量为2g/d；或每次50～70mg/kg，每周2～3次，每周3次者最高每次3g，每周服2次最高每次4g。

【注意事项】对异烟肼、烟酸或其他化学结构相似的药物过敏的患者可能对本品也过敏；小儿及孕妇忌用。糖尿病、痛风或严重肝功能减退者慎用。

【给药说明】应用本品疗程中血尿酸常增高，可引起急性痛风发作，须进行血清尿酸测定。

利福平 Rifampicin

为利福霉素半合成广谱抗菌药，抑制细菌DNA依赖性RNA多聚酶，发挥抗菌作用，对结核分枝杆菌和部分非结核分枝杆菌在宿主细胞内外均有明显杀菌作用。

【药品品种】

利福平

武汉东信　Caps.【甲】【国基】：0.15g×100粒，17.94元/瓶

【临床应用】与其他抗结核药联合用于各种结核病的初治与复治，包括结核性脑膜炎的治疗。

【用法用量】po. 成人0.45～0.60g/d（3～4粒），空腹顿服，不超过1.2g/d（8粒）；1个月以上小儿按体重10～20mg/（kg·d），空腹顿服，不超过0.6g/d（4粒）。老年人患者：口服，10mg/（kg·d）。肝功能减退的患者常需减少剂量，剂量≤8mg/（kg·d），肾功能不全者不需减量。

【注意事项】婴儿、孕妇及哺乳期妇女、酒精中毒者、肝功能损害者慎用；利福平为肝药酶诱导剂，影响抗凝药、氨茶碱、环孢素、维拉帕米等药物的血药浓度。

【给药说明】应空腹用水送服，清晨空腹一次服用吸收最好，以保证最佳吸收；服药后，尿、唾液、汗液等排泄物可呈橘红色，尤以尿液明显，为正常现象。

乙胺丁醇 Ethambutol

为合成抑菌抗结核药，可渗入分枝杆菌细胞内干扰RNA的合成发挥抗菌作用，只对生长繁殖期的分枝杆菌有效。

【药品品种】

乙胺丁醇

杭州民生　Tab.【甲】【国基】：0.25g×100片，18.00元/瓶

【临床应用】用于与其他抗结核药联合治疗结核杆菌所致的肺结核和肺外结核。亦可用于结核性脑膜炎及非典型分枝杆菌感染的治疗。

【用法用量】po. 结核初治：15mg/（kg·d），1次顿服，与其他抗结核药合用；或每次25～30mg/kg，最高2.5g，每周3次；或50mg/kg，最高2.5g，每周2次。结核复治：25mg/（kg·d），1次顿服，连续60日，继以15mg/（kg·d），1次顿服。非典型分枝杆菌感染：15～25mg/（kg·d），1次顿服。

【注意事项】孕妇及哺乳期妇女、13岁以下小儿禁用；治疗期间注意检查红绿鉴别力等；定期测定尿酸，以免引起痛风发作；视神经炎、肾功能减退患者慎用；不宜与氢氧化铝同时服用；与神经毒性药物合用时可增加神经毒性。

【给药说明】如发生胃肠道刺激症状，可与食物同服。

链霉素 Streptomycin

为氨基糖苷类的广谱抗生素，通过阻碍结核菌蛋白质合成的多个环节发挥作用，仅对吞噬细胞外的结核菌具有杀菌作用。

【药品品种】

链霉素

山东鲁抗　Inj.[甲]【国基】：1.0g，0.59元/瓶

【临床应用】与其他抗结核药物联合用于结核分枝杆菌所致的各种结核病或其他分枝杆菌感染。用于土拉菌病，或与其他抗菌药物联合用于鼠疫、腹股沟肉芽肿、布鲁菌病、鼠咬热等的治疗。

【用法用量】im. 结核病：0.75g，qd，常与异烟肼或其他抗结核药联合应用，或1g分2次给药。小儿按体重15～25mg/（kg·d），分2次给药；治疗结核病，按体重20mg/kg，qd，最大剂量不超过1g/d，与其他抗结核药合用。

【注意事项】对本品或其他氨基糖苷类药过敏者、孕妇禁用；有耳毒性、肾毒性，可致神经肌肉阻滞。

沙利度胺 Thalidomide

抗菌谱、作用机制类似磺胺类药物，对麻风分枝杆菌有较强的抑制作用。

【药品品种】

沙利度胺

常州制药 Tab.[乙]：25mg×20片，45.07元/瓶

【临床应用】用于各型麻风反应，如发热、结节红斑、神经痛、关节痛、淋巴结肿大，有一定疗效。

【用法用量】po. 100~200mg/d，分4次服；严重反应者，可增至300~400mg（反应得到控制即逐渐减量）；对长期反应，需要较长期服药，每日或隔日服25~50mg。

【注意事项】孕妇、小儿禁用；多发性骨髓瘤患者、血清人类免疫缺陷病毒（HIV）阳性者、中性粒细胞减少、周围神经病患者、哺乳期妇女慎用；导致倦怠和嗜睡，从事危险工作如驾驶员、机器操纵者等禁用。

【注意事项】患者在服用期间不可以献血。

第七节 抗 真 菌 药

两性霉素 B Amphotericin B

为多烯类抗生素，与敏感真菌细胞膜上的麦角固醇结合，胞膜通透性增加，发挥抗菌作用。

【药品品种】

欧泊

华北制药 Inj.[乙]：25mg，42.33元/支

锋克松

上海新亚　Inj.：10mg，173.65元/支

安浮特克

美国Three Rivers　Inj.：10mg，1 014.40元/瓶

【临床应用】用于诊断明确的念珠菌属、新型隐球菌、组织胞浆菌属、烟曲霉、皮炎芽生菌、球孢子菌属、孢子丝菌属、毛霉、红酵母等敏感真菌所致的深部真菌感染。

【用法用量】去氧胆酸盐：iv gtt. 成人起始剂量1～5mg/d或0.02～0.1mg/kg给药，以后根据患者耐受情况，每日或隔日增加5mg，当增至一次0.6～0.7mg/kg时即可暂停增加剂量，最高剂量不超过1mg/（kg·d），每日或隔1～2日给药1次，累积总量1.5～3.0g，疗程1～3个月，也可长至6个月。对敏感真菌感染宜采用较小剂量，即成人一次20～30mg，疗程仍宜长。脂质体：iv gtt. 成人和小儿：3～4mg/（kg·d），若无改善，剂量可增至6mg/（kg·d）。

【注意事项】严重肝肾功能损害者禁用，当治疗累计剂量大于4g时可引起不可逆性肾功能损害；可能发生低钾血症，应经常测定血钾浓度；为减少本品的不良反应，给药前可给予解热镇痛药和抗组胺药，同时给予琥珀酸氢化可的松25～50mg或地塞米松2～5mg静脉滴注。

【给药说明】在氯化钠注射液中产生沉淀，稀释用5%葡萄糖注射液（pH4.2以上）；应碱化尿液，以增加药物排泄；两性霉素B输液浓度不超过0.1mg/mL，缓慢避光滴注，滴注时间至少6h；脂质体滴注时间至少2h。

氟康唑 Fluconazole

为三唑类抗真菌药物，抑制真菌细胞膜上依赖细胞色素P450的14-α-去甲基酶，使胞膜麦角固醇合成受阻。

【药品品种】

大扶康Diflucan

大连辉瑞 Cabs. [甲]【国基】：50mg×7粒，141.98元/盒

　　　　　　Inj. [乙]【国基】：0.2g：100mL，256.22元/瓶

【临床应用】 用于全身性念珠菌病，包括念珠菌血症、播散性念珠菌病及其他形式的侵入性念珠菌感染、隐球菌脑膜炎及其他部位（如肺、皮肤）的隐球菌感染、皮肤真菌病。

【用法用量】 po. 成人：50～300mg，qd。iv gtt. 成人：200～400mg，qd。小儿：>4周的患儿，3～12mg/（kg·d），qd；2～4周的患儿，3～12mg/（kg·d），q48h；<2周的患儿，3～12mg/（kg·d），q72h。肾功能不全者：首剂给予50～400mg，此后若肌酐清除率≤50mL/min，予以常规剂量的50%。

【注意事项】 对吡咯类药物过敏者禁用；小儿、孕妇慎用；肾功能不全者需减量；与磺酰脲类降糖药合用会发生低血糖；可增强华法林的抗凝血作用；与氢氯噻嗪合用可使本药血药浓度升高40%。与环孢素、他克莫司合用，可引起后者血药浓度升高。

【给药说明】 口服吸收不受进食影响。

伏立康唑 Voriconazole

为三唑类广谱抗真菌药物，作用机制同氟康唑。

【药品品种】

威凡

辉瑞制药 Tab. [乙]：0.2g×10片，3 902.00元/盒

　　　　　　Inj. [乙]：0.2g，1 221.00元/支

【临床应用】 用于侵袭性曲霉病，对氟康唑耐药的念珠菌引起的严重侵袭性感染（包括克柔念珠菌）以及由足放线病菌属和镰刀菌属引起的严重感染。

【用法用量】 po. 成人：体重≥40kg，首日400mg，q12h；以后200mg，q12h。体重<40kg，首日200mg，q12h；以后100mg，q12h。iv gtt. 首日每次6mg/kg，q12h；以后每次4mg/kg，q12h。

【注意事项】孕妇禁用；禁与CYP3A4底物利福平、卡马西平、苯巴比妥、西罗莫司、苯妥英钠合用；4.2%的碳酸氢钠注射液与本品存在配伍禁忌；用药期间应避免强烈的、直接的阳光照射。

【给药说明】禁与肠外营养剂在同一静脉通路中滴注，静脉滴速不超过3mg/（kg·d），每瓶滴注时间须1~2h；片剂应在餐后或餐前至少1h服用。

伊曲康唑 Itraconazole

为三唑类抗真菌药物，作用机制同氟康唑。

【药品品种】

斯皮仁诺Sporanox

西安杨森　　Caps.[乙]：0.1g×14粒，140.82元/盒

比利时杨森　Syr.[乙]：1.5g：150mL，684.18元/盒

　　　　　　Inj.[乙]：0.25g：25mL，924.76元/支

【临床应用】用于外阴阴道念珠菌病、花斑癣、皮肤真菌病、真菌性角膜炎和口腔念珠菌病及皮肤癣菌或酵母菌引起的甲真菌病。对血液系统肿瘤、骨髓移植患者和预期发生中性粒细胞减少症的患者，可预防深部真菌感染的发生。也用于曲霉病、念珠菌病、隐球菌病（包括隐球菌性脑膜炎）、组织胞浆菌病等系统性真菌感染疾病。

【用法用量】po. 成人：100~400mg，qd；小儿：3~5mg/（kg·d）。iv gtt. 成人：开始第1、2日200mg，bid，每次静脉滴注1h；第3日开始200mg，qd，每次静脉滴注1h。

【注意事项】对本品过敏者、孕妇和哺乳期妇女禁用，与H₂受体阻断剂、质子泵抑制剂、利福平、苯妥英钠等药合用可使本药生物利用度降低，充血性心力衰竭患者不宜使用。

【给药说明】餐后立即服，胶囊应整粒吞服；口服液空腹给药，服药后1h不要进食。

泊沙康唑 Posaconazole

为第二代三唑类抗真菌药物，作用机制同氟康唑，为唯一对接合菌有抗菌活性的吡咯类抗真菌药。

【药品品种】

诺科飞Noxafil

加拿大默沙东　Syr.：4.2g：105mL，5 040.00元/盒

【临床应用】用于预防侵袭性曲霉菌和念珠菌感染；治疗口咽念珠菌病，包括伊曲康唑和氟康唑难治性口咽念珠菌病。

【用法用量】po. 成人：200～400mg，bid。

【注意事项】禁与西罗莫司、麦角生物碱、HMG-CoA还原酶抑制剂、辛伐他汀等药物合用，他克莫司、环孢素、地高辛等与之合用需进行血药浓度监测。

【给药说明】必须在进餐期间服用本品，或者对于无法进餐的患者，可以伴随营养液或碳酸饮料服用本品。

卡泊芬净 Caspofungin

为棘白菌素类抗真菌药，通过非竞争抑制β-（1,3）-D-糖苷合成酶，破坏真菌细胞壁糖苷的合成。

【药品品种】

科赛斯

美国默克　Inj.：50mg，1 854.06元/瓶

　　　　　Inj.：70mg[乙]，2 379.69元/瓶

【临床应用】用于成人患者和小儿患者（3个月及3个月以上），经验性治疗中性粒细胞减少、伴发热患者的可疑真菌感染；治疗对其他治疗无效或不能耐受的侵袭性曲霉菌病。

【用法用量】iv gtt. 成人：首剂70mg，以后50mg，qd，对于治疗无临床反应而对本药耐受性良好的患者可考虑将每日剂量加大至70mg。对于中度肝脏功能不全成人患者，首次70mg负荷剂量，维持剂量35mg/d。

【注意事项】不得使用任何含有右旋糖（α–D–葡聚糖）的稀释液；当与具有代谢诱导作用的药物依非韦伦、奈韦拉平、利福平、地塞米松、苯妥英钠或卡马西平同时使用时，应考虑给予每日剂量70mg。

【给药说明】约需要1h的时间经静脉缓慢注射。

米卡芬净 Micafungin

为棘白菌素类抗真菌药，作用机制同卡泊芬净。

【药品品种】

米开民

安斯泰来　Inj. [乙]：50mg，569.35元/瓶

【临床应用】由曲霉菌和念珠菌引起的下列感染：真菌血症、呼吸道真菌病、胃肠道真菌病。

【用法用量】iv gtt. 成人：50～150mg/d，qd；对于严重感染可增至300mg/d。体重为≤50kg，不超过6mg/kg。

【注意事项】因本品在光线下可慢慢分解，应避免阳光直射。如果从配制到输液结束需时超过6h，应将输液袋遮光。溶解时切勿用力摇晃输液袋，引起泡沫不易消失。肝功能不全患者（使用本品可能使肝功能不全加重）慎用。米卡芬净与伊曲康唑合用可降低后者抗新型隐球菌活性。

【给药说明】剂量为75mg以上时输注时间不少于1h。

氟胞嘧啶 Flucytosine

能被真菌代谢成氟尿嘧啶，进入其脱氧核糖核酸，影响真菌核酸和蛋白质合成。

【药品品种】

氟胞嘧啶片

江苏精华　Tab. [乙]：0.25g×36片，56.80元/瓶

【临床应用】用于念珠菌属及隐球菌属所致的感染。

【用法用量】po. 1.0 ~ 1.5g，qid。

【注意事项】肾功能不全、严重肝病患者禁用，血液病患者、肝功能减退者慎用，与骨髓抑制药合用可加重毒性反应。

其他常用同类药物

特比萘芬 Terbinafine

为丙烯胺类抗真菌药，抑制角鲨烯环氧化酶，真菌胞壁的麦角固醇合成受阻，使真菌胞壁的合成受到影响。

【药品品种】

兰美抒 Lamisil

北京诺华　Tab. [乙] [省基]：0.25g × 7片，109.23元/盒

【临床应用】用于皮肤癣菌如毛癣菌（红色毛癣菌、须癣毛癣菌、疣状毛癣菌、断发毛癣菌、紫色毛癣菌）、犬小孢子菌和絮状表皮癣菌引起的皮肤、毛发真菌感染。本品仅用于治疗大面积、严重的皮肤真菌感染（体癣、股癣、足癣、头癣）和念珠菌（如白色假丝酵母）引起的皮肤酵母菌感染。皮肤癣菌（丝状真菌）感染引起的甲癣。

【用法用量】po. 成人：250mg，qd。小儿：体重20 ~ 40kg（通常年龄5 ~ 12岁），125mg，qd。

【注意事项】严重肝肾功能不全者禁用；2岁以下小儿不推荐使用；孕妇、哺乳期妇女、口服避孕药妇女慎用。

【给药说明】不能局部用于眼睛、口腔或阴道内；发生过敏或味觉改变时应停药。

制霉菌素 Nystatin

为多烯类抗生素，作用与敏感真菌细胞膜上的麦角固醇结合，胞膜通透性增加发挥抗菌作用。

【药品品种】

制霉菌素

山东鲁抗　Tab.[甲][国基]：50万U×100片，26.45元/瓶

【临床应用】用于局部治疗白色念珠菌和其他念珠菌属引起的皮肤和胃肠道感染、口腔感染和阴道炎等。

【用法用量】po. 成人：50万~100万U/次，每日3~4次。小儿：按体重5万~10万U/（kg·d），分3~4次服。

【注意事项】口服不易吸收，口服较大剂量时可发生腹泻、恶心、呕吐和上腹疼痛等消化道反应，减量或停药后迅速消失。

【给药说明】为防止复发，患者应服药至症状消失后2日。

酮康唑 Ketoconazole

为咪唑类抗真菌药物，作用机制同氟康唑。

【药品品种】

里素劳 Nizoral

西安杨森　Tab.：0.2g×10片，26.77元/盒

【临床应用】用于系统真菌感染，如系统性念珠菌病、副球孢子菌病、组织胞浆菌病、球孢子菌病和芽生菌病。由皮肤癣菌和（或）酵母菌引起的皮肤、毛发和指（趾）甲的感染胃肠道酵母菌感染。局部治疗无效的慢性、复发性阴道念珠菌病。

【用法用量】po. 成人：0.2~0.4g/d，顿服或分2次服；小儿及2岁以上小儿：4~8mg/（kg·d），顿服或分2次服。

【注意事项】2岁以下小儿、孕妇、哺乳期妇女、酒精中毒和肝功能损害者禁用；禁服酒精类饮料。

【给药说明】可与食物同服。

第八节 抗病毒药

利巴韦林 Ribavirin

为核苷类抗病毒药，为多种病毒合成酶的竞争性抑制剂。

【药品品种】

利巴韦林片

湖南新汇　　Tab.[甲][国基]：0.1g×24片，3.16元/盒

同欣

中国药大　　Pulv.[甲]：0.1g×20包，8.00元/盒

杭州民生　　Inj.[甲]：1mL：100mg×10支，1.58元/盒

信韦灵

上海信谊　　Aero.[甲]：每瓶含75mg，每瓶150揿，20.30元/瓶

【临床应用】用于呼吸道合胞病毒引起的病毒性肺炎与支气管炎、皮肤疱疹病毒感染，对流感病毒、甲肝病毒、腺病毒也有抑制作用。

【用法用量】po. 病毒性呼吸道感染：成人1次0.15g（1.5片），tid，疗程7日。皮肤疱疹病毒感染：成人1次0.3g（3片），tid，疗程7日。im.、iv gtt. 成人1次0.5g，bid；小儿：10mg/（kg·d），分2次给药。

【注意事项】孕妇、肌酐清除率<50mL/min的患者禁用，老年患者不宜使用，胰腺炎、心脏病患者禁用，严重贫血者慎用。

【给药说明】注射剂在给药前需检查溶液有无颗粒析出，有无变色。

阿昔洛韦 Aciclovir

为核苷类抗病毒药，竞争性抑制病毒DNA聚合酶。

【药品品种】

阿昔洛韦

四州科伦　　Tab.[甲][国基]：0.2g×24片，5.52元/盒

大同五洲通　Inj.[甲]：0.25g×10瓶，7.89元/盒

【临床应用】用于治疗单纯疱疹病毒或水痘带状疱疹病毒引起的皮肤和黏膜感染，以及器官移植患者的预防性用药等。

【用法用量】po. 200mg，q4h，或每日1g分次给药；iv gtt. 5～10mg/kg，q8h。

【注意事项】肝肾功能不全、精神异常者慎用；与齐多夫定合用可引起肾毒性，表现为深度昏睡和疲劳。

【给药说明】可与食物同服；服药时应多喝水。

更昔洛韦 Ganciclovir

作用机制同阿昔洛韦。

【药品品种】

丽科乐
湖北科益　Caps.[乙]：0.25g×36粒，200.43元/瓶

胜韦
海口奇力　Inj.[乙]：0.125g，5.59元/瓶

赛美维 Cymevene
瑞士罗氏　Inj.[乙]：0.5g，652.84元/瓶

【临床应用】用于免疫功能缺陷者巨细胞病毒感染（包括CMV引起的视网膜炎）的预防和治疗。

【用法用量】po. 1g，tid，与食物同服，或非睡眠时每次0.5g，每3h 1次，每日6次。肾功能不全者：肌酐清除率50～69mL/min，1.5g/d或0.5g，tid；肌酐清除率25～49mL/min，1.0g，qd或0.5g，bid；肌酐清除率10～24mL/min，0.5g，qd；肌酐清除率<10mL/min，继血液透析后，每周3次，1次0.5g。iv gtt. 诱导治疗：5mg/kg（至少1h），q12h，连续用药14～21日；维持治疗：5mg/kg，qd，每周用药7日；或6mg/kg，qd，每周用药5日。

【注意事项】孕妇、12岁以下小儿、老年患者、肾功能损害者慎用；可致中性粒细胞、血小板减少；与亚胺培南-西司他丁合用有引起癫痫发作的可能，避免同

时使用。

【给药说明】本品不可肌内注射，静脉滴注浓度不可超过10mg/mL，时间不得少于1h；本溶液为碱性（pH=11），应注意避免药液与皮肤或黏膜接触，避免液体外渗到血管外组织。

伐昔洛韦 Valaciclovir

作用机制同阿昔洛韦。

【药品品种】

维德斯

珠海丽珠　Tab.：0.5g×10片，251.00元/盒

明竹欣

四川明欣　Tab.：0.3g×6片，30.13元/盒

【临床应用】阿昔洛韦前体药，用于治疗单纯疱疹病毒或水痘带状疱疹病毒引起的皮肤和黏膜感染，以及器官移植患者的预防性用药及乙型肝炎等。

【用法用量】po. 0.3g，bid；带状疱疹连续用药10日，单纯性疱疹连续用药7日。

【注意事项】孕妇、2岁以下小儿禁用；脱水、肝肾功能不全者、免疫缺陷者、哺乳期妇女慎用。

【给药说明】餐前空腹服用；患者应在首次出现症状和体征时服药，在症状出现48h内服药最有效；服药期间宜多饮水。

拉米夫定 Lamivudine

为抑制乙型肝炎病毒（HBV）DNA多聚酶。

【药品品种】

贺普丁 Heptodin

葛兰素史克　Tab.[乙]：0.1g×14片，206.90元/盒

【临床应用】用于伴有丙氨酸氨基转移酶（ALT）升高和病毒活动复制的、肝功能代偿的成年慢性乙型病毒性肝炎患者的治疗。

【用法用量】po. 100mg，qd。

【**注意事项**】16岁以下患者、孕妇、哺乳期妇女慎用；长期应用存在耐药性。

【**给药说明**】本品停药后，可能出现乙型肝炎病毒反跳。

替比夫定 Telbivudine

作用机制同拉米夫定。

【**药品品种**】

素比伏 Tyzeka

北京诺华　Tab.[乙]：600mg×7片，153.16元/盒

【**临床应用**】用于有病毒复制证据以及有血清氨基酸转移酶持续升高或肝组织活动性病变证据的慢性乙型肝炎成人患者。

【**用法用量**】po. 600mg，qd。肾功能不全者：肌酐清除率30～49mL/min，0.6g，q48h；肌酐清除率<30mL/min，0.6g，q72h；终末期肾病，0.6g，q96h。

【**注意事项**】避免在哺乳期使用；肾功能不全患者需减量使用。接受本品治疗的过程中出现头晕或疲劳的患者不应该驾驶或使用机器。

阿德福韦 Adefovir

作用机制同拉米夫定。

【**药品品种**】

代丁

天津药研所　Tab.[乙]：10mg×14片，147.81元/瓶

【**临床应用**】用于治疗有乙型肝炎病毒活动复制证据，并伴有血清氨基酸转移酶（ALT或AST）持续升高或肝脏组织学活动性病变的肝功能代偿的成年慢性乙型肝炎患者。

【**用法用量**】po. 成人：10mg，qd。肾功能不全者：肌酐清除率30～49mL/min，10mg，q48h；肌酐清除率10～29mL/min，10mg，q72h。血液透析者，透析后10mg，每7日1次。

【注意事项】停止治疗的患者有乙肝急性加重的可能；孕妇及哺乳期妇女慎用；不宜用于小儿和青少年。

恩替卡韦 Entecavir

作用机制同拉米夫定。

【药品品种】

博路定 Baraclude

施贵宝　Tab.[乙]：0.5mg×7片，239.99元/盒

【临床应用】用于病毒复制活跃、血清丙氨酸氨基转移酶（ALT）持续升高或肝脏组织学显示有活动性病变的慢性成人乙型肝炎的治疗。

【用法用量】po. 成人和16岁以上青年：0.5mg，qd；拉米夫定治疗时发生病毒血症或出现拉米夫定耐药突变的患者：1mg，qd。肾功能不全者：肌酐清除率30～49mL/min，0.5mg，q48h；肌酐清除率10～29mL/min，0.5mg，q72h；肌酐清除率<10mL/min，0.5mg，每5～7日1次。

【注意事项】使用恩替卡韦治疗并不能降低经性接触或污染血源传播HBV的危险性，因此需要采取适当的防护措施。

【给药说明】本品应空腹服用。

奥司他韦 Oseltamivir

为前药，选择性抑制流感病毒神经氨酸酶抑制剂。

【药品品种】

达菲Tamiflu

上海罗氏　Caps.[乙]：75mg×10粒，269.00元/盒

可威

宜昌长江　Syr.[乙]：15mg×10袋，56.12元/盒

【临床应用】用于成人和1岁及1岁以上小儿的甲型和乙型流感治疗，也作为13岁以上人群的甲型和乙型流感的预防。患者应在首次出现症状48h以内使用。

【用法用量】po. 75mg，bid，连用5日；小儿：体

重＜15kg，30mg，bid；体重15～23kg，45mg，bid；体重23～40kg，60mg，bid。肾功能不全者：肌酐清除率＜30mL/min，30mg/d，qd，共用5日；肌酐清除率30～60mL/min，30mg/d，bid，共用5日。

【注意事项】对本药过敏者禁用；孕妇慎用。

【给药说明】对于某些患者，与食物同服可提高本药的耐受性。

膦甲酸钠 Foscarnet Sodium

为病毒DNA聚合酶抑制剂。

【药品品种】

膦甲酸钠氯化钠针

武汉大安 Inj.[乙]：250mL：3g，71.30元/瓶

【临床应用】用于免疫缺陷者（如艾滋病）发生的巨细胞病毒视网膜炎及巨细胞病毒感染，亦用于对阿昔洛韦耐药的人体免疫缺陷病毒（HIV）感染患者的皮肤黏膜单纯疱疹病毒感染或带状疱疹病毒感染。

【用法用量】iv gtt. HIV患者巨细胞病毒性视网膜炎诱导治疗：每次60mg/kg，q8h，静脉滴注时间不少于1h，根据疗效连用2～3周；维持治疗：每日90～120mg/kg，静脉滴注时间不少于2h；维持治疗期间，若病情加重，可重复诱导治疗及维持治疗过程；免疫功能损害患者耐阿昔洛韦单纯疱疹病毒性皮肤黏膜感染：每次40mg/kg，q8～12h，静脉滴注时间不少于1h，连用2～3周或直至治愈。

【注意事项】本品具有显著肾毒性，肾功能损害患者和老年患者需调整剂量；不能与氨基糖苷类抗生素、两性霉素B或万古霉素等同时使用；用药期间应摄取足量水分，可减轻肾毒性。与静脉用喷他脒合用可引起低钙血症。

【给药说明】不可静脉快速注射，必须用输液泵恒速静脉滴注，静脉滴注速度不得大于1mg/（kg·min）。

其他常用同类药物

单磷酸阿糖腺苷 Vidarabine Monophosphate

【药品品种】

可苷

广东大日 Inj.: 0.2g, 57.50元/支

【临床应用】用于治疗疱疹病毒感染所致的口炎、皮炎、脑炎及巨细胞病毒感染。

【用法用量】iv gtt. 10～15mg/（kg·d）（按200mg药物：500mL输液的比率配液）。

【注意事项】必要时可加利多卡因注射液缓解注射部位疼痛症状；不可与血液、血浆及蛋白质输液剂、含钙的输液配伍；不宜与别嘌呤醇并用；与干扰素同用可加重不良反应。

金刚乙胺 Rimantadine

【药品品种】

立安

浙江康裕 Tab.[乙]: 0.1g×10片, 25.14元/盒

【临床应用】用于预防和治疗A型（包括H_1N_1、H_2N_2、H_3N_2）流行性感冒病毒感染。

【用法用量】po. 成人：治疗用药，0.1g, bid。成人及10岁或以上的小儿：预防用药，0.1g, bid；10岁以下小儿：5mg/kg, qd。

【注意事项】可使有癫痫病史的患者癫痫发作的发病率增加。

【给药说明】在出现A型流行性感冒的症状和体征时，服用本品越早越好，在48h内服用本品治疗效果更好，从症状开始连续治疗约7日。

第九节　抗感染植物药制剂

小檗碱 Berberine

为天然来源抗感染药物，有微弱的抑菌作用，但对痢疾杆菌、大肠杆菌引起的肠道感染有效。

【药品品种】
黄连素片

赤峰蒙欣　Tab.：100mg×24片，2.20元/盒

【临床应用】用于痢疾杆菌、大肠杆菌等敏感菌所致的肠道感染，如胃肠炎。

【用法用量】po. 成人：100～300mg，tid。小儿：1～3岁（10～15kg），50～100mg，tid；4～6岁（16～21kg）100～150mg，tid；7～9岁（22～27kg）：150～200mg，tid；10～12岁（28～32kg）：200～250mg，tid。

【注意事项】溶血性贫血患者及葡萄糖-6-磷酸脱氢酶缺乏患者禁用；妊娠期头三个月慎用。

【给药说明】与含鞣质的中药合用会降低药效。

其他常用同类药物

大蒜素 Allitrid

【药品品种】
大蒜素

上海禾丰　Inj.[乙]：60mg：5mL，22.76元/瓶

【临床应用】用于深部真菌和细菌感染，用于防治急慢性菌痢和肠炎、百日咳、肺部和消化道的真菌感染、白色念珠菌菌血症、隐球菌性脑膜炎、肺结核等。

【用法用量】iv gtt.每次60～120mg，qd，用5%或10%葡萄糖注射液1 000mL稀释后缓慢滴注，4～5h滴完。

【注意事项】个别患者在静脉滴注时，有刺痛感

觉，在使用数次后或增加稀释倍数即可消失。如出现全身灼热感、出汗等现象，可减慢滴注速度。

【给药说明】本品对皮肤、黏膜有刺激，不宜作皮下或肌内注射。

（陈杰　杨威）

第2章

主要作用于中枢神经系统的药物

第一节　中枢兴奋药

尼可刹米 Nikethamide

兴奋延髓呼吸中枢，提高呼吸中枢对二氧化碳的敏感性。

【药品品种】

尼可刹米

天津金耀　Inj.[甲][国基]：0.375g：1.5mL×10支，11.50元/盒

【临床应用】用于中枢性呼吸抑制。

【用法用量】ih.、im.、iv. 成人：每次0.25~0.5g，极量每次1.25g。6个月以下婴儿：每次75mg；1岁婴儿：每次0.125g；4~7岁小儿：每次0.175g。

【注意事项】本品对呼吸肌麻痹者无效；抽搐及惊厥患者禁用。

【给药说明】作用时间短，应视病情间隔给药。

洛贝林 Lobeline

作用于颈动脉窦和主动脉体化学感受器而反射性兴奋呼吸中枢。

【药品品种】

洛贝林

上海禾丰　Inj.[甲][国基]：3mg：1mL×10支，31.40元/盒

【临床应用】用于中枢性呼吸抑制，常用于新生儿

窒息，一氧化碳、阿片中毒等。

【用法用量】 ih.、im. 成人：每次3～10mg（极量每次20mg，50mg/d）；小儿：每次1～3mg。iv. 成人：每次3mg（极量每次6mg，20mg/d）；小儿：每次0.3～3mg，必要时每30min重复1次；新生儿窒息可注入脐静脉3mg。

【注意事项】 可有恶心、呕吐、呛咳、头痛、心悸等；剂量较大时能引起心动过速、传导阻滞、呼吸抑制甚至惊厥。

【给药说明】 与碱性药物合用，可产生沉淀；静脉注射须缓慢。

多沙普仑 Doxapram

小剂量反射性兴奋呼吸中枢，大剂量直接兴奋延髓呼吸中枢。

【药品品种】

佳苏仑

江苏恩华　Inj.[乙]：0.1g：5mL，26.30元/支

【临床应用】 用于呼吸衰竭。

【用法用量】 iv. 每次0.5～1mg/kg，不超过1.5mg/kg，如需重复给药，至少间隔5min，用量不超过0.3g/h。iv gtt. 每次0.5～1mg/kg，临用前加葡萄糖氯化钠注射液稀释后静脉滴注，直至获得疗效，总量不超过3g/d。

【给药说明】 静脉滴注时速度不宜太快，以免引起溶血。

甲氯芬酯 Meclofenoxate

兴奋大脑皮层，促进脑细胞的氧化还原代谢等。

【药品品种】

健瑙素

广东先强　Caps.[乙]：0.2g×18粒，15.87元/盒

【临床应用】 用于改善各种原因如脑出血等引起的意识障碍，亦用于老年性痴呆、慢性记忆障碍、抑郁

症、小儿智力发育迟钝及小儿遗尿症等。

【用法用量】po. 成人：0.1 ~ 0.2g，tid；小儿：0.1g，tid。疗程至少1周。

【注意事项】精神过度兴奋、锥体外系症状患者及对本品过敏者禁用；高血压患者慎用；可能会引起胃部不适、兴奋、失眠、倦怠、头痛等。

枸橼酸咖啡因 Caffeine Citrate

为中枢神经系统刺激药。

【药品品种】

倍优乐

意大利凯西　Inj.：1mL∶20mg×10支，2 380.00元/盒

【临床应用】用于治疗早产新生儿的原发性呼吸暂停。

【用法用量】iv gtt. 负荷剂量20mg/kg，缓慢滴注（30min），间隔24h后，给予维持剂量5mg/kg。

【注意事项】癫痫、心律不齐、胃食管反流、坏死性小肠结肠炎患者慎用；本品易导致多尿和电解质流失。

其他常用同类药物

贝美格 Bemegride

为呼吸兴奋药。

【药品品种】

贝美格

上海朝晖　Inj.[甲]：50mg∶20mL，6.84元/支

【临床应用】用于解救巴比妥类、格鲁米特、水合氯醛等药物的中毒；亦用于加速硫喷妥钠麻醉后的恢复。

【用法用量】iv gtt. 50mg，用5%葡糖糖注射液稀释。iv. 每3 ~ 5min注射50mg，至病情改善或出现中毒症状为止。

【注意事项】静脉滴注不可量大，速度不可过快；需准备短时巴比妥类药用于惊厥时解救。

第二节 镇 痛 药

吗啡 Morphine

为阿片受体激动剂。

【药品品种】

美施康定MS Contin

北京萌蒂 Tab.[乙]【国基】：30mg×10片，9.63元/盒

吗啡注射液

沈阳一药 Inj.[甲]【国基】：10mg：1mL，4.09元/支

【临床应用】本品为强镇痛药，适用于其他镇痛药无效的急性锐痛；应用吗啡注射液于心源性哮喘可使肺水肿症状暂时有所缓解。

【用法用量】po. 30mg，q12h；必要时可增加到60mg，q12h。ih. 每次5~15mg，15~40mg/d；极量：每次20mg，60mg/d。iv. 常用量5~10mg。

【注意事项】属麻醉药品管理；呼吸抑制、支气管哮喘、慢性阻塞性肺疾病、肺心病、急性肝病、脑外伤、酒精中毒者忌用；本品可致躯体依赖性。

【给药说明】必须完整吞服；应与解痉药合用，治疗内脏绞痛。

哌替啶 Pethidine

为人工合成阿片受体激动药。

【药品品种】

杜冷丁Dolantin

宜昌人福 Inj.[甲]【国基】：100mg：2mL，3.24元/支

【临床应用】用于各种剧痛如创伤性疼痛、手术后疼痛；心源性哮喘；与氯丙嗪、异丙嗪等合用进行人工

冬眠。

【用法用量】镇痛：每次25～100mg，im.100～400mg/d，极量为每次150mg，600mg/d，每次给药间隔不少于4h；静脉注射成人一次按体重以0.3mg/kg为限。分娩镇痛：25～50mg，im. 4～6h后按需重复，一次极量为50～100mg。

【注意事项】属麻醉药品管理；可致依赖性。

【给药说明】皮下注射局部有刺激性；不宜用于患者自控止痛（PCA），特别不能做皮下PCA。

芬太尼 Fentanyl

为人工合成阿片受体激动药。

【药品品种】

多瑞吉贴剂 Durogesic

西安杨森　Patch[乙][国基]：4.2mg，86.20元/贴

　　　　　Patch[乙][国基]：8.4mg，143.60元/贴

芬太尼注射液

宜昌人福　Inj.[甲][国基]：0.1mg：2mL，5.31元/支

Inj.[甲][国基]：0.5mg：10mL，20.22元/支

【临床应用】注射液用于麻醉前给药及全麻诱导，并可作为辅助麻醉用药；用于手术前、中、后期各种疼痛。贴剂用于治疗中重度慢性疼痛以及那些只能依靠阿片样镇痛药治疗的难消除的疼痛。

【用法用量】麻醉前用药或手术后镇痛（以下剂量均以芬太尼计）：0.000 7～0.001 5mg/kg，im. 或iv.。全麻初始剂量：大手术，0.002～0.004mg/kg，iv.；小手术，0.001～0.002mg/kg，iv.；体外循环心脏手术，0.02～0.03mg/kg，iv.，维持量每隔30～60min给予初始量一半或按体重0.001～0.002mg/（kg·h），iv gtt.。局麻镇痛不全：0.0015～0.002mg/kg，iv.。贴剂，每贴可持续贴用72h，根据镇痛效果调整剂量。

【注意事项】属麻醉药品管理；支气管哮喘、呼吸抑制、重症肌无力、2岁以下小儿禁用；非阿片类镇痛

剂有效者、急性疼痛或术后疼痛者禁用贴剂；使用贴剂患者，用药期间禁止驾驶或操作机器。

【给药说明】不得误入气管、支气管，也不得涂敷于皮肤表面；更换贴剂时，应更换粘贴部位，至少72h后方可在相同部位贴用。

瑞芬太尼 Remifentanil

为芬太尼类μ型阿片受体激动剂。

【药品品种】

瑞捷

宜昌人福　Inj.[乙]：1mg，113.75元/瓶

【临床应用】用于全麻诱导和全麻中维持镇痛。

【用法用量】麻醉诱导：iv gtt. 与催眠药（如丙泊酚、咪达唑仑等）一并给药，剂量0.5～1μg/kg；iv. 静脉滴注前给予0.5～1μg/kg的初始计量静推，给药时间大于60s。

【注意事项】属麻醉药品管理；可引起肌强直、呼吸抑制、低血压、心动过缓、手术后寒战、恶心、呕吐等不良反应；2岁以下小儿不推荐使用。

【给药说明】禁止硬膜外或鞘内给药，单剂量注射时应缓慢给药，给药时间应不少于60s；提前使用肌肉松弛药可防止肌肉强直的发生。

舒芬太尼 Sufentanil

为芬太尼类μ型阿片受体激动剂。

【药品品种】

舒芬尼

宜昌人福　Inj.[乙]：50μg：1mL，62.73元/支

【临床应用】用于气管内插管，使用人工呼吸的全身麻醉。

【用法用量】iv.、iv gtt. 成人：复合麻醉镇痛，0.1～5.0μg/kg，2～10min滴完，之后按0.15～0.7μg/kg追加维持剂量；诱导麻醉，8～30μg/kg，之后按

0.35～1.4μg/kg追加维持剂量。2～12岁小儿：全身麻醉的诱导和维持的总剂量为10～20μg/kg。

【注意事项】属麻醉药品管理。

【给药说明】静脉注射需缓慢。

曲马多 Tramadol

抑制去甲肾上腺素及5-羟色胺再摄取，为弱阿片类中枢镇痛药。

【药品品种】

舒敏Tramal

德格兰泰　Tab.[乙]【省基】：0.1g×10片，42.80元/盒

　　　　　Inj.[乙]【省基】：0.1g：2mL，11.58元/支

奇曼丁

北京萌蒂　Tab.[乙]【省基】：0.1g×10片，46.53元/盒

【临床应用】用于轻、中度癌症疼痛，骨折或各种术后疼痛、牙痛。

【用法用量】po. 用量视疼痛程度而定，成人和大于12岁的青少年初始剂量100mg，bid，可增至每次150～200mg，24h不超过400mg。iv.、ih.、im. 每次50～100mg，静脉注射时速度应缓慢或稀释于输液中滴注。

【注意事项】常见恶心、眩晕不良反应，酒精、安眠药、镇静剂或其他中枢神经系统作用药物急性中毒患者禁用。

【给药说明】缓释制剂应用足量水整片吞服；不受进食影响。

氟吡汀 Flupirtine

为非阿片类止痛药，选择性开放神经元钾通道。

【药品品种】

科达得龙 Katadolon

德国AWD　Caps.：0.1g×10粒，92.06元/盒

【临床应用】用于治疗急性轻、中度疼痛，如运动

性肌痉挛导致的疼痛。

【用法用量】 po. 100mg，tid至qid；严重疼痛患者200mg，tid；最大剂量600mg/d。

【注意事项】低蛋白血症、肝性脑病、胆汁淤积、重症肌无力患者禁用，可增加抗凝药的作用，服药期间禁驾驶及饮酒。

【给药说明】应整片吞服，每次应间隔相同时间；用药不宜超过8日。

复方氯唑沙宗 Compound Chlorzoxazone

含中枢性骨骼肌松弛剂氯唑沙宗和非甾体解热镇痛药对乙酰氨基酚。

【药品品种】

鲁南贝特

鲁南制药 Tab.[乙]：24片，16.12元/盒

【临床应用】含氯唑沙宗125mg、对乙酰氨基酚150mg，用于各种急性骨骼肌损伤。

【用法用量】po. 2片，tid至qid，疗程10日。

【注意事项】服药期间避免登高、驾驶和操作机器；出现肝功能障碍时应停药；酒精可增强本药作用。

【给药说明】餐后服用；尿液可呈橙色。

罗通定 Rotundine

为防己科植物千金藤中提取的主要生物碱，主要成分为左旋四氢帕马丁。

【药品品种】

罗通定

广东新峰 Inj.[甲][省基]：60mg，1.38元/支

山东鲁抗东岳 Tab.[甲][省基]：30mg×100片，6.20元/瓶

【临床应用】镇痛药，有镇静催眠作用，用于消化系统引起的内脏痛及月经痛、分娩后宫缩痛、头痛及失眠等。

【用法用量】po. 镇痛：每次60～120mg，60～480mg/d；催眠：每次30～90mg，睡前服用。im. 镇痛：每次60～90mg。

【注意事项】可出现嗜睡、眩晕、乏力及恶心等。

牛痘疫苗致炎兔皮提取物 Extracts from Rabbit Skin Inflamed by vaccinia Virus

通过激活中枢神经系统下行抑制系统发挥轻度镇痛作用。

【药品品种】

神经妥乐平 Neurotropin

日本脏器　Tab.：4IU×30片，182.80元/盒

　　　　　Inj.：3.6U：3mL，29.31元/支

【临床应用】用于颈肩腕综合征、肩周炎、变形性关节炎及腰痛症患者的疼痛、冷感、麻木等症状的缓解。

【用法用量】po. 2片，bid。im.、iv. 每次1支，qd至bid，疗程通常为2周。

【注意事项】肌内注射时应避开神经行走部位，注射部位有时可出现疼痛、硬结；注射剂不宜与安定、盐酸阿米替林注射液混合配伍，因易产生沉淀。

【给药说明】片剂应直接吞服。

其他常用同类品种

喷他佐辛 Pentazocine

为阿片受体部分激动剂。

【药品品种】

喷他佐辛

北京双鹤　Inj.[乙]：30mg：1mL，65.39元/支

【临床应用】用于各种慢性疼痛；外科手术麻醉的辅助用药。

【用法用量】ih.、im.、iv gtt. 每次30mg，必要时每

3~4h1次；1日最大剂量不超过240mg。

【注意事项】中毒性腹泻、急性呼吸抑制、通气不足者、遇有血液病或血管损伤出现凝血异常，以及须作穿刺局部有炎症时，不得作硬膜外或蛛网膜下腔给药，戒断时由此给药也并不能使症状改善或减轻者禁用；颅内压增高、胰腺疾病、胆管疾病、肝肾功能不全患者及孕妇慎用。

【给药说明】静脉给药时用注射用水稀释且滴速每分钟不超过5mg。

布托啡诺 Butorphanol

为阿片受体部分激动药，主要激动 κ1受体。

【药品品种】

诺扬

江苏恒瑞　Inj.[乙]：1mg：1mL，15.30元/支

【临床应用】用于各种癌性疼痛、手术后疼痛。

【用法用量】iv. 1mg。im. 1~2mg，如需要每3~4h，可重复给药1次。

【注意事项】属麻醉药品管理；18岁以下患者禁用；不宜用于依赖那可汀的患者；脑损害和颅内压升高的患者慎用。

奈福泮 Nefopam

为新型镇痛药，对中、重度疼痛有效。

【药品品种】

悦止

山东方明　Inj.：20mg：2mL，25.35元/支

【临床应用】用于术后止痛、癌性疼痛、急性外伤痛，亦用于急性胃炎、胆管蛔虫症、输尿管结石等内脏平滑肌绞痛及局部麻醉、针麻等麻醉辅助用药。

【用法用量】im.、iv. 每次20mg，必要时每3~4h1次。

【注意事项】青光眼、尿潴留和肝肾功能不全患者

慎用。

草乌甲素 Bulleyaconitine A

为中枢性长效镇痛药，有解热和局麻作用。

【药品品种】

拜力克

云南昊邦　Tab.[乙]：0.4mg×12片，44.53元/盒

【临床应用】用于风湿性及类风湿性关节炎、腰肌劳损、肩周炎、四肢扭伤、挫伤等。

【用法用量】po. 1片，bid至tid。

【注意事项】心脏病患者、孕妇及哺乳期妇女禁用。

【给药说明】两次用药时间间隔不宜少于6h。

第三节　解热镇痛抗炎药

阿司匹林 Aspirin

为非甾体类抗炎药，可抑制前列腺素合成及促使环氧化酶乙酰化。

【药品品种】

阿司匹林肠溶片

舒泰神药业　Tab.[甲]：50mg×100片，8.00元/瓶

拜阿司匹灵 Bay Aspirin

拜耳医药　Tab.[甲][国基]：100mg×30片，17.80元/盒

【临床应用】抑制血小板黏附和聚集；缓解轻、中度疼痛，如头痛、牙痛、神经痛等；抗炎、抗风湿。

【用法用量】po. 预防心肌梗死复发，300mg，qd。用于不稳定型心绞痛、急性心肌梗死、动脉血管术后和预防脑梗死等，30～300mg，推荐100mg。

【注意事项】消化道出血、冠心病伴有严重心力衰

竭患者、孕妇禁用。

【给药说明】本品肠溶片应饭前用适量水送服，必须整片吞服。

氨酚曲马多 Paracetamol/Tramadol

对乙酰氨基酚是非甾体类解热镇痛药，曲马多为中枢性阿片镇痛剂。

【药品品种】

及通安

西安杨森　Tab.[乙]：曲马多37.5mg/对乙酰氨基酚325mg×10粒，32.60元/盒

【临床应用】用于中度至重度急性疼痛的短期治疗。

【用法用量】po. 成人及16岁以上小儿：根据止痛的需要每4～6h服用1～2片，每日不超过6片，疗程5日。

【注意事项】可诱发癫痫发作；有呼吸抑制危险的患者、颅内压升高或脑部创伤的患者慎用。

【给药说明】停药时需逐渐减量以减轻戒断症状。

丙帕他莫 Propacetamol

为对乙酰氨基酚的前体药物，具有解热镇痛作用。

【药品品种】

丙帕他莫

江苏吴中　Inj.：1g×2瓶，86.90元/盒

【临床应用】用于急需静脉给药治疗疼痛或高热时的短期治疗，尤其是外科手术后疼痛，亦用于发热的短期治疗。

【用法用量】iv.、iv gtt. 成人及15岁以上青少年：每次1～2g，bid至qid，给药间隔不低于4h，日剂量不超过8g，对于体质虚弱的成人每次给药剂量为1g。

【注意事项】不应和其他含对乙酰氨基酚成分的药物联合应用。

【给药说明】将丙帕他莫用0.9%氯化钠注射液稀释后使用（终浓度为20mg/mL），15min内输注完毕，勿缓慢或大体积静脉滴注。

氨基葡萄糖 Glucosamine

为刺激软骨细胞产生蛋白多糖。

【药品品种】

维尔固

浙江诚意　　Caps.[乙][省基]：0.24g×20粒，22.47元/盒

谷力

信东生技（台湾）　　Caps.[乙][省基]：0.25g×24粒，48.30元/瓶

【临床应用】用于治疗全身各个部位的骨关节炎。

【用法用量】po. 1～2粒，tid。

【注意事项】怀孕和哺乳期的妇女应在权衡利弊后使用，怀孕头3个月应避免使用。

【给药说明】宜在进餐时或饭后服用。

布洛芬 Ibuprofen

抑制环氧化酶，减少前列腺素合成，调节下丘脑体温调节中枢。

【药品品种】

美林 Motrin Children's

上海强生　　Sol.[甲][省基]：2g∶100mL，17.34元/瓶

托恩

珠海天大　　Drop.[甲]：0.6g∶15mL，8.23元/瓶

【临床应用】用于小儿发热、缓解由感冒或流感引起的轻度头痛、咽痛以及牙痛。

【用法用量】混悬剂，1～3岁（10～15kg）每次4mL；4～6岁（16～21kg）每次5mL；7～9岁（22～27kg），每次8mL；10～12岁（28～32kg），每次10mL。滴剂，6个月以下，应遵医嘱；6～11个月

（5.5~8kg）：1.25mL；12~23个月（8.1~12kg）：1.875mL；2~3岁（12.1~15.9kg）：2.5mL，需要时每6~8h可重复使用，每24h不超过4次。

【注意事项】不宜长期或大量使用，用于止痛不得超过5日，用于解热不得超过3日。

氟比洛芬 Flurbiprofen

为丙酸类非甾体类抗炎药，可抑制前列腺素合成。

【药品品种】

凯纷

北京泰德　Inj.[乙]：50mg：5mL，78.40元/支

【临床应用】用于术后及癌症的镇痛。

【用法用量】iv. 50mg，尽可能缓慢给药（1min以上），根据需要使用镇痛泵，必要时可重复应用，并根据年龄、症状适当增减用量；一般情况下，本品应在不能口服药物或口服药物效果不理想时应用。

【注意事项】消化性溃疡、哮喘史、严重肝肾及血液系统功能障碍、严重心衰、高血压患者，正在使用依诺沙星、洛美沙星、诺氟沙星的患者禁用；本品可延缓伤口愈合，有出血倾向或服用其他导致出血时间延长的药物的患者需慎用。

【给药说明】不可以肌内注射。

洛索洛芬 Loxoprofen

为非甾体类消炎镇痛药。

【药品品种】

乐松 Loxonin

上海三共　Tab.[乙][省基]：60mg×10片×2板，27.80元/盒

【临床应用】用于类风湿关节炎、骨关节炎等以及轻中度疼痛，如痛经、手术后、外伤后及拔牙后的消炎与镇痛；急性上呼吸道感染的解热和镇痛等。

【用法用量】po. 60mg，bid至tid。也可顿服

60～120mg。不超过180mg/d。

【注意事项】阿司匹林哮喘、消化性溃疡等禁用；禁止与洛美沙星、诺氟沙星、伊诺沙星合用，有导致抽搐发生的可能。

【给药说明】空腹时不宜服药。

美洛昔康 Meloxicam

为烯醇酸类非甾体抗炎药，可选择性抑制环氧化酶-2。

【药品品种】

莫比可 Mobic

勃林格殷格翰　Tab.[乙]：7.5mg×7片，19.50元/盒

　　　　　　　　Inj.[乙]：15mg：1.5mL，28.77元/支

奈邦

江苏爱普森　Tab.[乙]：7.5mg×12片，20.30元/盒

【临床应用】用于骨关节炎症状加重时的短期症状治疗；类风湿性关节炎和强直性脊柱炎的长期症状治疗。

【用法用量】po.、im. 7.5～15mg，qd，严禁静脉给药；每日总剂量不得超过15mg。

【注意事项】活动性消化性溃疡等禁用，禁用于15岁以下小儿。

【给药说明】每日总剂量应一次服用，用水或其他流体与食物一起送服。

塞来昔布 Etoricoxib

为昔布类非甾体类抗炎药，能特异性抑制环氧化酶-2。

【药品品种】

西乐葆 Celebrex

辉瑞　Caps.[乙]：0.2g×6粒，40.99元/盒

【临床应用】用于治疗急性期或慢性期骨关节炎和类风湿关节炎的症状和体征；强直性脊柱炎、原发性痛

经、急性疼痛。

【用法用量】po. 100~200mg，qd至bid。

【注意事项】对本药及磺胺类药物过敏者禁用；有活动性消化溃疡或出血、重度心力衰竭患者禁用；18岁以下的患者和哺乳期妇女不宜使用。

尼美舒利 Nimesulide

为非甾体类抗炎药，选择性抑制环氧化酶-2。

【药品品种】

瑞普乐

海南康芝　Tab.[乙]：100mg×10片，13.42元/盒

【临床应用】仅在至少一种其他非甾体抗炎药治疗失败的情况下使用。可用于类风湿性关节炎和骨关节炎、手术和急性创伤后的疼痛、原发性痛经的症状治疗。

【用法用量】po. 1次50~100mg，bid。疗程不超过15日。

【注意事项】活动性消化性溃疡、中重度肝肾功能不全者禁用；禁用于12岁以下小儿。

【给药说明】餐后服用。

酮咯酸氨丁三醇 Ketorolac Tromethamine

可抑制环氧化酶，阻断前列腺素合成，有镇痛、消炎和解热作用。

【药品品种】

尼松

山东新时代　Inj：30mg：1mL，31.60元/支

【临床应用】用于需要阿片类镇痛药的急性较严重疼痛的短期治疗，通常用于手术后镇痛。

【用法用量】im.、iv. 65岁以下成人：单次给药60mg，qd或多次给药30mg，q6h，最大剂量不超过120mg；65岁以上减半。im. 小儿（2~16岁）：1mg/kg，qd，最大剂量为30mg。iv. 0.5mg/kg，qd，最大剂量

不超过15mg。

【注意事项】不适用于轻度或慢性疼痛的治疗；禁用于冠状动脉搭桥术（CABG）围手术期的疼痛治疗；禁与其他非甾体类药合用；消化性溃疡或有胃肠道出血病史的患者、临产妇女、分娩妇女及哺乳期妇女禁用；不能与吗啡、哌替啶、异丙嗪在小容器内混合注射。

【给药说明】静脉推注时间不少于15s；缓慢肌内注射并深部肌内注射；连续用药时间一般不超过5日。

安乃近 Metamizole Sodium

为氨基比林与亚硫酸钠的加成物，解热作用显著且镇痛效果明显。

【药品品种】

安乃近注射液 Analgin

容生制药　Inj.：0.5g：2mL，0.86元/支

【临床应用】用于急性高热、需紧急退热时，亦用于头痛、偏头痛、肌肉痛、关节痛、月经痛、风湿性神经痛、牙痛、肌肉痛等。

【用法用量】im. 成人：每次0.25～0.5g；小儿：每次5～10mg/kg。经鼻给药，临床应用10%～20%溶液，5岁以下每侧鼻孔1～2滴，5岁以上适当加量。

【注意事项】不宜用于穴位注射，特别禁用于关节部位穴位。

【给药说明】本品不应长期使用，因可引起粒细胞减少、血小板减少性紫癜等。

复方氨林巴比妥 Compound Aminophenazone and Barbital

氨基比林和安替比林同属吡唑酮类解热镇痛药，合用巴比妥可增强镇痛作用。

【药品品种】

复方氨林巴比妥

石药欧意　Inj.：2mL，0.805元/支

【临床应用】用于急性高热时的紧急退热，对发热

时的头痛症状也有缓解作用。

【用法用量】im. 成人：每次2mL或遵医嘱，在监护情况下极量为6mL/d；2岁以下：每次0.5~1mL；2~5岁：每次1~2mL；大于5岁：每次2mL。本品不宜连续使用。

【注意事项】长期使用有粒细胞减少、再生障碍性贫血及肝肾损坏等严重不良反应。呼吸系统有严重疾患及呼吸困难者、体弱者慎用。

【给药说明】不得与其他药物混合注射。

双氯芬酸钠 Sodium Diclofenac

为非甾体解热镇痛药。

【药品品种】

扶他林 Votalin

诺华制药 Tab. SR[甲][国基]：75mg×10片，26.50元/盒

【临床应用】用于消炎镇痛，如风湿性关节炎、骨关节炎、软组织风湿性疼痛以及手术、创伤、劳损后轻中度疼痛。

【用法用量】po. 75mg，qd或50mg，bid，最大剂量为150mg，分2次服。

【注意事项】消化性溃疡者禁用；小儿不宜使用；慎用于有胃肠道溃疡史、溃疡性结肠炎及严重肝功能损害的患者；长期服用应监测肝功能。

【给药说明】须整片吞服；宜与食物同服。

双醋瑞因 Diacerein

为骨关节炎IL-1的首要抑制剂，可诱导软骨生成，不抑制前列腺素合成。

【药品品种】

安必丁 Artrodar

昆明积大 Caps.：50mg×10粒，44.77元/盒

【临床应用】用于治疗退行性关节疾病。

【用法用量】 po. 首4周50mg/d，晚餐后服，患者对药物适应后，剂量增至50mg，bid，餐后服用；疗程应不短于3个月。

【注意事项】 治疗首2周可能出现轻度腹泻，多数会随继续治疗而自动消失；应避免同时服用含氢氧化铝和（或）氢氧化镁的药物；偶致尿液变黄。

【给药说明】 餐后服用可提高吸收率；本品起效慢，给药的首2～4周可与其他止痛药或非甾体类抗炎药联用；泻药禁止和安必丁共同服用。

重组人Ⅱ型肿瘤坏死因子受体-抗体融合蛋白

为竞争性TNF受体拮抗剂。

【药品品种】

益赛普

上海中信　Inj.[乙]：12.5mg，418.37元/支

【临床应用】 用于治疗中度及重度活动性类风湿关节炎，18岁及以上成人中重度斑块状银屑病，活动性强直性脊柱炎。

【用法用量】 ih. 成人每次25mg，每周2次。

【注意事项】 孕妇及哺乳期妇女禁用；使用本品期间不可接种活疫苗。

【给药说明】 注射前用1mL注射用水溶解。

艾瑞昔布 Imrecoxib

为非甾体消炎镇痛药，选择性抑制环氧化酶-2。

【药品品种】

恒扬

江苏恒瑞　Tab.：0.1g×10片，63.25元/盒

【临床应用】 用于缓解骨关节炎的疼痛症状。

【用法用量】 po. 0.1g，bid，8周为1个疗程，累计用药时间不超过6个月。

【注意事项】 中度心力衰竭、对本品或其他昔布类药物及磺胺过敏者、有活动性消化道溃疡或出血者禁

用。

【给药说明】餐后服用。

酚咖 Paracetamol and Caffeine

由对乙酰氨基酚（500mg）和咖啡因（65mg）组成，咖啡因可增强镇痛效果。

【药品品种】

酚咖片

中美施贵宝　Tab.[乙]：0.5g×10片，6.65元/盒

【临床应用】用于普通感冒或流行性感冒引起的发热；缓解轻、中度疼痛。

【用法用量】po. 每次1片，若症状无缓解可间隔4~6h重复用药1次，24h内服药不超过4次。

【注意事项】不能同时服用其他解热镇痛药；阿司匹林过敏者等慎用；12岁以下小儿不宜使用；避免同时应用齐多夫定。

其他常用同类药物

吲哚美辛 Indomethacin

为非甾体类解热镇痛抗炎药，抑制环氧化酶从而减少前列腺素的合成。

【药品品种】

久保新

北京红林　Caps. SR[乙][国基]：75mg×20粒，23.00元/盒

【临床应用】用于类风湿关节炎、风湿性关节炎、强直性脊柱炎、骨关节炎及痛风急性发作期，缓解症状。

【用法用量】po. 75mg，qd至bid；或遵医嘱。

【注意事项】活动性消化道溃疡者、重度心力衰竭患者等禁用；避免与其他非甾体抗炎药合用；避免与齐多夫定合用。

【给药说明】防止大汗和虚脱，补充足量液体；宜餐时或餐后立即服。

萘普生 Naproxen

为前列腺素合成酶抑制剂，具有抗炎、解热、镇痛作用。

【药品品种】

萘普生钠氯化钠

湖南金健　Inj.: 100mL，45.46元/瓶

【临床应用】用于各种原因引起的发热及疼痛的对症治疗，亦用于风湿性关节炎、骨关节炎、原发性痛经及中小手术后等症。

【用法用量】iv gtt. 成人：100mL，qd至bid，缓慢滴注，滴注时间不得少于30min。

【注意事项】对阿司匹林等非甾体抗炎药物过敏者禁用；冠心病、心肌炎患者慎用。

洛芬待因 Ibuprofen and Codeine

布洛芬抑制前列腺素合成；可待因兴奋中枢神经系统阿片受体。

【药品品种】

可普芬

国药集团　Tab.[乙]：20片，34.67元/盒

【临床应用】用于中等强度疼痛止痛，亦用于上呼吸道感染引发的发热、咳嗽等。

【用法用量】po. 首次2片，每4～6h服1～2片，最大剂量为每日6片。

【注意事项】12岁以下小儿不宜使用；有胃炎、胃肠道溃疡者，不宜经常服用。

氯诺昔康 Lornoxicam

为非甾体类镇痛抗炎药，抑制环氧化酶，亦可激活阿片神经肽系统。

【药品品种】

可塞风 Xafon

奈科明（奥地利） Tab.：8mg×10片，30.50元/盒

【临床应用】用于各种急性轻度至中度疼痛，如急性坐骨神经痛、腰痛等；由某些类型的风湿性疾病引起的关节疼痛和炎症。

【用法用量】po. 急性轻度或中度疼痛：8～16mg，分2～3次服用，根据疼痛程度给药，每日最大剂量16mg；风湿性疾病引起的关节疼痛和炎症：每日剂量为12mg，分2～3次服用，每日最大剂量16mg。

【注意事项】非甾体类抗炎药过敏者、凝血功能障碍患者、消化道出血急性期、活动性消化性溃疡患者禁用，与噻嗪类利尿药、格列本脲合用时应调整剂量。

【给药说明】饭前服用。

双氯芬酸 / 利多卡因 Diclofanac and Lidocaine

双氯芬酸钠为非甾体类消炎镇痛药，利多卡因为酰胺类局麻药。

【药品品种】

玉五太

海南双成 Inj.：95mg，39.18元/支

【临床应用】用于肌肉、关节等的炎症，关节变性和关节外风湿病等引起的疼痛，也用于急性痛风发作及非风湿炎症的疼痛。

【用法用量】im. 成人：1支，qd，严重疼痛者可每日注射2次，变换注射部位给药；严重的疼痛减退后应改为口服止痛药。

【注意事项】常见胃肠道不适、上腹痛、呃逆作呕、腹泻、头昏眼花或头痛等，可能发生过敏反应。

第四节 抗痛风药

秋水仙碱 Colchicine

抑制中性粒细胞的趋化、黏附和吞噬功能等。

【药品品种】

秋水仙碱

云南植物园　Tab.[甲]【国基】：0.5mg×20片，3.19元/盒

【临床应用】用于治疗痛风性关节炎急性发作，预防复发性痛风性关节炎急性发作。

【用法用量】po. 成人：急性期，常用量为每1～2h服0.5～1mg，达到治疗量一般为3～5mg，24h内不宜超过6mg，停服72h后，一日量为0.5～1.5mg，分次服用，共7～14日；预防，0.5～1.0mg/d，qd至bid。

【注意事项】常见胃肠道不良反应。骨髓造血功能不全，严重心脏病、肾功能不全及胃肠道疾患者慎用；用药期间应定期检查血常规及肝肾功能。

别嘌醇 Allopurinol

抑制黄嘌呤氧化酶，从而减少尿酸合成。

【药品品种】

别嘌醇

上海信宜　Tab.[甲]【国基】：100mg×100片，46.00元/瓶

奥迈必利缓释胶囊

澳利达奈德　Caps.[乙]：0.25g×10粒，34.52元/盒

【临床应用】用于原发性或继发性慢性痛风和高尿酸血症，尤其是尿酸生成过多而引起的高尿酸血症，亦用于尿酸性肾结石、尿酸性肾病等。

【用法用量】po. 初始剂量：50mg，qd至bid，每周可递增50～100mg，至每日200～300mg，分2～3次服，每日最大量600mg；缓释胶囊，0.25g，qd。

【注意事项】急性痛风发作，明显血细胞低下禁用。出现皮疹并有加重趋势时必须停药。饮酒、茶、咖啡可降低本药药效。用药时需大量饮水。

苯溴马隆 Benzbromarone

抑制肾小管对尿酸的重吸收，从而降低血中尿酸浓度。

【药品品种】

立加利仙

昆山龙灯　Tab.[乙]：50mg×10片，30.04元/盒

【临床应用】用于原发性和继发性高尿酸血症、各种原因引起的痛风以及痛风性关节炎非急性发作期的治疗。

【用法用量】po. 成人：50mg，qd，服药1周后检查血尿酸浓度；后续治疗中成人和14岁以上青年人50～100mg/d，qd，或遵医嘱。

【注意事项】中度至重度肾功能损害者、肾结石患者禁用；不推荐小儿使用；用药时需大量饮水；长期用药时应定期检查肝功能。

【给药说明】早餐后服。

非步司他 Febuxostat

为黄嘌呤氧化酶抑制剂。

【药品品种】

非步司他

江苏恒瑞　Tab.：40mg×10片，238.63元/盒

【临床应用】用于有痛风症状的高尿酸血症的长期治疗。

【用法用量】po. 40mg，qd，两周后血清尿酸水平仍不低于6mg/dL（约360μmol/L）的患者可增加至80mg，qd。

【注意事项】为预防治疗初期的痛风发作，建议同时服用非甾体类抗炎药或秋水仙碱。

第五节 抗癫痫药

苯妥英钠 Phenytoin Sodium

通过稳定细胞膜功能及增加脑内5-HT和γ-氨基丁酸的作用而产生抗癫痫作用。

【药品品种】

苯妥英钠

上海信宜 Tab.[甲][国基]：0.1g×100片，3.60元/瓶

【临床应用】用于治疗全身性强直-阵挛性发作、复杂部分性发作（精神运动性发作、颞叶癫痫）、单纯部分性发作和癫痫持续状态；治疗三叉神经痛、坐骨神经痛、发作性控制障碍、洋地黄中毒所致的治疗室性心动过速、室性早搏。

【用法用量】po. 抗癫痫：100mg，bid，在1~3周内增至250~300mg/d，tid，极量为每次300mg，500mg/d；三叉神经痛：100~200mg，bid至tid；抗心律失常：100~300mg/d，分1~3次服用。

【注意事项】低血压患者禁用；糖尿病、孕妇、哺乳期妇女慎用；小儿长期应用可增加患软骨病风险；治疗癫痫时需监测血药浓度。

【给药说明】为减轻胃肠道反应，应在餐后立即服用，与制酸药相隔2~3h服用；常见齿龈增生，注意口腔卫生和按摩齿龈，以防止牙龈出血和肿胀。

卡马西平 Carbamazepine

为抗惊厥药和特异性三叉神经痛镇痛药。

【药品品种】

得理多Tegretol

诺华制药 Tab.[甲][国基]：0.2g×30片，30.30元/盒

卡马西平

中西三维 Tab.[甲][国基]：0.1g×100片，9.78元/瓶

【临床应用】用于治疗多种癫痫和三叉神经痛。

【用法用量】po. 成人：抗癫痫，初始100~200mg，qd至bid，逐渐增量至最佳疗效，每日总量不宜超过1 200mg，少数可用至1 600~2 000mg/d；小儿：抗癫痫，10~20mg/（kg·d）；三叉神经痛：初始剂量200~400mg/d，逐渐增加至疼痛缓解（推荐200mg，tid至qid），后减少至最低维持剂量。

【注意事项】青光眼、严重心血管疾病和老年患者慎用；治疗癫痫时需监测血药浓度。

【给药说明】餐后立即服药，可减轻胃肠反应；服用本药期间应避免大量饮水。

奥卡西平 Oxcarbazepine

为前体药，可阻断电压敏感钠通道，稳定过度兴奋的神经元细胞膜等。

【药品品种】

曲莱 Trileptal

诺华制药 Tab.[乙]：0.15g×50片，116.99元/盒

典莱口服混悬剂

Delpharm Huningue SAS Sol.：6g：100mL，158.99元/瓶

【临床应用】用于治疗原发性全面性强直-阵挛发作和部分性发作，伴有或不伴有继发性全面性发作。

【用法用量】片剂：po. 成人：初始剂量0.6g/d，分2次给药，为获理想效果，每周增加1次剂量，每周最大增量为0.6g，维持量为0.6~2.4g/d；5岁以上的小儿：起始剂量为8~10mg/（kg·d），分2次给药。混悬液：成人剂量同片剂用法；2岁以上小儿，起始剂量为8~10mg/（kg·d），分2次给药，调整剂量间隔不小于1周，每次增量不超过10mg/（kg·d），最大剂量可增至60mg/kg。

【注意事项】房室传导阻滞者禁用；避免突然停药；本药可使激素类避孕药失效。

托吡酯 Topiramate

可阻断电压依赖性钠通道、增强γ-氨基丁酸神经抑制作用等。

【药品品种】

妥泰 Topamax

西安杨森　Tab.[乙]：0.1g×60片，279.55元/瓶

Tab.[乙]：25mg×60片，96.73元/瓶

【临床应用】用于初诊为癫痫的患者的单药治疗或曾经合并用药现转为单药治疗的癫痫患者；成人及2~16岁小儿部分性癫痫发作的加用治疗。

【用法用量】po. 成人：作为加用治疗，推荐日总量为400mg/d，分2次服用；推荐治疗从50mg/d开始。2~16岁小儿：作为加用治疗，推荐日总量为5~9mg/（kg·d），分2次服用。剂量调整在第1周从25mg或1~3mg/（kg·d）开始，晚间服用。

【注意事项】停药时应逐渐减量；勿与其他中枢神经抑制药及酒精同时服用。

【给药说明】可增加肾结石发生的危险，应大量饮水。

丙戊酸钠 Sodium Valproate

为广谱抗癫痫药，可能与γ-氨基丁酸有关。

【药品品种】

德巴金 Depakine

赛诺菲　Inj.[乙]：0.4g，138.00元/支

Sol.[乙]：12g：300mL，86.80元/瓶

Tab. SR[乙]：0.5g×30片，76.39元/瓶

丙戊酸钠

沈阳新马　Inj.[乙]：0.4g，104.86元/瓶

山东亿和堂　Tab.[甲]：0.2g×100片，20.70元/瓶

【临床应用】用于癫痫的单纯或复杂性失神发作、肌阵挛发作和全身性强直-阵挛发作。

【用法用量】po. 成人：每次200～400mg，400～1 200mg/d；小儿：20～30mg/（kg·d），bid或tid. iv. 首次15～30mg/kg，于3～5min内推注，30min后以1mg/（kg·h）的速率静脉滴注维持。

【注意事项】严重肝功能损害者禁用；孕妇慎用；治疗癫痫时需监测血药浓度；用药期间应避免饮酒。

【给药说明】餐后立即服用，可减少药物对胃肠道的刺激；停药时应逐渐减量。

加巴喷丁 Gabapentin

作用机制尚不明确，可抑制癫痫发作。

【药品品种】

派汀

江苏恒瑞　Caps.[乙]：0.1g×50粒，28.77元/盒

【临床应用】用于伴或不伴继发全身性发作的癫痫部分性发作，多与其他药物联用；疱疹感染后神经疼痛。

【用法用量】po. 癫痫：成人及12岁以上小儿：在给药第1日300mg，qn，第2日300mg，bid，第3日300mg，tid；3～12岁小儿：开始剂量10～15mg/（kg·d），分3次服；3～4岁有效剂量为40mg/（kg·d），分3次服；5～12岁维持剂量为25～35mg/（kg·d），分3次服；1日总量不宜超过50mg/kg。疱疹感染后神经疼痛：第1日0.3g，qd，第2日0.3g，bid，第3日0.3g，tid，可逐渐增加剂量至1.8g/d，tid。

【注意事项】如换药或停药应逐渐减量，至少在1周内逐步进行；肾功能不全者须减量。

【给药说明】第1日用药可在睡前用；两次服药的间隔时间最长不超过12 h。

拉莫三嗪 Lamotrigine

为电压门控式钠离子通道依从性阻滞剂。

【药品品种】

利必通 Lamictal

英国威康　Tab.[乙]：50mg×10片×3板，112.00元/盒

【临床应用】用于成人及12岁以上小儿癫痫的单药治疗；2岁以上小儿及成人的添加疗法；亦用于治疗合并有Lennox-Gastaut综合征的癫痫发作。

【用法用量】po. 单药治疗：初始25mg，qd，连服2周，随后50mg，qd，连服2周，每隔1～2周增加剂量至最佳疗效；添加疗法：合用丙戊酸钠者，初始25mg，qod，连服2周，随后2周，25mg，qd，此后每隔1～2周增加剂量至最佳疗效。

【注意事项】治疗前8周易发生皮肤不良反应；停药时应逐渐减量。

【给药说明】应在进餐时用少量水整片吞服。

左乙拉西坦 Levetiracetam

为吡咯烷酮衍生物，抗癫痫作用确切机制尚不清楚。

【药品品种】

开浦兰 Keppra

优时比　Tab.[乙]：250mg×30片，160.59元/瓶

　　　　Tab.[乙]：500mg×30片，273.00元/瓶

【临床应用】用于成人及4岁以上癫痫患者部分性发作的加用治疗。

【用法用量】po. 成人和青少年（12～17岁）体重≥50kg：起始治疗剂量500mg，bid，可增至每次1 500mg/d，bid；4～11岁小儿和青少年体重≤50kg：起始治疗剂量每次10mg/kg，bid，可增至每次30mg/（kg·d），bid。

【注意事项】肾功能不全者需调整剂量；需逐渐停药；勿驾驶车辆和操作机器。

【给药说明】可与食物同服。

第六节 镇静药、催眠药及抗惊厥药

咪达唑仑 Midazolam

为强镇静药，具有镇静、肌松、抗惊厥、抗焦虑药理作用。

【药品品种】

力月西Rhythim

徐州恩华　Inj.[甲][国基]：5mL：5mg×5支，14.80元/支，或74.00元/盒

【临床应用】用于麻醉前给药；全麻醉诱导和维持；椎管内麻醉及局部麻醉时辅助用药；诊断或治疗性操作时患者镇静；ICU患者镇静。

【用法用量】麻醉前给药：在麻醉诱导前20～60min使用，im. 0.05～0.075mg/kg，老年患者剂量酌减；全麻诱导常用5～10mg（0.1～0.15mg/kg）；局部麻醉或椎管内麻醉辅助用药：分次静脉推注0.03～0.04mg/kg；ICU患者镇静：先iv.，2～3mg，继之iv gtt.，以0.05mg/（kg·h）维持。

【注意事项】重症肌无力、精神分裂症、严重抑郁状态患者禁用；器质性脑损伤及严重呼吸功能不全者慎用；用药后12h内不得驾驶、操作机器或饮酒。

苯巴比妥 Phenobarbital

为中枢神经系统抑制药。

【药品品种】

苯巴比妥

广东邦民　Inj.[甲][国基]：0.1g, 2.06元/支
上海信宜　Tab.[甲][国基]：30mg×100片，11.50元/瓶

【临床应用】用于镇静、催眠、抗惊厥、抗癫痫及麻醉前给药。与解热镇痛药配伍临床应用，以增强其作用；亦用于治疗新生儿脑核性黄疸。

【用法用量】 po. 催眠：30～100mg，晚上1次顿服；镇静：15～30mg，tid；抗惊厥：15～30mg，tid；抗癫痫：30mg，tid；抗高胆红素血症：5～8mg/（kg·d），分次服用。im. 抗惊厥：每次100～200mg，必要时4～6h重复1次；抗癫痫：0.1g，q6h，24h内不超过0.5g；麻醉前用药：术前0.5～1h给药，每次100～200mg；妊娠呕吐：每次100mg，需要时6h重复1次。

【注意事项】 重度肝肾功能不全、支气管哮喘、呼吸抑制患者、卟啉病及对本品过敏者禁用；用药期间避免驾驶车辆、操纵机器及高空作业。

【给药说明】 停药阶段应逐渐减量；在某些小儿可引起反常兴奋。

唑吡坦 Zolpidem

为咪唑吡啶类催眠药物，能选择性结合于Omega（或BZ1）亚型受体。

【药品品种】

思诺思 Stilnox

杭州赛诺菲 Tab.[乙]：10mg×20片，65.55元/盒

【临床应用】 用于偶发性、暂时性失眠的严重睡眠障碍短期治疗。

【用法用量】 po. 65岁以下患者：10mg，qd；65岁以上或肝功能不全患者：5mg，qd；每日剂量不得超过10mg。治疗时间最长不超过4周。

【注意事项】 18岁以下小儿、孕妇、哺乳期妇女、严重呼吸功能不全、睡眠呼吸暂停综合征、肌无力患者不应使用；老年或肝功能不全患者应减量使用；用药期间应戒酒，避免驾驶或操作机器。

【给药说明】 本品应在临睡前服药或上床后服用。

第七节　抗震颤麻痹药

左旋多巴 Levodopa

为多巴胺的前体药物，通过血脑屏障后代谢为多巴胺后发挥药理作用。

【药品品种】

左旋多巴

上海福达　Tab. [甲] [省基]：250mg×100片，28.75元/盒

【临床应用】用于帕金森病及帕金森综合征。

【用法用量】po. 开始时250mg，bid至qid，以后视患者耐受情况，每隔3～7日增加每日量125～750mg，直至出现最理想的疗效时为止；成人每日最大量可用至6g，分4～6次服。脑炎后及老年患者应酌减剂量。

【注意事项】消化性溃疡、哺乳期妇女禁用；支气管哮喘、肺气肿及严重心血管疾病患者慎用；不宜长期连续（1年以上）使用；服药期间不可同时服用维生素B₆、单胺氧化酶抑制剂和吩噻嗪类药。

【给药说明】餐后服用。

多巴丝肼 Levodopa/Benserazide Hydrochloride

苄丝肼抑制外周左旋多巴的脱羧反应，合用增加大脑组织中多巴胺含量。

【药品品种】

美多芭Madopar

上海罗氏　Tab. [乙] [国基]：0.25g×40片，94.39元/盒

【临床应用】用于帕金森病以及脑炎后遗症、动脉硬化性或中毒性帕金森综合征。

【用法用量】po. 初始剂量：0.125g，bid，以后每周的服量增加0.125g，直到达到患者适合的治疗量为止；维持剂量：0.25g，tid；每日总量不宜超过1g，分

3～4次服。

【注意事项】严重内分泌疾病以及肾、肝、心脏疾病和精神病患者禁用；心肌梗死、冠状动脉供血不足或心律不齐、消化性溃疡、青光眼患者慎用；禁止与非选择性单胺氧化酶抑制剂合用；不可骤然停药。

卡比多巴 / 左旋多巴 Carbidopa/Levodopa

卡比多巴通过抑制外周左旋多巴的脱羧反应，合用增加大脑组织中多巴胺含量。

【药品品种】
息宁 Sinemet
默沙东　Tab.[乙]：0.25g×30片，61.27元/盒

【临床应用】用于帕金森病及帕金森综合征；治疗单眼弱视。

【用法用量】po. 0.125～0.25g，bid至tid。

【注意事项】对本药成分过敏或患有闭角型青光眼、疑有皮肤癌或有黑色素瘤史患者禁用；18岁以下患者不推荐使用。

【给药说明】应避免空腹服用；可整片或半片服用，不可咀嚼或捣碎。

溴隐亭 Bromocriptine

为半合成多肽麦角生物碱，下丘脑和垂体中多巴胺受体的激动剂。

【药品品种】
佰莫亭 Parlodel
匈牙利吉瑞　Tab.[甲][省基]：2.5mg×30片，107.16元/盒

【临床应用】用于自发性和脑炎后帕金森病治疗；抑制生理性泌乳；泌乳素依赖性月经周期紊乱、闭经等内分泌系统疾病；肢端肥大症及非催乳素依赖性不育症等。

【用法用量】po. 帕金森病：第1周每日临睡

前1.25mg，1周后逐渐增加剂量，每周增加日剂量1.25mg，以找到最佳疗效的最小剂量，常规剂量为10～30mg/d，分2～3次服用；抑制泌乳：每次2.5mg，bid，早晚与食物同服，连服14日；月经不调：1.25mg，bid至tid，必要时可增加至2.5mg，bid至tid；肢端肥大症：起始1～1.5片/d，可逐步增加至4～8片/d。

【注意事项】消化道溃疡、严重精神病史、心肌梗死及周围血管性疾病患者禁用；麦角生物碱过敏者禁用；忌与降压药合用，以免发生低血压；用药期间禁止驾驶或操作机器。

【给药说明】就餐时服用。

吡贝地尔 Piribedil

刺激多巴胺受体和大脑多巴胺能通路，纠正多巴胺缺乏情况。

【药品品种】

泰舒达Trastal

法国施维雅　Tab. SR[乙]：50mg×30片，88.49元/盒

【临床应用】用于某些类型的帕金森病；老年慢性病理性认知和感觉神经障碍的辅助治疗；下肢慢性阻塞性动脉并所致间歇性跛行的辅助治疗；眼科的缺血性症状。

【用法用量】po. 帕金森病：单独使用本药，150～250mg/d，分3～5次服用；与左旋多巴合用时，50～150mg/d，分1～3次服用，剂量应逐渐增加，每3日增加50mg。其他适应证：50mg/d，餐后服用，严重病例100mg/d，分两次餐后服用。

【注意事项】心力衰竭、急性心肌梗死患者禁用；精神病及有精神病样症状、甲状腺疾病患者慎用；禁与止吐类和安定类精神安定药合用；服用本品期间避免驾驶车辆和操作机器。

【给药说明】药片应于进餐结束时用半杯水吞服。

普拉克索 Pramipexole

为多巴胺受体激动剂，对多巴胺D_2受体具有选择性。

【药品品种】

森福罗 Sifrol

勃林格殷格翰　Tab.[乙]：·0.25mg×30片，217.99元/盒

Tab.[乙]：1mg×30片，596.66元/盒

【临床应用】治疗特发性帕金森病的体征和症状，单独或与左旋多巴联用，也用于中到重度特发性不宁腿综合征的症状治疗。

【用法用量】po. 帕金森病：起始剂量为0.375mg/d，然后每5～7日增加1次剂量，最大剂量为4.5mg/d。不宁腿综合征：起始剂量0.125mg，qd，睡前2～3h服用，最大日剂量不超过0.75mg。

【注意事项】肾功能不全者慎用；驾驶车辆和机械操作者应慎用。

【给药说明】停用本品时以每日减少0.75mg的速度逐渐停止，直到日剂量降至0.75mg，此后每日减少0.375mg。

司来吉兰 Selegiline

为选择性单胺氧化酶B型抑制药，抑制多巴胺降解。

【药品品种】

咪多吡 Eldepryl

芬兰奥立安　Tab.[乙]：5mg×100片，405.57元/盒

【临床应用】用于治疗早期帕金森病，可单独用药或与左旋多巴及外周多巴脱羧酶抑制剂合用。

【用法用量】po. 10mg/d，早晨1次顿服，或每次5mg，分早晨、中午2次服用。

【注意事项】消化性溃疡、不稳定性高血压、心律

失常、严重心绞痛或精神病患者慎用；禁止与哌替啶、三环类抗抑郁药及5-HT再摄取抑制剂合用。

【给药说明】本药可引起失眠，不应在下午或傍晚服药；如发生漏服，应立即补服，但不能同时服用两次剂量。

苯海索 Trihexyphenidyl

为中枢抗胆碱抗帕金森病药，选择性阻断纹状体的胆碱能神经通路。

【药品品种】

安坦 Artane

山东健康　Tab.[甲][国基]：2mg×100片，6.44元/盒

【临床应用】用于帕金森病；亦用于药物引起的锥体外系反应（迟发运动失调除外）、肝豆状核变性及痉挛性斜颈和面肌痉挛等。

【用法用量】po. 帕金森病：起始剂量1～2mg/d，以后3～5日增加2mg，一般不超过10mg/d，tid或qid，极量20mg/d。药物引起的锥体外系反应：第1日2～4mg，bid或tid，以后渐增至5～15mg/d。

【注意事项】青光眼、尿潴留、前列腺肥大患者、3岁以下小儿禁用；心功能不全、高血压患者慎用；用药期间不宜做有危险的工作，不宜暴露在炎热环境下；与单胺氧化酶抑制药应至少相隔14日使用。

【给药说明】餐后服或与食物同服。

金刚烷胺 Amantadine

能促进纹状体多巴胺合成和释放，并有抗乙酰胆碱作用。

【药品品种】

金刚烷胺片

上海信宜　Tab.[甲][国基]：0.1g×100片，20.70元/瓶

【临床应用】用于帕金森病、帕金森综合征、药物

诱发的锥体外系疾患；也用于防治A型流感病毒所引起的呼吸道感染。

【用法用量】po. 抗病毒，1～9岁小儿：1.5～3mg/kg，q8h或2.2～4.4mg/kg，q12h；9～12岁小儿：100mg，q12h；12岁及12岁以上：200mg，qd或100mg，q12h。帕金森病、帕金森综合征，每次100mg，每日1～2次，最大剂量为400 mg/d。

【注意事项】新生儿、1岁以下婴儿、孕妇及哺乳期妇女禁用；有癫痫史、精神错乱、幻觉、充血性心力衰竭、肾功能不全、外周血管性水肿或直立性低血压患者应在严密监护下使用；用药期间不宜驾驶、操纵机械和高空作业。

【给药说明】每日最后一次服药时间应在下午4时前，以避免失眠；治疗帕金森病时勿突然停药。

恩他卡朋 Entacapone

抑制儿茶酚–O–甲基转移酶，减少左旋多巴代谢，增加脑内左旋多巴总量。

【药品品种】

珂丹 Comtan
诺华制药　Tab.[乙]：200mg×30片，274.00元/盒

【临床应用】可作为左旋多巴/苄丝肼或左旋多巴/卡比多巴的辅助用药，用于治疗上述药物不能控制的帕金森病及剂末现象（症状波动）。

【用法用量】po. 0.2g/d，最大推荐剂量为2g/d。

【注意事项】肝功能不全、嗜铬细胞瘤患者禁用；心血管疾病、精神病、接受儿茶酚胺类药物治疗的患者慎用；禁忌与单胺氧化酶抑制剂合用。

【给药说明】食物不影响本品的吸收；应避免突然停药。

美金刚 Memantine

为非竞争性NMDA受体拮抗剂，可阻断谷氨酸浓度

病理性升高导致的神经元损伤。

【药品品种】

易倍申 Ebixa

丹麦灵北 Tab.[乙]：10mg×28片，436.00元/盒

【临床应用】用于治疗中重度至重度阿尔茨海默病，也可用于帕金森病。

【用法用量】po. 帕金森病：第1周5mg/d，第2周10mg/d，第3周15～20mg/d。中至重度阿尔茨海默病：第1周5mg/d，qd；第2周10mg/d，qd；第3周15mg/d，qd；第4周开始以后推荐维持剂量10mg，bid。

【注意事项】严重意识紊乱状态禁用；癫痫患者、有惊厥史或惊厥易感体质的患者应慎用；在中重度肾功能不全时需减量；可降低服药者的反应能力。

【给药说明】本品应在每日相同时间服用。

其他常用同类品种

二氢麦角隐亭 Dihydroergocriptine

可活化多巴胺、5-HT受体，促进神经传递因子有效利用，改善中枢血管与末梢血管循环。

【药品品种】

克瑞帕

意大利多帕 Tab.：20mg×20片，119.60元/盒

【临床应用】用于帕金森病、头痛和偏头痛、高泌乳素血症的基础治疗，并改善老年性痴呆和脑血管性痴呆的各种综合症状。

【用法用量】po. 帕金森病：初始剂量5mg，bid，维持剂量为60mg/d，最大剂量120mg/d；头痛和偏头痛：起始2周内10mg，qd，睡前服用，维持剂量为10mg，bid，早晚服用；高泌乳素血症：起始剂量5mg，bid，维持剂量10～20mg，bid；抑制泌乳：5mg，bid，用药5～10日即可。

【注意事项】低血压、动脉硬化、心绞痛、心肌梗

死、肾功能减退等禁用；用药过程中应注意血压变化。

培高利特 Pergolide

为多巴胺受体激动药，直接作用于黑质纹状体的多巴胺D_1和D_2受体。

【药品品种】

协良行 Celance

英国礼来　Tab.[乙]：0.25mg × 30片，190.03元/盒

　　　　　Tab.[乙]：0.05mg × 30片，118.46元/盒

【临床应用】用于治疗复方左旋多巴制剂疗效减退或出现运动功能障碍的帕金森病及帕金森综合征患者，以及高催乳素血症。

【用法用量】po. 最初2日每日0.05mg，其后12日每3日剂量增加0.1～0.15mg，然后每2日剂量增加0.25mg，通常分3次服用。

【注意事项】与左旋多巴长期合用者，若突然停药，可出现幻觉和精神紊乱，故应逐渐停服；用药期间禁止驾驶或操作机器；在调整本品给药剂量时，应酌情减少合用的左旋多巴、美多芭等药的剂量。

【给药说明】进餐时服药可减轻胃部刺激。

第八节　抗精神病药

氯丙嗪 Chlorpromazine

为吩噻嗪类抗精神病药，阻断中脑边缘系统及中脑皮层通路的多巴胺受体。

【药品品种】

氯丙嗪

上海禾丰　Inj.[甲][国基]：50mg：2mL，1.26元/支

广东彼迪　Tab.[甲][国基]：25mg × 100片，4.69元/瓶

【临床应用】用于精神分裂症、躁狂症、焦虑症及精神失常、呕吐、强化麻醉、低温麻醉及人工冬眠。

【用法用量】po. 精神病：开始25～50mg/d，分2～3次，逐渐增至300～450mg/d，症状减轻后再减至100～150mg/d，每次极量为150mg，每日极量为600mg；呕吐：每次12.5～50mg。im.、iv gtt. 精神病：每次25～100mg，每次极量为100mg，每日极量为400mg；呕吐：每次25～50mg。

【注意事项】基底神经节病变、帕金森病、骨髓抑制、青光眼患者禁用；肝肾功能不全者应减量；6岁以下小儿慎用；有时可引起抑郁症状；长期大量应用时应注意进行眼科检查。

【给药说明】注射或大剂量口服时可引起体位性低血压；应逐渐减量，勿突然停药。

奋乃静 Perphenazine

药理作用同氯丙嗪。

【药品品种】

奋乃静

上海朝晖　Tab.[甲][国基]：2mg×100片，20.70元/瓶

【临床应用】对幻觉、妄想、焦虑、紧张、激动等精神症状有效；用于精神分裂症或其他症状性精神病；止吐。

【用法用量】po. 治疗精神分裂症：从小剂量开始，1次2～4mg，bid至tid。以后每隔1～2日增加6mg，逐渐增至常用治疗剂量20～60mg/d。维持剂量10～20mg/d。用于止呕：1次2～4mg，bid至tid。

【注意事项】肝功能不全者禁用；有锥体外系疾病、癫痫、酒精依赖、呼吸道感染和慢性呼吸道疾病患者及老年人或体弱者慎用；服用期间不宜饮酒。

【给药说明】可与食物、水和牛奶同服；如需服用抗酸药或止泻药，需与本药相隔1h；本药可使尿液变成

粉红色至红棕色。

氟哌啶醇 Haloperidol

为丁酰苯类抗精神病药，作用机制与阻断脑内多巴胺受体有关。

【药品品种】

氟哌啶醇

宁波大红鹰　Tab.[甲][国基]：2mg×100片，24.72元/瓶

【临床应用】用于急、慢性各型精神分裂症，躁狂症，抽动秽语综合征。

【用法用量】po. 治疗精神分裂症：起始剂量1次2~4mg（1~2片），bid或tid；逐渐增加至常用量1日10~40mg（5~20片）；维持剂量4~20mg/（2~10片）。治疗抽动秽语综合征：1次1~2mg（0.5~1片），bid或tid。

【注意事项】恶心为本品的毒性先兆之一；锥体外系反应较重且常见；心功能不全者禁用。

【给药说明】用药期间勿吸烟、饮酒、饮茶和咖啡，勿食槟榔。

氟哌噻吨 / 美利曲辛 Flupenthixol/Melitracen

为神经阻滞剂氟哌噻吨和三环类抗抑郁剂美利曲辛组成的抗抑郁药。

【药品品种】

黛力新Deanxit

丹麦灵北　Tab.[乙][省基]：10片×2板，63.45元/盒

【临床应用】用于治疗轻、中度抑郁和焦虑。

【用法用量】po. 成人：每次1片，早晨及中午各1次；严重病例早晨的剂量可加至2片，每日最大用量为4片；老年患者：晨服1片。

【注意事项】禁用于循环衰竭、中枢神经系统抑制、昏迷状态、未经治疗的闭角型青光眼；与单胺氧化

酶抑制剂合用可导致高血压危象；应避免饮酒；服药期间避免开车或操作危险的机器。

【给药说明】为避免影响睡眠，每日最后一次服药不应晚于下午4时。

舒必利 Sulpiride

为苯甲酰胺类抗精神病药，选择性阻断多巴胺受体。

【药品品种】

舒必利

江苏恩华　Tab.[甲][国基]：0.1g×100片，15.24元/瓶

【临床应用】用于精神分裂症单纯性、偏执型、紧张型及慢性精神分裂症的孤僻、退缩、淡漠症状；对抑郁症有一定疗效；止呕。

【用法用量】po.治疗精神病：初始治疗100mg，bid至tid，可缓慢增至600～1 200mg/d，维持剂量为200～600mg。呕吐：100～200mg，bid至tid。

【注意事项】嗜铬细胞瘤患者禁用；孕妇及新生儿、高血压、心血管疾病和低血压患者、严重肝肾功能不全、癫痫患者慎用；用药期间禁止驾驶或操作机器；与酒精合用，能引起过度镇静。

【给药说明】可与食物、牛奶和水同服，以减少胃部刺激；停药时应逐渐减量。

硫必利 Tiapride

为苯酰胺类抗精神病药，增加多巴胺更新率及升高循环中催乳素水平。

【药品品种】

泰必利

天士力帝益　Tab.：100mg×100片，15.87元/瓶

【临床应用】用于治疗多种疼痛、迟发性运动障碍、抽动秽语综合征以及老年精神障碍等病症。

【用法用量】po. 各种疼痛：开始200～400mg/d，连服3～8日，维持量每次50mg，tid；抽动秽语综合征：开始150～300mg/d，tid，症状控制后2～3个月，酌情减量。

【注意事项】癫痫发作者、严重肝功能损害者、白细胞减少或造血功能不良患者慎用；孕妇、哺乳期妇女及小儿、严重循环障碍者、肾功能障碍者禁用；与左美沙酮合用可增加对心脏的毒性；用药期间禁止驾驶或操作机器。

【给药说明】餐后服用。

利培酮 Risperidone

选择性单胺能拮抗剂。

【药品品种】

维思通 Risperdal

西安杨森　Tab.[乙][国基]：1mg×20片，60.98元/盒

【临床应用】用于各型精神分裂症；双向情感障碍的躁狂发作。

【用法用量】po. 精神分裂症：初始剂量为0.5～1mg，bid，逐渐增量，通常治疗剂量为2～6mg/d；老年患者起始剂量为0.5mg，bid，每日剂量一般不超过10mg。双向情感障碍的躁狂发作：初始剂量为1～2mg，qd，每隔1日或数日可增加1～2mg，理想治疗剂量为2～6mg。

【注意事项】小儿和青少年、哺乳期妇女禁用；服药期间禁止驾驶或操作机器；与酒精同用，会导致过度嗜睡。

【给药说明】停药时应逐渐减量。

奥氮平 Olanzapine

为二氮杂卓和氧氮杂卓类抗精神病药，有5-HT$_1$、多巴胺受体和胆碱能拮抗作用。

【药品品种】

再普乐 Zyprexa

荷兰礼来 Tab.[乙] [省基]：5mg×28片，674.28元/盒

欧兰宁

江苏豪森 Tab.[乙] [省基]：10mg×7片，111.80元/盒

【临床应用】用于精神分裂症和其他有阳性或阴性症状的精神病的急性期和维持治疗。

【用法用量】po. 精神分裂：起始剂量为10mg，qd，然后根据临床状态调整剂量为5~20mg/d。躁狂发作：单独用药15mg，qd，联合用药10mg，qd。

【注意事项】禁用于已知有闭角型青光眼危险的患者；有低血压倾向的心血管和脑血管病、18岁以下、孕妇及哺乳期妇女慎用；用药期间勿饮酒和驾驶；老年人服用本药常出现体位性低血压。

【给药说明】停药时应逐渐减量。

氟哌利多 Droperidol

药理作用同氟哌啶醇。

【药品品种】

氟哌利多

上海旭东 Inj.[乙]：5mg：2mL，2.86元/支

北京永康 Inj.[乙]：5mg：2mL，2.13元/支

【临床应用】用于治疗精神分裂症的急性精神运动性兴奋躁狂状态，亦可作麻醉前给药，具有较好的抗精神紧张、镇吐、抗休克等作用。

【用法用量】控制急性精神病的兴奋躁动：肌内注射5~10mg/d。神经安定镇痛：5mg加入0.1mg枸橼酸芬太尼，在2~3min内缓慢静脉注射。

【注意事项】基底神经节病变、帕金森病、严重中枢神经抑制状态者、抑郁症及对本品过敏者禁用；治疗期间应定期检查血常规、肝功能；孕妇、哺乳期妇女、老年、小儿慎用。

【给药说明】注射本药后应静卧1~2h，以防体位性低血压。

第九节 抗焦虑药

地西泮 Diazepam

为长效苯二氮䓬类中枢神经系统抑制药。

【药品品种】

安定 Valium

天津金耀　Inj.[甲][国基]：10mg：2mL，0.92元/支

华中药业　Tab.[甲][国基]：2.5mg×100片，7.50元/瓶

【临床应用】用于治疗焦虑性障碍及紧张性头痛、失眠、抗癫痫和抗惊厥；静脉注射可用于全麻的诱导和麻醉前给药。

【用法用量】po. 抗焦虑：2.5~10mg，bid至qid；催眠：5~10mg，睡前服用；抗癫痫：2.5~10mg，bid至qid；解除肌肉痉挛：2.5~10mg，tid至qid。iv. 癫痫持续状态和严重复发性癫痫：每次10~20mg，必要时4h再重复1次。

【注意事项】长期应用可致耐受与依赖性，停药可能发生撤药症状，勿吸烟和饮酒。

【给药说明】静脉注射后应卧床观察3h以上；静脉注射宜慢，否则会可引起心血管和呼吸抑制。

硝西泮 Nitrazepam

为苯二氮䓬类药物，作用类似地西泮，但作用更强且迅速。

【药品品种】

硝基安定

江苏恩华　Tab.[乙][省基]：5mg×100片，5.75元/瓶

【临床应用】用于治疗各型失眠、抗惊厥、婴儿痉挛、肌阵挛癫痫。

【用法用量】po. 失眠：每次5～10mg，睡前服；抗癫痫：5～30mg/d，qd至bid。

【注意事项】老年人服药期间可能出现精神错乱，小儿大量服用可有黏液和唾液分泌增多；长期使用可致耐受与依赖性；用药期间禁止驾驶或操作机器并禁酒。

【给药说明】长期使用本品停药前应逐渐减量。

氯硝西泮 Clonazepam

作用于中枢神经系统的苯二氮䓬受体，降低神经元兴奋性。

【药品品种】

氯硝安定

江苏恩华 Tab.[乙][国基]：2mg×100片，20.47元/瓶

【临床应用】用于焦虑状态和失眠；也可用于各型癫痫；对舞蹈症亦有效。

【用法用量】po. 成人：初始量每次0.5mg，tid，每3日增加0.5～1mg至维持剂量，推荐维持量为4～8mg/d，bid或tid，最大维持剂量不超过20mg/d；小儿：开始10～30μg/（kg·d），bid或tid，以后每3日增加0.25～0.5mg至按体重0.1～0.2mg/（kg·d），bid或tid。

【注意事项】外科或长期卧床的患者，咳嗽反射可受到抑制应慎用；老年人慎用；用药期间勿饮酒；闭角型青光眼患者服用本品可能加重病情。

【给药说明】长期使用可产生耐药性，故疗程应不超过3～6个月。

艾司唑仑 Estazolam

为苯二氮䓬类抗焦虑药。

【药品品种】

舒乐安定 Surazepam

山东信谊　Tab.[甲]【国基】：1mg×20片，7.59元/盒

【临床应用】用于抗焦虑、失眠；也用于紧张、恐惧、抗癫痫、抗惊厥及麻醉前给药。

【用法用量】po. 镇静：1～2mg，tid；催眠：1～2mg，睡前服；抗癫痫：2～4mg，tid；麻醉前给药：每次2～4mg，手术前1h服用。

【注意事项】重症肌无力患者禁用；饮酒可使本药增效；用药期间禁止驾驶或操作机器。

【给药说明】停药时应逐渐减量。

阿普唑仑 Alprazolam

作用于苯二氮䓬受体，降低神经元兴奋性。

【药品品种】

阿普唑仑

江苏恩华　Tab.[甲]【国基】：0.4mg×100片，13.20元/瓶

【临床应用】用于治疗焦虑症、抑郁症、失眠；也可作为抗惊恐药；并能缓解急性酒精截断症状。

【用法用量】po. 抗焦虑：0.4mg，tid，以后酌情增减，每日用量不超过4mg；抗抑郁：0.8mg，tid；镇静、催眠：0.4～0.8mg，睡前顿服。抗惊恐：0.4mg，tid，用量按需递增，每日最大可达10mg。

【注意事项】青光眼患者禁用；精神抑郁患者慎用；用药期间禁止驾驶或操作机器；与地高辛合用，可增加地高辛血药浓度而致中毒。

【给药说明】避免长期大量使用；停药时应逐渐减量。

谷维素 Oryzanol

为镇静助眠类药，具有调节自主神经功能失调和内分泌平衡障碍的作用。

【药品品种】

谷维素

广东恒健 Tab.[甲][省基]：10mg×100片，16.22元/瓶。

【临床应用】神经官能症、月经前期紧张症、更年期综合征的辅助治疗。

【用法用量】po.1~3片，tid，疗程一般3个月左右。

【注意事项】胃及十二指肠溃疡患者慎用。

其他常用同类品种

氯氮平 Clozapine

为苯二氮䓬类广谱抗精神病药，抑制多巴胺与D_1、D_2受体结合，可增高多巴胺更新率，具有强大镇静催眠作用。

【药品品种】

氯氮平

齐鲁制药 Tab.[甲][国基]：25mg×100片，14.95元/瓶。

【临床应用】用于治疗急慢性精神分裂症，躁狂症；具有抗其他精神病性障碍的幻觉、妄想、兴奋躁动作用。

【用法用量】po.首次剂量为25mg，qd至bid，逐渐缓慢增加至常用治疗量，200~400mg/d，每日最高剂量可达600mg，维持量为100~200mg/d。

【注意事项】严重肝肾疾病、有癫痫史、白细胞和粒细胞减少史者禁用；中枢神经系统处于明显抑制状态、16岁以下小儿不宜使用；红霉素可抑制本药代谢，使血药浓度升高，毒性增加；用药期间禁止驾驶或操作机器。

【给药说明】停药时应逐渐减量。

劳拉西泮 Lorazepam

为短效苯二氮䓬类药物，作用与地西泮相似。

【药品品种】

罗拉 Lora

泰国大西洋　Tab.[乙][国基]：2mg×100片，125.12元/盒

【临床应用】用于抗焦虑及惊恐焦虑的急性期控制；镇静催眠；抗惊厥及癫痫持续状态、紧张性头痛、麻醉前及内窥镜检查前的辅助用药。

【用法用量】po. 抗焦虑：2~6mg/d，bid至tid；镇静催眠：2~4mg，睡前1h服；麻醉前给药：4mg，术前1~2h服。

【注意事项】重症肌无力、严重精神抑郁慎用；用药期间应禁烟酒，禁止驾驶或操作机器；勿与麻醉镇痛剂、巴比妥类及酒精合用。

第十节　抗躁狂药

碳酸锂 Lithium Carbonate

促进5-HT及乙酰胆碱合成，抑制磷酸肌醇磷酸酶，从而缓解躁狂症状。

【药品品种】

碳酸锂

千金湘江　Tab.[甲][国基]：0.25g×100片，12.75元/瓶

【临床应用】用于治疗躁狂症，对躁狂和抑郁交替发作的双相情感性精神障碍有很好的治疗和预防复发作用；治疗分裂-情感性精神病、粒细胞减少、再生障碍性贫血。

【用法用量】po. 躁狂症：0.125~0.25g，tid，小剂量开始，可逐渐加至0.25~0.5g，tid，以后参照血锂浓度调整用量；粒细胞减少、再生障碍性贫血：0.3g，tid。

【注意事项】严重心血管系统疾病、脑创伤、中枢

神经系统疾患、糖尿病、严重感染禁用。

【给药说明】用药期间应定期测定血锂浓度，当血锂浓度高于2.0mmol/L时易引起锂中毒。

【给药说明】宜在饭后服。

第十一节　抗抑郁药

阿米替林 Amitriphyline

为三环类抗抑郁药，5-HT再摄取抑制剂。

【药品品种】

阿米替林

常州四药　Tab.[甲][国基]：25mg×100片，19.55元/瓶

【临床应用】用于治疗各种抑郁症和抑郁状态；治疗焦虑、情绪紧张、精神紊乱；缓解慢性疼痛。

【用法用量】po. 25mg，bid至tid，然后根据病情和耐受情况逐渐增至150~250mg/d，tid，不超过300mg/d，维持量50~200mg/d。

【注意事项】严重心脏病、高血压、肝肾功能不全、青光眼患者禁用；停用单胺氧化酶抑制剂2周后方能应用本药；可影响驾驶和操作机器；应避免长时间日晒或在日光灯下；老年人使用本药时应注意防止体位性低血压。

【给药说明】宜在餐后服药；停药时宜在1~2个月内逐渐减量。

氟西汀 Fluoxetine

为选择性5-HT再摄取抑制药。

【药品品种】

百优解 Prozac

西班牙礼来　Tab.[乙][省基]：20mg×28片，297.60

元/盒

【临床应用】用于抑郁症、强迫症及神经性贪食症。

【用法用量】po. 抑郁症：20mg，qd，4周后才能显效，病情需要可增至60mg/d，持续治疗至少6个月；贪食症：建议每日服用60mg；强迫症：起始剂量每日早晨20mg，治疗2周后可逐渐增加剂量到60mg/d。

【注意事项】本药能增加抗凝药和某些强心药（如地高辛）的作用；可增加苯妥英钠的血药浓度；停用单胺氧化酶抑制剂2周后方能应用本药，停用本药至少5周后方能应用单胺氧化酶抑制剂；仅用于成人；与酒精合用，可相互强化中枢抑制作用。

【给药说明】可与食物同服；停用时应在1~2周内逐渐减量。

帕罗西汀 Paroxetine

为选择性5-HT再摄取抑制药。

【药品品种】

赛乐特 Seroxat

中美史克　Tab.[乙][国基]：20mg×10片，106.73元/盒

乐友

浙江华海　Tab.[乙][国基]：20mg×20片，92.59元/盒

【临床应用】用于多种类型的抑郁症。

【用法用量】po. 起始每日20mg，早晨顿服，连续用药3周后可根据病情增减剂量，每次增减10mg，剂量调整间隔不少于1周，最大量可达50mg/d。老年人或肝功能不全者从10mg/d开始给药，日剂量不超过40mg。

【注意事项】癫痫及有躁狂病史的患者慎用；服用本药前后2周内禁止与单胺氧化酶抑制剂合用；用药期间不宜饮酒，可影响驾驶和操作机器。

【给药说明】与食物、水同服；停药时应逐渐减

量；服药1~3周后才能充分显效。

度洛西汀 Duloxetine

为选择性5-HT及去甲肾上腺素再摄取抑制剂，具有抗抑郁及中枢镇痛作用。

【药品品种】

欣百达 Cymbalta

美国礼来　Caps.[乙]：60mg×14粒，270元/盒

【临床应用】用于治疗抑郁症及广泛性焦虑障碍。

【用法用量】抑郁症：po. 起始剂量为40mg，bid，至60mg/d，qd或bid。维持剂量为60mg/d。广泛性焦虑障碍：po. 起始剂量为60mg/d，部分患者可能需要以30mg/d为起始剂量，1周后调整至60mg/d。

【注意事项】单胺氧化酶抑制剂停用14日后方可使用本品，本品停药5日后方可进行单胺氧化酶抑制剂的治疗；未经治疗的闭角型青光眼及肝、肾功能不全患者应避免使用。

【给药说明】停药时应逐渐减量。

舍曲林 Sertraline

为选择性5-HT再摄取抑制药。

【药品品种】

左洛复 Zoloft

辉瑞制药　Tab.[乙]：50mg×14片，93.99元/盒

【临床应用】用于抑郁症、强迫症的治疗或预防复发。

【用法用量】po. 成人：起始剂量50mg，qd。小儿：6~12岁起始剂量25mg，qd。可逐渐增加剂量，每周增加50mg，每日最高剂量为200mg。

【注意事项】服用本药前后2周内禁止与单胺氧化酶抑制剂合用；治疗期内不宜饮酒，亦不能使用其他中枢神经抑制药。

【给药说明】服药期间避免摄入葡萄柚汁。

哌甲酯 Methylphenidate

为精神兴奋药，通过拮抗中枢神经系统内多巴胺转运体，抑制多巴胺再摄取。

【**药品品种**】

专注达（控释片）Concerta

西安杨森 Tab. CR.[乙]：18mg×15片，328.00元/瓶

【**临床应用**】用于对抗抑郁症；治疗注意缺陷多动障碍和儿童轻微脑功能失调综合征。

【**用法用量**】po. 18mg，qd。每次可增加剂量18mg，直至最高剂量为54mg（qd，晨服）。通常约每周调整剂量1次。

【**注意事项**】6岁以下小儿禁用；癫痫、高血压患者慎用。

【**给药说明**】控释片应在早晨服药，整片用水吞服；停药时应逐渐减量。

米氮平 Mirtazapine

为哌嗪–氮草类抗抑郁药，作用机制可能与去甲肾上腺素和5–HT活性有关。

【**药品品种**】

瑞美隆 Remeron

荷兰欧加农 Tab.[乙]：30mg×10片，128.00元/盒

【**临床应用**】用于抑郁症的治疗。

【**用法用量**】po. 起始剂量为15～30mg，qd，睡前服用，有效剂量为15～45mg/d。

【**注意事项**】用药4～6周后可能出现粒细胞减少或粒细胞缺乏症；用药期间禁止驾驶或操作机器，避免饮酒或与其他中枢抑制药联用；18岁以下小儿禁用；如出现黄疸，应立即停药。

【**给药说明**】本药应吞服；停药时应逐渐减少剂量。

多塞平 Doxepin

为镇静功能较强的三环类抗抑郁药，作用机制同阿米替林。

【药品品种】

多塞平

上海三维 Tab.[甲]：25mg × 100片，7.82元/瓶

【临床应用】用于各种抑郁症和神经官能症；也可用于镇静及催眠。

【用法用量】po. 开始25mg，tid，然后逐渐增至每日150～300mg。

【注意事项】急性心肌梗死恢复期患者禁用；排尿困难、眼高压、孕妇、哺乳期妇女、青光眼、肝肾功能不全、严重心血管疾病、支气管哮喘患者慎用；可影响驾驶和操作机器；用药期间勿饮酒。

【给药说明】餐后服药；停药时宜在1～2个月内逐渐减量。

文拉法辛 Venlafaxin

拮抗5-羟色胺、去甲肾上腺素和多巴胺的再摄取。

【药品品种】

怡诺思（缓释）Efexor XR

美国惠氏 Caps.[乙]：75mg × 14粒，141.14元/盒

【临床应用】用于各种类型的抑郁症及广泛性焦虑症。

【用法用量】po. 起始推荐剂量为75mg/d，单次服用，可逐渐增至最大为225mg/d（间隔时间不少于4日，每日增加75mg）。

【注意事项】闭角型青光眼、癫痫、严重心脏病、高血压、甲状腺疾病、血液病患者慎用；肝、肾功能不全患者应调整剂量；不应用于18岁以下小儿；用药过程中应监测血压，血压升高应减量或停药；患者出现有转向躁狂发作倾向时应立即停药；与酒精合用，可相互强

化中枢抑制作用；禁与单胺氧化酶抑制剂合用。

【给药说明】采用文拉法辛持续治疗6周以上，建议逐渐停药，停药时间不低于2周；不得将其弄碎、嚼碎后服用或化在水中服用。

西酞普兰 Citalopram

抑制中枢神经系统神经元对5-HT的再摄取。

【药品品种】

喜普妙Cipramil

西安杨森　Tab.[乙]：20mg×14片，145.99元/盒

【临床应用】用于各种类型的抑郁症。

【用法用量】po. 起始剂量20mg，qd；最大日剂量为40mg；65岁以上患者剂量减半，最大日剂量为20mg。

【注意事项】不适用于18岁以下小儿及青少年；停用单胺氧化酶抑制剂2周后方可使用本品。

【给药说明】患者停药时应监测停药反应，逐渐减量停药。

第十二节　影响脑血管、脑代谢药及促智药

尼莫地平 Nimodipine

为钙通道阻断药，保护神经元功能，改善脑供血。

【药品品种】

尼膜同Nimotop

拜耳医药　Inj.[乙][国基]：10mg：50mL，154.00元/瓶

德国拜耳　Tab.[甲][国基]：30mg×20片，31.20元/盒

【临床应用】用于预防和治疗由于动脉瘤性蛛网膜下腔出血后脑血管痉挛引起的缺血性神经损伤；治疗老年性脑功能障碍。

【用法用量】po. 缺血性脑血管病及各型痴呆症：30～60mg，tid，连续1个月为1个疗程；突发性耳聋：40～60mg/d，分3次餐后服，5日为1个疗程；急性脑血管病恢复期：30～40mg，qid；血管性头痛：40mg，tid，12周为1个疗程；特发性震颤：30mg，qid，2周为1个疗程。iv gtt. 急性脑梗死：10mg，qd，连用3周。

【注意事项】葡萄柚汁可增加本药生物利用度；与非甾体类抗炎药和口服抗凝药联用，可增加胃肠道出血的危险性。服药期间避免驾驶或操作机器。

【给药说明】静脉滴注时应避光，需缓慢滴注。

盐酸托莫西汀 Atomoxine Hydrochloriden

为选择性去甲肾上腺素再摄取抑制药。

【药品品种】

择思达胶囊

英国礼来　Caps.[乙]：40mg×7粒，254.99元/盒

【临床应用】用于成人、青少年、小儿注意力缺陷多动症。

【用法用量】急性期治疗：成人及体重超过70kg的小儿和青少年，初始剂量每日40mg，3日后可逐渐增加至每日80mg，晨起顿服或1日2次分服，连续服用2～4周后，若未达最佳治疗效果，可进一步增量至100mg/d；小儿和青少年：初始剂量为0.5mg/kg，最大剂量不超过1.4mg/kg或100mg/d；维持治疗：6～15岁小儿，1.2～1.8mg/（kg·d）。

【注意事项】闭角型青光眼、先天性心脏病、严重心脏病患者禁用；禁止与单胺氧化酶抑制剂合用；与CYP2D6抑制剂合用会增加本品血药浓度。

桂利嗪 Cinnarizine

为哌嗪类钙通道拮抗药，扩张脑血管。

【药品品种】

桂利嗪

南京白敬宇　Tab.[乙]【省基】：25mg×100片，6.32元/瓶

【临床应用】用于脑血栓形成和脑栓塞恢复期等，亦用于慢性荨麻疹、老年性皮肤瘙痒等过敏性皮肤病。

【用法用量】po. 25~50mg，tid。

【注意事项】有抑郁症病史患者禁用；颅内出血者应在完全止血后10~14日使用；驾驶员和机械操作员慎用。

【给药说明】餐后服。

氟桂利嗪 Flunarizine

为选择性钙拮抗药，抑制脑血管痉挛。

【药品品种】

西比灵 Sibelium

西安杨森　Caps.[甲]【国基】【省基】：5mg×20粒，26.45元/盒

【临床应用】用于偏头痛的预防性治疗，前庭功能紊乱引起的眩晕的对症治疗。

【用法用量】偏头痛的预防性治疗：po. 65岁以下患者，起始剂量，每晚2粒；65岁以上患者，每晚1粒；维持治疗时应减至每7日连续用药5日、停药2日。眩晕：每日剂量与上相同，但应在控制症状后及时停药，初次疗程通常少于2个月。

【注意事项】禁用于有抑郁病史、帕金森病及其他锥体外系疾病症状的患者；服药期间患者若出现锥体外系症状、抑郁症或帕金森病应及时停药。

【给药说明】睡前服用。

法舒地尔 Fasudil

抑制平滑肌肌球蛋白轻链磷酸化，发挥血管扩张作用。

【药品品种】

川威

江苏迪赛诺　Inj.[乙]：30mg∶2mL，6.67元/支

【临床应用】用于改善和预防蛛网膜下腔出血术后的脑血管痉挛及引起的脑缺血症状。

【用法用量】iv gtt. 30mg，bid至tid。

【注意事项】颅内出血及有颅内出血倾向的患者禁用；本品可引起低血压。

【给药说明】仅供静脉滴注使用，以50～100mL的0.9%氯化钠注射液或葡萄糖注射液稀释，每次滴注时间为30min；本品用药时间为2周，不可长期使用。

尼麦角林 Nicergoline

具有α受体阻滞作用和血管扩张作用。

【药品品种】

思尔明Sermion

辉瑞制药　Tab.[乙]：10mg×30片，61.62元/盒

乐喜林

昆山龙灯　Tab.[乙]：5mg×24片，22.06元/盒

【临床应用】用于改善脑梗死后遗症引起的意欲低下和情感障碍、急性和慢性周围循环障碍及血管性痴呆，尤其在早期治疗时对认知、记忆等有改善。

【用法用量】po. 每日20～60mg，bid或tid。

【注意事项】可能增加降压药的作用；高尿酸血症患者、有痛风史患者慎用；肾功能不良者应减量；服药期间禁止饮酒。

灯盏花素 Breviscapine

为血管扩张药，可改善脑部微循环、增加脑血流量。

【药品品种】

灯盏生脉胶囊

云南生物谷灯盏花　Caps. [乙] [省基]：0.18g×18 粒，44.02元/盒

【临床应用】用于卒中后遗症、冠心病的治疗。

【用法用量】po. 2粒，tid。巩固疗效或预防复发，1粒，tid。

【注意事项】脑出血急性期禁用。

【给药说明】餐后30min服用。

多奈哌齐 Donepezil

为胆碱酯酶抑制剂，增强胆碱能神经的传递功能。

【药品品种】

安理申 Aricept

卫材制药　Tab. [乙]：5mg×7片，161.97元/盒

【临床应用】用于轻至中度认知障碍的阿尔茨海默型痴呆症的治疗。

【用法用量】po. 初始治疗量5mg，qd，睡前服，1个月后作临床评估可增加到10mg。

【注意事项】对多奈哌齐或哌啶衍生物过敏者禁用；心脏疾病、哮喘或慢性阻塞性肺部疾病、消化性溃疡患者慎用；过量时可给予静脉推注阿托品1～2mg。

【给药说明】晚上睡前口服。

石杉碱甲 Huperzine A

为可逆性胆碱酯酶抑制药，抑制乙酰胆碱酯酶从而提高神经突触间隙的乙酰胆碱含量，增强神经元兴奋传导。

【药品品种】

哈伯因

河南竹林众生　Tab.[乙][国基]：50μg×48片，38.64元/盒

【临床应用】用于治疗中老年记忆障碍、老年痴呆及记忆认知功能障碍。

【用法用量】po. 0.1~0.2mg，bid，每日最多不超过9片。

【注意事项】对本品过敏、严重心动过缓、低血压及心绞痛、哮喘及肠梗阻患者禁用。

吡拉西坦 Piracetam

促进脑内ATP及乙酰胆碱合成，增强神经兴奋传导。

【药品品种】

脑复康

杭州民生　Tab.[甲]：0.4g×100片，7.08元/瓶

【临床应用】用于急慢性脑血管疾病，轻中度脑功能障碍及记忆减退。儿童智力发育迟缓。

【用法用量】po. 0.8~1.2g，tid，4~8周为1个疗程。小儿用量减半。

【注意事项】肝功能不全者慎用；新生儿、对吡拉西坦过敏者及有锥体外系疾病者禁用；可以加重Huntington舞蹈病症状；与华法林合用时，应调整华法林用量，防止出血并发症的发生。

奥拉西坦 Oxiracetam

促进脑代谢，为促智药。

【药品品种】

健朗星

湖南健朗　Caps.[乙][省基]：0.4g×24粒，102.18元/盒

欧来宁

石家庄欧意　Caps.[乙][省基]：0.4g×24粒，102.15

元/瓶

欧兰同

哈尔滨三联　Inj.[乙]【省基】：1g：5mL，60.67元/支

【临床应用】用于轻、中度血管性痴呆，老年性痴呆以及脑外伤等症引起的神经功能缺失、记忆与智能障碍等症的治疗。

【用法用量】po. 2粒，bid至tid。iv gtt. 4g，qd。

【注意事项】患者出现精神兴奋和睡眠异常表现时应减量。

艾地苯醌 Idebenone

为脑代谢、神经症状改善药，可改善脑缺血的能量代谢及葡萄糖利用率。

【药品品种】

金博瑞

深圳海王　Tab.：30mg×12片，54.95元/瓶

【临床应用】用于慢性脑血管病及脑外伤等引起的脑功能损伤，改善主观症状、语言、焦虑、抑郁、记忆减退、智能下降等精神行为障碍。

【用法用量】po. 30mg，tid。

【注意事项】长期服用需检测肝功能。

【给药说明】餐后服用。

卡巴拉汀 Rivastigmine

为选择性乙酰和丁酰胆碱酯酶抑制剂，促进胆碱神经传导。

【药品品种】

艾斯能Exelon

诺华制药　Caps.[乙]：3mg×28粒，355.09元/盒

【临床应用】用于轻至中度阿尔茨海默型痴呆症的治疗。

【用法用量】po. 起始剂量1.5mg，bid，于早晚餐时服用；2周后如耐受良好可增至3mg，bid，继续服用

至少2周后耐受良好，可增至4.5 ~ 6mg，bid。每日极量12mg。

【注意事项】用药期间应避免吸烟。

【给药说明】与食物同服；中断用药数日后应从每日最低剂量重新开始治疗。

胞磷胆碱 Citicoline

改善脑组织代谢，对促进大脑功能恢复及苏醒有一定作用。

【药品品种】

胞磷胆碱钠

双鹤利民 Inj.[甲][国基]：0.25g：2mL，1.01元/支

宝诺达

闽东力捷迅 Tab.[甲][省基]：0.2g×10片，32.49元/盒

【临床应用】用于急性颅脑外伤和脑部手术后意识障碍、震颤麻痹、神经性耳聋等。

【用法用量】iv gtt：1日0.25 ~ 0.5g，用5%或10%的葡萄糖注射液稀释后缓慢滴注，5 ~ 10日为1个疗程；iv：每次0.1 ~ 0.2g；im：0.1 ~ 0.3g/d，qd至bid；po：1次0.2g，tid，温开水送服。

【注意事项】脑出血急性期不宜大剂量应用。

【给药说明】肌内注射一般不采用，若应用，应经常更换注射部位。

单唾液酸四己糖神经节苷脂 Monostalotetrahexosyl-gangliside

促进神经重塑，对损伤后继发性神经退化有保护作用。

【药品品种】

施捷因 GM-1

阿根廷TRB Inj.：20mg：2mL，156.17元/支

申捷

齐鲁制药　Inj.：20mg：2mL，102.35元/支

【临床应用】用于外伤性和血管性中枢神经系统损伤，帕金森病。

【用法用量】神经系统损伤：im. 或缓慢iv gtt. 20～40mg/d，一次或分次使用；急性期：100mg/d，iv　gtt.；2～3周后改为维持量。帕金森病：首次剂量500～1 000mg，iv gtt.；次日起200mg/d，im.、ih或iv gtt.。

【注意事项】对本品过敏者、家族性黑蒙性白痴、脑网膜变性病等禁用。

【给药说明】出现皮疹样反应，应立即停药。

脑蛋白水解物 Cerebrolysin

为大脑特有的肽能神经营养药物。

【药品品种】

脑蛋白水解物片

黑龙江江世　Tab.[乙][省基]：28.8mg（以总氮计）×24片，55.25元/盒

亿真慷

山西普德　Inj.：60mg（以总氮计），28.54元/支

【临床应用】用于颅脑外伤、脑血管病后遗症伴有记忆减退及注意力集中障碍的症状改善；改善失眠、头痛、记忆力下降、头晕及躁狂等症状。

【用法用量】po. 1～2片，tid，小儿酌减。iv gtt. 60～180mg稀释于250mL生理盐水中缓慢滴注，qd。

【注意事项】癫痫持续状态或癫痫大发作禁用。

【给药说明】滴注时间为60～120min，可连续使用10～14日为1个疗程。

小牛血去蛋白提取物 Deproteinized Calf Blood Extractives Sodium Chloride

可增强组织细胞对氧及葡萄糖的摄取和利用，改善细胞缺氧状态。

【药品品种】

新欧瑞

黑龙江江世　Inj.^[乙]：200mg，33.07元/瓶

【临床应用】改善脑供血不足、颅脑外伤引起的神经功能缺损。

【用法用量】iv gtt. 脑中风及脑外伤：0.8～1.2g稀释于250mL 5%葡萄糖注射液或0.9%氯化钠注射液中，静脉缓慢滴注（滴注速度小于2mL/min），qd，2周为1个疗程；大脑功能不全及脑痴呆：1.2g稀释于250mL 5%葡萄糖注射液或0.9%氯化钠注射液中，缓慢静脉滴注，qd，2周为1个疗程。

【注意事项】本品不宜与其他输液混合使用。

【给药说明】静脉滴注速度应小于2mL/min。

桂哌齐特 Cinepazide

为钙离子通道阻滞剂，扩张脑血管、冠状血管和外周血管。

【药品品种】

安捷利

北京四环　Inj.^{[乙][省基]}：320mg：10mL，141.56元/支

【临床应用】用于脑血管疾病、如脑动脉硬化、一过性脑缺血发作、脑血栓形成、脑栓塞、脑出血后遗症和脑外伤后遗症；心血管疾病及外周血管疾病，如下肢动脉粥样硬化症、血栓闭塞性脉管炎、动脉炎、雷诺氏病等。

【用法用量】iv gtt. 1支，qd。

【注意事项】脑内出血后止血不完全、白细胞减少者禁用；用药过程中应定期进行血液学检查。

【给药说明】溶于500mL 10%葡萄糖注射液或0.9%氯化钠注射液中，速度为100mL/h。

依达拉奉 Edaravone

为脑保护药，可抑制脑细胞、血管内皮细胞、神经细胞的氧化损伤。

【药品品种】

必存

南京先声　Inj.[乙]：30mg：20mL，102.45元/支

依达拉奉注射液

河北医科大学　Inj.[乙]：30mg：20mL，26.795元/支

【临床应用】用于改善急性脑梗死所致的神经症状、日常生活活动能力和功能障碍。

【用法用量】iv gtt. 30mg，bid，30min内滴完，1个疗程为14日以内，尽可能在发病后24h内开始给药。

【注意事项】心脏疾病及高龄患者慎用。

【给药说明】必须用生理盐水稀释；与抗癫痫药及坎利酸钾混合会产生混浊。

尤瑞克林 Urinary Kallidinogenase

为提取自人尿液的蛋白水解酶，能将激肽原转化为激肽和血管舒张素。

【药品品种】

凯力康

广东天普　Inj.：0.15PNA，458.56元/瓶

【临床应用】用于轻、中度急性血栓性脑梗死。

【用法用量】iv gtt. 0.15PNA，溶于50～100mL 0.9%氯化钠注射液中，静脉滴注30min，qd，3周为1个疗程。

【注意事项】应在起病48h内开始用药；脑出血及其他疾病的出血期禁用；本品禁止与血管紧张素转化酶抑制剂联合应用。

【给药说明】本品溶解后应立即使用；用药期间应密切观察血压；滴注速度不能过快，特别在开始滴注

15min内应缓慢。

三七总皂苷

抑制血小板聚集和增加脑血流量。

【药品品种】

中恒（血栓通冻干粉针）

广西梧州　Inj.[甲][国基]：150mg，36.74元/支

【临床应用】用于动脉粥样硬化性血栓性脑梗死、脑栓塞、视网膜中央静脉阻塞见瘀血阻络证者。

【用法用量】冻干粉：iv. 150mg用0.9%氯化钠注射液 30～40mL稀释，qd至bid；iv gtt. 250～500mg用5%或10%葡萄糖注射液 250～500mL稀释，qd；im. 150mg用注射用水稀释至40mg/mL，qd至bid。

【注意事项】脑出血急性期禁用；连续用药不得超过15日；常见头面部发红、潮红、轻微头胀痛；偶有轻微皮疹出现，尚可继续用药。

醒脑静

清热解毒、凉血活血、开窍醒脑。

【药品品种】

醒脑静

济民可信　Inj.[乙][省基]：10mL，79.75元/支

【临床应用】用于气血逆乱，脑脉瘀阻所致中风昏迷；外伤头痛，神志昏迷；酒毒攻心，头痛呕恶，昏迷抽搐。亦用于脑栓塞、脑出血急性期、颅脑外伤、急性酒精中毒见上述症状者。

【用法用量】im. 每次2～4mL，qd至bid。iv gtt. 每次10～20mL，用5%～10%葡萄糖注射液或0.9%氯化钠注射液250～500mL稀释后滴注。

曲克芦丁脑蛋白水解物 Troxerutin and Cerebroprotein Hydrolysate

抑制血小板聚集，同时能对抗5-HT、缓激肽引起

的血管损伤。

【药品品种】

曲克芦丁脑蛋白水解物注射液

吉林四环　Inj. 80mg：2mL，54.54元/支

【临床应用】用于脑血栓形成、脑栓塞、脑痉挛等急慢性脑血管病；颅脑外伤及脑血管疾病引起的脑功能障碍；闭塞性周围血管疾病、血栓性静脉炎、毛细血管出血及血管通透性升高引起的水肿。

【用法用量】im. 2~4mL，bid；iv gtt. 10mL，qd，20日为1个疗程，可用1~3个疗程，每个疗程间隔3~7日。

【注意事项】癫痫持续状态或癫痫大发作患者禁用。

【给药说明】稀释于250~500mL 0.9%氯化钠注射液或5%葡萄糖注射液；不能与平衡氨基酸注射液在同一瓶中输注。

脑苷肌肽 Cattle Encephalon Glycoside and Ignotin

促进神经干细胞分化、轴突生长及突出形成等，具有神经修复与再生、神经保护、营养与供能等作用。

【药品品种】

脑苷肌肽注射液

吉林四环　Inj.：6.4mg：2mL，69.47元/支

【临床应用】用于各种原因引起的中枢神经损伤及周围神经损伤。

【用法用量】im. 2~4mL，bid；iv gtt. 5~20mL，qd，2周为1个疗程；小儿：im. 0.04~0.08mL/kg，bid；iv gtt. 0.1~0.4mL/kg，qd或遵医嘱。

【注意事项】肾功能不全者慎用；神经节苷脂累积病（如家族性黑蒙性痴呆）患者慎用。

【给药说明】静脉滴注用0.9%氯化钠注射液或5%葡萄糖注射液250mL稀释；不宜与平衡氨基酸注射液同用。

二维三七桂利嗪 Divitamins Notonginseng and Cinnarzine

为由维生素B$_6$、维生素E、三七总皂苷和桂利嗪组成的复方制剂。

【药品品种】

新瑙力隆

丽珠制药　Caps.$^{[乙]}$：10粒，20.42元/盒

【临床应用】用于缺血性脑血管病及其后遗症。

【用法用量】po. 1粒，bid。

【注意事项】有口干、头晕、嗜睡、疲乏、胃部不适等不良反应；与苯妥英钠、卡马西平联用时可降低桂利嗪的血药浓度。

丁咯地尔 Buflomedil

为血管扩张药，改善外周及脑部微循环。

【药品品种】

宁雪欣

海南同盟　Inj.$^{[乙]}$：0.1g，13.58元/支

菲咯尔

海南卫康　Inj.$^{[乙]}$：5mL：50mg，6.31元/支

【临床应用】用于脑部供血不足、末梢血管病、耳蜗前庭病（眩晕、耳鸣）、冻疮及缺氧所产生的痛症等。

【用法用量】iv gtt. 0.1～0.2g，bid。

【注意事项】肝肾功能不全者慎用；服用降压药患者慎用，合用者需检测血压、心率。

复方麦角异碱 Compound Dihydroergocryptine

为由咖啡因和甲磺酸α−二氢麦角隐亭组成的复方制剂。

【药品品种】

洛斯宝 Vasobral

法国凯希 Syr.[乙]：50mL，91.00元/瓶

【临床应用】用于缺血性脑血管病及脑供血不足、外周血管性疾患。

【用法用量】po. 2~4mL，bid至tid。

【给药说明】稀释于少量水中，餐前服用。

阿米三嗪 / 萝巴新 Almitrine/Raubasine

阿米三嗪兴奋呼吸；萝巴新可增加脑线粒体的氧利用率，二者合用改善脑代谢和微循环。

【药品品种】

都可喜 Duxil

法国施维雅 Tab.[乙]：40mg×30片，88.56元/盒

南阳普康 Tab.[乙]：40mg×30片，62.76元/盒

【临床应用】用于治疗亚急性和慢性脑血管功能不全、脑缺血后遗症，亦用于纠正治疗老年精神行为障碍及用于缺血所致的脉络膜、视网膜、听觉、耳蜗前庭功能障碍等。

【用法用量】po. 40mg，bid，维持剂量40mg，qd，每日用量不超过80mg。

【注意事项】对本药成分过敏、孕妇、支气管哮喘及周围神经病患者禁用；用药期间禁止驾驶或操作机器；如果用药后长期存在肢端感觉异常或体重下降超过5%，应停止用药；避免与单胺氧化酶抑制剂合用。

【给药说明】餐后服用。

赖氨酸 Lysine

为碱性氨基酸，促进人体发育，促进脑组织新陈代谢。

【药品品种】

思弗提（赖氨酸葡萄糖注射液）

江西科伦 Inj.：3g：100mL，27.14元/支

【临床应用】用于治疗颅脑外伤、慢性组织缺血、缺氧性疾病；赖氨酸缺乏所引起的小儿食欲不振、营养

不良及脑发育不全。

【用法用量】iv gtt. 成人：3g，qd，20日为1个疗程。

【注意事项】急性缺血性脑血管病慎用。

【给药说明】稀释于250mL静脉滴注液中缓慢静脉滴注。

肌氨肽苷 Muscular Amino Acids

含多肽、腺苷等，改善血液循环，增加心肌氧利用率等。

【药品品种】
丽生斯泰

湖南五洲通　Inj.：8.75mg，27.44元/支

【临床应用】用于脑功能紊乱、脑卒中、脑供血不足所致脑功能减退及周围神经疾病、神经性水肿、肌肉萎缩等。

【用法用量】im. 每次2～4mL，qd至bid。iv gtt. 每次4～10mL，加入500mL 0.9%氯化钠注射液或5%及10%葡萄糖注射液中缓慢滴注（2mL/min），qd，2周为1个疗程。

【注意事项】个别患者出现发冷、发热、头晕、烦躁，调慢滴速或停药后可消失。

复方麝香 Compound Thymol

主要成分为人工麝香、郁金、广藿香、石菖蒲、冰片、薄荷脑等。

【药品品种】
复方麝香注射液

安徽金太阳　Inj.：10mL，28.17元/支

【临床应用】豁痰开窍，醒脑安神，用于痰热内闭所致的中风昏迷。

【用法用量】im. 每次2～4mL，qd至bid。iv. 每次10～20mL，用5%、10%葡萄糖注射液或0.9%氯化钠注

射液 250～500mL 稀释后使用。

【给药说明】本品如产生混浊或沉淀不得使用；开启后立即使用，防止挥发。

杏芎氯化钠

主要成分为银杏叶提取物、磷酸川芎嗪等，具有降血脂、抗血小板凝集、扩张血管等作用。

【药品品种】

杏芎氯化钠

阿尔贝拉医药　Inj.[乙]：250mL，80.53元/瓶

【临床应用】用于缺血性心脑血管疾病以及脑功能不全、老年性痴呆、高血压病、高脂血症等。

【用法用量】iv gtt. 100～250mL，缓慢静脉滴注，qd，10～15日为1个疗程。

【注意事项】对本品过敏者、脑出血或有出血倾向患者禁用；避免与小牛血提取物制剂混合使用；不宜与碱性药物混合使用。

疏血通

主要成分为水蛭、地龙等。活血化瘀，通经活络。

【药品品种】

疏血通

牡丹江友博　Inj.[乙]：2mL，42.24元/支

【临床应用】用于瘀血阻络所致的中风中经络急性期，症见半身不遂、口舌歪斜、言语謇涩；亦用于急性脑梗死见上述症候者。

【用法用量】iv gtt. 每日6mL，加入5%葡萄糖注射液或0.9%氯化钠注射液250～500mL中缓慢滴入。

【注意事项】有出血倾向者禁用。

参芎葡萄糖

主要成分为丹参素、川芎嗪、葡萄糖等，具有抗血小板聚集，扩张冠状动脉等作用。

【药品品种】

参芎葡萄糖注射液

贵州益佰　Inj.: 120mg : 100mL，53.85元/瓶

【临床应用】用于闭塞性脑血管疾病及其他缺血性血管疾病。

【用法用量】iv gtt. 100～200mL，qd。

【注意事项】脑出血及有出血倾向者忌用；糖尿病患者慎用；不宜与碱性注射剂配伍使用。

刺五加

平补肝肾，益精壮骨。

【药品品种】

刺五加

黑乌苏里江　Inj.[乙]: 300mg : 100mL，39.79元/瓶

【临床应用】用于肝肾不足所致的短暂性脑缺血发作、脑动脉硬化、脑血栓形成、脑栓塞等；亦用于心绞痛合并神经衰弱和更年期综合征等。

【用法用量】iv gtt. 300～500mg，qd至bid。

吡硫醇 Pyritinol

为脑代谢改善药，是维生素B_6的衍生物。

【药品品种】

脑复新

广东华南　Tab.: 0.1g×100片，23.00元/瓶

【临床应用】用于脑震荡综合征、脑外伤后遗症、脑炎及脑膜炎后遗症、头胀痛、头晕、失眠、记忆力减退及老年性痴呆等症状。

【用法用量】po. 0.1～0.2g，tid。

【注意事项】肝功能不全、糖尿病、孕妇慎用。

阿尼西坦 Aniracetam

为中枢神经修复药，是γ-氨基丁酸的环化衍生物。

【药品品种】

益灵舒颗粒

鲁南贝特　Gran.[乙]：100mg×24袋，20.03元/盒

【临床应用】用于治疗脑血管病后的记忆减退和中老年人的记忆减退。

【用法用量】po. 1~2袋，tid。本品安全剂量范围3~18袋/d。

【注意事项】出现焦虑不安、激动或失眠的患者，宜在每日早晨1次给药。

甲磺酸二氢麦角碱 Dihydroergotoxine Mesylate

为α肾上腺素能受体拮抗药，舒张外周及脑内血管。

【药品品种】

喜得镇 Hydergine

天津华津　Tab.[乙]：1mg×50片，40.14元/盒

【临床应用】用于改善与老年化有关的精神退化的症状和体征；急慢性脑血管病后遗的功能、智力减退的症状；轻、中度血管性痴呆；血管性头痛；外周血管病。

【用法用量】po. 1次1~2mg，3~6mg/d。

【注意事项】严重心动过缓、冠心病、血管疾病患者、颞动脉炎患者、肾功能不全及精神病患者、严重肝功能损害患者和脓毒症患者、孕妇及哺乳期妇女禁用；不应与多巴胺类药物、细胞色素P450抑制剂合用。

第十三节　其　　他

甲钴胺 Mecobalamin

为内源性辅酶B_{12}，使延迟的神经突触传递和神经递质减少恢复正常。

【药品品种】

弥可保 Methycobal

卫材药业　Tab.[甲][省基]：500μg×20片，35.20元/盒

Inj.[甲][省基]：500μg：1mL，17.53元/支

甲钴胺分散片

江苏四环　Tab.[甲][省基]：500μg×36片，39.38元/盒

【临床应用】用于治疗周围神经病；亦用于治疗维生素B_{12}缺乏所致巨幼细胞贫血。

【用法用量】po. 500μg，tid。im.、iv. 成人：神经病变，每次500μg，隔日1次；巨幼细胞贫血，每次500μg，隔日1次，用药约2个月后，作为维持治疗每1~3个月1次，每次500μg。

【注意事项】如出现出疹等症状应停药。

利鲁唑 Riluzole

抑制谷氨酸释放、稳定电压依赖性钠通道的失活状态等。

【药品品种】

力如太

爱罗纳　Tab.：50mg×56片，4 636.80元/盒

【临床应用】用于肌萎缩侧索硬化症患者的治疗，可延长存活期或推迟气管切开的时间。

【用法用量】po. 1片，bid。

【注意事项】肝脏疾病患者慎用；服药期间禁止过度饮酒，也不宜食用含有大量咖啡因的食物；可能发生白细胞计数减少；剂量过大会出现高铁血红蛋白血症，用亚甲蓝治疗后可迅速恢复。

【给药说明】应在餐前1h或餐后2h服药。

替扎尼定 Tizanidine

为中枢性$α_2$肾上腺素受体激动药，具有中枢性骨骼肌松弛作用。

【药品品种】

凯莱通

四川科瑞德　Tab.[乙]：4mg×6片，28.85元/盒

【临床应用】用于降低因脑和脊髓外伤、脑出血、脑炎以及多发性硬化病等所致的中枢性肌强直；也可用于疼痛性肌痉挛的症状改善。

【用法用量】po. 中枢性肌强直：起始剂量2mg，tid，可每隔半周或1周增加2～4mg，常用12～24mg/d，每日剂量不超过36mg。疼痛性肌痉挛：2mg，tid。

【注意事项】低血压患者、肝肾功能不全者慎用；可引起中枢神经系统抑制；禁止与氟伏沙明或环丙沙星合用。

乙哌立松 Eperisone

为中枢性骨骼肌松弛剂。

【药品品种】

妙纳 Myonal

中国卫材　Tab.[乙][省基]：50mg×20片，33.30元/盒

【临床应用】用于缓解由于疾病引起的肌紧张状态及与脑血管病变和颈肌痉挛有关的头晕或耳鸣等痉挛性麻痹。

【用法用量】po. 1片，tid，可视年龄、症状酌情增减。

【注意事项】服药期间不宜驾驶车辆或操作机器；肝功能受损患者慎用。

【给药说明】餐后服用。

酚麻美敏 Paracetamol

含对乙酰氨基酚、盐酸伪麻黄碱、氢溴酸右美沙芬、马来酸氯苯那敏等。

【药品品种】

泰诺混悬液（儿童）Tylenol Children's Cold

上海强生 Syrs.[乙]：100mL，18.40元/瓶

【临床应用】用于缓解由感冒或流感引起的发热、头痛、咽痛、肌肉酸痛、鼻塞流涕、打喷嚏及咳嗽等症状。

【用法用量】po. 6～11岁小儿：6～8mL，tid；2～5岁小儿：2.5～5mL，tid，24h不超过4次。

【注意事项】不宜与降压药、镇静药、催眠药及其他含对乙酰氨基酚的药物同时服用。

【给药说明】持续用药不得超过7日。

对乙酰氨基酚 / 咖啡因 Paracetamol/Caffeine

对乙酰氨基酚能抑制前列腺素合成，咖啡因能兴奋中枢。

【药品品种】

加合百服宁 Bufferin PLUS

沪施贵宝 Tab.[乙]：0.5g×10片，6.65元/盒

【临床应用】用于减轻或解除中等程度的各种疼痛以及因感冒等引起的发热症状。

【用法用量】po. 成人每次1片，若持续高热、疼痛可间隔6h重复用药1次，每日总量不超过4片；疗程不超过7日，用于止痛不超过5日。

【注意事项】避免与齐多夫定合用。

双扑伪麻 Dispersible Pseudoephedrine Hydrochloride Compound

对乙酰氨基酚（80mg）抑制前列腺素合成，解热镇痛；盐酸伪麻黄碱（7.5mg）减轻鼻咽部黏膜充血；马来酸氯苯那敏（0.5mg）具有抗组胺及镇静作用。

【药品品种】

爱德尔贝

山西皇城 Tab.[甲][省基]：12片/盒，11.56元/盒

【临床应用】用于普通感冒引起的发热、头痛、关节痛、喷嚏、流涕、鼻塞症状。

【**用法用量**】po. 2～5岁小儿：每次2片；6～11岁小儿：每次4片；12岁以上小儿及成人：每次4～6片，tid至qid。

【**注意事项**】本品不宜与氯霉素、巴比妥类、解痉药、酚妥拉明、洋地黄苷类以及抗抑郁药、降血压药并用。

【**给药说明**】用温水分散后服用或吞服。

伪麻美沙芬 Pseudoephedrine Hydrochloride and Dextromethorphan Hydrobromide

盐酸伪麻黄碱为拟肾上腺素药，能收缩鼻黏膜血管，减轻鼻塞症状；氢溴酸右美沙芬为镇咳药，可抑制延髓咳嗽中枢而产生镇咳作用。

【**药品品种**】

艾畅

上海强生　Drop.[乙]：15mL，14.58元/瓶

【**临床应用**】用于婴幼儿感冒、花粉症热或其他上呼吸道过敏引起鼻塞、流涕、咳嗽等症状的对症治疗。

【**用法用量**】po. 0～3个月：每次0.4mL；4～11个月：每次0.8mL；12～23个月：每次1.2mL；24～36个月：每次1.6mL，每4～6h可重复用药，每24h用药不可超过4次。

【**注意事项**】高血压、糖尿病、精神抑郁症、心脏病、甲状腺功能亢进症、青光眼、哮喘以及对麻黄碱药理作用敏感者不宜服用；避免同时服用其他拟肾上腺素药、降压药、抗抑郁药或镇静药。

美敏伪麻

为氢溴酸右美沙芬、盐酸伪麻黄碱及马来酸氯苯那敏组成的复方制剂。

【**药品品种**】

惠菲宁 Robitussin

惠氏制药　Sol.[甲][省基]：100mL（儿童），15.20

元/瓶

Sol.[乙][省基]：100mL（成人），16.07
元/瓶

【临床应用】用于缓解感冒及过敏引起的咳嗽、鼻塞、流鼻涕及打喷嚏等症状。

【用法用量】po. 成人：10mL，tid；2～3岁小儿：每次3～4mL；4～6岁儿童：每次4～6mL；7～9岁小儿：每次8mL；10～12岁小儿：每次10mL。每日剂量不超过4次，疗程不超过7日。

【注意事项】本品不宜与抗抑郁药、降压药、解痉药、巴比妥类、氯霉素、洋地黄苷类及其他含与本品类似成分的抗感冒药物合用。

双分伪麻 / 美扑伪麻 Paracetamol，Pseudoephedrine Hydrochloride and Dextromethorphan Hydrobromide

含对乙酰氨基酚、盐酸伪麻黄碱、氢溴酸右美沙芬、马来酸氯苯那敏等。

【药品品种】
日夜百服宁
中美施贵宝　Tab.[乙]　545mg×8片，11.04元/盒

【临床应用】用于缓解感冒引起的发热、头痛、四肢酸痛、打喷嚏、流鼻涕、鼻塞、咳嗽、咽痛等症状。

【用法用量】po. 日片：成人和12岁以上小儿，1片，q6h；夜片：临睡前服1片。

【注意事项】心脏病、高血压病、甲状腺疾病、糖尿病、前列腺肥大、青光眼、抑郁症及哮喘患者慎用；禁饮酒；服用夜片后不得驾驶及操作机器。

愈酚伪麻 Atomoxine Hydrochloriden

愈创木酚甘油醚为祛痰剂；盐酸伪麻黄碱可收缩鼻黏膜血管。

【药品品种】
艾舒口服液

上海强生　Syr.[乙]：100mL，20.14元/瓶

【临床应用】用于缓解感冒、呼吸道过敏和其他疾病引起的鼻塞、咳嗽、咳痰、痰液黏稠等症状。

【用法用量】po. 成人及12岁以上青少年：10mL，tid，每日不超过40mL；6～12岁小儿：5mL，tid，每日不超过20mL；2～6岁小儿：2.5mL，tid，每日不超过10mL。不推荐2岁以下幼儿使用。

【注意事项】严重心脏病、高血压病、甲状腺功能亢进、糖尿病患者禁用；14日内服用单胺氧化酶抑制剂患者禁用；慢性肺部疾病、排尿困难者、老年人慎用。

氯芬黄敏

为双氯芬酸钠、人工牛黄及马来酸氯苯那敏组成的复方制剂，具有解热、镇痛、抗炎、抗过敏等作用。

【药品品种】

氯芬黄敏片

华南药业　Tab.[乙]：24片，4.37元/盒

【临床应用】用于感冒引起的头痛、发热、鼻塞、流涕、咽痛、痰多等症状。

【用法用量】po. 1～2片，tid。

美扑伪麻 Compound Dextromethorphan Hydrobromide

为对乙酰氨基酚、氢溴酸右美沙芬、盐酸伪麻黄碱和马来酸氯苯那敏等组成的复方制剂，具有解热镇痛、减轻鼻塞、流涕、镇咳等作用。

【药品品种】

新康泰克

中美史克　Caps.[甲][省基]：90mg/4mg×8粒，9.41元/盒

Caps.[甲][省基]：小儿545mg×12片，11.50元/盒

【临床应用】用于普通感冒或流行性感冒引起的发热、头痛、四肢酸痛、流涕、鼻塞、咳嗽及咽痛等症状。

【**用法用量**】po. 12岁以上小儿及成人：1次1片，q6h，24h内不超过4次。

【**注意事项**】肝肾功能不全、高血压或心脏病患者禁用；14日内服用过单胺氧化酶抑制剂类药物患者禁用；正在服用苯丙胺类兴奋剂、食欲抑制剂或其他含有抗组胺成分药物的患者禁用；服药期间不得饮酒，不得驾驶及操作机器。

（曾嘉炜　陈杰）

第3章
麻醉药及其辅助药物

第一节 全身麻醉药

七氟烷 Sevofrane

为全身麻醉诱导和维持的吸入麻醉药。

【药品品种】

凯特力

江苏恒瑞 Inha.[乙]：120mL，904.67元/瓶

奇弗美

百特 Inha.：250mL，1 658.00元/瓶

【临床应用】用于成人和儿科患者的院内手术及门诊手术的全身麻醉的诱导和维持。

【用法用量】通过专用的蒸发器吸入。诱导麻醉：以50%～70%氧化亚氮与本品2.5%～4%吸入诱导；使用睡眠量的静脉麻醉时，本品的诱导量通常为0.5%～5%；麻醉维持：通常以4%以下的浓度配以氧气或氧气/氧化亚氮混合物维持外科麻醉状态。

【注意事项】对卤化麻醉药过敏者禁用；可引起子宫肌松弛，产科麻醉时慎用；可增强肌松药、镇静药的作用，合用时宜减少后者的用量。

【给药说明】在麻醉前24 h停止吸烟；麻醉前禁食禁水。

丙泊酚 Propofol

为作用迅速的短效全麻药，通过$GABA_A$受体促进对GABA的抑制功能。

【药品品种】

得普利麻 Diprivan

阿斯利康　Inj.[甲][国基]：0.5g∶50mL，253.40元/瓶

Inj.[甲][国基]：0.2g∶20mL×5支，428.87元/盒

乐维泰（丙泊酚中/长链脂肪乳）

四川国瑞　Inj.[乙]：0.2g∶20mL×5支，105.22元/盒

丙泊酚中长链脂肪乳

北京费森尤斯卡比　Inj.[乙]：0.2g∶20mL，104.65元/支

【临床应用】用于诱导和维持全身麻醉的短效静脉麻醉药；重症监护成年患者接受机械通气时的镇静；外科手术及诊断时的清醒镇静。

【用法用量】全麻诱导及维持、清醒镇静需个体化给药。成人重症监护期间的镇静：iv gtt. 0.3～4mg/（kg·h）。

【注意事项】不推荐用于3岁以下小儿；严禁老年患者快速注射给药，可导致其循环呼吸系统抑制；禁用于因哮吼或会厌炎接受重症监护的各种年龄小儿的镇静；禁用于妊娠期妇女和产科麻醉。癫痫患者，脂肪代谢紊乱，心、肺、肝、肾损害或血容量不足者慎用。

【给药说明】本品使用前需摇匀；只能用5%葡萄糖注射液稀释，稀释度不能超过1∶5（2mg/mL），稀释后6h内稳定。

右美托咪定 Dexmedetomidine

为相对选择性α_2肾上腺素受体激动剂，具有镇静作用。

【药品品种】

右美托咪定

江苏恒瑞　Inj.：200μg∶2mL，177.03元/支

【临床应用】用于行全身麻醉的手术患者气管插管和机械通气时的镇静。

【用法用量】配成4μg/mL浓度以1μg/kg缓慢静脉注射（大于10min）。

【注意事项】本品只能由专业人士在具备医疗监护设备的条件下使用。

咪达唑仑 Midazolam

为苯二氮䓬类药物。还通过拮抗$GABA_A$受体发挥作用。具有抗焦虑、镇静催眠、抗惊厥和肌肉松弛作用。

【药品品种】

多美康 Dormicum

上海罗氏　Tab.[乙]：15mg×10片，103.50元/盒

力月西

江苏恩华　Inj.[乙]：5mg：5mL，14.80元/支

【临床应用】片剂用于睡眠障碍、失眠。注射剂用于麻醉前给药，全麻醉诱导和维持，椎管内麻醉及局部麻醉时辅助用药，诊断或治疗性操作（如心血管造影、心律转复、支气管镜检查、消化道内镜检查等）时患者镇静，ICU患者镇静。

【用法用量】剂量应个体化。

【注意事项】对苯二氮䓬过敏的患者、重症肌无力患者、精神分裂症患者、严重抑郁状态患者禁用；停药应逐渐减量；肝酶抑制药可使其镇静作用延长；酒精可增强咪达唑仑的镇静作用。

【给药说明】肌内注射只能用0.9%氯化钠注射液稀释；静脉注射可用0.9%氯化钠、5%或10%葡萄糖注射液、5%果糖注射液、林格氏液稀释；注射速度宜缓慢。

依托咪酯 Etomidate

作用于GABA受体，并能阻滞乙酰胆碱相关的突触传递等。

【药品品种】

宜妥利

德国贝朗 Inj.[乙] 20mg：10mL，49.70元/支

【临床应用】用于全身麻醉诱导；短期麻醉时本品须与镇痛药合用。

【用法用量】iv.催眠剂量，0.15～0.3mg/kg；15岁以下小儿和老年人0.15～0.2mg/kg。中止癫痫状态或连续癫痫发作：0.3mg/kg。肝硬化及有使用精神抑制药的须减量。

【注意事项】避光保存；血红素生物合成受损的患者应避免使用；长期连续使用会造成一过性肾上腺皮质功能不全的危险。

【给药说明】只用于静脉注射，原则上应缓慢推注（单剂量推注时间约为30s）；有表现癫痫或痉挛倾向的患者，必须快速注射本品（10s内）。

其他常用同类药物

氯胺酮 Ketamine

先阻断大脑联络径路和丘脑向新皮层投射，高浓度抑制整个中枢神经系统。

【药品品种】

氯胺酮

福建古田 Inj.[甲][国基] 0.1g，1.40元/支

【临床应用】各种小手术或诊断操作时，可单独使用本品进行麻醉；作为其他全身麻醉的诱导剂使用；辅助麻醉性能较弱的麻醉剂进行麻醉，或与其他全身或局部麻醉复合使用。

【用法用量】iv. 全麻诱导：1～2mg/kg，缓慢注射（大于60s）；全麻维持：0.5～1mg/kg。极量：iv. 4mg/（kg·min）；im. 13mg/kg。

【注意事项】高血压并有脑出血病史、收缩压高于160mmHg（约21.33 kPa）或舒张压高于100mmHg（约

13.33 kPa），青光眼以及严重心功能失代偿禁用；本品过量可产生呼吸抑制，此时应施行辅助呼吸，不宜使用呼吸兴奋药；不宜与苯巴比妥类药物混合注射。

第二节　局部麻醉药

普鲁卡因 Procaine

为酯类局麻药，能暂时阻断神经纤维的传导。

【药品品种】

普鲁卡因

山东方明　Inj.[甲][国基]：40mg∶2mL×10支，4.20元/盒

【临床应用】用于浸润麻醉、阻滞麻醉、腰椎麻醉、硬膜外麻醉及封闭疗法等。

【用法用量】浸润麻醉：0.25%～0.5%溶液，不超过1.5g/h；阻滞麻醉：1%～2%溶液，不超过1.0g/h；硬膜外麻醉：2%水溶液，不超过0.75g/h。

【注意事项】心、肾功能不全，重症肌无力等患者禁用。

【给药说明】给药前需做皮试；不宜与葡萄糖配伍；药液变深黄色局麻效力下降；药液不得注入血管内。

丁卡因 Tetracaine

为长效酯类局麻药，作用于外周神经，阻滞神经冲动的传导。

【药品品种】

利宁胶浆

西安利君　Jell.[乙]：5g∶0.05g，14.80元/支

丁卡因冻干粉针

成都天台山　Inj.[甲][省基]：25mg×10瓶，105.77

元/盒

【临床应用】凝胶剂用于插管镜检或手术时的局部润滑麻醉。注射剂用于硬膜外阻滞、蛛网膜下腔阻滞、神经传导阻滞、黏膜表面麻醉。

【用法用量】凝胶剂：外用，1次2～5g，插管、镜检或手术前用。粉针剂：硬膜外阻滞：常用浓度为0.15%～0.3%溶液，与盐酸利多卡因合用，最高浓度为0.3%，1次常用量为40～50mg，极量为80mg；蛛网膜下腔阻滞：常用其混合液（1%盐酸丁卡因1mL与10%葡萄糖注射液1mL、3%盐酸麻黄素1mL混合使用），1次用量为10mg，15mg为限量，20mg为极量；神经传导阻滞：常用浓度0.1%～0.2%，1次常用量为40～50mg，极量为100mg；黏膜表面麻醉：常用浓度1%，1次限量为40mg。

【注意事项】凝胶剂：腔道破裂、血管外露者禁用。不得与碱性药物混合使用；与磺胺类药合用，可使后者减效；与普鲁卡因、肥皂、碘化钾、硼砂、碳酸、碳酸氢盐、碳酸盐、氧化物、枸橼酸盐、磷酸盐和硫酸盐配伍禁忌。粉针剂：心、肾功能不全，重症肌无力患者禁用；禁用于浸润局部、静脉注射和静脉滴注；5岁以内小儿慎用；注射部位不能遇碘。

【给药说明】丁卡因冻干粉针需加氯化钠注射液或灭菌注射用水溶解使用。

利多卡因 Lidocaine

为酰胺类局麻药和抗心律失常药。

【药品品种】

利多卡因

国药容生　Inj.[甲][国基]：0.1g：5mL×5支，8.62元/盒

【临床应用】用于浸润麻醉、硬膜外麻醉、表面麻醉及神经传导阻滞；急性心肌梗死后室性早搏和室性心动过速；洋地黄类中毒；心脏外科手术及心导管引起的

室性心律失常。

【用法用量】麻醉用个体化给药。抗心律失常：常量1~1.5mg/kg作为首次负荷量静脉注射2~3min，继以5%葡萄糖注射液配成1~4mg/mL药液滴注或用输液泵给药，1~4mg/min速度静脉滴注维持；极量静脉注射1h内最大负荷量4.5mg/kg体重（或300mg），最大维持量为4mg/min。

【注意事项】阿-斯氏综合征、预激综合征、严重心传导阻滞静脉禁用；新生儿、孕妇、哺乳期妇女慎用。配伍禁忌：苯巴比妥、硫喷妥钠、硝普钠、甘露醇、两性霉素B、氨苄西林、美索比妥、磺胺嘧啶银；超量可引起惊厥及心脏骤停。

布比卡因 Bupivacaine

为酰胺类长效局麻药。

【药品品种】

布比卡因

上海禾丰 Inj.[甲][国基]：37.5mg：5mL，7.48元/支

【临床应用】用于局部浸润麻醉，外周神经阻滞，椎管内阻滞。

【用法用量】麻醉用需个体化给药。

【注意事项】应注意心脏毒性；局部浸润麻醉小儿用0.1%浓度；12岁以下小儿慎用；避免注入血管内；与碱性药物混合会产生沉淀。

左布比卡因 Levobupivacaine

为酰胺类局部麻醉药。

【药品品种】

速卡

江苏恒瑞 Inj.[乙]：37.5mg：5mL，25.86元/支

【临床应用】用于外科硬膜外阻滞麻醉。

【用法用量】成人：0.5%~0.75%（10~20mL）用于神经阻滞或浸润麻醉，每次最大剂量150mg。

【注意事项】肝肾功能严重不全、低蛋白血症者禁用；不用于蛛网膜下腔阻滞及产妇子宫旁组织的阻滞麻醉；不用于12岁以下小儿。

【给药说明】注意心脏毒性，避免注入血管内；本品与盐酸肾上腺素混合使用时，禁用于毒性甲状腺肿、严重心脏病或服用三环类抗抑郁药等患者；过量可致低血压、抽搐、心脏骤停、呼吸抑制及惊厥。

达克罗宁 Dyclonine

为局部麻醉药，对黏膜有表面麻醉作用。

【药品品种】

达己苏

扬子江药业　Muci.[乙]：0.1g∶10mL，328.03元/支

【临床应用】用于上消化道内窥镜检查时的喉头麻醉和润滑，同时祛除腔道内泡沫，使视野清晰。

【用法用量】用时振摇，于胃镜检查前将本品8~15mL含于咽喉部，片刻后慢慢吞下，约15min后可行胃镜检查。

【注意事项】急性病及消化道黏膜严重损伤患者应酌情减少剂量；孕妇慎用；勿与碘造影剂合用。

阿替卡因肾上腺素（复方盐酸阿替卡因）Articaine/Epinephrine

阿替卡因可在注射部位阻断神经冲动沿神经纤维的传导而起到局麻作用，肾上腺素可延缓麻醉剂进入血液循环，维持活性组织浓度。

【药品品种】

必兰

法国碧兰　Inj.[乙]：1.7mL×50支，393.80元/盒

【临床应用】用于口腔内局部麻醉，特别适用于涉及切骨术及黏膜切开的外科手术过程。

【用法用量】个体化给药，最大剂量成人不超过7mg/kg，4岁以上小儿不超过5mg/kg。

【注意事项】4岁以下小儿不建议使用；严重房室传导障碍而无起搏器的患者、经治疗未控制的癫痫、卟啉病患者禁用；避免注入血管内；不建议与西曲布明等合用。

【给药说明】注射速度不得超过1mL/min。

复方利多卡因（丙胺卡因／利多卡因）Prilocaine/Lidocaine

为酰胺类局部麻醉药，阻滞神经冲动的产生和传导所需的离子流而稳定神经细胞膜。

【药品品种】

复方利多卡因乳膏

北京紫竹　Cream.：10g，56.74元/支

【临床应用】针穿刺，如置入导管或取血样本；浅层外科手术的皮层局部麻醉。

【用法用量】成人和1岁以上小儿约1.5g/10cm^2；小手术约2g/10cm^2，涂药时间至少1h，最长5h；大面积皮肤手术1.5～2g/10cm^2，涂药时间至少2h，最长5h。3～12个月婴儿16cm^{2}面积的皮肤最多涂用2g乳膏，涂药时间约1h。生殖器黏膜：在黏膜涂5～10g，5～10min即可开始手术。

【注意事项】禁用于先天性或特发性高铁血红蛋白血症患者、3个月以下的以及正在接受高铁血红蛋白诱发剂治疗的3～12个月的婴儿、开放性伤口与受损的耳鼓膜、小儿生殖器官黏膜；用于眼睛附近时应特别小心，可引起角膜刺激反应。

【给药说明】在皮肤表面涂上一层厚厚的乳膏，上盖密封敷膜。

第三节　骨骼肌松弛药

罗库溴铵 Rocuronium Bromide

为非去极化肌肉松弛药，与运动终板处N型乙酰胆碱受体竞争性结合产生作用。

【药品品种】

爱可松 Esmeron

欧加农　Inj.[乙]：50mg：5mL，88.69元/支

【临床应用】用于常规诱导麻醉期间气管插管以及维持术中骨骼肌松弛。

【用法用量】给药剂量个体化。

【注意事项】孕妇及哺乳期妇女慎用；与下列药物存在物理性的配伍禁忌：两性霉素、硫唑嘌呤、头孢唑啉、地塞米松、地西泮、依诺昔酮、红霉素、法莫替丁、速尿、琥珀酸钠氢化可的松、胰岛素、甲基泼尼松龙、琥珀酸钠泼尼松龙、硫喷妥钠、三甲氧苄氨嘧啶、万古霉素、英脱利匹特。

【给药说明】本品可与0.9%生理盐水、5%葡萄糖盐水、无菌注射用水、乳酸林格氏液素配伍，混合后应立即使用。

维库溴铵 Vecuronium Bromide

药理作用同罗库溴铵。

【药品品种】

维库溴铵针

成都天台山　Inj.[甲][国基]：4mg×10支，91.65元/盒

【临床应用】全身麻醉辅助用药，用于全麻时的气管插管及手术中的松弛肌肉。

【用法用量】给药剂量需个体化。

【注意事项】肥胖者用量酌减；使用吸入麻醉药时，应减少其用量；重症肌无力、脓毒症、肾衰患者、

孕妇及新生儿慎用。

【给药说明】本品注射液的pH为4，故只能与0.9%氯化钠注射液、5%葡萄糖注射液、复方氯化钠注射液等配伍进行静脉输注。

顺苯磺酸阿曲库铵 Atracurium

药理作用同罗库溴铵。

【药品品种】

注射用苯磺酸阿曲库铵

浙江仙琚 Inj.[乙] [省基]：5mg，32.66元/瓶

江苏恒瑞 Inj.[乙] [省基]：10mg，98.39元/瓶

【临床应用】用于手术和其他操作以及重症监护治疗。作为全麻的辅助用药或在ICU起镇静作用，可松弛骨骼肌，使气管插管和机械通气易于进行。

【用法用量】给药剂量需个体化。

【注意事项】本品只在酸性溶液环境中稳定，不能与碱性溶液同一容器内给药；与丙泊酚乳剂不相容。

【给药说明】使用前用灭菌注射用水5mL溶解；不推荐乳酸林格氏注射液、5%葡萄糖注射液及林格氏注射液作为本品的稀释液。

巴氯芬 Baclofen

γ-氨基丁酸的相似物，能同时抑制脊柱水平处单突触和多突触的反射。

【药品品种】

郝智片

台湾卫达 Tab.[乙]：10mg×20片，41.33元/盒

【临床应用】用于脊髓和大脑疾病或损伤引起的肌肉痉挛。

【用法用量】po. 初始量5mg，tid，每隔3日增服5mg，直至最理想的效果出现。每日最高剂量不得超过80mg（20mg，qid）。

【注意事项】停药时需逐渐减少剂量；肾功能不全

者需降低剂量；脑卒中患者对本品耐受性差； 12岁以下小儿不适合使用；和降压药合用可使血压下降作用加强，应适当调整降压药的剂量；三环类抗抑郁药可增强本品作用。

（陈攀　陈孝）

第4章

主要作用于植物神经系统的药物

第一节 拟 胆 碱 药

新斯的明 Neostigmine

为抗胆碱酯酶药，兴奋胆碱受体。

【药品品种】

甲硫酸新斯的明注射液

上海信谊 Inj.【甲】【国基】：1mg∶2mL×10支，41.81元/盒

【临床应用】用于手术结束时拮抗非去极化肌肉松弛药的残留肌松作用，用于重症肌无力、手术后功能性肠胀气及尿潴留等。

【用法用量】常用量，ih或im，0.25～1mg，qd至tid。极量，ih或im，1次1mg，1日5mg。

【注意事项】对过敏体质者禁用；癫痫、心绞痛、室性心动过速、机械性肠梗阻或泌尿道梗阻及哮喘患者忌用；心律失常、窦性心动过缓、血压下降、迷走神经张力升高禁用；不宜与去极化型肌松药合用。

【给药说明】应用本药时，阿托品应作为必备的解救药。

溴吡斯的明 Pyridostigmine Bromide

为可逆性的抗胆碱酯酶药，作用机制同新斯的明。

【药品品种】

溴吡斯的明片

上海三维 Tab.【甲】【国基】：60mg×60片，48.88

元/瓶

【临床应用】用于重症肌无力，手术后功能性肠胀气及尿潴留等。

【用法用量】po，一般成人为60～120mg，q3～4h，用量按需调整。

【注意事项】心绞痛、支气管哮喘、机械性肠梗阻及尿路梗塞患者禁用；心律失常、房室传导阻滞、术后肺不张或肺炎及孕妇慎用。

【给药说明】本药漏服后不可服用双倍量。过量可造成"胆碱能危象"，可使用阿托品或东莨菪碱予以对抗。

加兰他敏 Galanthamine

为乙酰胆碱酯酶抑制药，可透过血脑屏障，对抗非去极化肌松药。

【药品品种】

加兰他敏注射液

旭东海普　Inj.[乙][省基]：5mg：1mL×10支，29.00元/盒

【临床应用】用于重症肌无力、脊髓灰质炎后遗症、由于神经系统的疾病或外伤所引起的感觉及运动障碍、多发性神经炎、脊神经炎，以及拮抗氯化筒箭毒碱及类似药物的非去极化肌松作用。

【用法用量】ih.、im. 重症肌无力：2.5～10mg，qd，2～6周为1个疗程。

【注意事项】癫痫、运动功能亢进、心绞痛、心动过缓及支气管哮喘等患者禁用；孕妇慎用。

【给药说明】漏服本药后，不可一次服用双倍量。

毛果芸香碱 Pilocarpine

为节后拟胆碱药，主要作用于毒蕈碱受体。

【药品品种】

硝酸毛果芸香碱注射液

天津金耀氨基酸　Inj. [甲] [国基]：2mg：1mL×10支，34.16元/盒

乐青

武汉五景　Ocus. [甲] [国基]：0.1g：10mL×1支，13.94元/盒

【临床应用】用于开角型青光眼和急、慢性闭角型青光眼以及继发性闭角型青光眼；白内障人工晶体植入手术中缩瞳；阿托品类药物的中毒对症治疗。可用本品滴眼剂滴眼缩瞳以抵消睫状肌麻痹剂或扩瞳药的作用。

【用法用量】注射液：皮下注射，1次2～10mg，术中稀释后注入前房或遵医嘱。

【注意事项】支气管哮喘、急性虹膜炎、虹膜睫状体炎等不应缩瞳的眼病患者禁用；阿托品、环喷托酯与本药同用时，可干扰本药的抗青光眼作用。

【给药说明】滴眼后要用手指压迫泪囊部1～2min；避免频繁用药。

第二节　抗胆碱药

阿托品 Atropine

为抗M胆碱受体药，具有松弛内脏平滑肌的作用。

【药品品种】

阿托品

河南润弘　Inj. [甲] [国基]：0.5mg：1mL×10支，6.67元/盒

杭州民生　Tab. [甲] [国基]：0.3mg×100片，9.20元/瓶

【临床应用】用于多种内脏绞痛、迷走神经过度兴奋所致的缓慢性心律失常、麻醉前抑制腺体分泌、作为解毒剂抢救有机磷中毒、抗休克等。

【用法用量】成人：po. 0.3～0.6mg，tid，每次不超

过1mg，每日不超过3mg；iv. 抢救感染中毒性休克，每次1～2mg。小儿：po. 0.01mg/kg，每4～6h 1次；iv. 抢救感染中毒性休克，1次0.03～0.05mg/kg，每15～30min 1次，2～3次后如情况不见好转可逐渐增加用量。

【注意事项】青光眼、前列腺增生、高热患者禁用；心脏病、反流性食管炎、食管与胃的运动减弱、下食管括约肌松弛、溃疡性结肠炎、腹泻、胃溃疡患者慎用；用药期间禁烟酒。

【给药说明】静脉注射给药宜缓慢。

东莨菪碱 Scopolamine

为M胆碱受体阻滞药，可解除平滑肌痉挛。

【药品品种】

海俄辛

遂成药业　Inj. [乙] [省基]：1mL×5支，10.29元/盒

【临床应用】用于麻醉前给药，震颤麻痹、晕动病、躁狂性精神病，胃肠胆肾平滑肌痉挛，胃酸分泌过多，感染性休克，有机磷农药中毒。

【用法用量】ih或im，1次0.3～0.5mg，极量1次0.5mg，1.5mg/d。

【注意事项】青光眼、前列腺肥大、重症肌无力患者禁用；对于晕动病，预防性用药效果好；与苯海拉明合用可增加疗效。

【给药说明】静脉注射时速度不宜过快。

山莨菪碱 Anisodamine

为M胆碱受体阻断药，作用机制同东莨菪碱。

【药品品种】

山莨菪碱

杭州民生　Inj. [甲] [国基]：10mg：1mL×10支，10.12元/盒

【临床应用】用于解除平滑肌痉挛，胃肠绞痛、胆管痉挛以及急性微循环障碍及有机磷中毒等。

【用法用量】常用量：im. 成人5～10mg，小儿0.1～0.2mg/kg，qd至bid。抗休克及有机磷中毒：iv. 成人10～40mg，小儿0.3～2mg/kg，必要时每隔10～30min重复给药，也可增加剂量。

【注意事项】颅内压增高、出血性疾病、青光眼、前列腺增生、尿潴留者禁用；严重心力衰竭、心律失常、严重肺功能不全者慎用。

【给药说明】不宜与地西泮在同一注射器中应用；口干时可口含酸梅或维生素C缓解；夏季用药时，因其闭汗作用，可使体温升高。

第三节　拟肾上腺素药

米多君 Midodrine

激活动脉和静脉脉管系统的肾上腺素α_1受体，使血管收缩。

【药品品种】

管通 Gutron

奥奈科明　Tab.[乙]【省基】：2.5mg×20片，61.20元/盒

【临床应用】用于治疗各种原因引起的低血压症、逆向性射精及压力性尿失禁的辅助治疗。

【用法用量】po. 2.5mg，bid至tid，必要时可逐渐增加至10mg，tid的维持剂量。

【注意事项】严重心脏病患者、高血压、急性肾脏疾病患者、肾功能不全者、前列腺增生伴残余尿者、机械性尿梗阻者、尿潴留者、甲状腺功能亢进症患者、青光眼患者禁用；禁与阿托品、可的松制剂以及洋地黄制剂同服。

【给药说明】用药期间如出现严重间歇性血压波动、卧位血压极度升高，应停药。

第四节　抗肾上腺素药

阿罗洛尔 Arotinolol

为肾上腺素受体阻断剂，对α及β受体阻滞作用比值约为1：8。

【药品品种】

阿尔马尔 Almarl

日本住友　Tab.[乙]：10mg×10片，39.00元/盒

【临床应用】用于轻、中度原发性高血压，心绞痛及心动过速性心律失常，原发性震颤。

【用法用量】po. 10~15mg，bid。

【注意事项】严重心动过缓、传导阻滞患者、充血性心力衰竭患者禁用；低血压患者慎用；可增强降糖药作用；可影响驾驶及操作机器。

【给药说明】手术前48h内不宜给药；停药时应逐渐减量。

酚苄明 Phenoxybenzamine

为强效的α肾上腺素受体阻断药，使周围血管扩张。

【药品品种】

酚苄明

广东彼迪　Tab.[乙]：10mg×24片，12.00元/盒

【临床应用】用于周围血管痉挛性疾病，嗜铬细胞瘤的治疗和术前准备，前列腺增生引起的尿潴留。

【用法用量】给药须按个体化原则调整剂量。开始时每日10mg，bid，隔日增加10mg，直至获得预期临床疗效，以20~40mg，bid维持。

【注意事项】用药期间需定时测血压；严重心血管疾病者、脑血管意外者、低血压患者、心绞痛、心肌梗死者禁用；如出现心悸或期前收缩现象应停药。

【给药说明】与食物或牛奶同服；用药后应稍事

休息。

卡维地洛 Carvedilol

为α、β非选择性受体阻滞剂，有扩张血管、抑制肾素分泌作用。

【药品品种】

络德

巨能制药　Tab.[乙][省基]：10mg×20片，20.00元/盒

【临床应用】用于轻中度原发性高血压、心绞痛；也可用于有症状的充血性心力衰竭。

【用法用量】po. 推荐开始剂量为5mg，bid，2日后可增加至10mg，bid，如应用2周后疗效仍不满意，可增至20mg，bid，但每日最大剂量不应超过40mg。

【注意事项】哮喘及伴有支气管痉挛的COPD患者禁用；甲亢患者慎用；本药可影响驾驶和操作机器能力；本药可增强胰岛素或口服降糖药物降低血糖的作用。

【给药说明】用药期间避免突然停药，宜在1～2周内逐渐停药；充血性心衰患者必须餐时服用，以减少体位性低血压的发生。

普萘洛尔 Propranolol

为非选择性β受体阻断药，降低心肌收缩力，减慢传导速度等。

【药品品种】

盐酸普萘洛尔片

江苏亚邦　Tab.[甲][国基]：10mg×100片，19.32元/瓶

【临床应用】用于高血压、心律失常、心绞痛、肥厚性心肌病、嗜铬细胞瘤、甲状腺功能亢进症、心肌梗死二级预防用药。

【用法用量】成人：po. 高血压：初始剂量10mg，

tid至qid，日最大剂量200mg；心绞痛、心肌梗死：开始10mg，tid至qid，每3日增加10～20mg；心律失常：10～30mg，tid至qid，餐前、睡前服用。

【注意事项】支气管哮喘、慢性阻塞性支气管疾病、心源性休克、Ⅱ度和Ⅲ度房室传导阻滞患者禁用；充血性心力衰竭、糖尿病患者、甲状腺功能低下者慎用。

【给药说明】冠心病、甲状腺功能亢进患者不可骤停本药。

美托洛尔 Metoprolol

为选择性β₁肾上腺素受体阻断药，可降低心率、心输出量及收缩期血压。

【药品品种】

倍他乐克缓释片

阿斯利康 Tab.【甲】【省基】：47.5mg×7片，17.70元/盒

酒石酸美托洛尔注射液

湖北天药 Inj.【甲】【国基】：5mg：5mL×2支，13.66元/盒

【临床应用】用于高血压、心绞痛及心律失常。

【用法用量】po. 高血压：100～200mg/d，分早、晚两次服；缓释片，47.5～95mg，qd。心绞痛：100mg/d，分早、晚两次服；缓释片，95～190mg，qd。iv. 室上性快速型心律失常：开始时以1～2mg/min速度静脉注射，用量可达5mg，根据需要可隔5min重复注射，直至生效，总量为10～15mg。

【注意事项】Ⅱ度和Ⅲ度房室传导阻滞、心源性休克、严重窦性心动过缓患者禁用；肝功能不全患者应调整剂量；环丙沙星、西咪替丁可增加本药浓度，导致低血压和心动过缓；与非甾体类抗炎药合用，可引起血压升高。

【给药说明】缓释片可以掰开服用，但不能咀嚼或

压碎；避免突然停药。

比索洛尔 Bisoprolol

为选择性β_1肾上腺素受体阻断药，可降低心律、收缩力及心肌耗氧量。

【药品品种】

康忻 Concor

默克雪兰诺 Tab.[乙][国基]：5mg×10片，34.01元/盒

健朗安

湖南健朗 Tab.[乙][国基]：5mg×12片，12.15元/盒

【临床应用】用于原发性高血压降压药、心绞痛及心肌梗死、心律失常。

【用法用量】po. 5mg，qd，早晨服，最大剂量每日20mg。

【注意事项】严重支气管哮喘、严重慢性肺梗阻、严重窦性心动过缓、Ⅱ度和Ⅲ度房室传导阻滞、心源性休克患者及孕妇禁用。

【给药说明】应在早晨用水整片送服，可与食物同服；停药时剂量应递减。

艾司洛尔 Esmolol

为极短效的β_1肾上腺素受体阻断药，对支气管β_2受体也有一定程度的阻滞。

【药品品种】

爱络

齐鲁制药 Inj.[乙]：0.1g∶10mL，37.20元/支

艾司洛尔注射液

灵康 Inj.[乙]：0.1g∶1mL×6支，30.41元/支

【临床应用】用于快速室上性心律失常，如心房颤动、心房扑动时控制心室率、窦性心动过速；亦用于围手术期出现的心动过速和（或）高血压。

【用法用量】iv. 控制心房颤动、心房扑动时心室

率：负荷量0.5mg/（kg·min），1min静脉注射完毕后继以0.05mg/（kg·min）静脉滴注维持，若效果不佳可重复给予负荷量并将维持量以0.05mg/（kg·min）的幅度递增，维持量最大可加至0.3mg/（kg·min）；围手术期高血压或心动过速：1mg/kg，在30s内静脉注射完毕，继以0.15mg/（kg·min）静脉滴注，最大维持量为0.3mg/（kg·min）。

【注意事项】Ⅱ度和Ⅲ度房室传导阻滞、窦性心动过缓、心源性休克、严重心力衰竭患者禁用。

【给药说明】不得用碳酸氢钠注射液配制；药液浓度一般不宜大于10mg/mL，且应尽量通过大静脉给药；突然撤药可引起心绞痛和（或）高血压加重。

拉贝洛尔 Labetalol

为选择性α_1和非选择性β肾上腺素受体拮抗剂，有降压及减慢心率等作用。

【药品品种】

盐酸拉贝洛尔片

江苏迪赛诺　Tab.[乙]：50mg×30片，13.73元/盒

【临床应用】用于各种类型高血压、心绞痛、外科手术前控制血压、嗜铬细胞的降压治疗。

【用法用量】po. 100mg，bid至tid，2～3日后根据需要加量。

【注意事项】支气管哮喘患者、病态窦房结综合征、心传导阻滞（Ⅱ至Ⅲ度房室传导阻滞）未安装起搏器的患者、重度或急性心力衰竭、心源性休克患者禁用；充血性心力衰竭、糖尿病、肺气肿或非过敏性支气管炎、肝功能不全、甲状腺功能低下、雷诺综合征或其他周围血管疾病肾功能减退者慎用。

【给药说明】饭后服药为宜。

（陈杰　吴海燕）

第5章
主要作用于循环系统的药物

第一节 钙拮抗药

维拉帕米 Verapamil

为钙离子拮抗剂，扩张外周血管、抑制平滑肌收缩等。

【药品品种】

异博定 Isoptin

广东华南　Tab.[甲][国基]：40 mg×30片，3.38元/盒

Inj.：2 mL：5 mg×5支，4.69元/盒

【临床应用】用于治疗心绞痛、心律失常和原发性高血压。

【用法用量】心绞痛：po. 80～120 mg，tid；心律失常：慢性心房颤动服用洋地黄治疗的患者，每日总量为po. 240～320 mg，tid至qid；预防阵发性室上性心动过速（未服用洋地黄的患者）成人的每日总量为po. 240～480 mg，tid至qid；原发性高血压：po. 一般起始剂量为80 mg，tid，使用剂量可达到360～480 mg/d。年龄1～5岁：每日量为po. 4～8 mg/kg，tid；或po. 40～80 mg，q8h；＞5岁，po. 80 mg，q6～8h。

【注意事项】严重左心室功能不全、低血压[收缩压＜90 mmHg（约12kPa）]或心源性休克、病窦综合征、Ⅱ或Ⅲ度房室传导阻滞、心房扑动或心房颤动患者合并房室旁路通道和对盐酸维拉帕米过敏的患者禁用；本品可增加地高辛、卡马西平、环孢素、阿霉素和茶碱的血药浓度。

【给药说明】本药口服适于治疗心绞痛；静脉注射速度不宜过快，否则可引起心脏停搏。

硝苯地平 Nifedipine

为二氢吡啶类钙拮抗剂，扩张外周血管、抑制平滑肌收缩。

【药品品种】

心痛定片

华南药业　Tab.[甲][国基]：10 mg×100片，3.22元/瓶

拜新同Adalat®

德国拜耳　Tab.[甲]：30 mg×7片，35.74元/盒

【临床应用】用于治疗高血压和心绞痛。

【用法用量】po. 初始剂量10 mg，tid，维持剂量为10～20 mg，tid；如果病情紧急，可嚼碎或舌下含服10 mg/次；控释片：30 mg，qd。

【注意事项】心源性休克、有KOCK小囊的患者、怀孕20周以内和哺乳期妇女禁用；低血压患者慎用；肝、肾功能不全，正在服用β受体阻滞剂者应慎用，宜从小剂量开始；禁止与利福平合用；与大环内酯类抗生素、吡咯类抗真菌药、西咪替丁等合用时，应监测血压。

【给药说明】长期给药不宜骤停；控释片应用少量液体整片吞服，并避光保存。

尼卡地平 Nicardipine

为钙离子拮抗剂，通过抑制钙离子内流而发挥血管扩张作用。

【药品品种】

佩尔Perdipine

安斯泰来　Inj.[乙]：10 mL：10 mg×10支，739.18元/盒

【临床应用】用于高血压急症；亦用于手术时异常

高血压的紧急处理。

【用法用量】用0.9%氯化钠注射液或5%葡萄糖注射液稀释，配成浓度为0.01%～0.02%后使用。高血压急症：iv gtt. 0.5～6 μg/（kg·min），根据血压调节滴速；手术时异常高血压的紧急处理：iv gtt. 2～10 μg/（kg·min），根据血压调节滴速，必要时iv. 10～30 μg/kg。

【注意事项】脑出血急性期、脑卒中急性期颅内压增高、重度主动脉瓣或二尖瓣狭窄狭窄、梗阻性肥厚型心肌病、低血压、心源性休克、重度急性心肌梗死且状态尚不稳定的急性心功能不全的患者禁用；青光眼、肝、肾功能受损，主动脉瓣狭窄，急性脑梗死，充血性心力衰竭或心脏储备功能低下的患者慎用；与西咪替丁合用时可能发生血压下降、心动过速等，必要时减少本品用量；与环孢素、他克莫司等免疫抑制剂合用时，必要时减少免疫抑制剂及本品的用量。

【给药说明】不能与呋塞米、氨茶碱、利多卡因、肝素钠、尿激酶、拉氧头孢和碳酸氢钠等混合使用。

尼群地平 Nitrendipine

为二氢吡啶类钙拮抗剂，扩张外周血管、抑制平滑肌收缩等。

【药品品种】

尼群地平

华南药业　Tab.[甲][国基]：10 mg × 100片，6.90元/瓶

【临床应用】用于治疗高血压。

【用法用量】po. 开始10 mg，qd，以后可根据情况调整为20 mg，bid。

【注意事项】本药降压后可能出现反射性心动过速；严重主动脉瓣狭窄的患者禁用；肝、肾功能不全的患者慎用；与β受体阻滞剂合用可能诱发和加重个别患者的体循环低血压、心力衰竭和心绞痛；西咪替丁可使本药血药浓度升高，注意药物剂量的调整。

非洛地平 Felodipine

为二氢吡啶类钙拮抗剂，扩张外周血管、抑制平滑肌收缩等。

【药品品种】

波依定 Plendil

阿斯利康　Tab.[乙][省基]：5 mg×10片，36.89元/盒

【临床应用】用于治疗高血压和缺血性心脏病。

【用法用量】po. 起始剂量为5 mg，qd，维持剂量为5 mg或10 mg，qd。

【注意事项】失代偿性心衰、急性心肌梗死、不稳定型心绞痛患者和妊娠妇女、哺乳期妇女禁用；本品含有乳糖，乳糖酶缺乏症、葡萄糖-半乳糖吸收不良的患者禁用；主动脉瓣狭窄、肝脏损伤、严重肾功能损害和急性心肌梗死后心衰患者慎用；避免与抑制或诱导CYP3A4的药物合用。

【给药说明】本品应空腹或食用少量清淡饮食后口服，且整片吞服。

氨氯地平 AmLodipine

为二氢吡啶类钙拮抗剂，扩张外周血管、抑制平滑肌收缩等。

【药品品种】

络活喜Norvasc

辉瑞制药　Tab.[甲][国基][省基]：5 mg×7片，37.10元/盒

欣络平

昆明赛诺　Tab.[甲][省基]：5 mg×28片，35.47元/盒

【临床应用】用于治疗高血压和冠心病。

【用法用量】po. 5～10 mg，qd。

【注意事项】对二氢吡啶类钙拮抗药过敏的患者、严重低血压、严重主动脉瓣狭窄患者和哺乳期妇女禁用。

左氨氯地平 LevamLodipine

为钙离子拮抗剂，舒张血管平滑肌。

【药品品种】

施慧达

施慧达药业　Tab.[乙][省基]：2.5 mg×14片，45.60元/盒

【临床应用】用于治疗高血压、慢性稳定型心绞痛或血管痉挛性心绞痛。

【用法用量】po. 2.5～5 mg，qd。

【注意事项】严重低血压、对二氢吡啶类钙拮抗药过敏的患者、哺乳期妇女禁用；肝功能损伤时需慎用；本要与受体阻断剂合用可能导致严重低血压或心动过缓。

【给药说明】外科手术前无须停药。

拉西地平 Lacidipine

为特异性高效钙离子拮抗剂，舒张血管平滑肌。

【药品品种】

乐息平Lacipil

葛兰素　Tab.[乙]：4 mg×7片，28.52元/盒

【临床应用】用于治疗高血压。

【用法用量】po. 起始剂量为2 mg，qd，调整剂量为4～6 mg，qd。

【注意事项】严重主动脉瓣狭窄患者禁用；窦房结和房室结活性异常、先天性或已确认的获得性QT延长、心脏储备力差、不稳定型心绞痛的患者，孕妇及哺乳期妇女、肝功能损伤患者慎用。

【给药说明】用量调整间隔不应少于3～4周；最好早晨服用。

贝尼地平 Benidipine

为钙离子拮抗剂，扩张冠状动脉和外周血管。

【药品品种】

可力洛 Coniel

日本协和　Tab.[乙]：8 mg×7片，72.00元/盒

【临床应用】用于治疗原发性高血压和心绞痛。

【用法用量】原发性高血压：早饭后po. 2～8 mg，qd；心绞痛：饭后po. 4 mg，q12h。

【注意事项】心源性休克患者禁用；血压过低、严重肝功能损伤和高龄患者慎用；与地高辛合用可能引起洋地黄中毒，与西咪替丁、伊曲康唑和葡萄柚汁合用可能使血压过度降低。有时会出现降压作用引起的眩晕等。

【给药说明】不宜骤然停药；分割使用时，分割后应避光保存并尽快服用。

地尔硫䓬 Diltiazem

为苯硫䓬类钙拮抗剂，具有扩张冠脉和末梢血管、改善心肌肥大等作用。

【药品品种】

地尔硫䓬

深圳海王　Tab.[乙][国基]：30 mg×36片，12.42元/盒

合贝爽 Herbesser

天津田边　Caps.[乙]：90 mg×10粒，21.00元/盒

　　　　　Inj.[乙]：10 mg×10支，46.24元/支

【临床应用】用于治疗冠状动脉痉挛引起的心绞痛和劳力型心绞痛、轻中度高血压和肥源性心肌病；也用于室上性心律失常。

【用法用量】po. 起始剂量30 mg，qid，每1～2日增加1次剂量，直至达到最佳疗效，平均剂量范围为90～360 mg/d；缓释胶囊：90 mg，qd至bid，每日剂量不超过360 mg。iv. 室上性心动过速：10 mg用5 mL以上生理盐水或5%葡萄糖注射液溶解约3min缓慢静脉注射。iv gtt. 高血压急症：成人5～15 μg/（kg·min），当

血压降至目标值后，边监测血压边调节点滴速度。

【注意事项】病态窦房结综合征未安装起搏器者、Ⅱ度或Ⅲ度房室传导阻滞未安装起搏器者、收缩压低于12kPa者、心率低于50次/min者、急性心肌梗死或肺充血者、严重充血性心力衰竭者、严重心肌病患者、室性心动过速患者、新生儿、孕妇或计划妊娠者禁用；长期给药应定期监测肝肾功能，肝肾功能受损者慎用。

【给药说明】餐前及睡前服药；服缓释胶囊时不能嚼碎；与其他药剂混合时，若pH超过8，盐酸地尔硫草可能析出。

氨氯地平 / 阿托伐他汀 Amlodipine Besylate and Atorvastatin

氨氯地平是二氢吡啶类钙离子拮抗剂，阿托伐他汀是3-羟基-3-甲基戊二酰辅酶A还原酶（HMG-CoA）抑制剂。

【药品品种】

多达一

辉瑞制药　Tab.[乙]：（5 mg+10 mg）×7片，64.84元/瓶

【临床应用】用于高血压或心绞痛患者合并高脂血症或混合型高脂血症的治疗。

【用法用量】本品的使用与它的两组组分的单独使用作用相当，可以相互替换。可给予患者等同于本品剂量的药物，或为增加抗心绞痛、降血压或降脂作用，也可以在使用本品的基础上加用氨氯地平或阿托伐他汀或两者同时加量。

【注意事项】伴有活动性肝脏疾病或血清转氨酶持续升高的患者应禁用。

其他常用同类药物

乐卡地平 Lercanidipine

为二氢吡啶类钙通道拮抗剂，扩张外周血管。

【药品品种】

再宁平 Zanidip

米兰利康　Tab.[乙]：10 mg×7片，37.13元/瓶

【临床应用】用于治疗高血压。

【用法用量】po. 10 mg，qd。可增至每次20mg。

【注意事项】左室流出道梗阻、未经治疗的充血性心力衰竭、不稳定型心绞痛、有严重肾脏或肝脏疾病、1个月内有心肌梗死形成者、妊娠和哺乳期妇女、18岁以下患者禁用。

【给药说明】餐前15min口服。

第二节　治疗慢性心功能不全的药物

地高辛 Digoxin

为心肌细胞膜Na^+-K^+-ATP酶抑制剂，发挥正性肌力和负性频率作用。

【药品品种】

地高辛

北京双鹤　Sol.：30 mL（0.01%）：1.5 mg，37.03元/瓶

杭州赛诺菲　Tab.[甲][国基]：0.25 mg×100片，27.60元/盒

【临床应用】用于高血压病、瓣膜性心脏病、先天性心脏病等急性和慢性心功能不全等；酏剂用于婴儿及小儿的充血性心力衰竭及某些室上性心律失常。

【用法用量】成人：po. 每次0.125～0.5 mg，qd，

7日可达稳态血药浓度；若达快速负荷量，0.125 mg，q6～8h，总剂量0.75～1.25 mg；维持量0.125～0.5 mg，qd。酊剂：对肾功能正常的患儿按体重给予洋地黄总量：po. ＜2岁，0.06～0.08 mg/kg；＞2岁，0.04～0.06 mg/kg（相当于酊剂0.8～1.2mL/kg）；分3～6次完成饱和。以后用上述量的1/4为每日维持量。早产儿和新生儿宜用1/3或1/2量。

【注意事项】室性心动过速、心室颤动、梗阻性肥厚型心肌病患者禁用；低钾血症、高钙血症、甲状腺功能低下、心肌梗死和肾功能损伤、哺乳期妇女慎用。

【给药说明】用量须个体化，用药期间注意监测血药浓度等。

去乙酰毛花苷 Deslanoside

为心肌细胞膜Na^+-K^+-ATP酶抑制剂，增强心肌收缩力。

【药品品种】

西地兰

成都倍特　Inj.[甲][国基]：2 mL：0.4 mg×5支，63.25元/盒

【临床应用】用于充血性心力衰竭，伴快速心室率心房颤动、心房扑动治疗。

【用法用量】成人：iv. 首剂0.4～0.6 mg，以后每2～4h可再给0.2～0.4 mg，全效量1～1.6 mg。小儿：iv. 早产儿和足月新生儿或肾功能减退、心肌炎患儿，按体重0.022 mg/kg；2周至3岁，按体重0.025 mg/kg，分2～3次间隔3～4h给予。

【注意事项】任何强心苷制剂中毒、室性心动过速、心室颤动，梗阻性肥厚型心肌病、预激综合征伴心房颤动或扑动患者、Ⅱ-Ⅲ度房室传导阻滞者禁用；低钾血症、高钙血症、甲状腺功能亢进症、缺血性心脏病、肾功能损伤慎用；维拉帕米、地尔硫草、胺碘酮可提高本品血药浓度。

【给药说明】用5%葡萄糖注射液稀释后缓慢静脉注射。

米力农 Milrinone

为磷酸二酯酶抑制剂，兼有正性肌力和血管扩张作用。

【药品品种】

鲁南力康

鲁南制药　Inj.[乙]：5 mg：5 mL×2支，209.21元/盒

【临床应用】用于各种原因引起的急、慢性顽固性充血性心力衰竭。

【用法用量】iv. 负荷量25～75 μg/kg，5～10min缓慢静脉注射，以后0.25～1.0 μg/（kg·min）维持；每日最大剂量不超过1.13mg/kg。

【注意事项】不宜用于严重瓣膜狭窄病变及梗阻性肥厚型心肌病患者；低血压、心动过速、心肌梗死、急性缺血性心脏病及肝、肾功能损害患者慎用；合用强利尿剂时，可使左室充盈压过度下降，且引起水、电解质失衡。

【给药说明】不得与呋塞米混合注射（产生沉淀），也不可与布美他尼配伍；可用0.45%氯化钠注射液或5%葡萄糖注射液稀释。

左西孟旦 Levosimendan

为钙离子增敏剂，增加心肌收缩力，扩张血管降低心脏负荷。

【药品品种】

左西孟旦注射液

齐鲁制药　Inj.：12.5mg×2支，2 029.00元/盒

【临床应用】用于传统治疗疗效不佳且需增加心收缩力的急性代偿性心力衰竭的短期治疗。

【用法用量】iv gtt. 初始负荷剂量为6～12μg/kg，时

间应大于10min，之后持续滴注0.1μg/（kg·min）。对处于急性失代偿期的严重慢性心衰患者，给药时长通常为24h。

【注意事项】对本品过敏者、有显著影响心室充盈和射血功能的机械性梗塞性疾病者、严重低血压和心动过速患者禁用。

【给药说明】本品仅用于住院患者；给药前需稀释，建议以5%葡萄糖液稀释；仅用于静脉滴注；有引起低血压的风险。

第三节　抗心律失常药

普罗帕酮 Propafenone

为具有膜稳定性及钠通道阻断作用的Ⅰc类抗心律失常药物，还具有Ⅱ类抗心律失常药物的β阻断作用。

【药品品种】

心律平

明兴制药　Inj.[甲][国基]：35 mg：10 mL×5支，5.23元/盒

辰欣药业　Tab.[甲][国基]：50 mg×50片，1.90元/盒

悦复隆Rytmonorem

德国雅培　Tab.[甲]：150 mg×10片，23.20元/盒

【临床应用】用于治疗各种期前收缩。

【用法用量】po. 成人：300～900 mg，分4～6次服用；维持量300～600 mg/d，分2～4次服用。iv.、iv gtt. 1～1.5 mg/kg或70 mg加入5%葡萄糖注射液缓慢静脉注射或静脉滴注，必要时10～20min重复1次，总量不超过210 mg。

【注意事项】孕妇慎用；本药血药浓度与剂量不成比例，故在增量时需小心。

【给药说明】宜在餐后与饮料或与食物同时整片吞

服，宜从小剂量开始，逐渐加量。

胺碘酮 Amiodarone

为Ⅲ类抗心律失常药，同时轻度非竞争性阻滞α和β肾上腺素受体。

【药品品种】

可达龙 Cordarone

杭州赛诺菲　Inj.[甲]：150 mg∶3 mL×6支，179.08元/盒

　　　　　　Tab.[甲][国基]：200 mg×10片，27.90元/盒

【临床应用】用于室性、室上性心动过速和早搏、阵发性心房扑动和颤动等。

【用法用量】po. 室上性心律失常：每日0.4～0.6g，分2～3次服用，维持剂量每日0.2～0.4g；严重室性心律失常：每日0.6～1.2g，分3次服用，维持剂量每日0.2～0.6g。iv. 3～5mg/kg，用注射用水稀释，于10min内缓慢注入，6h后以0.5～1mg/min的速度静脉滴注，每日总量不超过20mg/kg或1 200mg为宜，静脉滴注最好不超过3～4日。

【注意事项】无起搏器治疗的窦性心动过缓和窦房传导阻滞、窦房结疾病和高度房室传导阻滞，甲状腺功能亢进，妊娠和哺乳期妇女禁用；与红霉素、莫西沙星、吩噻嗪类精神抑制药、排钾利尿药等合用时，可能增加室性心律失常的危险性。

【给药说明】片剂进餐时服药；注射剂只能用等渗葡萄糖溶液配制；采用外周血管静脉滴注超过1小时的，可达龙注射液浓度不应超过2mg/mL，除非使用中央静脉导管。出现静脉炎时，每次静脉注射完后在原位注射少量氯化钠注射液可减轻刺激，或采用中心静脉给药。

其他常用同类药物

莫雷西嗪 Moracizine

为Ⅰ类抗心律失常药，可抑制Na^+内流，具有膜稳定作用等。

【临床应用】用于室性心律失常，包括室性早搏及室性心动过速。

【用法用量】po. 150～300 mg，q8h，每日极量为900 mg；也可以先给予300 mg，然后200 mg，bid至tid，至心律失常满意控制后改为300～600 mg，tid，持续21日为1个疗程。

【注意事项】禁与可延长QT间期的药物合用，如莫西沙星、西沙必利等；与西咪替丁合用应减量。

【给药说明】剂量应个体化；使用本药前，其他抗心律失常药应停用1～2个半衰期。

第四节　防治心绞痛药

硝酸甘油 Nitroglycerin

为血管平滑肌松弛剂，释放NO，引起血管扩张。

【药品品种】

硝酸甘油

河南润弘　Inj.[甲][国基]：5 mg：1 mL×10支，7.89元/盒

山东平原　Tab.[甲][国基][省基]：0.5 mg×100片，5.75元/瓶

【临床应用】用于冠心病心绞痛的治疗及预防；也可用于降低血压或治疗充血性心力衰竭。

【用法用量】舌下含服，每次0.25～0.5 mg，按需5min后再用，1日不超过1.5 mg。iv gtt. 开始剂量为

5 μg/min，根据需要5～20 μg/min递增，一旦有效则逐渐减量。

【注意事项】心肌梗死早期、严重贫血、青光眼、颅内压增高以及使用西地那非的患者禁用；血容量不足或收缩压低的患者慎用；如果出现视力模糊或口干，应停药。剂量过大可引起剧烈头痛。易出现药物耐受性。

【给药说明】静脉使用本品时须采用避光措施；舌下含服用于缓解心绞痛急性发作时，如15min内超过3片尚未能缓解，应立即就医；用药期间从卧位或坐位突然站起时需谨慎，以免发生体位性低血压。

硝酸异山梨酯 Isosorbide dinitrate

为血管平滑肌松弛剂，释放NO，继而引起外周动脉和静脉扩张。

【药品品种】

消心痛

世贸天阶　Tab.[甲][国基]：5 mg×100片，2.60元/瓶

异舒吉Isoket

许瓦兹　Inj.[乙]：10 mg：10 mL×10支，168.97元/盒

　　　　　　Spray.[乙]：375 mg：15 mL，108.94元/瓶

【临床应用】用于治疗心绞痛、预防心绞痛发作、急性心肌梗死及急性左心衰竭。

【用法用量】舌下给药，每次5 mg；po. 5～10 mg，bid至tid，1日总量10～30 mg；iv gtt. 初始剂量为1～2 mg/h，最大剂量不超过8～10 mg/h。喷雾给药，心绞痛发作时，喷1～3喷，隔30s喷药1次。

【注意事项】长期服用可产生耐受性，停药1周左右疗效可恢复；酒精可加重本药的不良反应。

【给药说明】用药期间宜保持卧位，站起时应缓慢，以防体位性低血压；喷雾剂只能喷入口腔中而不能吸入；大量或长期使用后需停药时，应逐渐递减用量。

单硝酸异山梨酯 Isosorbide Mononitrate

为血管平滑肌松弛剂，释放NO，松弛血管平滑肌。

【药品品种】

鲁南欣康

鲁南贝特　Tab.[甲]：20 mg×48片，34.40元/盒

【临床应用】用于冠心病的长期治疗、心绞痛的预防、心肌梗死后持续心绞痛的治疗、与洋地黄和（或）利尿剂合用治疗慢性充血性心力衰竭。

【用法用量】po. 10～20 mg，bid至tid；严重病例，40 mg，bid至tid。

【注意事项】本药起效慢，不宜用于心绞痛急性发作；长期服用可产生耐受性，停药1周左右疗效可恢复。

【给药说明】餐后服用；为延缓耐药现象的产生，宜用最小量或适当减少用药次数。

曲美他嗪 Trimetazidine

通过保护细胞在缺氧和缺血情况下的能量代谢等，维持细胞内环境的稳定。

【药品品种】

万爽力Vasorel

施维雅　Tab.[乙]【省基】：20 mg×30片，51.51元/盒

幸孚

湖北四环　Tab.[乙]【省基】：20 mg×30片，9.32元/盒

【临床应用】用于心绞痛发作的预防治疗和眩晕、耳鸣的辅助性对症治疗。

【用法用量】po. 20 mg，tid。

【注意事项】本品不是心绞痛发作时的对症治疗用药，也不适用于对不稳定心绞痛或心肌梗死的初始治疗。

【给药说明】餐时服用。

丹参多酚酸盐

活血、化瘀、通脉。抑制ADP诱导的血小板聚集和动、静脉旁路血栓形成。

【药品品种】

丹参多酚酸盐

上海绿谷 Inj.[乙][省基]：100 mg×2瓶，212.14元/盒

【临床应用】用于Ⅰ、Ⅱ级稳定型心绞痛。

【用法用量】iv gtt. 200 mg，qd，用5%葡萄糖注射液或0.9%氯化钠注射液250～500 mL溶解后使用，疗程2周。

【注意事项】有出血倾向、孕妇和哺乳期妇女慎用。

银杏叶提取物 Extract of Ginkgo Biloba Leaves

清除自由基，调整循环系统，改善血液动力学等。

【药品品种】

金纳多Ginaton

台湾济生 Inj.[甲][省基]：17.5 mg：5 mL×10支，286.58元/盒

德国威玛 Tab.[乙][省基]：40 mg×20片，43.19元/盒

【临床应用】用于脑部、周围血流循环障碍。

【用法用量】po. 40～80 mg，bid至tid。iv gtt. 2～4支，qd至bid。

【注意事项】妊娠期妇女、对银杏及银杏叶提取物过敏者禁用。

【给药说明】注射剂应避免与小牛血提取物制剂混合使用；长期静脉注射时，应改变注射部位以减少静脉炎的发生。

参麦

益气固脱，养阴生津，生脉。

【药品品种】

参麦注射液

雅安三九　Inj.[甲][国基]：50 mL，20.68元/瓶

【临床应用】用于治疗气阴两虚型之休克、冠心病、病毒性心肌炎、慢性肺心病、粒细胞减少症。

【用法用量】im. 2~4 mL，qd。iv gtt. 1次20~100 mL，用5%葡萄糖注射液250~500 mL稀释后使用。

【给药说明】伴有糖尿病等特殊情况时，可改用0.9%氯化钠注射液稀释后使用；不与其他药物在同一容器内混合使用。

汉防己甲素 Tetrandrine

通过降低过氧化物释放和吞噬细胞的活性而起到镇痛作用；通过抑制肿瘤耐药细胞表面的P–糖蛋白的过度表达功能，增强肿瘤细胞对化疗药物的敏感性。

【药品品种】

汉防己甲素

金华康恩贝　Tab.：20 mg×36 片，191.00元/盒

海南制药　Inj.：2 mL：30 mg，42.04 元/支

【临床应用】用于风湿痛、关节痛、神经痛；与小剂量放合并用于肺癌；亦用于单纯硅肺Ⅰ、Ⅱ、Ⅲ期及各期煤硅肺。

【用法用量】po. 抗风湿及镇痛：20~40 mg，tid；抗肺癌：40~60 mg，tid；抗硅肺：每次 60~100 mg，tid，服用6日停药1日，疗程3个月。注射液：抗风湿及镇痛：im. 30 mg，qd；抗硅肺：iv.、iv gtt. 200~300 mg/d，用5%葡萄糖或氯化钠注射液稀释后，缓慢注射或滴注。用药6日，停药1日，疗程3个月。

【注意事项】肝、肾等器质性病变者禁用；服药期

间每3个月复查肝功能、心电图等。

其他常用同类药物

注射用丹参

具有钙通道阻滞作用，可扩张脑及冠状动脉等。

【临床应用】用于心绞痛、急性心肌梗死、脑血栓形成及其后遗症等。

【用法用量】iv gtt. 400 mg，qd，临用前先以适量注射用水充分溶解，再用0.9%氯化钠注射液或5%葡萄糖注射液500 mL稀释。

【注意事项】心脏传导阻滞者和孕妇忌用；不宜与维生素C配伍。

丹参酮ⅡA磺酸钠

具有钙通道阻滞作用，可扩张脑及冠状动脉等。

【临床应用】用于冠心病（心绞痛、心肌梗死）；亦用于室性早搏。

【用法用量】im. 40 ~ 80 mg，qd。iv. 40 ~ 80 mg，qd，用25%葡萄糖注射液20 mL稀释。iv gtt. 40 ~ 80 mg，qd，用5%葡萄糖注射液250 ~ 500 mL稀释。

【注意事项】有出血倾向、孕妇、哺乳期妇女慎用。

尼可地尔 Nicorandil

为钾通道激活剂，能舒张动脉血管。

【临床应用】用于冠心病、心绞痛的治疗。

【用法用量】po. 5 ~ 10 mg，tid。

【注意事项】青光眼、严重肝肾疾病患者禁用。

银杏达莫

含银杏总黄酮和双嘧达莫，可扩张冠脉血管、抑制血小板聚集等。

【临床应用】用于预防和治疗冠心病、血栓栓塞性疾病。

【用法用量】iv gtt. 10～25 mL，bid。

【注意事项】有出血倾向者慎用；与肝素、双香豆素等抗凝药合用，易引起出血倾向。

葛根素 Puerarin

为血管扩张药。

【临床应用】用于辅助治疗冠心病、心绞痛、心肌梗死、视网膜动静脉阻塞、突发性耳聋等。

【用法用量】iv gtt. 0.4～0.6 g，qd，15日为1个疗程。

【注意事项】有出血倾向者慎用；不宜与碱性注射剂配伍使用。

环磷腺苷葡胺

为非洋地黄类强心剂，具有正性肌力作用。

【临床应用】用于心力衰竭、心肌炎、病窦综合征、冠心病及心肌病，亦用于心律失常的辅助治疗。

【用法用量】iv gtt. 60～180 mg，qd。

【给药说明】如遇心悸、心慌，应停止用药；滴速不宜太快，用量150 mg以上应在90min以上滴完。

二丁酰环磷酸苷钙

为蛋白激酶激活剂，可改善心肌缺氧、扩张冠脉等。

【临床应用】用于心绞痛、急性心肌梗死的辅助治疗；亦用于心肌炎、心源性休克，手术后网膜下出血和银屑病；并可辅助其他抗癌药治疗白血病。

【用法用量】im. 20 mg，bid至tid，用0.9%氯化钠注射液溶解。iv gtt. 40 mg，qd，5%葡萄糖注射液溶解。

【注意事项】用量大时可有嗜睡、恶心、呕吐、皮疹等。

红花黄色素

改善心电图及血流动力学等。

【临床应用】活血化瘀，通脉止痛，用于心血瘀阻引起的Ⅰ、Ⅱ、Ⅲ级的稳定型劳累性心绞痛。

【用法用量】iv gtt. 150 mg加入0.9%氯化钠注射液250 mL中，qd，14日为1个疗程。

大株红景天

改善血流动力学等。

【临床应用】活血化瘀，用于治疗冠心病稳定型劳累性心绞痛。

【用法用量】po. 4粒，tid。iv gtt. 10 mL，加入250 mL 0.9%氯化钠注射液或5%葡萄糖注射液中，qd，10日为1个疗程。

第五节 周围血管扩张药

罂粟碱 Papaverine

为磷酸二酯酶抑制剂，松弛平滑肌。

【药品品种】

罂粟碱

东北制药 Inj. [乙] [省基]：30 mg：1 mL×10支，12.62元/盒

【临床应用】用于治疗脑、心及外周血管痉挛所致的缺血，亦可用于肾、胆或胃肠道等内脏痉挛。

【用法用量】成人：im. 1次30 mg，90～120 mg/d；iv. 1次30～120 mg，每3h 1次。

【注意事项】完全性房室传导阻滞、帕金森病及颅内高压禁用；出现肝功能不全时应即行停药。

【给药说明】静脉推注时应缓慢注射，不少于

1～2min；与溴、碘和碘化物等有配伍禁忌；长期应用有成瘾性。

长春西汀 Vinpocetine

能改善大脑代谢、血流量以及血液流变学性质。

【药品品种】

润坦

河南润弘　Inj.[乙][省基]：10 mg : 2 mL × 6支，267.78元/盒

长春西汀

匈牙利吉瑞大　Inj.[乙]：10 mg : 2 mL × 10支，634.21元/盒

【临床应用】用于改善脑梗死后遗症、脑出血后遗症、脑动脉硬化症等诱发的症状。

【用法用量】iv gtt. 20～30 mg加入500 mL 0.9%氯化钠注射液或5%葡萄糖注射液内，缓慢滴注。

【注意事项】颅内出血急性期、颅内出血后尚未完全止血者禁用；严重缺血性心脏病、严重心律失常者禁用。

【给药说明】不可静推或肌内注射；配制好的输液须在3h内使用；输液中长春西汀的给药浓度不得超过0.06 mg/mL，否则有溶血的可能；不能与肝素合用。

倍他司汀 Betahistine

为组胺类药物，具有扩张毛细血管的作用，能增加脑血流量及内耳血流量。

【药品品种】

敏使朗Merislon

卫材药业　Tab.[乙]：6 mg × 100片，43.67元/盒

【临床应用】用于下列疾病伴发的眩晕、头晕感：梅尼埃病、梅尼埃综合征、眩晕症。

【用法用量】po. 6～12 mg，tid。

【注意事项】消化性溃疡、支气管哮喘、孕妇慎

用。

【给药说明】宜餐后服用。

地芬尼多 Difenidol

增加椎基底动脉血流量，调节前庭系统，抑制呕吐中枢，可抗晕眩及镇痛。

【药品品种】

地芬尼多

千金湘江　Tab.[甲][国基]：25 mg×30片，6.67元/盒

【临床应用】用于多种原因或疾病引起的眩晕、恶心、呕吐，如乘车、船、飞机时的晕动病。

【用法用量】po. 1～2片，tid。

【注意事项】青光眼、胃肠道或泌尿道梗阻性疾病以及心动过速患者慎用。

【给药说明】预防晕动病应在出发前30min服药。

前列地尔 Alprostadil

通过改善红细胞的变形性、抑制血小板聚集等提高血液流动性，改善微循环。

【药品品种】

前列地尔注射液

海南碧凯　Inj.[乙]：10 μg：2 mL，77.57元/支

保达新 Prostavasin

许瓦兹　Inj.[乙]：20 μg，97.78元/支

【临床应用】用于治疗第Ⅲ、第Ⅳ期慢性阻塞性动脉疾病等。

【用法用量】iv. 5～10 μg加入10 mL 0.9%氯化钠注射液（或5%葡萄糖注射液）缓慢静脉注射，qd；iv gtt. 10～20 μg，qd。

【注意事项】严重心衰患者禁用；疗程不得超过4周。

【给药说明】溶液必须在输注前新鲜配制，2h内使用，24h用完；不能与注射液以外的药物混合使用。

重组人脑利钠肽

特异性结合利钠肽受体，升高细胞内cGMP浓度，降低心脏前后负荷等。

【药品品种】

新活素

成都诺迪康　Inj.: 0.5 mg，1 170.53元/支

【临床应用】用于患有休息或轻微活动时呼吸困难的急性失代偿心力衰竭患者的静脉治疗。按NYHA分级大于Ⅱ级。

【用法用量】iv gtt. 首先以1.5 µg/kg静脉冲击后，以0.007 5 µg/（kg·min），连续静脉滴注。

【注意事项】给药期间密切监视血压变化；避免在被怀疑有或已知有低心脏充盈压的患者中使用；禁止与肝素、胰岛素、速尿等在同一条静脉导管中同时输注。

【给药说明】溶解后的药液必须在24h内使用。

第六节　降血压药

乌拉地尔 Urapidil

阻断外周突触后α_1受体，抑制儿茶酚胺的缩血管作用；兴奋中枢5-羟色胺-1A受体，降低延髓心血管中枢的交感反馈。

【药品品种】

亚宁定 Ebrantil

德百克顿　Inj.[乙][省基]: 25 mg : 5 mL×5支，297.66元/盒

【临床应用】用于高血压危象、重度和极重度高血压以及难治性高血压；亦用于控制围手术期高血压。

【用法用量】iv. 一般剂量10～50 mg，降压效果通常在5min内显示；iv gtt. 250 mg溶于注射液500 mL中，

开始滴速为2 mg/min，维持剂量滴速平均为9 mg/h。

【注意事项】酒精可增强本药的降压作用。

【给药说明】勿与碱性液体混合。

地巴唑 Bendazol

直接松弛血管平滑肌使血压下降，对胃肠平滑肌有解痉作用。

【药品品种】

地巴唑

世贸天阶　Tab.[乙] [省基]：10 mg×100片，2.76元/瓶

【临床应用】用于轻度高血压、心绞痛、脑血管痉挛及内脏平滑肌痉挛、脊髓灰质炎后遗症和外周颜面神经麻痹；也用于妊娠高血压综合征。

【用法用量】po. 高血压、胃肠解痉：10～20 mg，tid；神经疾患：5～10 mg，tid。

【注意事项】血管硬化症患者禁用。

硝普钠 Sodium Nitroprusside

为血管扩张剂，通过血管内皮细胞产生NO，直接扩张动脉和静脉平滑肌。

【药品品种】

硝普钠

湖南科伦　Inj.[甲] [国基]：50 mg，4.97元/支

【临床应用】用于高血压急症，也可用于外科麻醉期间控制性降压；用于急性心力衰竭，包括急性肺水肿。

【用法用量】iv gtt. 成人：开始剂量为0.5µg/（kg·min）；常用剂量3µg/（kg·min），极量为10µg/（kg·min）。

【注意事项】代偿性高血压如动静脉分流、主动脉缩窄禁用；肾功能不全、甲状腺功能低下者慎用。

【给药说明】新鲜配制，使用时避光；溶液的保存与用药不宜超过24h；溶液内不可加用其他药物。

卡托普利 Captopril

为竞争性血管紧张素转换酶抑制剂（ACEI），扩张外周血管。

【药品品种】

开博通Capoten

施贵宝　Tab.[甲]【国基】：12.5 mg×100片，103.99元/盒

【临床应用】用于治疗高血压、充血性心力衰竭、急性心肌梗死和肺动脉高压。

【用法用量】po. 成人：12.5 mg，bid至tid，在1～2周内可增至50 mg，bid至tid。

【注意事项】急性肾衰竭、活动性肝病、高钾血症、青光眼、自身免疫疾病活动期患者禁用；可有首剂低血压表现；可引起刺激性干咳、皮疹或味觉障碍等；可引起血管神经性水肿。

【给药说明】起始用量宜小，餐前1h服。

贝那普利 Benazepril

为羧基类ACEI，机制同卡托普利。

【药品品种】

洛汀新Lotensin

北京诺华　Tab.[乙]：10 mg×14片，47.92元/盒

【临床应用】用于治疗高血压和充血性心力衰竭。

【用法用量】高血压：po. 10～20 mg，qd，每日最大推荐剂量为40 mg，1次或均分为2次服用。充血性心力衰竭：初始剂量为2.5 mg，qd。

【注意事项】可有首剂低血压表现；避免与保钾利尿剂和补钾溶液合用；可引起血管神经性水肿。

培哚普利 Perindopril

为羧基类ACEI，机制同卡托普利。

【药品品种】

雅施达 Acertil

施维雅　Tab.[乙]：8 mg×30片，97.57元/盒

【临床应用】用于治疗高血压和充血性心力衰竭。

【用法用量】po. 2～4 mg，qd，最大剂量为8 mg，qd。

【注意事项】与钾盐、保钾利尿药如螺内酯、氨苯蝶啶、阿米洛利同用可能引起血钾过高；最常见的停药原因为头痛和咳嗽；使用本药后可引起眩晕，可引起血管神经性水肿。

【给药说明】清晨餐前服用。

培哚普利 / 吲达帕胺 Perindopril and Indapamide

含羧基类ACEI（培哚普利）和利尿剂（吲达帕胺），协同降压。

【药品品种】

百普乐 Biprel

法国施维雅　Tab.[乙]：4 mg/1.25 mg×20片，95.36元/盒

【临床应用】用于治疗原发性高血压，适用于单独服用培哚普利疗效不佳者。

【用法用量】po. 1片，qd；血压不能控制时，2片，qd。

【注意事项】禁与保钾利尿药、补钾剂合用；可引起血管神经性水肿。

【给药说明】清晨餐前服用1次。

雷米普利 Ramipril

为羧基类ACEI，机制同卡托普利。

【药品品种】

瑞泰 Tritace

赛诺菲　Tab.[乙]：5 mg×7片，43.48元/盒

【临床应用】用于高血压、充血性心力衰竭及急性心肌梗死后左心室功能障碍。

【用法用量】po. 1.25 ~ 10 mg，qd。

【注意事项】与保钾利尿药合用可能引起血钾升高；可引起血管神经性水肿。

福辛普利 Fosinopril

为ACEI，机制同卡托普利。

【药品品种】

蒙诺Monopril

施贵宝　Tab.[乙]【省基】：10 mg×14片，46.30元/盒

【临床应用】用于治疗高血压和心力衰竭。

【用法用量】po. 10 ~ 40 mg，qd；肾功能减退的患者无须降低剂量。

【注意事项】可致血钾增高，禁与保钾利尿药、补钾剂、麻醉药和镇痛药合用；可引起血管神经性水肿，可引起首剂低血压。

【给药说明】本品与抗酸药必须分开服用，至少相隔2h。

咪达普利 Imidapril

为ACEI，机制同卡托普利。

【药品品种】

达爽片 Tanatril

天津田边　Tab.[乙]：10 mg×10片，28.08元/袋

【临床应用】用于治疗原发性高血压、肾实质性病变所致继发性高血压、1型糖尿病肾病。

【用法用量】po. 5 ~ 10 mg，qd。

【注意事项】有血管神经性水肿病史禁用。

【给药说明】避免饮酒；手术前24h内最好不用本药。

氯沙坦 Losartan

为选择性血管紧张素Ⅱ受体（AT$_1$型）拮抗剂（ARB），降低血压，还有肾脏保护作用，可促进尿酸

排出。

【药品品种】

科素亚Cozaar

杭州默沙东　Tab.[乙][省基]：50 mg×7片，45.11元/盒

Tab.[乙][省基]：100 mg×7片，56.99元/盒

【临床应用】用于治疗原发性高血压。

【用法用量】po. 25～50 mg，qd，可增至100 mg，qd。

【注意事项】与保钾利尿药或补钾剂合用，可能引起血钾升高。

【给药说明】如出现喉喘鸣或面部、舌或声门的血管神经性水肿，则应停药；与利福平、苯巴比妥等肝药酶诱导剂联合使用时可能会使其疗效减弱。

氯沙坦 / 氢氯噻嗪 Losartan/Hydrochlorothiazide

为ARB类氯沙坦和利尿剂氢氯噻嗪的复方制剂。

【药品品种】

海捷亚Hyzaar

杭州默沙东　Tab.[乙][省基]：100 mg/12.5 mg×7片，60.64元/盒

安内喜

东瑞制药　Tab.[乙][省基]：50 mg/12.5 mg×14片，32.52元/盒

【临床应用】用于治疗高血压，适用于联合用药治疗的患者。

【用法用量】po. 1片，qd，最大剂量不超过每日2片。

【注意事项】糖尿病患者慎用；与保钾利尿药或补钾剂合用，可能引起血钾升高。

【给药说明】进食对服药时间无影响；本药不适用于高血压的初始治疗；如出现喉喘鸣或面部、舌、声门

的血管神经性水肿，则应停药。

缬沙坦 Valsartan

为ARB，对血尿酸、三酰甘油等无明显影响。

【药品品种】

代文 Diovan

北京诺华　Tab.【甲】【国基】【省基】：80 mg×7粒，43.01元/盒

【临床应用】用于治疗轻、中度原发性高血压。

【用法用量】po. 80～160 mg，qd。

【注意事项】与保钾利尿剂和补钾制剂合用，可使血钾增高。

【给药说明】如出现喉喘鸣或面部、舌、声门的血管神经性水肿，则应停药。

缬沙坦 / 氨氯地平 Valsartan/AmLodipine

为ARB类缬沙坦和钙通道阻滞剂氨氯地平的复方制剂。

【药品品种】

倍博特

瑞士诺华　Tab.【乙】：80 mg/5 mg× 7片，60.59元/盒

【临床应用】用于治疗原发性高血压，用于单药治疗不能充分控制血压的患者。

【用法用量】po. 1～2片，qd。

【注意事项】与保钾利尿剂和补钾制剂合用，可使血钾增高，应慎用。

【给药说明】进食或空腹状态下服用；如出现血管神经性水肿，则应停药。

缬沙坦 / 氢氯噻嗪 Valsartan/Hydrochlorothiazide

为ARB类缬沙坦和利尿剂氢氯噻嗪的复方制剂。

【药品品种】

复代文 Co-Diovan

瑞士诺华 Tab.[乙]：80 mg/12.5 mg×7片，50.91元/盒

【临床应用】用于单一药物不能充分控制血压的轻度至中度原发性高血压，不适合高血压的初始治疗。

【用法用量】po. 1片，qd。

【注意事项】与保钾利尿剂和补钾制剂合用，可使血钾增高。

【给药说明】如出现血管神经性水肿，则应停药。

厄贝沙坦 Irbesartan

为ARB，作用机制同氯沙坦。

【药品品种】

安博维Aprovel

杭州赛诺菲 Tab.[甲][省基]：150 mg×7片，36.40元/盒

安来

浙江华海 Tab.[甲][省基]：75 mg×28片，20.87元/盒

【临床应用】用于治疗原发性高血压；亦用于合并高血压的2型糖尿病肾病治疗。

【用法用量】po. 150 mg，qd，每日用量不宜超过300 mg。

【注意事项】合用ACEI和保钾利尿药时，可使血钾升高。

【给药说明】可引起首剂低血压；出现喉喘鸣或面部、舌、声门的血管神经性水肿，则应停药。

厄贝沙坦／氢氯噻嗪 Irbesartan/Hydrochlorothiazide

为ARB类厄贝沙坦和噻嗪类利尿剂氢氯噻嗪组成的复方制剂。

【药品品种】

安博诺Coaprovel

杭州赛诺菲　Tab.[乙]：150 mg/12.5 mg×7片，37.00元/盒

欣宝维乐

华圣爱诺　Tab.[乙]：150 mg/12.5 mg×7片，20.77元/盒

【临床应用】用于治疗原发性高血压。

【用法用量】po. 1片，qd，每日最大剂量为2片。

【注意事项】与保钾利尿药、补钾制剂合用，可使血钾增高；噻嗪类利尿药可降低葡萄糖耐量，糖尿病患者使用本品时可能需调整胰岛素和口服降糖药的剂量。

替米沙坦 Telmisartan

为ARB，作用机制同氯沙坦。

【药品品种】

美卡素 Micardis

勃林格殷格翰　Tab.[乙]：80 mg×7片，43.27元/盒

【临床应用】用于成年人原发性高血压。

【用法用量】po. 40~80 mg，qd，剂量超过80 mg并不能提高疗效。

【注意事项】应用本药4~8周后才达最大药效；与保钾利尿剂和补钾制剂合用，可使血钾增高。

【给药说明】食物不影响本药吸收。

奥美沙坦酯 Olmesartan Medoxomil

前体药，为ARB，作用机制同氯沙坦。

【药品品种】

傲坦

上海三共　Tab.[乙]：20 mg×7片，47.82元/盒

【临床应用】用于治疗高血压。

【用法用量】po. 20~40 mg，qd。

【注意事项】血容量不足或低钠患者首次使用本药后可能发生症状性低血压。

坎地沙坦酯 Candesartan Cilexetil

前体药，为ARB，作用机制同氯沙坦；还可抑制肾上腺分泌醛固酮而降压。

【药品品种】

必洛斯 Blopress

天津武田　Tab.[乙]：8 mg×7片，39.51元/盒

【临床应用】用于治疗原发性高血压。

【用法用量】po. 4～8 mg，qd；必要时可增至12 mg，qd。

【注意事项】可出现头晕或起立时头晕、蹒跚。

【给药说明】手术前24h停止服用本品。

吲达帕胺 Indapamide

抑制肾皮质稀释段对钠的重吸收达到利尿效果，并改善动脉的顺应性等。

【药品品种】

纳催离缓释片

施维雅　Tab.[甲]：1.5 mg×30片，60.72元/盒

【临床应用】用于治疗原发性高血压。

【用法用量】po. 1.5 mg，qd。

【注意事项】注意补钾；加大剂量并不能提高吲达帕胺的抗高血压疗效，只能增加利尿作用。

【给药说明】早晨服用；药片用水整片吞服。

其他常用同类药物

贝那普利 / 氢氯噻嗪 Benazepril/Hydrochlorothiazide

贝那普利为ARB，氢氯噻嗪为利尿剂。

【临床应用】用于高血压，但不适用于高血压的初始治疗。

【用法用量】po. 1片，qd。

依那普利 Enalapril

为ARB，作用机制同氯沙坦。

【临床应用】用于高血压及充血性心力衰竭治疗。

【用法用量】po. 2.5 ~ 20 mg，qd至bid，最大剂量为40 mg，分2~3次服用。

【注意事项】用药前停用利尿药或增加钠摄入可减少低血压的发生；勿同用保钾利尿药。

依那普利 / 叶酸 Enalapril/Folic Acid

依那普利为ARB，叶酸可降低同型半胱氨酸水平。

【临床应用】用于治疗伴有血浆同型半胱氨酸水平升高的原发性高血压。

【用法用量】po. 通常推荐起始剂量为每日5 mg/0.4 mg。

【注意事项】肝肾功能异常患者和老年患者酌情减量；本品不宜与保钾利尿剂合用。

西拉普利 Cilazapril

为ARB，作用机制同氯沙坦。

【临床应用】用于治疗高血压、充血性心力衰竭。

【用法用量】po. 原发性高血压：2.5 ~ 5.0 mg，qd；肾性高血压：起始剂量0.5 mg或0.25 mg，维持剂量应根据个体化调整；心力衰竭：2.5 mg/d。

【注意事项】与钾盐、保钾利尿药如螺内酯等同用可能引起血钾过高。

赖诺普利 Lisinopril

为ARB，作用机制同氯沙坦。

【临床应用】用于治疗各种原发性高血压、继发性高血压，尤适用于伴有糖尿病、肾性高血压、充血性心力衰竭患者的治疗。

【用法用量】po. 10 ~ 80mg，qd。

【注意事项】避免合用保钾利尿药和补钾。

第七节 升压药及抗休克药

去甲肾上腺素 Noradrenaline

为肾上腺素α受体激动药，引起血管收缩；也激动β受体，使心肌收缩加强。

【药品品种】

去甲肾上腺素

武汉远大 Inj.【甲】【国基】：2 mg：1 mL×2支，17.25元/盒

【临床应用】用于周围循环功能不全时低血压状态的急救等。

【用法用量】iv gtt. 成人：初始剂量8~12 μg/min，维持剂量2~4 μg/min；小儿：初始剂量，0.02~0.1 μg/（kg·min），按需调整滴速。用5%葡萄糖注射液或葡萄糖氯化钠注射液稀释后使用。

【注意事项】药液外漏可引起局部组织坏死；可卡因中毒及心动过速患者禁用；禁止与含卤素的麻醉剂和其他儿茶酚胺类药合用；不宜与氯仿、环丙烷、氟烷等全麻药合用。

【给药说明】不宜与偏碱性药物配伍注射；不宜皮下或肌内注射。

间羟胺 Metaraminol

为肾上腺素受体激动药，能直接兴奋α受体，收缩血管。

【药品品种】

阿拉明Aramine

北京永康 Inj.【甲】【国基】：10 mg：1 mL×2支，103.50元/盒

【临床应用】升高血压，能增进脑、肾及冠状动脉的血流量，用于休克的抢救。

【用法用量】成人：im.、iv. 每次2~10 mg，在重复用药前对初量效应至少观察10min。iv. 0.5~5mg，继而静脉滴注，用于重症休克；iv gtt. 15~100 mg加入氯化钠注射液或5%葡萄糖注射液500 mL中静脉滴注，调整滴速以维持合适的血压。极量为1次100 mg（0.3~0.4 mg/min）。

【注意事项】用氯仿、氟烷、环丙烷进行全身麻醉者及2周内曾用过单胺氧化酶抑制剂者禁用；静脉滴注时药液外溢，可引起局部组织坏死糜烂；短期内连续使用，出现快速耐受性，作用会逐渐减弱；与洋地黄或其他拟肾上腺素药合用可致异位心律。

【给药说明】选用较粗大静脉滴注，并避免药液外溢；不宜与碱性药物共同滴注。

肾上腺素 Adrenaline

为肾上腺素受体激动药，兼有α受体和β受体激动作用。

【药品品种】

肾上腺素

武汉远大　Inj.[甲][国基]：1 mg：1 mL×2支，9.60元/盒

【临床应用】用于支气管痉挛所致严重呼吸困难、过敏性休克；亦用于延长浸润麻醉用药的作用时间，为心脏骤停时进行心肺复苏的主要抢救用药。

【用法用量】ih. 常用量每次0.25~1 mg；极量每次1 mg。

【注意事项】高血压、器质性心脏病、冠状动脉疾病、糖尿病、甲状腺功能亢进症、洋地黄中毒、外伤性及出血性休克、心源性哮喘患者禁用；禁与全麻药合用。

【给药说明】注射部位必须轮换，心内注射及静脉

注射前需稀释；本药露置于空气及光线中易分解变为红色，不宜使用。

多巴胺 Dopamine

激动肾上腺素受体和多巴胺受体。

【药品品种】

多巴胺

上海禾丰　Inj.[甲][国基]：20 mg：2 mL×10支，22.54元/盒

【临床应用】用于心肌梗死、创伤、内毒素血症、心脏手术、肾功能衰竭、充血性心力衰竭等引起的休克综合征，也用于洋地黄和利尿剂无效的心功能不全。

【用法用量】iv gtt. 一般情况：开始时1～5 μg/（kg·min），每10min增加1～4 μg/（kg·min），以达到最大疗效；慢性顽固性心力衰竭：开始时每分钟按0.5～2 μg/kg逐渐递增。

【注意事项】常见胸痛、呼吸困难、心律失常等不良反应；嗜铬细胞瘤患者、快速型心律失常者不宜使用；禁与全麻药（尤其是环丙烷或卤代碳氢化合物）合用；在用多巴胺时如必须用苯妥英钠抗惊厥治疗时，则须考虑两药交替使用；停药时应逐渐减量。

【给药说明】滴注前必须稀释；选用较粗大静脉注射或滴注，以防药液外溢；不宜与碱性药物配伍。

多巴酚丁胺 Dobutamine

为选择性心脏β₁受体激动剂，增强心肌收缩和增加搏出量。

【药品品种】

多巴酚丁胺

上海第一生化　Inj.[甲][国基]：20 mg：2 mL×10支，82.80元/盒

【临床应用】用于器质性心脏病心肌收缩力下降时引起的心力衰竭。

【用法用量】iv gtt. 将本品加入5%葡萄糖注射液或0.9%氯化钠注射液中稀释，滴速为2.5～10 μg/（kg·min）

【注意事项】如出现收缩压增加、心率加快，应减量或暂停用药；梗阻性肥厚型心肌病患者禁用；心房颤动患者如需用本药，应先给予洋地黄制剂；停药应逐渐减量。

【给药说明】本药静脉滴注时可有浅红色变化，而药效无影响；不得与碱性药物及其他含有焦亚硫酸钠的制剂或稀释剂配伍。

酚妥拉明 Phentolamine

为非选择性α受体阻滞药，使血管扩张。

【药品品种】

酚妥拉明

上海旭东海普制药　　Inj.[甲][国基]：10 mg：1 mL×5支，9.29元/盒

【临床应用】用于诊断嗜铬细胞瘤及治疗其所致的高血压发作；治疗左心室衰竭；治疗去甲肾上腺素静脉给药外溢，用于防止皮肤坏死。

【用法用量】成人：用于防止皮肤坏死，iv gtt. 在每1 000 mL含去甲肾上腺素溶液中加入本品10 mg作静脉滴注，作为预防之用；已经发生去甲肾上腺素外溢，用本品5～10 mg加入10 mL氯化钠注射液作局部浸润，在12h内有效；嗜铬细胞瘤手术时血压升高，iv. 2～5 mg或iv gtt. 0.5～1 mg；用于心力衰竭时减轻心脏后负荷，iv gtt. 0.17～0.4 mg。

【注意事项】较常见直立性低血压、心动过速或心律失常等不良反应；严重动脉硬化及肝、肾功能不全者，低血压、冠心病、心肌梗死、胃炎或胃溃疡患者以及对本品过敏者禁用；做酚妥拉明试验时，应监测患者血压；镇静镇痛药物可以造成酚妥拉明试验假阳性。

【给药说明】忌与铁剂配伍；呋塞米与本药直接混

合可出现沉淀。

异丙肾上腺素 Isoprenaline

为非选择性β受体激动剂，使心收缩力增强，心率加快，平滑肌松弛等。

【药品品种】

异丙肾上腺素

上海禾丰 Inj.[甲][国基]：1 mg：2 mL×2支，8.00元/盒

【临床应用】用于治疗心源性或感染性休克，以及完全性房室传导阻滞、心脏骤停。

【用法用量】心脏骤停：心腔内注射0.5~1 mg；Ⅲ度房室转导阻滞：心率低于40次/min时，本品0.5~1 mg加在5%葡萄糖注射液200~300 mL内缓慢静脉滴注。

【注意事项】心绞痛、心肌梗死、甲状腺功能亢进症及嗜铬细胞瘤患者禁用；与其他拟肾上腺素药合用可增效，但不良反应也增多。

【给药说明】忌与氧化物和碱性药物配伍。

第八节　调节血脂药

非诺贝特 Fenofibrate

通过降低VLDL和LDL等改善血浆中胆固醇的分布，也可降低TG。

【药品品种】

力平之Lipanthyl

利博福尼 Caps.[甲][省基]：200 mg×10粒，42.41元/盒

【临床应用】用于治疗高胆固醇血症、内源性高三酰甘油血症（单纯型和混合型）。

【用法用量】po. 1粒，qd。

【注意事项】可出现横纹肌溶解等严重不良反应；不宜与其他贝特类及他汀类降胆固醇药同时使用；与口服抗凝剂合用须谨慎。

【给药说明】进餐时服用。

辛伐他汀 Simvastatin

为3-羟基-3-甲基戊二酰辅酶A（HMG-CoA）还原酶抑制剂，减少内源性胆固醇合成。

【药品品种】

舒降之 Zocor

杭州默沙东　Tab.[甲]：40 mg×5片，30.50元/盒

【临床应用】用于高脂血症、冠心病合并高胆固醇血症患者等。

【用法用量】po. 5~80 mg，qn，成人最大剂量每日80 mg，小儿最大剂量每日40 mg。

【注意事项】无法解释的血清氨基转移酶持续升高者、活动性肝病禁用；出现肌病应立即停用本品；有效的CYP3A4抑制剂（如伊曲康唑、HIV蛋白酶抑制剂等）通过减少辛伐他汀的消除而增加肌病的危险。

【给药说明】宜与食物同服。

普伐他汀 Pravastatin

为HMG-CoA还原酶抑制剂，作用机制同辛伐他汀。

【药品品种】

美百乐镇 Mevalotin

上海三共　Tab.[乙][省基]：40 mg×7片，71.16元/盒

【临床应用】用于治疗高脂血症、家族性高胆固醇血症。

【用法用量】po. 10~20 mg，qn，每日最高剂量为40 mg。

【注意事项】同辛伐他汀。

【给药说明】可空腹也可进餐时服用，宜睡前服。

氟伐他汀 Fluvastatin

为HMG-CoA还原酶抑制剂，作用机制同辛伐他汀。

【药品品种】

来适可Lescol

北京诺华　Tab.[乙]：80 mg×7片，41.30元/盒

【临床应用】用于饮食未能控制的原发性高胆固醇血症和混合型血脂异常患者。

【用法用量】po. 推荐剂量为20～40 mg，qd，可增至40mg，bid。

【注意事项】应定期检测肝功能；与贝特类药物和烟酸及CYP2C9抑制剂如氟康唑等合用时需慎重；在服用树脂（如消胆胺）后至少4h才能服用本品。

【给药说明】晚餐时或睡前吞服。

阿托伐他汀 Atorvastatin

为HMG-CoA还原酶抑制剂，作用机制同辛伐他汀。

【药品品种】

立普妥Lipitor

辉瑞制药　Tab.[乙][省基]：20 mg×7片，70.37元/盒

阿乐 ALE

北京嘉林　Tab.[乙]：10 mg×7片，31.20元/盒

【临床应用】用于原发性高胆固醇血症和混合型高脂血症患者；亦用于冠心病或冠心病等危症合并高胆固醇血症或混合型血脂异常的患者。

【用法用量】po. 10 mg，qd，极量为每日80 mg。

【注意事项】同辛伐他汀。

【给药说明】可在1日内的任何时间1次服用，并不受进餐影响。

瑞舒伐他汀 Rosuvastatin

为HMG-CoA还原酶抑制剂，作用机制同辛伐他汀。

【药品品种】

可定 Crestor

阿斯利康　Tab.[乙][省基]：10 mg×7片，62.41元/盒

舒夫坦

先声东元　Tab.[乙][省基]：10 mg×6片，22.22元/盒

【临床应用】用于经饮食控制和其他非药物治疗仍不能适当控制血脂异常的原发性高胆固醇血症（Ⅱa型）或混合型血脂异常症（Ⅱb型）。

【用法用量】po. 5~10 mg，qd，每日最大剂量为20 mg。

【注意事项】同辛伐他汀。

【给药说明】本品可在一天中任何时候给药，可在进食或空腹时服用。

匹伐他汀 Pitavastatin

为HMG-CoA还原酶抑制剂，作用机制同辛伐他汀。

【药品品种】

力清之 Livalo Kowa

日本兴和　Tab.[乙]：2 mg×7片，59.97元/盒

冠爽

北京双鹤　Tab.[乙]：1 mg×7片，33.57元/盒

【临床应用】用于治疗高胆固醇血症和家族性高胆固醇血症。

【用法用量】po. 1~2 mg，qd，每日最大剂量为4 mg；肝功能障碍患者最大剂量2mg/d。

【注意事项】同辛伐他汀。

【给药说明】晚饭后服用；从服药开始到12周之间至少要检查肝功能1次。

依折麦布 Ezetimibe

为选择性胆固醇吸收抑制药，降低胆固醇水平。

【药品品种】

益适纯 Ezetrol

先灵葆雅　Tab.：10 mg×5片，44.11元/盒

【临床应用】用于原发性高胆固醇血症，本品作为饮食控制以外的辅助治疗，可单独或与HMG-CoA还原酶抑制剂（他汀类）联合应用。

【用法用量】po. 10 mg，qd。

【注意事项】活动性肝病，或不明原因的血清转氨酶持续升高的患者、怀孕和哺乳期妇女禁用；中度或重度肝功能不全患者不推荐使用；当与他汀类联合应用时，治疗前应进行肝功能测定；使用环孢素期间应谨慎使用本品；若怀疑出现肌病时应立即停药。

【给药说明】可空腹或进食时服用，但应固定每日服药时间；与胆酸螯合剂合用时，应在服用胆酸螯合剂之前2h以上或在服用之后4h以上服用本品。

普罗布考 Probucol

调抗脂质过氧化作用，降低胆固醇合成等。

【药品品种】

之乐

齐鲁制药　Tab.[乙]：125 mg×32片，54.99元/盒

【临床应用】用于治疗高胆固醇血症。

【用法用量】0.5 g，bid。

【注意事项】可发生腹泻、腹痛、恶心等不良反应；本品可引起心电图QT间期延长和严重室性心律失常，故近期心肌损害、血钾或血镁过低者等禁用；本品可使血氨基转移酶、胆红素、肌酸磷酸激酶、尿酸、尿素氮短暂升高，干扰诊断。

【给药说明】早、晚餐服用。

多廿烷醇 Policosanol

抑制胆固醇的生物合成，降低血浆中LDL-C，增加HDL-C水平等。

【药品品种】

多廿烷醇片

淄博山川　Tab.：10 mg×7 片，173.82元/盒

【临床应用】用于原发型Ⅱa 和Ⅱb的高脂血症患者治疗。

【用法用量】po. 起始剂量为5 mg，qd，晚餐时服用，可增至10 mg/d（中午、晚上各1次），最大剂量为20 mg/d。

其他常用同类药物

阿昔莫司 Acipimox

减少游离脂肪酸自脂肪组织释放，降低TG合成等。

【临床应用】用于高三酰甘油血症（Ⅳ型）、高胆固醇血症（Ⅱa型）及混合型高脂血症（Ⅱb型）。

【用法用量】po. 250 mg，bid至tid，极量每日1 200 mg。

【注意事项】消化性溃疡患者禁用；肾功能不全者应减量。

【给药说明】餐后服用。

角鲨烯 Squalene

促进生物氧化及机体的新陈代谢，增强机体耐力，改善心功能等。

【临床应用】用于高胆固醇血症和放、化疗引起的白细胞减少症；亦可用于改善心脑血管病的缺氧状态。

【用法用量】po. 0.5 g，bid。

【注意事项】不可超量服用。

【给药说明】早晚空腹服用。

第九节　其　　他

左卡尼汀 L-Carnitine

促进脂类代谢，为细胞提供能量。

【药品品种】

可益能

Sigma–Tau　Inj.[乙]：2 g：5 mL×5支，511.81元/盒

雷卡

常州兰陵　Inj.[乙]：1 g：5 mL×5支，45.56元/盒

东维力

东北制药　Sol.：1 g：10 mL×6支，56.38元/盒

【临床应用】用于慢性肾衰竭长期血透患者因继发性肉碱缺乏产生的一系列并发症，临床表现如心肌病、骨骼肌病、心律失常、高脂血症，以及低血压和透析中肌疼挛等。

【用法用量】口服溶液：po. 成人：每日1～3 g，分2～3次服用；小儿：起始剂量为50 mg/kg，通常剂量为50～100 mg/kg（最大剂量1日不超过3 g）。注射液：起始剂量为10～20 mg/kg，溶于5～10mL注射用水中，于透析结束后2～3min内使用；尽快在治疗后的第3、4周降低剂量。

【注意事项】可引起癫痫发作；用胰岛素或口服降糖药治疗的糖尿病患者，给予本药可造成低血糖现象；接受丙戊酸治疗的患者需增加本药的用量。

【给药说明】本药口服溶液可与饮料及其他液体食物混合后缓慢服下。

磷酸肌酸 Creatine Phosphate

在肌肉收缩的能量代谢中发挥重要作用，并用于ATP的再合成。

【药品品种】

劲博

北京利祥　Inj.[乙]：1 g，124.25 元/瓶

杜玛

长春英联　Inj.[乙]：1 g×2支，116.63元/支

唯嘉能

海口奇力　Inj.[乙]：0.5 g×4瓶，225.21元/盒

【临床应用】用于心脏手术时加入心脏停搏液中保护心肌；亦用于缺血状态下的心肌代谢异常，横纹肌活性不足。

【用法用量】iv gtt. 1 g，qd至bid，30～45min内滴完。

【注意事项】大剂量（5～10 g/d）给药引起大量磷酸盐摄入，可能会影响钙代谢和调节稳态的激素分泌，影响肾功能和嘌呤代谢；慢性肾功能不全患者禁止大剂量使用。

1,6 – 二磷酸果糖 Fructose Sodium Diphosphate

调节葡萄糖代谢中多种酶系的活性，有益于细胞能量代谢和葡萄糖利用。

【药品品种】

佛迪

海南全星　Caps.：325 mg×20粒，24.53元/盒

瑞安吉

北京华靳　Sol.：1 g：10 mL×6支，21.33元/盒

广东宏远　Inj.[乙]：5 g：50 mL，27.89元/瓶

　　　　　Inj.[乙]：10 g：100 mL，47.69元/瓶

【临床应用】用于心肌缺血、心绞痛、脑梗死的辅助治疗。

【用法用量】po. 4粒，qid；或1～2g（10～20 mL），bid至tid。iv gtt. 每日5～10 g，静脉输注速度大约为10mL/min。根据磷酸缺乏程度调整剂量，较大剂量时建议1日分2次给药。

【注意事项】对本品和果糖过敏者、遗传性果糖不耐症患者、高磷酸盐血症和肾功能衰竭者禁用。

【给药说明】本品宜单独使用，勿溶入其他药物中，尤其忌溶于碱性溶液和钙盐中。

其他常用同类药物

心脉隆注射液

促进心肌细胞Ca^{2+}内流，增强心肌收缩力，扩张血管等。

【临床应用】为慢性肺源性心脏病引起的慢性充血性心力衰竭的辅助用药。

【用法用量】iv gtt. 5 mg/kg，加5%葡萄糖注射液或生理盐水200 mL，bid，上午8点和下午4点各静脉滴注1次，5日为1个疗程。

【注意事项】孕妇、哺乳期，严重肝肾功能不全和有严重出血倾向者禁用。

【给药说明】用药前须做皮试；静脉滴注速度20~40滴/min。

苦碟子

【临床应用】用于冠心病、脑梗死患者。

【用法用量】iv gtt. 每次10~40 mL，qd，加5%葡萄糖注射液或生理盐水250~500 mL，14日为1个疗程。

（黄凯鹏　高翔）

第6章
主要作用于呼吸系统的药物

第一节 平喘药

麻黄碱 Ephedrine

为α、β受体激动药，舒张支气管并收缩局部血管。

【药品品种】

盐酸麻黄碱注射液

东北制药　Inj.[甲]：30mg：1mL，1.33元/支

【临床应用】用于蛛网膜下腔麻醉或硬膜外麻醉引起的低血压及慢性低血压；也可用于防治轻度支气管哮喘。

【用法用量】ih.、im. 15～30mg，tid，极量1次60mg，1日150mg。

【注意事项】哺乳期妇女、甲状腺功能亢进症、高血压、动脉硬化、心绞痛禁用；短期反复用药有快速耐受现象；对前列腺肥大者可引起排尿困难。

沙丁胺醇 Salbutamol

为选择性β₂受体激动药，舒张支气管平滑肌。

【药品品种】

万托林气雾剂 Ventolin Aerosol

葛兰素·史克　Aero.[甲][国基]：100μg×200喷，22.92元/瓶

万托林雾化液 Ventolin Solution

葛兰素·威康　Sol.[甲][国基]：5mg：2.5mL×5支，30.70元/盒

【临床应用】用于缓解支气管哮喘或喘息型支气管炎伴有支气管痉挛的病症。

【用法用量】喷雾，成人：2喷，tid至qid；小儿：1喷，tid至qid。雾化吸入，成人：间歇疗法，0.5~1mL；小儿：间歇疗法，0.5mL，用0.9%氯化钠注射液稀释至2mL；连续疗法，1~2mL溶于0.9%氯化钠注射液100mL，给药速度1~2mg/h。

【注意事项】大剂量使用可致严重低血钾；吸入剂不应用于先兆流产；同时服用大剂量的拟交感神经药物应注意过度的拟交感作用的产生；甲状腺毒症、青光眼、孕妇慎用。

【给药说明】雾化液采用呼吸器或喷雾器给药，不可注射或口服。

特布他林 Terbutaline

为选择性肾上腺素β_2受体激动剂，作用机制同沙丁胺醇。

【药品品种】

博利康尼 Bricanyl

阿斯利康 Tab.[乙]：2.5mg×20片，8.65元/盒

博利康尼雾化液 Bricanyl

阿斯利康 Sol.[乙]：2mL：5mg，5.90元/支

【临床应用】用于缓解支气管哮喘、慢性支气管炎、肺气肿及其他肺部疾病合并的支气管痉挛。

【用法用量】平喘，po. 成人：开始1~2周，1.25mg，bid至tid，以后可加至2.5mg，tid；小儿：0.065mg/kg，tid，1次总量不超过1.25mg。雾化吸入，成人及20kg以上的小儿：5mg，tid；20kg以下小儿：2.5mg，每日最多4次。

【注意事项】严重心血管疾病、甲状腺功能亢进症、糖尿病、窄角性青光眼、怀孕前3个月内及运动员慎用；可能引起低血钾、心悸、震颤。

【给药说明】雾化液不应与碱性溶液混合，雾化吸

入后应漱口，并吐出漱口水。

班布特罗 Bambuterol

为特布他林的前体药物，作用机制同特布他林。

【药品品种】

帮备Bambec

阿斯利康　Tab.[乙]：10mg×10片，25.30元/盒

【临床应用】用于缓解支气管哮喘、慢性哮喘性支气管炎、阻塞性肺气肿及其他肺部疾病合并的支气管痉挛。

【用法用量】po. 成人：10～20mg，qn；肾功能不全（GFR≤50mL/min）：5～10mg，qn；6～12岁小儿：10mg，qn；2～5岁小儿：5mg，qn。

【注意事项】见特布他林。

【给药说明】每晚睡前口服1次；老年患者首剂应减量。

丙卡特罗 Procaterol

为肾上腺素β₂受体激动剂，作用机制同沙丁胺醇，还有一定的抗过敏作用和促进呼吸道纤毛运动。

【药品品种】

美普清 Meptin

中国大冢　Tab.[乙][省基]：25μg×20片，25.79元/盒

中国大冢　Syr.[乙]：60mL：0.3mg，25.63元/瓶

【临床应用】用于缓解支气管哮喘、喘息性支气管炎、伴有支气管反应性增高的急性支气管炎、慢性阻塞性肺病。

【用法用量】po. 成人：50μg（糖浆10mL），qn或bid；6岁以上小儿25μg（糖浆5mL），qn或bid；6岁以下小儿：每次1.25μg/kg（糖浆0.25 mL/kg），bid至tid，视年龄、症状增减。

【注意事项】新生儿、甲状腺功能亢进症、高血

压、心脏病、糖尿病患者慎用；本药对变应原引起的皮肤反应有抑制作用，故皮试前12h须中止给本品；有可能引起心律失常，服用时应予注意。

【给药说明】每日服1次时在睡前口服，每日服2次时在早晨及睡前口服。

福莫特罗 Formoterol

为长效肾上腺素β₂受体激动剂，作用机制同丙卡特罗。

【药品品种】

奥克斯·都保 Oxis Turbuhaler

阿斯利康 Inha.[乙]：4.5μg × 60喷，144.27元/瓶

【临床应用】用于缓解支气管哮喘等可逆性气道阻塞性疾病引起的呼吸困难。

【用法用量】干粉吸入，成人：qd至bid，每次1~2吸（4.5~9μg），早晨和（或）晚间给药，每日最多可吸36μg。

【注意事项】吸入乳糖过敏、严重肝硬化者禁用；孕妇、哺乳期妇女、甲状腺功能异常和严重心血管疾病患者慎用；可能引起低血钾和血糖升高；能引起QT间期延长。

【给药说明】用药期间勿饮酒；吸入药物后用水漱口，并吐出漱口水。

妥洛特罗 Tulobuterol

为选择性β₂受体激动剂，松弛支气管平滑肌作用较强和持久。

【药品品种】

阿米迪 Amiaid

日东电工株式会社 Patch.：1 mg × 7贴，64.53元/盒

【临床应用】用于缓解支气管哮喘、急慢性支气管炎、肺气肿等气道阻塞性疾病所致的呼吸困难等症状。

【用法用量】外用，粘贴于胸部、背部或上臂部均可，qd。以妥洛特罗计算，成人为2mg，小儿0.5～3岁为0.5mg，3～9岁为1mg，9岁以上为2mg。

【注意事项】甲状腺功能亢进、高血压病、心脏疾病、糖尿病、特应性皮炎患者、老年患者慎用；视患者的症状，适当并正规使用1～2周未见效时，应停止使用。

【给药说明】为避免刺激皮肤，最好每次变换粘贴部位；勿贴于损伤皮肤创伤面。

异丙托溴铵 Ipratropium Bromide

为抗胆碱能药物，舒张支气管平滑肌。

【药品品种】

爱全乐雾化吸入液 Atrovent

勃林格殷格翰　Sol.[甲]【省基】：500μg：2mL，5.09元/支

【临床应用】用于慢性阻塞性肺疾病包括慢性支气管炎和肺气肿、哮喘等，气雾剂用于支气管痉挛维持期的治疗，吸入液可用于急性期的治疗。

【用法用量】雾化吸入，成人（包括老人）和12岁以上青少年：维持治疗，500μg，tid至qid；急性发作治疗，每次500μg，病情稳定前可重复给药；12岁以下患者可减半使用。

【注意事项】阿托品及其衍生物过敏者禁用；闭角型青光眼倾向、前列腺肥大或膀胱颈梗阻患者慎用。可引起头痛、咽喉刺激、口干、咳嗽、胃肠动力障碍等不适。

【给药说明】雾化后用水漱口，并吐出漱口水。

噻托溴铵 Tioropium Bromide

竞争性、可逆性地拮抗胆碱能M_3受体，导致支气管平滑肌松弛。

【药品品种】

思力华Spiriva

勃林格殷格翰　Caps.[乙]【省基】：18μg×10粒，159.00元/盒

Inha.[乙]【省基】：18μg×10粒胶囊+1个吸入器，159.00元/盒

【临床应用】用于慢性阻塞性肺病的维持治疗以及急性发作的预防。

【用法用量】每日1次，用药粉吸入器（HandiHaler）吸入1粒胶囊内所含药量。

【注意事项】闭角型青光眼、前列腺增生以及膀胱颈梗阻患者慎用；用药后会出现口干的反应。

【给药说明】本药不应作为支气管痉挛急性发作的抢救用药；本药胶囊只供吸入，不能口服，使用不能超过每日1粒，用药后需漱口。

布地奈德 Budesonide

为局部应用的强效糖皮质激素类药物，抗炎抗过敏等。

【药品品种】

普米克·都保 Pulmicort Turbuhaler

阿斯利康　Inha.[乙]：100μg×200吸，117.56元/瓶

普米克·令舒 Pulmicort Respules

阿斯利康　Inha.[乙]【省基】：1mg：2mL，18.29元/支

雷诺考特 Rhinocort aqua

阿斯利康　Inha.[乙]：64μg×120喷，67.04元/支

【临床应用】干粉吸入剂用于需要使用糖皮质激素维持疗效以控制基础炎症的支气管哮喘、慢性阻塞性肺病（COPD）。雾化吸入剂用于治疗支气管哮喘。鼻喷雾剂用于治疗季节性和常年性过敏性鼻炎，常年性非过敏性鼻炎。

【用法用量】干粉吸入剂，哮喘：成人200～400μg，qd至bid，在重度哮喘和哮喘加重期时可tid至qid，维持剂量每日100～1 600μg；6岁以上小儿：1次

200～400μg，qd，维持剂量每日100～800μg；COPD 患者：400μg，bid。雾化吸入剂，起始、严重哮喘期 或减少口服糖皮质激素时，成人：1～2mg，bid；小 儿：0.5～1mg，bid；维持剂量减半。鼻喷雾剂，成 人、6岁及6岁以上小儿：早晨每个鼻孔内喷入128μg（2×64μg）；或早晚2次，每次每个鼻孔内喷入64μg。

【注意事项】不应单独用于治疗哮喘持续状态或其 他哮喘急性发作，后者需加强治疗措施；2岁以下小儿 应避免使用。

【给药说明】本药起效慢，吸入后需2～3日才能发 挥疗效；吸入后应漱口并吐出漱口水，避免口腔真菌感 染。

氟替卡松 Fluticasone Propionate

为糖皮质激素类药，具有较强的抗炎和抗过敏作 用。

【药品品种】

辅舒酮 Flixotide

葛兰素史克 Aero.[乙]：125μg×60喷，81.72元/瓶

【临床应用】用于小儿和成人哮喘预防性治疗。

【用法用量】吸入，成人：100～1 000μg，bid。 起始剂量，轻度哮喘：100～250μg/次，中度哮喘： 250～500μg/次，重度哮喘：500～1 000μg/次；4岁以 上小儿：起始剂量，50～100μg/次，可增至200μg/次， bid，根据病情调整剂量。

【注意事项】哮喘持续状态或哮喘急性发作禁用； 肺结核、全身性感染、糖尿病、妊娠妇女慎用；本品是 常规的长期控制预防性治疗，即使无症状也应定期使 用。

【给药说明】用药期间不应骤然停药；吸入本品后 应漱口。

异丙托溴铵 / 沙丁胺醇 Ipratropium Bromide/Salbu-tamol

异丙托溴铵为抗胆碱能药物，沙丁胺醇为肾上腺素β₂受体激动剂，可协同缓解支气管痉挛。

【药品品种】

可必特雾化吸入液 Combivent

勃林格殷格翰　　Sol.[乙]：2.5mL：500μg~3mg，6.3元/支

【临床应用】用于需要多种支气管扩张剂联合应用的患者，治疗气道阻塞性疾病有关的可逆性支气管痉挛。

【用法用量】成人（包括老年人）及12岁以上青少年：急性发作治疗，每次1~2支；维持治疗，1支，tid至qid。

【注意事项】肥厚型梗阻性心肌病、快速型心律失常以及对本品成分或对阿托品及其衍生物过敏者禁用；闭角型青光眼、心血管疾病、甲状腺功能亢进症或糖尿病患者、孕妇或哺乳期妇女慎用。

【给药说明】吸入后应漱口并吐出漱口水。

布地奈德 / 福莫特罗 Budesonide/Formoterol

布地奈德为糖皮质激素类药物，福莫特罗为长效肾上腺素β₂受体激动剂，对缓解支气管痉挛有协同作用。

【药品品种】

信必可·都保 Symbicort Turbuhaler

阿斯利康　　Inha.[乙][省基]：80μg/4.5μg/吸×60吸，185.78元/瓶

　　　　　　Inha.[甲][省基]：160μg/4.5μg/吸×60吸，264.90元/瓶

【临床应用】用于需要联合应用吸入皮质激素和长效β₂受体激动剂的哮喘患者常规治疗和慢性阻塞性肺病。

【用法用量】干粉吸入，维持治疗：成年人，1～2吸/次，bid，最多4吸/次，bid。

【注意事项】停药时需要逐渐减量；不应在疾病加重时开始使用；长期使用高剂量时可能出现全身副作用。

【给药说明】吸药后用水漱口。

沙美特罗 / 氟替卡松 Salmeterol/Flutieasone Propionale

沙美特罗为长效肾上腺素β₂受体激动剂，氟替卡松为糖皮质激素类药物，可协同缓解支气管痉挛。

【药品品种】

舒利迭 Seretide Accuhaler
葛兰素·威康　Inha.[乙]：50μg/100μg/吸×60吸，168.10元/盒

Inha.[乙]：50μg/250μg/吸×60吸，252.21/盒

Inha.[乙]：50μg/500μg/吸×60吸，383.00元/盒

【临床应用】用于哮喘及慢性阻塞性肺病的治疗。

【用法用量】干粉吸入，bid。成人和12岁以上青少年：每次1吸（50μg/100μg或50μg/250μg或50μg/500μg），bid；4～12岁小儿：每次1吸（50μg/100μg），bid。

【注意事项】肺结核、甲状腺功能亢进、低血钾、心血管疾病患者慎用；不适用于哮喘急性发作的缓解；治疗不可突然中断。

茶碱 Theophylline

通过抑制磷酸二酯酶和促进内源性肾上腺素释放扩张支气管平滑肌等。

【药品品种】

茶碱缓释片

白云山光华 Tab.【甲】【国基】：0.1g×50片，15.52元/瓶

【临床应用】用于支气管哮喘、喘息型支气管炎、阻塞性肺气肿等缓解喘息症状；也可用于心力衰竭时喘息。

【用法用量】po. 成人或12岁以上小儿，起始剂量为0.1～0.2g，早晚各1次，日剂量不超过0.9g。

【注意事项】活动性消化性溃疡和未经控制的惊厥性疾病患者禁用；12岁以下小儿慎用；不适用于哮喘持续状态或急性支气管痉挛发作的患者；应定期检测血清茶碱浓度，治疗浓度为5～20 μg/mL。

【给药说明】不可压碎或咀嚼；剂量视病情和疗效调整。

氨茶碱 Aminophyllinum

为茶碱与乙二胺复盐，乙二胺能增加茶碱水溶性，作用机制同茶碱。

【药品品种】

氨茶碱注射液

河南润弘 Inj.【甲】【国基】：0.25g：2mL，0.33元/支

氨茶碱片

辅仁 Tab.【甲】【国基】：0.1g×100片，5.98元/瓶

【临床应用】用于支气管哮喘、慢性喘息型支气管炎、慢性阻塞性肺病等缓解喘息症状；也可用于心功能不全和心源性哮喘。

【用法用量】po. 成人：0.1～0.2g，tid，极量为1次0.5g，1日1g；小儿：每次按体重3～5mg/kg，tid。静脉给药：iv. 成人每次0.125～0.25g，0.5～1g/d，用5%葡萄糖注射液稀释至20～40mL，缓慢静脉注射；iv gtt. 成人每次0.25～0.5g，0.5～1g/d，用5%或10%葡萄糖注射液稀释后缓慢滴注，注射极量每次0.5g，1g/d；iv. 小儿每次2～4mg/kg，用5%～25%葡萄糖注射液稀释后缓慢注射。

【注意事项】同茶碱。

多索茶碱 Doxofylline

作用机制同茶碱。

【药品品种】

多索茶碱注射液

常州兰陵　Inj.[乙]：0.1g：10mL，10.39元/支

【临床应用】用于支气管哮喘、慢性喘息型支气管炎引起的呼吸困难。

【用法用量】iv. 0.2g，25%葡萄糖注射液稀释至40mL，缓慢静脉注射，q12h，5～10日为1个疗程；iv gtt. 0.3g加入5%葡萄糖注射液或0.9%氯化钠注射液100mL，qd。

【注意事项】同茶碱。

孟鲁司特 Montelukast

抑制白三烯所介导的支气管收缩、黏液分泌、血管通透性增加等气道反应。

【药品品种】

顺尔宁 Singulair

杭州默沙东　Tab.[乙]：4mg×5片，33.19元/盒

顺尔宁片　Tab.[乙]：10mg×5片，42.55元/盒

【临床应用】用于哮喘的预防和长期治疗，减轻季节性过敏性鼻炎引起的症状。

【用法用量】po. 哮喘和过敏性鼻炎，成人：10mg，qn；6～14岁小儿：5mg，qn；2～5岁小儿：4mg，qn。

【注意事项】孕妇及哺乳期妇女慎用；不应用于治疗急性哮喘发作；不应用本品突然取代吸入或口服皮质类固醇。

【给药说明】哮喘患者应在睡前服用；过敏性鼻炎患者可按需服药。

复方甲氧那明 Methoxyphenamine Compound

含肾上腺素β受体激动剂甲氧那明12.5mg、外周性镇咳药那可丁7mg、茶碱类平喘药氨茶碱25mg、组胺H_1受体拮抗剂氯苯那敏2mg。

【药品品种】

阿斯美 Asmeton

上海三共 Caps.[乙]【省基】：60粒，46.84元/瓶

【临床应用】用于支气管哮喘和喘息性支气管炎，以及其他呼吸系统疾病引起的咳嗽、咳痰、喘息等症状。

【用法用量】po. 15岁以上患者：2粒，tid，餐后服用；8～15岁患者：1粒，tid。

【注意事项】哺乳期妇女、未满8岁小儿、哮喘危象、严重心血管疾病患者禁用；妊娠妇女慎用；服用本品后不要驾驶或操作机器。

第二节 祛 痰 药

氨溴索 Ambroxol

为黏液调节剂，具有黏液排除促进作用和溶解分泌物的特性。

【药品品种】

沐舒坦 Mucosolvan

勃林格殷格翰 Sol.[甲]：600mg：100mL，27.31元/瓶

Inj.[乙]：15mg：2mL，6.42元/支

必澳

苏州第一制药 Inj.[乙]：30mg，7.59元/支

安普索

山德士（中国） Tab.[乙]：30mg×20片，13.46

元/盒

【临床应用】用于伴有痰液分泌不正常及排痰功能不良的急、慢性肺部疾病的祛痰治疗。

【用法用量】po. 成人及12岁以上小儿：1~2片，tid，或10mL，bid；12岁以下小儿：2.5~5mL，bid至tid，14日后剂量可减半。iv. 成人及12岁以上小儿：15~30mg，bid至tid；6~12岁小儿：15mg，bid至tid；6岁以下小儿：7.5 mg，bid至tid；IRDS：30mg/kg，分4次给药。

【注意事项】避免与中枢性镇咳药（右美沙芬等）同时使用。

【给药说明】口服剂型餐中或餐后服；静脉注射应慢速；注射剂可与葡萄糖、果糖、盐水或林格氏液混合静脉滴注使用，不能与pH＞6.3的其他溶液混合，可能会导致氨溴索游离碱沉淀。

乙酰半胱氨酸 Acetylcysteine

为黏痰液溶解剂，使黏液蛋白分子中的二硫键断裂，降低痰液黏稠度。

【药品品种】

富露施 Fluimucil

意大利赞邦　Tab.[乙][省基]：0.6g×4片，24.93元/盒

海南赞邦　Pulv.[乙]：0.2g×10包，26.00元/盒

意大利赞邦　Inha.[乙]：3mL∶300mg，17.43元/支

【临床应用】用于治疗浓稠黏液分泌物过多的呼吸道疾病。

【用法用量】po. 泡腾片，0.6g，qd至bid。颗粒剂，成人：0.2g，bid至tid，小儿：0.1g，bid至qid。雾化吸入，300~600mg，qd至bid。

【注意事项】富露施泡腾片含阿司帕坦，有苯丙酮尿症患者禁用；严重支气管哮喘、糖尿病、胃溃疡患者慎用；避免同服强力镇咳药；注意有效排痰。

【给药说明】泡腾片需溶于半杯温开水中，最好在晚上服用；本药水溶液在空气中易氧化变质，宜临用前配制；雾化吸入也应置入塑胶或玻璃制的喷雾器。

【说明书之外的用法】用于治疗对乙酰氨基酚中毒。

标准桃金娘油 Myrtol Standardized

为黏液溶解性祛痰药。

【药品品种】

吉诺通（儿童）Gelomyrtol Forte Children

德保时佳 Caps.[乙][省基]：120mg×10粒，20.57元/盒

吉诺通（成人）Gelomyrtol Forte

德保时佳 Caps.[乙][省基]：300mg×20粒，48.50元/盒

【临床应用】用于急、慢性鼻窦炎和支气管炎。

【用法用量】po. 成人：每次300mg；4~10岁小儿：每次120mg。急性患者，tid至qid；慢性患者，bid。

【给药说明】宜在餐前30min整粒用较多的凉开水送服。

桉柠蒎肠溶软胶囊 Eucalyptol

为黏液溶解性祛痰药。

【药品品种】

切诺（儿童）

北京九和 Caps.[乙]：0.12g×18粒，36.06元/盒

切诺（成人）

北京九和 Caps.[乙]：0.3g×18粒，39.50元/盒

【临床应用】用于急、慢性鼻窦炎，急性支气管炎、肺炎、支气管扩张、肺脓肿、慢性阻塞性肺病、肺部真菌感染、肺结核和矽肺等呼吸道疾病；亦可用于支气管造影术后促进造影剂的排出。

【用法用量】po. 成人：0.3g；4~10岁小儿：

0.12g。急性患者，tid至qid；慢性患者，bid。

【注意事项】孕妇及哺乳期妇女慎用。

【给药说明】餐前半小时，凉开水送服，禁用热开水，不可打开或嚼破后服用。

第三节 镇 咳 药

复方磷酸可待因

为中枢性镇咳药复方制剂，每毫升含磷酸可待因1.0mg、盐酸麻黄碱0.6mg、愈创木酚磺酸钾14mg和盐酸曲普利啶0.14mg，具有止咳祛痰、收缩鼻黏膜血管和抗过敏作用。

【药品品种】

新泰洛其

珠海联邦　Sol.[乙]：120mL，14.52元/瓶

【临床应用】用于缓解感冒综合症状及上呼吸道感染引起的咳嗽、咳痰、鼻塞、流涕、喷嚏、肌肉酸痛、头痛乏力等。

【用法用量】po. 成人或12岁以上小儿：10 ~ 15mL，tid；6 ~ 12岁：10mL，tid；1 ~ 5岁：3 ~ 5mL，tid。

【注意事项】早产儿和新生儿、包括哮喘的下呼吸道疾病、严重高血压、冠状血管疾病患者禁用；孕妇或哺乳期妇女、老年人、严重肝肾功能不全患者慎用；不宜过量服用，也不宜久服；禁与单胺氧化酶抑制剂合用，也不宜同时服用安眠、镇静或安定药物；服药期间不宜饮酒。

可待因 / 桔梗 Codeine/Platycodon

为镇咳祛痰药复方制剂，每片含磷酸可待因12mg、桔梗流浸膏50mg。

【药品品种】

西可奇

青海制药 Tab.: 12mg/50mg×10片，19.01元/盒

【临床应用】用于感冒及流行性感冒引起的急、慢性支气管炎，咽喉炎所致的咳痰或干咳。

【用法用量】po. 成人：2片，tid，日极量7片；6～12岁小儿：1片，tid，日极量3.5片。

【注意事项】孕妇、哺乳期妇女、老年人慎用；小于2岁小儿不宜服用；与单胺氧化酶抑制剂合用时，本品应减量。

愈酚伪麻 Compound Guaifenesin and Pseudoephedrine Hydrochloride

为复方制剂：每5mL含愈创木酚甘油醚100mg、盐酸伪麻黄碱15mg。

【药品品种】

艾舒

上海强生 Sol.[乙]：100mL/瓶，20.14元/瓶

【临床应用】用于缓解由感冒、呼吸道过敏或其他相关疾病引起的鼻塞和咳嗽、咳痰、痰液黏稠等症状。

【用法用量】po. tid，成人及12岁以上小儿，10～20mL；6～12岁小儿，10mL；2～5岁小儿，5mL；2岁以下遵医嘱。

【注意事项】对本品成分及其他拟交感药过敏者、高敏体质者及严重心脏病、高血压、甲状腺功能亢进症、糖尿病患者禁用；正在服用单胺氧化酶抑制剂（MAOI）或停止MAOI治疗2周内的患者禁用；孕妇及哺乳期妇女不应使用。

第四节 其 他

猪肺磷脂

为猪的肺表面活性物质，可降低肺泡表面张力，保持呼气末肺泡扩张。

【药品品种】

固尔苏 Curosurf

意大利凯西 Inj.[乙]：240mg：3mL，5 994元/瓶

Inj.[乙]：120mg：1.5mL，3 526元/瓶

【临床应用】用于治疗和预防早产婴儿呼吸窘迫综合征（RDS）。

【用法用量】气管内给药，抢救治疗：推荐单剂量100～200mg/kg，气管内滴注。

【注意事项】本品开瓶即用，使用前须加温到37℃；给药后手工或机械通气使药液在肺内均匀分布；只可医院内使用，必须配有对婴儿机械通气及监测的设施。

（夏延哲 杨威）

第7章

主要作用于消化系统的药物

第一节 抗酸药及治疗消化性溃疡药

碳酸氢钠 Sodium Bicarbonate

为抗酸药，中和胃酸。

【药品品种】

碳酸氢钠Soda

湖南汉森　Tab.[甲][国基]：0.5g×100片，6.78元/瓶

【临床应用】缓解胃酸过多引起的胃痛、胃灼热感、反酸。

【用法用量】po. 0.5~1g，tid。

【注意事项】口服本药后1~2h内不宜服用其他药物；用作制酸药时应于餐后1~3h及睡前服用。

铝碳酸镁 Hydrotalcite

抑制胃蛋白酶活性、中和胃酸和胆汁酸，增强胃黏膜保护因子作用。

【药品品种】

威地美

杭州华东　Tab.[乙][省基]：0.5g×48片，28.50元/盒

达喜 Talcid

拜耳医药　Tab.[乙][省基]：0.5g×20片，23.20元/盒

【临床应用】用于急慢性胃炎；反流性食管炎；胃和十二指肠溃疡；非溃疡性消化不良等；胆酸相关疾病（达喜）。

【用法用量】po. 1~2片，tid至qid；治疗胃和十二

指肠溃疡时，2片，qid，症状缓解后，至少维持4周。

【注意事项】大剂量服用可导致软糊状便和大便次数增多；铝剂可影响四环素、铁制剂、地高辛、H_2受体拮抗药和香豆素衍生物、脂溶性维生素等的吸收摄取，应错开1~2h服用。

【给药说明】咀嚼成粉末后与温开水吞服；餐后1~2h、睡前或胃部不适时嚼服。

铝镁加 Almagate

为抗酸药，中和胃酸。

【药品品种】

安达

扬州一洋　　Sus.[甲]：15mL∶1.5g，35.26元/盒

【临床应用】胃和十二指肠溃疡或胃酸过多引起的反酸、胃灼热、疼痛、腹胀、嗳气等症状。

【用法用量】po. 1袋，tid至qid。

【注意事项】避免与四环素类药物合用。

【给药说明】餐后1~2h或睡前服用。

西咪替丁 Cimetidine

为组胺H_2受体拮抗药，抑制胃酸分泌。

【药品品种】

西咪替丁

洞庭药业　　Tab.[甲][省基]：0.2g×100片，4.10元/瓶

【临床应用】胃和十二指肠溃疡，胃酸分泌过多及上消化道出血等。

【用法用量】po. 根据病情，0.2~0.4g，tid至qid，或0.8g，qn。疗程一般为4~6周；肾功能不全患者0.2g，q12h。

【注意事项】本药停药后复发率很高；妊娠期妇女、哺乳期妇女禁用；不宜用于急性胰腺炎患者；与氨基糖苷类抗生素合用时可能导致呼吸抑制或呼吸停止；本品会减弱药物经P450酶的代谢。

【给药说明】餐后及睡前服药。

雷尼替丁 Ranitidine

为竞争性组胺H_2受体拮抗药，抑制胃酸和胃蛋白酶分泌。

【药品品种】

雷尼替丁

华南制药　Caps.[甲][国基]：$0.15g \times 30$粒，5.43元/瓶

【临床应用】用于胃和十二指肠溃疡；反流性食管炎；卓-艾综合征。

【用法用量】po. 150mg，bid或300mg，qn；维持治疗：po. 150mg，qn；严重肾病患者：75mg，bid；治疗卓-艾综合征：$600 \sim 1\,200mg/d$。

【注意事项】8岁以下小儿、孕妇及哺乳期妇女禁用；肝肾功能不良者慎用；长期使用可致维生素B_{12}缺乏。

【给药说明】清晨及临睡前服药。

法莫替丁 Famotidine

为组胺H_2受体拮抗药，可抑制胃酸和胃蛋白酶分泌。

【药品品种】

高舒达 Gaster

安斯泰来　Tab.[甲][国基]：$20mg \times 30$片，43.80元/盒

法莫替丁针

海南通用同盟　Inj.[甲][国基]：$20mg \times 6$瓶，13.11元/盒

【临床应用】用于胃和十二指肠溃疡；反流性食管炎；应激状态时并发的急性胃黏膜损害；非甾体类抗炎药引起的消化道出血；胃泌素瘤。

【用法用量】po. 20mg，bid。iv.、iv gtt.、im. 成

人：20mg，bid；小儿：0.4mg/kg，bid。

【注意事项】应排除胃癌和食管胃底静脉曲张后才能使用；严重肾功能障碍患者应调整剂量。

【给药说明】po. 早、晚餐后或睡前服，4～6周为1个疗程，溃疡愈合后的维持量减半；iv. 用0.9%氯化钠注射液或葡萄糖注射液20mL溶解，缓慢静脉注射或与输液混合进行静脉滴注；im. 用注射用水1～1.5mL溶解。

奥美拉唑 Omeprazole

为胃质子泵抑制剂，可抑制胃酸分泌。

【药品品种】

洛赛克MUPS Losec

阿斯利康　Tab.[甲]【国基】：20mg×7片，87.56元/盒

　　　　　Tab.[乙]【国基】：10mg×7片，51.51元/盒

奥西康

江苏奥赛康　Inj.[乙]【国基】：40mg，59.56元/支

【临床应用】用于胃和十二指肠溃疡；反流性食管炎；卓-艾综合征；注射剂用于治疗及预防消化道出血。

【用法用量】po. 20～80mg，qd。iv gtt. 消化性溃疡出血：40mg，q12h，连用3日，首次剂量可加倍。

【注意事项】能增加他克莫司、地西泮、苯妥英或华法林等的血药浓度。

【给药说明】每日早餐前30min内服药；洛赛克需缓慢静脉注射；奥西康应溶于100mL 0.9%氯化钠注射液或100mL 5%葡萄糖注射液中静脉滴注。

兰索拉唑 Lansoprazole

为胃质子泵抑制剂，可抑制胃酸分泌。

【药品品种】

兰索拉唑

湖北潜龙　Caps.[乙]：30mg×7粒，22.41元/盒

天津武田　Caps.[乙]：30mg×10粒，122.91元/盒

山东罗欣　Inj.[乙]：30mg，85.02元/支

【临床应用】用于胃和十二指肠溃疡；反流性食管炎；卓–艾综合征。

【用法用量】po. 30mg，qd至bid。

【注意事项】肝功能障碍、高龄者、哺乳期妇女慎用；可升高地西泮及苯妥英钠、他克莫司的血药浓度，降低茶碱的血药浓度；可抑制地高辛的水解。

【给药说明】每日清晨餐前30min内；整片吞服。

泮托拉唑 Pantoprazole

为胃质子泵抑制剂，可抑制胃酸分泌。

【药品品种】

潘妥洛克Pantoloc

Nycomed GmbH 德国　Inj.[乙]【省基】：40mg，124.21元/支

　　　　　　　　　　　　Tab.[乙]：40mg×14片，171.10元/盒

泮托拉唑肠溶胶囊

永信药品　Tab.[乙]：40mg×7片，28.64元/盒

泮托拉唑针

河北智同　Inj.[乙]【省基】：80mg，11.73元/支

【临床应用】用于胃和十二指肠溃疡；中、重度反流性食管炎；与抗生素配伍根除幽门螺杆菌感染。

【用法用量】po. 40mg，qd。iv gtt. 40～80mg，qd至bid。

【注意事项】妊娠头3个月禁用；相比奥美拉唑和兰索拉唑，本品对CYP450酶的抑制作用较弱。

【给药说明】应在早餐前1h内配水整片吞服，不要嚼碎。

雷贝拉唑 Rabeprazole

为前药，胃质子泵抑制剂，可抑制胃酸分泌。

【药品品种】

波利特Pariet

卫材药业　Tab.[乙]：10mg×7片，102.49元/盒

【临床应用】用于良性活动性胃和十二指肠溃疡、反流性食管炎等。

【用法用量】po. 一般情况10～20mg，qd。

【注意事项】孕妇、哺乳期妇女以及正在服用硫酸阿扎那韦的患者禁用；可引起地高辛血药浓度的升高。

【给药说明】整片吞服。

埃索美拉唑 Esomeprazole

为胃质子泵抑制剂，是奥美拉唑的S-异构体。

【药品品种】

耐信Nexium

阿斯利康　Tab.[乙]：40mg×7片，120.12元/盒

　　　　　　　Inj.[乙]：40mg，136.76元/支

【临床应用】用于胃食管反流病；与抗生素联合用药根除幽门螺杆菌。

【用法用量】po. 20～40mg，qd至bid。

【注意事项】禁与抗逆转录病毒药物如阿扎那韦和奈非那韦等联用；降低氯吡格雷的活性；使他克莫司的血药浓度增加。

【给药说明】整片吞服，勿嚼碎；至少餐前1小时服用。

艾普拉唑 Ilaprazole

为不可逆性质子泵抑制剂，抑制胃酸分泌。

【药品品种】

壹丽安

丽珠制药　Tab.[乙]：5mg×6片，97.95元/盒

【临床应用】用于十二指肠溃疡。

【用法用量】po. 10mg，qd。

【注意事项】肝肾功能不全者、婴幼儿禁用。

【给药说明】每日晨起空腹吞服（不可咀嚼），疗程为4周。

瑞巴派特 Rebamipide

为胃黏膜保护剂，具有保护胃黏膜及促进溃疡愈合的作用。

【药品品种】

膜固思达Rebamipide

浙江大冢　Tab.[乙]：0.1g×24片，38.40元/盒

【临床应用】用于胃溃疡；急性胃炎、慢性胃炎的急性加重期胃黏膜病变（糜烂、出血、充血、水肿）的改善。

【用法用量】po. 0.1g，tid。

【注意事项】哺乳期妇女用药时应避免哺乳。白细胞减少、血小板减少、肝功能异常或出现黄疸应中止治疗，并对症处理。

枸橼酸铋钾 Bismuth Potassium Citrate

为胃黏膜保护药，阻止胃酸、酶及食物对溃疡面的侵袭。

【药品品种】

丽珠得乐

丽珠制药　Caps.[甲][国基]：110mg×40粒，29.90元/盒

【临床应用】用于慢性胃炎；缓解胃酸过多引起的胃痛、胃灼热感和反酸。

【用法用量】po. 0.3g，qid，前3次于三餐前半小时，第4次于晚餐后2h服用；或po. 0.6g，bid，早、晚各服2粒。

【注意事项】服药期间口内有氨味，并可使舌苔及大便呈灰黑色，停药后可消失；严重肾病患者及孕妇禁用；连续用药不宜超过7日；不可与牛奶或抗酸药同服；影响四环素吸收。

复方氢氧化铝 Compound Aluminum Hydroxide

中和胃酸、抑制胃液分泌、解除胃平滑肌痉挛等。

【药品品种】

胃舒平 Gastropin

广东三才　Tab.[甲][国基]：100片，3.40元/瓶

【临床应用】用于缓解胃酸过多引起的胃痛、胃灼热感、反酸；也可用于慢性胃炎。

【用法用量】po. 2～4片，tid。

【注意事项】本品连续使用不得超过7日；阑尾炎、急腹症患者禁用；妊娠期头3个月、肾功能不全、长期便秘者、低磷血症患者慎用。

【给药说明】餐前半小时或胃痛发作时嚼碎后服用；服药后1h内避免服用其他药物；不应与肠溶片同服。

硫糖铝 Sucralfate

为胃黏膜保护药，形成保护膜覆盖溃疡面、吸附胃蛋白酶、中和胃酸等。

【药品品种】

迪先

广东华南　Sus.[甲][省基]：24g：120mL，21.02元/瓶

【临床应用】用于胃和十二指肠溃疡。

【用法用量】po. 5～10mL，bid至qid，疗程4～6周。

【注意事项】长期大剂量服用本品，可能会造成体液中的磷的缺乏；肝、肾功能不全者或透析患者慎用或不用。

【给药说明】服用时请摇匀，服本品前半小时内不宜服用制酸剂。

复方谷氨酰胺 Compound Glutamide

薁磺酸钠直接作用于炎症的黏膜，起抗炎作用；谷氨酰胺促进胃肠黏膜成分己糖胺及葡萄糖胺的合成，起保护和修复作用。

【药品品种】

谷参肠安

成都地奥　Caps.[乙]：36粒，43.90元/盒

施林

澳利达奈德　Pulv.：15小袋/包，26.27元/包

【临床应用】谷参肠安用于各种原因所致的急、慢性肠道疾病和肠道功能紊乱；亦可促进创伤和术后肠道功能恢复；施林用于胃炎、胃和十二指肠溃疡。

【用法用量】颗粒剂：po. 1小袋，tid；胶囊剂：饭前口服，肠道功能紊乱和非感染性腹泻，2～3粒，tid，创伤或手术患者，4粒，tid。

替普瑞酮 Teprenone

促进胃黏膜微粒体中糖脂质中间体的生物合成，提高黏膜的防御功能。

【药品品种】

施维舒Selbex

卫材药业　Caps.[乙]：50mg×20粒，28.60元/盒

【临床应用】用于急性胃炎、慢性胃炎急性加重期，胃黏膜病变（糜烂、出血、潮红、浮肿）的改善；胃溃疡。

【用法用量】po. 50mg，tid。

【给药说明】餐后服用。

吉法酯 Gefarnate

增加胃黏膜前列腺素，促进可溶性黏液分泌，促进溃疡修复愈合等。

【药品品种】

惠加强–G Wycakon–G

生晃荣养　Tab.[乙]：50mg×40片，41.40元/盒

【临床应用】用于胃和十二指肠溃疡；急慢性胃炎；胃酸过多；胃灼热；腹胀；消化不良；空肠溃疡；痉挛。

【用法用量】po. 100mg，tid，一般疗程为1个月，病情严重可延至2~3个月；维持性用药或小儿用药：50~100mg，tid；预防性用药：50mg，tid。

【注意事项】孕妇慎用；前列腺素类药物禁忌者如青光眼患者慎用。

【给药说明】餐中或餐后服用。

丽珠维三联

枸橼酸铋钾为胃黏膜保护药，替硝唑为抗原虫和抗菌药，克拉霉素为大环内酯类抗生素。

【药品品种】

枸橼酸铋钾片/替硝唑片/克拉霉素片组合包装

丽珠制药　Tab.[乙]：8片，23.95元/盒

【临床应用】用于十二指肠溃疡、胃溃疡（伴有幽门螺杆菌感染者），特别适用于复发性及难治性溃疡；慢性胃炎（伴有幽门螺杆菌感染者），一般药物治疗无效而症状又较重者。

【用法用量】po. 枸橼酸铋钾片：2片，bid，早、晚餐前半小时空腹服用；替硝唑片：1片，bid，早、晚餐后服用；克拉霉素片：1片，bid，早、晚餐后服用。疗程为1周，根据病情，必要时可加服1个疗程。

其他常用同类药物

复方维 U 颠茄铋铝

内层维生素U及甘草酸可促进肉芽发育、黏膜再生；外层为珍珠层粉，碱式碳酸铋、氢氧化铝、颠茄流浸膏、叶绿素铜钠，能中和胃酸等。

【药品品种】

胃康U Vikon-U

白云山侨光 Tab.[甲]：60片，40.70元/瓶

【临床应用】用于胃溃疡与十二指肠溃疡、慢性胃炎、胃酸过多、进食后胃痛等胃病。

【用法用量】po. 2~3片，tid，小儿酌减。

【注意事项】孕妇、青光眼患者忌用。

第二节　胃肠解痉药

曲美布汀 Trimebutine Maleate

抑制K^+、Ca^{2+}的通透性，作用于肾上腺素受体和胆碱能神经κ受体，起到对胃肠道平滑肌的双向调控作用。

【药品品种】

舒丽启能 Cerekinon

天津田边 Tab.[乙]：0.1g×20片，18.89元/盒

【临床应用】用于胃肠道运动功能紊乱引起的食欲不振、恶心、呕吐、嗳气、腹胀、腹鸣、腹痛、腹泻、便秘等症状的改善；肠易激综合征。

【用法用量】po. 成人：0.1~0.2g，tid。

匹维溴铵 Pinaverium Bromide

为选择性胃肠道钙离子拮抗剂，可防止肌肉收缩而发挥解痉作用。

【药品品种】

得舒特Dicetel

法国苏威 Tab.[乙]：50mg×15片，32.30元/盒

【临床应用】用于对症治疗与肠道功能紊乱有关的疼痛、排便异常和胃部不适；对症治疗与胆管功能紊乱有关的疼痛；为钡灌肠做准备。

【用法用量】po. 150 ~ 200mg/d，必要时可增至300mg/d；钡灌肠做准备：检查前3日开始用药，200mg/d。

【注意事项】孕妇禁用。

【给药说明】勿嚼碎服用，宜进餐时用水整片吞服；不要卧位时或临睡前服用。

奥替溴铵 Otilonium bromide

为解痉和抗胆碱能药，对消化道平滑肌有选择性的解痉作用。

【药品品种】

斯巴敏Spasmomen

德国美纳里尼　Tab.：40mg×30片，49.15元/盒

【临床应用】用于胃肠道痉挛和运动功能障碍（肠易激综合征、胃炎、胃十二指肠炎、肠炎、食管病变）；内窥镜检查前准备（食管–胃–十二指肠镜、结直肠镜等）。

【用法用量】po. 40 ~ 80mg，bid至tid。

【注意事项】青光眼、前列腺肥大、幽门狭窄的患者应慎用。

屈他维林 Drotaverine

抑制磷酸二酯酶，舒张平滑肌。

【药品品种】

诺仕帕NO-SPA

赛诺菲　Inj.：40mg：2mL×5支，40.01元/盒

Tab.[乙]：40mg×20片，48.35元/盒

【临床应用】用于包括胃肠道平滑肌痉挛在内的各种痉挛。

【用法用量】po. 40 ~ 80mg，tid；1 ~ 6岁小儿：每次20 ~ 40mg，80 ~ 120mg/d；6岁以上小儿：每次40mg，80 ~ 200mg/d。im. 成人40 ~ 240mg/d，qd至tid；急性结石绞痛（肾性和/或胆源性）：iv . 40 ~ 80mg，缓慢注射

（约30s）；其他腹部痉挛性疼痛：im. 40~80mg，每日最多3次。

【注意事项】严重肝肾功能衰竭患者、严重心功能不全患者、1岁以下小儿禁用；血压过低患者慎用。

其他常用同类药物

阿尔维林 Alverine

为选择性胃肠道、子宫、生殖泌尿道的平滑肌松弛药。

【临床应用】用于各种原因所致痉挛。

【用法用量】po. 成人：1~2粒，tid；8~12岁小儿：1粒，tid。

【注意事项】麻痹性肠梗阻患者禁用。

【给药说明】手术患者应在术前1 h开始给药。

第三节 助消化药

胰酶 Pancreatin

主要成分为胰蛋白酶、胰脂肪酶和胰淀粉酶，可补充人体所需消化酶。

【药品品种】

得每通Creon

德国雅培　Caps.[甲]：0.15g×20粒，40.74元/盒

【临床应用】用于小儿和成人的胰腺外分泌不足。

【用法用量】囊性纤维化：4岁以下小儿，15mg/kg，tid；4岁以上患者，7.5mg/kg，tid。每日剂量≤150mg/kg。其他胰腺外分泌不足疾病：0.3~0.6g，tid。

【注意事项】急性胰腺炎早期患者禁用；过量服用可引发尿酸增高。

【给药说明】建议在开始进餐时，口服每次总量的1/2或1/3，剩余剂量在进食期间服完；用水整粒吞服，勿嚼碎。

米曲菌胰酶 Oryz-Aspergillus Enzyme and Pancreatin

为米曲菌霉提取物（24mg）和胰酶（220mg）复方制剂，可补充人体所需消化酶。

【药品品种】

慷彼申Combizym

德国三共　Tab.[乙]：244mg×20片，46.69元/盒

【临床应用】用于消化酶减少引起的消化不良。

【用法用量】po. 成人和12岁以上的小儿餐中或餐后吞服1片。

【注意事项】急性胰腺炎、慢性胰腺炎急性发作期患者禁用。

【给药说明】整片吞服，勿嚼碎。

复方消化酶 Compound Digestive Enzyme

含多种消化酶，有助食物消化。

【药品品种】

复方消化酶

昆明星昊　Caps.[甲]：193mg×20粒，36.34元/盒

【临床应用】用于食欲缺乏；消化不良。

【用法用量】po. 1~2粒，tid。

【注意事项】急性肝炎患者及胆管完全闭锁患者禁用。

【给药说明】餐后服用，服用时可将胶囊打开，但不可嚼碎药片。

复方阿嗪米特 Compound Azintamide

阿嗪米特促进胆汁分泌；胰酶促进消化；纤维素酶4 000解聚、溶解和切断细胞壁；二甲硅油减少消化道气体量。

【药品品种】

泌特MITE

扬州一洋　Tab.[乙]：20片，34.99元/盒

【临床应用】用于因胆汁分泌不足或消化酶缺乏而引起的症状。

【用法用量】po. 1 ~ 2片，tid。

【注意事项】严重肝功能障碍、因胆石症引起胆绞痛、胆管阻塞、急性肝炎患者禁用。

【给药说明】餐后服用。

其他常用同类药物

多酶 Multienzyme

含胃蛋白酶和胰酶，可促进消化。

【药品品种】

多酶

浙江国光　Tab.：100片，2.88元/瓶

【临床应用】用于消化不良，食欲缺乏。

【用法用量】po. 2 ~ 3片，tid。

【给药说明】勿嚼碎；餐前服用；不与铝制剂合用。

第四节　促胃肠动力药及止吐药

甲氧氯普胺 Metoclopramide

拮抗多巴胺D_2受体；激动5-HT_4受体；轻度抑制5-HT_3受体；作用于延髓催吐化学感受区（CTZ）的多巴胺受体提高CTZ阈值。具有镇吐作用。

【药品品种】

胃复安Paspertin

河南润弘　Inj.[甲][国基]：10mg：1mL×10支，6.67

元/盒

【临床应用】镇吐药，用于恶心、呕吐、嗳气、消化不良、急慢性胃炎等。

【用法用量】im.、iv. 成人：1次10~20mg，日极量不超过0.5mg/kg；小儿：6岁以下每次0.1mg/kg，6~14岁每次2.5~5mg。肾功能不全者剂量减半。

【注意事项】对晕动症所致呕吐无效；注意避光。

【给药说明】静脉注射速度须慢，于1~2min注完。

多潘立酮 Domperidone

为外周多巴胺受体拮抗药，促进上消化道蠕动。

【药品品种】

吗丁啉Motilium
西安杨森　Tab.[甲][国基]：10mg×42片，22.19元/盒。

【临床应用】用于由胃排空延缓、胃食道反流、食管炎引起的消化不良症；各种原因引起的恶心、呕吐。

【用法用量】po. 成人：10 mg，tid至qid；小儿：0.3mg/kg，tid至qid。日极量80 mg。

【注意事项】增加胃动力易产生危险如胃肠道出血、机械性肠梗阻或穿孔时禁用，催乳素瘤禁用。

【给药说明】餐前15~30min服用；不宜与抗酸剂或抑制胃酸分泌药物同时服用。

莫沙必利 Mosapride

为选择性5-HT$_4$受体激动剂，促进胃肠道乙酰胆碱的释放，促进上消化道蠕动。

【药品品种】

新络纳New Boronia
成都康弘　Tab.[甲][省基]：5mg×20片，24.79元/盒

快力片
鲁南制药　Tab.：5mg×24片，22.86元/盒

【临床应用】用于缓解慢性胃炎伴有的消化系统症

状。

【用法用量】po. 5mg，tid。

【注意事项】哺乳期妇女、老年患者慎用。

【给药说明】与抗胆碱药合用时应分开间隔使用。

伊托必利 Itopride

具有多巴胺D_2受体拮抗活性和抑制乙酰胆碱酯酶活性。

【药品品种】

为力苏

日本雅培　Tab.[乙]：50mg×20片，39.10元/盒

【临床应用】用于因胃肠动力减慢引起的消化不良症状。

【用法用量】po. 50mg，tid。

【注意事项】胃肠道出血、机械性梗阻或穿孔的患者禁用；治疗过程若出现心电图QTc间期延长，应停药。

【给药说明】餐前服用，若用药2周症状无明显改善，宜停药。

帕洛诺司琼 Palonosetron

为5-HT$_3$受体选择性拮抗药，抑制呕吐反射。

【药品品种】

帕洛诺司琼（九源）

杭州九源　Inj.：0.25mg：5mL，236.90元/支

帕洛诺司琼（华源）

上海华源　Inj.：0.25mg：5mL，270.15元/支

【临床应用】用于预防中重度致吐化疗引起的急性恶心、呕吐。

【用法用量】化疗前约30min，iv. 0.25mg，注射时间在30s以上。

【注意事项】慎用于患有心脏传导间期延长，尤其是QTc延长的患者。

托烷司琼 Tropisetron

外周及中枢神经系统5-HT₃受体选择性拮抗药，抑制呕吐反射。

【药品品种】

欣贝

齐鲁制药　Inj.[乙]【省基]：5mg：1mL，28.24元/支

舒欧亭

北京华素制药　Inj.[乙]【省基]：4.48mg：2mL，72.57元/支

【临床应用】用于预防癌症化疗引起的恶心与呕吐；治疗手术后的恶心与呕吐。

【用法用量】预防癌症化疗引起的恶心与呕吐：疗程最多6日，成人第1日，5mg，iv.或iv gtt.，第2～6日，改为po.；小儿（2岁以上）第1日0.2mg/kg，iv.或iv gtt.，不超过5mg/d，第2～6日，改为po.。治疗手术后的恶心与呕吐：成人，2mg，iv.或iv gtt.；小儿用法尚缺。

【注意事项】高血压患者慎用，其用量不宜超过10mg/d。

【给药说明】静脉给药时，溶于100mL生理盐水、林格氏液或5%葡萄糖注射液中，滴注15min以上或溶于5mL生理盐水缓慢推注约3min；口服给药时，早餐前至少1h用水送服。

其他常用同类药物

昂丹司琼 Ondansetron

为外周和中枢神经系统5-HT₃受体拮抗药，有强镇吐作用。

【药品品种】

欧贝

齐鲁制药　Inj.[乙]：4mg：2mL×6支，154.8元/盒

【临床应用】用于放疗或化疗或手术后引起的恶心

呕吐。

【用法用量】化疗药引起的呕吐：成人化疗前15min，iv. 8mg；小儿化疗前，iv. 5mg/m^2，12h后，改为片剂，po. 5mg/m^2，连服5日。放疗引起的呕吐：首剂在放疗前1～2h口服片剂8mg，此后po. 8mg，tid。术后恶心和呕吐，预防使用在诱导麻醉时给药：成人4mg，im.或iv.；小儿0.1mg/kg，iv.（最大剂量4mg）。

【注意事项】胃肠道梗阻患者禁用；腹部手术后不宜使用。

第五节　泻　　药

比沙可啶 Bisacodyl

为接触性缓泻药，刺激大肠感觉神经末梢，引起直肠反射性蠕动增强。

【药品品种】

便塞停

中国药科大学制药　Tab.：5mg×8片，8.60元/盒

【临床应用】用于急慢性便秘和习惯性便秘。

【用法用量】po. 6岁以上小儿：5mg，qd；成人：5～10mg，qd。

【注意事项】急腹症、直肠出血、肛门破裂或痔疮溃疡等患者禁用；不宜长期用药，小于3日。

【给药说明】出现腹泻或腹痛时应停药；整片吞服，同时服药前后2h不得服牛奶或抗酸药。

开塞露 Glycerine Enema

润滑并刺激肠壁，软化大便，使易于排出。

【药品品种】

开塞露

广东恒健　Enema[甲][国基]：20mL，0.98元/支

【临床应用】用于便秘。

【用法用量】10 ~ 20mL，灌肠。

聚乙二醇 4000 Macrogol 4000

通过在肠道的渗透作用产生缓泻作用。

【药品品种】

长松散剂

重庆华森　Pulv.[乙]【国基】：10g × 10袋，23.23元/瓶

【临床应用】用于缓解成人便秘症状。

【用法用量】po. 每次1袋，每日1 ~ 2次。

【注意事项】炎症性肠病、肠梗阻、未诊断明确的腹痛症状患者禁用。

【给药说明】每袋内容物溶于200mL水中后服用；最好与其他药物间隔较长一段时间服用（至少2h）。

复方聚乙二醇电解质

聚乙二醇刺激肠蠕动，引起水样腹泻，电解质保证水、电解质平衡。

【药品品种】

和爽

深圳万和　Pulv.[乙]：137.15g，65.90元/包

福静清

法国博福–益普生　Pulv.[乙]：64g × 4包，36.76元/袋

【临床应用】清除肠道内容物，用于内窥镜或放射检查前，以及结肠手术前。

【用法用量】和爽散剂溶于水配制成2L溶液，福静清每袋溶于1L水。用法：po. 该药可一次性服用（检查前一天晚上）或分次服用（检查前一天晚上和当天早上），通常建议检查前3 ~ 4h最后一次服用完。用量：成人一次量2 ~ 4L，以每小时约1L速度口服，直至排出水样清便。

【注意事项】肠道梗阻、肠穿孔、脱水或严重心功

能不全者禁用。

【给药说明】配成的溶液宜冰箱保存，并在48h内使用。

磷酸钠盐灌肠液 Sodium Phosphate Rectal Solution

使下部肠道膨胀而刺激排便反射，同时通过增加大便含水量促进大便排泄。

【药品品种】

辉力

美国辉力　Sol.：133mL，36.93元/瓶

【临床应用】用于解除偶然性便秘及直肠检查前灌肠清洁肠道。

【用法用量】灌肠，成人及12岁以上小儿每日一瓶，一次性使用。

【注意事项】先天性巨结肠、肠梗阻、肛门闭锁、充血性心脏病患者禁用。

【给药说明】取左侧位或膝胸位，将瓶嘴插入直肠，挤压液体直到几乎挤完为止。

其他常用同类药物

酚酞 Phenolphthalein

刺激结肠黏膜，促进其蠕动，并阻止肠液被肠壁吸收而起缓泻作用。

【药品品种】

果导

北京太洋　Tab.[甲]【国基】：0.1g×100片，2.50元/瓶

【临床应用】用于习惯性顽固便秘；各种肠道检查前的肠道清洁剂。

【用法用量】po. 成人：0.05～0.2g；2～5岁小儿：0.015～0.02g；6岁以上小儿：0.025～0.05g。

【注意事项】阑尾炎、肠梗阻、未明确诊断的肠道出血患者及充血性心力衰竭和高血压患者、哺乳期妇

女、婴儿禁用。

【给药说明】睡前服用，约经8h排便。

第六节　止　泻　药

洛哌丁胺 Loperamide

为肠壁μ阿片受体激动剂，阻止乙酰胆碱和前列腺素的释放，减少肠蠕动和分泌。

【药品品种】

易蒙停 Imodine

西安杨森　Caps.[乙][省基]：2mg×6粒，4.90元/盒

【临床应用】用于控制急慢性腹泻症状。

【用法用量】po. 急性腹泻：首剂4mg，小儿2mg，以后不成形便后2mg；慢性腹泻：首剂4mg，以后根据维持大便正常情况调节剂量，可服用每日2～12mg；每日最大剂量：成人不超过16mg，小儿不超过0.3mg/kg。

【注意事项】不应作为以下疾病主要治疗方法：伴发热和脓血便的急性细菌性痢疾、急性溃疡性结肠炎、侵入性病原体引起的细菌性小结肠炎、使用广谱性抗生素引起的伪膜性结肠炎；发生便秘、腹胀或肠梗阻时应停药。

蒙脱石 Montmorillonite

固定、抑制消化道内的病毒、细菌及产生的毒素；覆盖消化道黏膜等。

【药品品种】

思密达 Smecta

博福-益普生　Pulv.[甲][国基]：3g×10袋，21.70元/盒

【临床应用】用于成人及小儿急、慢性腹泻；食管、胃、十二指肠疾病引起的疼痛症状辅助治疗。

【用法用量】po. 成人：3g，tid；1岁以下：1g，tid；1～2岁：1～2g，tid；2岁以上：2～3g，tid。急性腹泻服用本品治疗时首次剂量加倍。

【注意事项】治疗急性腹泻时，应注意纠正脱水。

【给药说明】将本品倒入50mL温水中，摇匀服用。

第七节　肝胆疾病辅助用药

氨酪酸 Aminobutyric Acid

与血氨结合生成尿素排出体外，有降低血氨及促进大脑新陈代谢的作用。

【药品品种】

氨酪酸

洞庭药业　Tab.：0.25g×100片，6.44元/瓶

【临床应用】用于肝性脑病的抽搐、躁动。

【用法用量】po. 1g，tid。

精氨酸 Arginine

为氨基酸类药，参与鸟氨酸循环，使体内的氨经鸟氨酸循环变成尿素排出。

【药品品种】

精氨酸

上海信谊　Inj.[甲][国基]：5g：20mL×5支，11.63元/盒

【临床应用】用于各类肝性昏迷忌钠患者。

【用法用量】iv gtt. 15～20g。

【注意事项】高氯性酸中毒、肾功能不全及无尿患者禁用；可引起血中尿酸、肌酐升高。

【给药说明】5%葡萄糖注射液1 000mL稀释后缓慢滴注，于4h内滴注完。

聚乙二醇干扰素 α-2a Peginterferon alfa-2a

特异性结合细胞表面α受体，抑制感染细胞内的病毒复制、调节免疫等。

【药品品种】

派罗欣Pegasys

上海罗氏　　Inj.[乙]：180μg：0.5mL，1 187.99元/支

【临床应用】用于成人慢性乙型肝炎或慢性丙型肝炎（不能处于肝病失代偿期）。

【用法用量】ih. 180μg，qw。

【注意事项】以下情况禁用：自身免疫性慢性肝炎；严重肝功能障碍；新生儿和3岁以下小儿；有严重心脏疾病史；抑郁；妊娠和哺乳。避光，4℃保存。

【给药说明】腹部或大腿皮下注射。

门冬氨酸鸟氨酸 Ornithine Aspartate

提供尿素合成与谷酰胺合成的底物，参与氨解毒过程。

【药品品种】

雅博司Hepa–Merz

德国麦氏　　Inj.[乙]：5g：10mL×5支，281.80元/盒

瑞甘

武汉启瑞　　Inj.[乙]：2.5g，39.19元/支

Pulv.[乙]：3g×10袋，82.84元/盒

【临床应用】用于急慢性肝病引发的血氨升高及肝性脑病。

【用法用量】po. 3g，qd至tid。iv gtt. 急性肝炎：每日5～10g；慢性肝炎或肝硬化：每日10～20g（严重时可增量，每日不超过100g为宜）；肝昏迷治疗：第1天的第1个6h内用20g，第2个6h内分2次给药，每次10g。

【注意事项】在大量使用本品时，注意监测血及尿中的尿素。

【给药说明】po. 餐后服用；iv gtt. 稀释后静脉输

入，每500mL溶液不要溶解超过30g本品，输入速度最大不要超过5g/h。

乳果糖 Lactulose

降低肠道pH，并保留水分，增加粪便体积，同时改善细菌氮代谢。

【药品品种】

杜密克Duphalac

美国雅培　Sol.[乙]【省基】：10g：15mL×6袋，38.59元/盒

【临床应用】用于慢性或习惯性便秘：调节结肠的生理节律；肝性脑病（PSE）：用于治疗和预防肝昏迷或昏迷前状态。

【用法用量】po. 肝昏迷及昏迷前期：起始剂量30~50mL，tid；维持剂量应调至每日2~3次软便，大便pH为5~5.5；便秘：成人起始剂量30mL/d，维持剂量10~25mL/d；7~14岁小儿起始剂量15mL/d，维持剂量10~15mL/d；1~6岁小儿起始剂量5~10mL/d，维持剂量5~10mL/d；婴儿起始剂量5mL/d，维持剂量5mL/d。

【注意事项】半乳糖血症、肠梗阻、急腹痛者禁用；可使结肠pH依赖性的药物失活（如5-ASA）。

【给药说明】宜在早餐时一次服用。

双环醇 Bicyclol

对抗各种毒性物质引起的肝损伤，使转氨酶降低。

【药品品种】

百赛诺

北京协和　Tab.[乙]：25mg×18片，82.86元/盒

【临床应用】用于慢性肝炎所致的转氨酶升高。

【用法用量】po. 25mg，tid，必要时可增至50mg，最少服用6个月，应逐渐减量。

【注意事项】有肝功能失代偿者如胆红素明显升高、低白蛋白血症、肝硬化腹水、食管静脉曲张出血、

肝性脑病及肝肾综合征者慎用。

门冬氨酸钾镁 Potassium Magnesium Aspartate

为电解质及氨基酸补充药，提供机体所需的钾离子、镁离子以及门冬氨酸。

【药品品种】

潘南金Panangin

匈牙利吉瑞　Tab.[甲]【省基】：0.14g×50片，33.34元/盒

Inj.[甲]【省基】：10mL×5支，40.85元/盒

【临床应用】用于低钾血症、洋地黄中毒引起的心律失常（主要是室性心律失常）以及心肌炎后遗症、充血性心力衰竭、心肌梗死的辅助治疗。

【用法用量】po. 1～2片，tid，可增至3片，tid。iv gtt. 10～20mL。

【注意事项】高钾血症、高镁血症、急性和慢性肾功能衰竭、Addison氏病、Ⅲ度房室传导阻滞、心源性休克、活动性消化道溃疡者禁用。

【给药说明】po. 餐后服用；iv gtt. 溶于5%葡萄糖注射液250mL或500mL缓慢静脉注射。

多烯磷脂酰胆碱 Polyene Phosphatidylcholine

直接影响膜结构，使受损的肝功能和酶活力恢复正常；调节肝脏能量平衡等。

【药品品种】

易善复 Essentiale Forte

赛诺菲（北京）　Caps.[乙]：228mg×24粒，46.42元/盒

Inj.[乙]：232.5mg：5mL，26.7元/支

多烯磷脂酰胆碱（天兴）

成都天台山　Inj.[乙]：232.5mg：5mL×4支，101.92元/盒

【临床应用】用于各种类型肝病；预防胆结石复发；手术前后的治疗，尤其是肝胆手术；妊娠中毒，包括呕吐；银屑病；神经性皮炎；放射综合征。

【用法用量】po. 初始剂量：2粒，tid；维持剂量：1粒，tid。日极量：6粒。iv. 5～10mL/d，严重病例可10～20mL。iv gtt. 严重病例10～20mL/d，可增加至30～40mL。

【注意事项】本品注射剂含有苯甲醇，新生儿和早产儿禁用，孕妇慎用，禁止用于小儿肌内注射。

【给药说明】胶囊于餐后用足够量的液体整粒吞服，勿嚼碎；静脉给药只能用无电解质的葡萄糖溶液稀释。

甘草酸二铵 Diammonium Glycyrrhizinate

为甘草酸类，有抗炎，保护肝细胞膜及改善肝功能；类醛固酮作用。

【药品品种】

甘利欣

正大天晴　　Caps.[甲][省基]：50mg×24粒，16.80元/盒

　　　　　　Inj.[乙]：50mg：10mL×5支，18.74元/盒

【临床应用】用于伴有谷丙转氨酶升高的急、慢性病毒性肝炎。

【用法用量】po. 150mg，tid。iv gtt. 150mg，qd。

【注意事项】孕妇、严重低钾血症、高钠血症、高血压、心衰、肾衰竭患者禁用。

复方甘草酸苷 Compound Glycyrrhizin

有抗炎、免疫调节、抗肝细胞损伤、促进肝细胞增殖等；类醛固酮作用。

【药品品种】

美能 Stronger Neo–Minophagen C

日本米诺发源　　Tab.[甲][省基]：25mg×100片，147.63元/盒

　　　　　　　　Inj[甲][省基]：40mg：20mL×10

支，203.44元/盒

珺琅胶囊

潍坊中狮　Caps. [甲] [省基]：75mg×40粒，53.36元/盒

苏莱乐粉针

海南灵康　Inj [甲] [省基]：20mg，9.72元/瓶

【临床应用】用于慢性肝病，改善肝功能；湿疹；皮肤炎；斑秃。

【用法用量】po. 成人：50～75mg，tid；小儿：25mg，tid。iv.10～40mg，qd；慢性肝病，iv gtt. 80～120mg，限量为200mg/d。

【注意事项】常见不良反应有假性醛固酮症，故需注意血钾水平；醛固酮症、肌病、低钾血症、有血氨升高倾向的末期肝硬化患者禁用。

异甘草酸镁 Magnesium Isoglycyrrhizinate

有抗炎、保护肝细胞膜及改善肝功能；类醛固酮作用。

【药品品种】

天晴甘美

正大天晴　Inj. [乙]：50mg：10mL×2支，81.67元/盒

【临床应用】用于慢性病毒性肝炎；改善肝功能异常。

【用法用量】iv gtt. 0.1～0.2g，qd，4周为1个疗程。

【注意事项】严重低钾血症、高钠血症、高血压、心功能不全、肾功能不全患者禁用。

葡醛内酯 Glucurone

与含羟基或羧基的毒物结合，保护肝脏和解毒作用；增加肝糖原含量。

【药品品种】

葡醛内酯

天士力帝益　Tab.[甲][省基]：0.1g×100片，11.96元/瓶

【临床应用】用于急慢性肝炎的辅助治疗。

【用法用量】po. 成人：0.1～0.2g，tid；5岁以下小儿：0.05g，tid；5岁以上小儿：0.1g，tid。

还原型谷胱甘肽 Glutathione

为含巯基的三肽物质，参与三羧酸循环及糖代谢，激活体内SH酶等。

【药品品种】
阿拓莫兰
重庆药友　Tab.[乙]：100mg×36片，79.28元/瓶
绿汀诺针
重庆药友　Inj.[乙][省基]：1.8g×10支，32.78元/支

【临床应用】用于化疗或放疗患者；低氧血症；肝脏疾病；有机磷、胺基或硝基化合物中毒的辅助治疗；解除药物毒性。

【用法用量】po. 400mg，tid，疗程12周。iv gtt. 1.8～2.4g，qd。

【给药说明】溶解后应立即使用，剩余的药液不能再用。

肌苷 Inosine

为活化丙酮酸氧化酶类，促进细胞代谢，参与人体能量代谢与蛋白质的合成。

【药品品种】
肌苷
广东彼迪　Tab.[甲][省基]：0.2g×100片，20.70元/瓶

【临床应用】用于白细胞或血小板减少症，各种急慢性肝脏疾患、肺源性心脏病等心脏疾患；中心性视网膜炎、视神经萎缩等疾患。

【用法用量】po. 成人0.2～0.6g，tid；小儿每次

0.1 ~ 0.2g，tid；必要时剂量可加倍（如肝病）。

牛磺熊去氧胆酸 Tauroursodeoxycholic acid

促进胆汁分泌，改变胆汁成分；抑制肝脏胆固醇合成。

【药品品种】

滔罗特 Taurolite

意大利贝斯迪　Caps.[甲]：250mg×20粒，317.69元/盒

【临床应用】用于溶解胆固醇结石。

【用法用量】po. 常用剂量：5 ~ 10mg/（kg·d），通常500 ~ 750mg/d，可分2 ~ 3次于饭后服用，但晚饭后才可以服用500mg。

【注意事项】消化道溃疡活动期患者、孕妇及哺乳期妇女禁用；频繁发作的胆绞痛、胆管感染、严重胰腺疾病及影响胆汁酸肠肝循环的小肠疾病不推荐使用。

熊去氧胆酸 Ursodesoxycholic Acid

为亲水性的内源性胆汁成分，促进胆汁分泌，抑制胆固醇重吸收等。

【药品品种】

优思弗 Ursofalk

德国福克　Caps.[甲]：250mg×25粒，252.95元/盒

【临床应用】用于胆囊胆固醇型结石；胆汁淤积性肝病；胆汁反流性胃炎。

【用法用量】po. 10 mg/（kg·d），治疗结石一般服用6 ~ 24个月，qn，胆汁淤积性肝病bid至tid；胆汁反流性胃炎：250mg，qn，一般服用10 ~ 14日。

【注意事项】胆管完全阻塞和严重肝功能减退患者禁用；本品不能溶解胆色素型结石、混合结石和不透X线结石。

【给药说明】进餐时服药；与考来烯胺、铝剂、蒙脱石、抗酸药物间隔至少2h服用。

腺苷蛋氨酸 Ademetionine

为甲基供体和生理性巯基化合物的前体，调节肝脏细胞膜的流动性等。

【药品品种】

思美泰 Transmetil

意大利雅培　Tab.[乙]：0.5g×10片，207.00元/盒

　　　　　　Inj.[乙]：0.5g×5支，276.00元/盒

【临床应用】用于肝硬化前和肝硬化所致肝内胆汁淤积；妊娠期肝内胆汁淤积。

【用法用量】初始治疗：im或iv，0.5～1g，qd，共2周；维持治疗：po. 1～2g。

【注意事项】高血氨患者应检测血氨水平。

【给药说明】片剂需整片吞服；建议在两餐之间服用；注射剂不应与碱性液体或含钙溶液混合，不可与高渗溶液（如10%葡萄糖注射液）配伍使用。

其他常用同类药物

蛋白酵母

在小肠分解出鞣酸，使蛋白凝固，起收敛止泻作用。

【临床应用】用于急性胃肠炎、非细菌性腹泻。

【用法用量】po. 1～2包，tid。

【注意事项】细菌性痢疾等感染性腹泻不能应用本品。

【给药说明】空腹服用；不宜与胰酶、胃蛋白酶、乳酶生等同服。

混合核苷 Mixed Nucleoside

为合成人体核酸和多种辅酶的前体物质，能活化肝功能，加快受损肝细胞修复。

【临床应用】用于急慢性肝炎、肝损伤及肝硬化的

治疗，亦用于放、化疗过程中引起的白细胞减少症和非特异性血小板减少症或白细胞减少症。

【用法用量】po. 40 ~ 60mg，tid。

联苯双酯 Bifendate

对抗肝损伤，增强肝脏解毒功能，促进肝再生等。

【药品品种】

联苯双酯

北京协和　Pil.[甲]【国基】：1.5mg × 500丸，5.60元/瓶

【临床应用】用于迁延性肝炎及长期单项丙氨酸氨基转移酶异常者。

【用法用量】po. 7.5 ~ 15mg，tid，22.5 ~ 45mg/d。

【注意事项】孕妇及哺乳期妇女、肝硬化患者禁用。

托尼萘酸 Tolynicate and Naphthylacetic Acid

促进胆汁分泌、抗炎及护肝作用。

【药品品种】

加诺Galle Donau

昆山龙灯瑞迪　Tab.[乙]：112.5mg × 20片，24.82元/盒

【临床应用】用于肝脏胆汁分泌障碍相关疾病。

【用法用量】po. 1 ~ 2片，tid，餐前30min服用。用于胆管造影时，在注射前、注射后20min及50min各服5片；用于口服造影剂的胆管造影时，按每小时服用造影剂的间隔时间，每次服用2片，总量为12 ~ 14片。

【注意事项】严重肝功能不全、胆管阻塞、胆囊气肿及肝性脑病患者禁用。

第八节 微生态药物

双歧杆菌乳杆菌三联活菌 Live Combined Bifidobacterium and Lactobacillus

补充人体正常生理细菌、调整肠道菌群平衡等。

【药品品种】

金双歧

内蒙古双奇　Tab.[乙]：0.5g×36片，33.71元/盒

【临床应用】用于肠道菌群失调引起的腹泻与便秘等。

【用法用量】po. 成人：2g，bid至tid；6个月内婴儿：0.5g，bid至tid；6个月至3岁小儿：1g，bid至tid；3～12岁小儿：1.5g，bid至tid。

【注意事项】2～8℃保存。

【给药说明】餐后服用；勿与抗菌药同服；温开水或温牛奶冲服，婴幼儿可将药片碾碎后冲服。

双歧杆菌活菌 Live Bifidobacterium

补充肠道正常生理活菌，调整肠道菌群。

【药品品种】

丽珠肠乐

丽珠制药　Caps.[乙]：0.35g×20粒，28.38元/盒

【临床应用】用于肠道菌群失调引起的腹泻与便秘等。

【用法用量】po. 0.35～0.7g，bid。

【注意事项】2～8℃保存。

【给药说明】餐后口服；勿与抗菌药同服。

枯草杆菌/肠球菌二联活菌 Live Combined Bacillus Subtilis / Enterococcus Faecium

补充肠道正常生理活菌，调整肠道菌群。

【药品品种】

美常安 Medilac-S

北京韩美　Caps.[甲]：0.25g×20粒，26.58元/盒

妈咪爱 Medilac-Vita

北京韩美　Pulv.[乙]：1g×15支，22.91元/盒

【临床应用】用于肠道菌群失调引起的腹泻与便秘等。

【用法用量】po. 3岁以下：1g，bid至tid；3岁以上：1g，tid至qid；12岁以上小儿及成人：0.25～0.5g，bid至tid。

【注意事项】3个月以下婴儿慎用；治疗1个月，症状仍无改善，应停药。

【给药说明】颗粒剂用低于40℃的水或牛奶冲服；小于3岁的婴幼儿，不宜直接服用，可拌入牛奶、果汁、幼儿饮食中服用；不可与抗菌药物同服。

布拉氏酵母菌 Saccharomyces Boulardii

产生一过性微生态调节作用，可抑制病原微生物生长。

【药品品种】

亿活

法国百科达　Pulv.：250mg×6袋，54.94元/盒

【临床应用】用于肠道菌群失调引起的腹泻。

【用法用量】po. 成人：2袋，bid；3岁以上小儿：1袋，bid；3岁以下小儿：1袋，qd。

【注意事项】中央静脉导管输液患者禁用；果糖、乳糖不耐受者禁用。

【给药说明】勿与超过50℃的热水或冰冻的、含酒精的饮料及食物同服；不可与全身性或口服抗真菌药物同时使用。

复方嗜酸乳杆菌 Compound Eosinophil-Lactobacillus

补充肠道正常生理活菌，调整肠道菌群。

【药品品种】

益君康

通化金马　Tab.[甲]：0.5g×24片，47.54元/盒

【临床应用】用于肠道菌群失调引起的肠功能紊乱，如轻急性腹泻等。

【用法用量】po. 0.5～1g，tid。

【给药说明】应与抗酸药、抗菌药分开服用（间隔3h）；铋剂、鞣酸、药用炭、酊剂等能抑制、吸附活菌，不能合用。

其他常用同类药物

凝结芽孢杆菌活菌 Bacillus Coagulans

补充肠道正常生理活菌，调整肠道菌群。

【临床应用】用于肠道菌群失调引起的腹泻与便秘等。

【用法用量】po. 3周岁以上小儿、孕妇、成人，3片，tid，首次加倍；3周岁以下小儿（包括新生儿）1～2片，tid，首次加倍；病情重者，可增加剂量。

【给药说明】本品为活菌制剂，切勿将本品置于高温处；避免与抗菌药物同服。

酪酸梭菌肠球菌三联活菌

补充肠道正常生理活菌，调整肠道菌群。

【临床应用】用于改善肠内菌群失调引起的各种症状，包括：腹泻、便秘、腹泻便秘交替症及胃肠炎。

【用法用量】po. 成人1次2片，1日3次；5周岁以上、15周岁以下按成人的半量服用。3个月至5岁的小儿请遵医嘱。

【给药说明】用温水溶散后服用。

第九节　其　　他

奥曲肽 Octreotide

为天然生长抑素的八肽衍生物，能抑制生长激素和胃肠胰内分泌系统肽的病理性分泌增加。

【药品品种】

和奇

海南中和　Inj.[乙][省基]：0.1mg：1mL×5支，61.63元/盒

善宁 Sandostatin

瑞士诺华　Inj.[乙][省基]：0.1mg：1mL×5支，549.20元/盒

善龙 Sandostatin

瑞士诺华　Inj.：20mg，9 385.08元/瓶

【临床应用】用于门脉高压引起的食管静脉曲张破裂出血、应激性溃疡及消化道出血、重型胰腺炎等。

【用法用量】im.、iv gtt.、ih. 0.05～0.1mg，qd至tid。

【注意事项】增加胆石症发生风险，影响血糖代谢。

【给药说明】2～8℃保存；配置后的溶液在24h内稳定；善龙只能通过臀部肌肉深部注射。

生长抑素 Somatostatin

抑制生长激素、甲状腺刺激激素、胰岛素和胰高血糖素的分泌；抑制胃泌素、胃酸和胃蛋白酶的分泌；减少内脏器官的血流量。

【药品品种】

思他宁 Stilamin

瑞士雪兰诺　Inj.[乙]：3mg，589.50元/支

【临床应用】用于肝硬化所致食管胃底曲张静脉出血，消化性溃疡、应激性溃疡、糜烂性出血性胃炎合并

的大出血，预防和治疗急性胰腺炎及胰腺手术后并发症。

【用法用量】iv. 上消化道大出血：静推负荷量250μg，然后静脉滴注250μg/h，止血后继续用药48～72h；iv gtt. 预防胰腺手术并发症：手术开始时250μg/h，共5日；急性胰腺炎：250μg/h，72～120h。

【注意事项】孕妇、哺乳期妇女、小儿及动脉性出血者禁用。

【给药说明】给药速度超过50μg/min，可出现恶心、呕吐。

特利加压素 Terlipressin

降低门静脉高压，减少门静脉区血流，收缩食管平滑肌等。

【药品品种】

可利新 Glypressin

德国辉凌　Inj.：1mg：5mL，485.47元/支

【临床应用】用于食管静脉曲张出血。

【用法用量】iv. 初始剂量：2mg，缓慢注射（大于1min）；维持剂量：1～2mg，q4～6h，持续1～2日。日极量为120～150μg/kg。

【注意事项】败血症性休克、妊娠妇女、小儿禁用；支气管哮喘、高血压、心血管疾病（严重动脉硬化、冠状动脉供血不足、心律失常）及肾功能不全者慎用。

乌司他丁 Ulinastatin

为人尿中提取的糖蛋白，抑制胰蛋白酶等多种胰酶的活性，稳定溶酶体膜等。

【药品品种】

天普洛安

广东天普　Inj.[乙]：10万U，119.45元/瓶

【临床应用】用于急性胰腺炎；慢性复发性胰腺

炎；急性循环衰竭的抢救辅助用药。

【用法用量】iv gtt. 10万U溶于500mL生理盐水或5%葡萄糖注射液，qd至tid。

【注意事项】孕妇、哺乳期妇女及小儿慎用；高龄患者适当减量。

【给药说明】本品溶解后应立即使用；滴注时间1~2h。

西甲硅油 Simethicone

为表面活性剂，分解存在于食糜和黏液内的气泡的表面张力，释放气体等。

【药品品种】

柏西Espumisan

柏林化学　Emul.：1.2g：30mL，39.10元/瓶

【临床应用】用于治疗因气体在腹部聚集而引起的胃肠道不适、腹部影像学检查的辅助用药。

【用法用量】po. 胃肠道不适：婴儿1mL（25滴）混合到瓶装食物中，喂乳前或后喂服；1~6岁小儿：1mL/次，3~5次/d；6~14岁小儿：1~2mL/次，3~5次/d；成人：2mL/次，3~5次/d。

【给药说明】可就餐时或餐后服用，也可睡前服用；用前摇匀。

美沙拉秦 Mesalazine

为抗炎药，作用于肠黏膜及其下层组织。

【药品品种】

艾迪莎Etiasa

法国爱的发　Pulv.[乙]：0.5g×10袋，62.73元/盒

莎尔福 Salofalk

德国霍克　Tab.[乙]：0.5g×40片，297.79元/盒

　　　　　Supp.[乙]：0.5g×30粒，693.08元/盒

　　　　　Supp.[乙]：60mL：4g×7支，1 128.25

元/盒

【临床应用】用于溃疡性结肠炎（栓剂用于直肠型溃疡性结肠炎的治疗）；克罗恩病急性发作期。

【用法用量】po. 溃疡性结肠炎急性发作期：0.5～1g，tid；溃疡性结肠炎维持期：0.5g，tid；克罗恩病急性发作期：0.5～1.5g，tid。栓剂直肠给药：急性发作期治疗：0.5g，tid；维持治疗：0.25g，tid。灌肠液急性发作期直肠给药，每次1支，qd，疗程一般为8～12周。

【注意事项】肾功能障碍和严重肝功能障碍者、胃或十二指肠溃疡患者、有出血倾向体质者、哺乳期妇女、2岁以下小儿禁用。

【给药说明】片剂于餐前用大量液体整片或整粒吞服；栓剂分别在早、中、晚塞置入直肠部位。

柳氮磺吡啶

分解成5-氨基水杨酸和磺胺吡啶，起到抗菌消炎与免疫抑制的作用。

【药品品种】

柳氮磺吡啶肠溶片

上海福达　Tab.[甲][国基]：0.25g×60片，25.00元/盒

【临床应用】用于炎症性肠病。

【用法用量】po. 成人：初始量，2～3g/d，分3～4次服用，无明显不适可渐增至4～6g/d，待结肠病症状缓解后逐渐减至维持量1.5～2g/d；小儿：初始量40～60mg/（kg·d），分3～6次服用，病情缓解后改为维持量30mg/（kg·d），分3～4次服用。

【注意事项】对磺胺类药物过敏者、孕妇、哺乳期妇女、2岁以下小儿禁用。

【给药说明】剂量大时宜同服碳酸氢钠并多饮水，以防结晶尿及尿结石的发生。

【说明书之外的用法】用于类风湿性关节炎。

（陈攀　陈孝）

第8章

主要作用于泌尿系统的药物

第一节　利尿药及脱水药

呋塞米 Furosemide

为髓袢利尿剂。

【药品品种】

呋塞米 Furosemide

天津药业　　Inj.[甲]【国基】：20mg：2mL，0.75元/支
上海朝晖　　Tab.[甲]【国基】：20mg×100片，10.53元/瓶

【临床应用】用于多种类型的水肿。

【用法用量】po. 20~40mg，tid，每日最大量可达600mg。iv. 成人：20~40mg，每日总剂量不超过1g；小儿：1mg/（kg·d），最大剂量6mg/（kg·d）。

【注意事项】低钾血症、超量服用洋地黄、肝昏迷患者禁用。

【给药说明】注射液碱性较高，静脉注射时宜用氯化钠注射液稀释，不宜用葡萄糖注射液稀释。

托拉塞米 Torasemide

为髓袢利尿剂。

【药品品种】

丽泉

浙江诚意　　Inj.[乙]：10mg：2mL，17.28元/支

【临床应用】用于需要迅速利尿或不能口服利尿剂的充血性心力衰竭、肝硬化腹水、肾脏疾病所致的水肿

患者。

【用法用量】iv. 充血性心力衰竭所致的水肿、肝硬化腹水：一般初始剂量为5～10mg，qd；如疗效不满意可增加剂量至20mg，qd，每日最大剂量40mg；肾脏疾病所致的水肿：20mg，qd，可根据需要增加剂量，每日最大剂量100mg，疗程不超过1周。

【注意事项】肾功能衰竭无尿、肝昏迷前期或肝昏迷、对磺酰脲类过敏、低血压、低血容量、低钾血症或低钠血症、严重排尿困难患者禁用。

氢氯噻嗪 Hydrochlorothiazide

为噻嗪类利尿药，抑制远端小管前段和近端小管对NaCl的重吸收，还可抑制碳酸酐酶活性。

【药品品种】

氢氯噻嗪

中山三才　Tab.[甲]【国基】：25mg×100片，3.90元/瓶

【临床应用】用于各种原因所致的钠、水潴留及高血压；中枢性或肾性尿崩症；肾石症。

【用法用量】po. 成人：治疗水肿性疾病，25～50mg，qd至tid；治疗高血压，25～50mg，qd至tid。小儿：1～2mg/（kg·d），分1～2次服用，小于6个月的婴儿最高可达3mg/（kg·d）。

【注意事项】长期服用应适当补充钾盐；用药期间如发生电解质失衡的早期症状（如口干、嗜睡、肌痛、腱反射消失等），应立即减量或停药。

螺内酯 Spironolactone

为保钾型利尿剂，为醛固酮的竞争性抑制剂。

【药品品种】

螺内酯

杭州民生　Tab.[甲]【国基】：20mg×100片，19.03元/瓶

【临床应用】与其他利尿剂合用，用于水肿性疾病、高血压、原发性醛固酮增多症和预防低钾血症。

【用法用量】po. 成人：40～400mg，分2～4次；小儿：开始按1～3mg/（kg·d），连用5日后调整剂量，最大剂量为3～9mg/（kg·d）。

【注意事项】肾衰竭、高钾血症患者禁用；本品可延长地高辛等强心苷的半衰期而引起中毒；与含钾药物、库存血、ACEI、ARB、环孢素合用可增加高血钾风险。

【给药说明】在进餐或餐后服用。

甘露醇 Mannitol

为组织脱水剂，起到渗透性利尿作用。

【药品品种】

甘露醇

华仁药业　Inj.[甲][国基]：3 000mL：150g，23.79元/袋

广州百特　Inj.[甲][国基]：20%×250mL，9.83元/瓶

【临床应用】用于降低颅内压减少脑水肿、眼内压、渗透性利尿药。

【用法用量】iv gtt. 用量依病情而定，一般20%溶液250～500mL。

【注意事项】急性肾小管坏死的无尿患者、严重失水、急性肺水肿患者禁用。

【给药说明】避免与血液及无机盐药物配伍。

甘油果糖 Glycerin Fructose

本品为甘油、果糖和氯化钠的复方制剂，为高渗性脱水药物。

【药品品种】

甘油果糖

蚌原丰原　Inj.[甲][省基]：250mL，6.76元/瓶

【临床应用】用于各种原因引起的急慢性颅内压增

高、脑水肿等。

【用法用量】iv gtt. 250 ~ 500mL，qd至bid，每日总量1 000mL为宜。

【注意事项】遗传性果糖不耐受、低渗性脱水症患者禁用；长期使用时要注意防止水、电解质紊乱。

第二节　治疗尿崩症用药

去氨加压素 Desmopressin

通过对天然激素精氨酸加压素进行半胱氨酸脱氨基和D–精氨酸取代L–精氨酸，使临床剂量的去氨加压素作用时间延长，不产生加压副作用。

【药品品种】

弥凝Minirin

瑞典辉凌　Tab.[甲][国基]：0.1mg×30片，206.77元/盒

去氨加压素

海南中和　Inj.[乙][国基]：4μg：1mL，26.52元/支

海南中和　Inj.[乙][国基]：15μg：1mL，76.28元/支

【临床应用】用于尿崩症、遗尿症、出血症。

【用法用量】po. 夜间遗尿：0.2 ~ 0.4mg，qn；中枢性尿崩症：0.1 ~ 0.2mg，tid，每日总量0.2 ~ 1.2mg。iv gtt. 中枢性尿崩症：每日1 ~ 2次，成人每次1 ~ 4μg、1岁以上每次0.1 ~ 1μg，1岁以下首剂0.05μg，然后根据尿量和电解质调整；出血症：按0.3μg/kg剂量用0.9%氯化钠注射液50 ~ 100mL稀释，在15 ~ 30min内给予，若效果显著，可间隔6 ~ 12h重复给药1 ~ 2次。im.、ih. 肾尿液浓缩功能试验：成人4μg，1岁以上1 ~ 2μg，1岁以下0.4μg。

【注意事项】习惯性及精神性烦渴症、不稳定型心绞痛、心功能不全、ⅡB型血管性血友病及需服用利尿

剂的其他疾病患者禁用。

【给药说明】治疗期间须限制饮水并定期测定体重及血清钠和渗透压。

第三节　其　　他

阿魏酸哌嗪 Piperazine Ferulate

具有抗凝、抗血小板、扩张微血管、增加冠脉流量、解除血管痉挛的作用。

【药品品种】

宝盛康片

成都亨达　Tab.[乙]：50mg×50片，10.58元/瓶

【临床应用】用于各类伴有镜下血尿和高凝状态的肾小球疾病，以及冠心病、脑梗死、脉管炎等的辅助治疗。

【用法用量】po. 100～200mg，tid。

【注意事项】禁与阿苯达唑类和双羟萘酸噻嘧啶类药物合用。

枸橼酸氢钾钠 Potassium sodium hydrogen citrate

通过增加尿液pH和枸橼酸根的排泄，增加尿酸和胱氨酸结石可溶性。

【药品品种】

友来特Uralyt–U

德国马博士　Pulv.：100g，150.18元/瓶

【临床应用】用于溶解尿酸结石和防止新结石的形成，作为胱氨酸结石和胱氨酸尿的维持治疗。

【用法用量】po. 早、午各1量匙（每量匙为2.5g），晚上两匙。

【注意事项】肾功能不全、当绝对禁用氯化钠时、严重酸碱平衡失调（碱代谢）者或慢性泌尿道尿素分解

菌感染者禁用。

【给药说明】餐后服用，可用水冲服；第1次使用前应检查肾功能和电解质。

酒石酸托特罗定 Tolterodine Tartrate

为竞争性M胆碱受体阻滞剂，舒张膀胱平滑肌。

【药品品种】

舍尼亭缓释片

南京美瑞　Tab.[乙]：4mg×7片，74.90元/盒

【临床应用】用于因膀胱过度兴奋引起的尿频、尿急或紧迫性尿失禁症状的治疗。

【用法用量】po. 起始剂量2mg，bid。

【注意事项】尿潴留、胃滞纳、重症肌无力、严重溃疡性结肠炎、中毒性巨结肠、未经控制的闭角型青光眼患者禁用；服药期间可能引起视力模糊。

索利那新 Solifenacin

本品对尿道膀胱M_3受体具有选择性拮抗作用，可收缩膀胱平滑肌。

【药品品种】

卫喜康片

安斯泰来　Tab.：5mg×10片，114.08元/盒

【临床应用】用于治疗伴有尿急、尿频、急迫性尿失禁的膀胱过动症。

【用法用量】po. 5～10mg，qd。

【注意事项】胃潴留、尿潴留、闭角型青光眼、重度肝损害禁用；可引起QT间期延长。

（夏延哲　洪晓丹）

第9章
主要作用于生殖系统的药物

第一节　男性生殖系统药

1　前列腺疾病用药

特拉唑嗪 Terazosin

为突触后α肾上腺素受体阻断剂，引起外周血管松弛，阻断α₁受体改善前列腺增生的尿道功能和症状。

【药品品种】
高特灵 Hytrin

上海雅培　Tab.[甲][国基]：2mg×28片，79.64元/盒

【临床应用】用于治疗轻、中度高血压，良性前列腺增生症。

【用法用量】po. 良性前列腺增生症：初始剂量1mg，qn，且不应超过，维持剂量为5～10mg，qn。轻或中度高血压：初始剂量1mg，qn，且不应超过，维持剂量为2～10mg，qn。

【注意事项】肠梗阻、胃肠道出血、阻塞性尿道疾病患者以及孕妇禁用；哺乳期妇女停止授乳；可产生体位性低血压和首剂后晕厥。

阿夫唑嗪 Alfuzosin

为选择性前列腺、膀胱三角区和尿道部位的突触后α₁肾上腺受体拮抗剂。

【药品品种】

桑塔Xatral SR

赛诺菲　Tab.[乙]：10mg×10粒，72.77元/盒

【临床应用】用于缓解良性前列腺增生症引起的症状。

【用法用量】po. 10mg，qd。

【注意事项】禁止用于肝功能衰竭、严重肾功能衰竭患者；可引起体位性低血压。

【给药说明】服用时勿咀嚼，晚餐后服用。

坦索罗辛 Tamsulosin

为选择性α_1肾上腺受体拮抗剂，松弛前列腺平滑肌。

【药品品种】

哈乐 Harnal

安斯泰来　Caps.[甲][省基]：0.2mg×10粒，67.85元/盒

【临床应用】用于前列腺增生引起的排尿困难。

【用法用量】po. 0.2mg，qd。

【注意事项】小儿禁用；肾功能不全、重度肝功能障碍、体位性低血压、前列腺癌及高龄、磺胺过敏患者慎用。

【给药说明】宜整粒吞服；餐后服用。

非那雄胺 Finasteride

为Ⅱ型5α-还原酶的选择性抑制剂，减少血液及前列腺中的二氢睾酮。

【药品品种】

保列治Proscar

默沙东　Tab.[乙][省基]：5mg×10片，67.44元/盒

保法止Propecia

默沙东　Tab.[乙][省基]：1mg×28片，192.99元/盒

【临床应用】保列治用于治疗和控制良性前列腺增生症及预防泌尿系统事件。保法止用于治疗男性秃发，

能促进头发生长并防止继续脱发。

【用法用量】po. 保列治5mg或者保法止1mg，qd。

【注意事项】不适用于妇女及小儿；禁用于怀孕或哺乳的妇女。

2　治疗性功能障碍药

伐地那非 Vardenafil

为cGMP特异性PDE$_5$选择性抑制药物，增加cGMP量。

【药品品种】

艾力达Levitra

德国拜耳　Tab.：20mg，117.00元/片

【临床应用】用于治疗男性阴茎勃起功能障碍。

【用法用量】po. 5～20mg，性生活前25～60min服用，最大剂量为20mg/d；中度肝功能不全5～10mg。

【注意事项】视网膜病变、心血管疾病、QT间期延长慎用。

【给药说明】无性刺激时，推荐剂量无治疗效应；≥65岁患者起始剂量为5mg。

【说明书之外的用法】用于肺动脉高压。po. 5mg，qd，持续2～4周后过渡为5mg，bid。

他达拉非 Tadalafei

作用机制同伐地那非。

【药品品种】

希爱力Cialis

英国礼来　Tab.：20mg×2片，244.90元/盒

【临床应用】用于治疗男性勃起功能障碍。

【用法用量】po. 按需服用：5～20mg，性生活前30min服用，最大服药频率为每日1次。按时服用：2.5～5mg，qd，每日相同时间服用，无须考虑何时性生

活。

【注意事项】老年人无须调整剂量，18岁以下禁用；有心脏基础病变的患者慎用。

【给药说明】无性刺激时，推荐剂量无治疗效应。

【说明书之外的用法】用于肺动脉高压。

西地那非 Sildenafil

作用机制同伐地那非。

【药品品种】

万艾可Viagra

大连辉瑞　Tab.：100mg，100.64元/片

【临床应用】用于治疗阴茎勃起功能障碍。

【用法用量】po. 50mg，qd，也可增至100mg或降至25mg，qd；性生活前约1h服用。

【注意事项】避免同时使用硝酸酯类药物；心血管、视网膜及阴茎疾病患者慎用；无性刺激时，推荐剂量无治疗效应。

【说明书之外的用法】肺动脉高压。po，20mg，tid。

第二节　女性生殖系统药

1　子宫收缩药及引产药

垂体后叶素 Pituitrin

为平滑肌收缩药，对血管及子宫肌层平滑肌有强烈的收缩作用。

【药品品种】

垂体后叶素

上海第一生化　Inj.[甲][国基]：6IU：1mL，1.87

元/支

【临床应用】用于肺、支气管、消化道出血，并适用于产科催产及产后收缩子宫止血等；对于腹腔手术后肠道麻痹等亦有功效；对尿崩症有减少排尿量的作用。

【用法用量】im.、ih.、iv gtt. 引产或催产：每次2.5～5IU，用0.9%氯化钠注射液稀释至0.01IU/mL，开始不超过0.001～0.002IU/min，每15～30min增加0.001～0.002IU，至达到宫缩与正常分娩期相似，最快不超过0.02IU/min；控制产后出血：0.02～0.04IU/min，胎盘排出后可肌内注射5～10IU；呼吸道及消化道出血：每次6～12IU；产后子宫出血：每次3～6IU。

【注意事项】高血压、冠心病、心力衰竭、肺心病患者禁用；肾炎、心肌炎、骨盆过窄、双胎、羊水过多、子宫膨胀过度等患者不宜应用。

缩宫素 Oxytocin

为多肽类激素子宫收缩药，刺激子宫及乳腺平滑肌的收缩。

【药品品种】

缩宫素注射液

马鞍山丰原　Inj.[甲]【国基】：10U：1mL，2.19元/支

【临床应用】用于引产、催产、产后及流产后因宫缩无力或缩复不良而引起的子宫出血，亦用于了解胎盘储备功能（催产素激惹试验）。

【用法用量】iv gtt. 引产及催产：2.5～5U；控制产后出血：每次5～10U，0.02～0.04U/min，胎盘排出后可肌内注射5～10U。

【注意事项】骨盆过窄、产道受阻、明显头盆不称及胎位异常、有剖宫产史、子宫肌瘤剔除术史、多胎妊娠、子宫过大、严重的妊娠高血压综合征患者禁用。

卡贝缩宫素 Carbetocin

为具有激动剂性质的长效催产素九肽类似物，收缩

子宫平滑肌。

【药品品种】

巧特欣 Duratocin

Draxis Pharma　Inj.[乙]：100μg：1mL，140.27元/支

【临床应用】用于选择性硬膜外或腰麻下剖腹产后，预防子宫收缩乏力和产后出血。

【用法用量】单剂量静脉注射100 μg。

【注意事项】妊娠期和婴儿娩出前禁用；不能用于有血管疾病的患者，特别是冠状动脉疾病。

【给药说明】只有在硬膜外或腰麻醉下剖宫产术完成婴儿娩出后，缓慢地在1min内一次性给予。

卡前列素氨丁三醇 Carboprost Tromethamine

本品可刺激妊娠子宫肌层收缩，也可刺激胃肠道、血管平滑肌收缩。

【药品品种】

欣母沛 Hemabate

法玛西亚普强　Inj.[省基]：250μg：1mL，536.99元/支

【临床应用】用于妊娠期为13～20周的流产等；难治性产后子宫出血。

【用法用量】im. 流产：起始剂量为100～250μg，此后依子宫反应，间隔1.5～3.5h再次注射250～500μg，总剂量不得超过12mg，且不建议连续用药超过2日；难治性产后子宫出血：起始剂量为250μg，大部分单次注射即可，个别可间隔15～90 min多次注射，总剂量不得超过2mg。

【注意事项】急性骨盆炎，活动性心、肺、肾、肝脏疾病患者禁用；使用本品后可引起短暂的体温升高。

【给药说明】深部肌内注射。

其他常用同类药物

乳酸依沙吖啶 Ethacridine Lactate

对子宫平滑肌有兴奋作用，能刺激子宫收缩。

【药品品种】

依沙吖啶

青海制药　Inj.[乙]【国基】：50mg：2mL，0.75元/支

【临床应用】中期妊娠引产药，用于终止12~26周妊娠。

【用法用量】羊膜腔内注药用量：50~100mg；宫腔内羊膜腔外注药用量：100mg。

【注意事项】心、肝、肾疾病患者禁用。

【给药说明】羊膜腔内注药必须在妊娠16周以后，妊娠16周以前常用宫腔内羊膜腔外注药；本品水溶液不稳定，应用前临时配置。

2　抗早产药物

盐酸利托君 Ritodrine Hydrochloride

作用于子宫平滑肌β_2肾上腺素受体，抑制子宫平滑肌的收缩率和强度。

【药品品种】

安宝 Anpo

台湾信东　Inj.[乙]【省基】：50mg：5mL，36.40元/支

【临床应用】预防妊娠20周以后的早产。

【用法用量】iv gtt. 100mg用5%葡萄糖注射液500mL稀释，开始剂量为0.05mg/min，每10min增加0.05mg/min，直至达预期效果，通常维持0.15~0.35mg/min，待宫缩停止，继续输注至少12~18h。

【注意事项】妊娠不足20周的孕妇、延长妊娠对孕妇和胎儿构成危险的情况禁用；避免与β受体阻滞剂同

时使用；同时使用糖皮质激素可导致肺水肿。

【给药说明】对糖尿病患者可用生理盐水稀释；输注时应保持左侧卧位，并密切监测孕妇的血压、脉搏及胎儿心跳速率。

硫酸镁 Magnesium Sulfate

镁离子可抑制运动神经–肌肉接头乙酰胆碱的释放，舒张子宫、血管平滑肌。

【药品品种】

硫酸镁注射液

杭州民生　Inj.[甲]【国基】：2.5g：10mL，2.07元/支

【临床应用】可作为抗惊厥药，用于妊娠高血压、先兆子痫和子痫，也用于治疗早产。

【用法用量】治疗早产与妊娠高血压：首次负荷量为4g（iv.用25%葡萄糖注射液20mL稀释后5min内缓慢推注），以后iv gtt. 60mL加于5%葡萄糖注射液1 000mL，速度为1~2g/h，直至宫缩停止后2h，以后口服β_2肾上腺受体激动药维持。治疗中重度妊娠高血压症、先兆子痫和子痫：首次剂量为2.5~4g，用25%葡萄糖注射液20mL稀释后，5 min内缓慢静脉注射，以后1~2g/h静脉滴注维持，24h总量为30g，根据膝腱反射、呼吸次数和尿量监测。

【注意事项】严重肾功能不全、心脏传导阻滞、心肌损伤、肠道出血、急腹症禁用；保胎治疗时，不宜与肾上腺素β受体激动药（如利托君）同时使用。

其他常用同类药物

戈那瑞林 Gonadorelin

为促黄体激素释放激素的十肽激素类似物，促进垂体性腺激素释放。

【药品品种】

戈那瑞林

马鞍山丰原　Inj.[乙]：100μg，15.10元/支

【临床应用】用于鉴别诊断男性或女性由于下丘脑或垂体功能低下所致的生育障碍，性腺萎缩性的性腺功能不足、乳溢性闭经、原发和继发性闭经、绝经和早熟绝经、垂体肿瘤、垂体的器官损伤和下丘脑功能障碍。

【用法用量】iv. 每瓶用2mL生理盐水溶解，女性25μg，男性100μg，在注射第0min、25 min、45 min、90 min、180 min时测定血清促黄体生成素（LH）及卵泡刺激素（FSH）值，用于诊断。

【注意事项】孕妇、激素依赖性肿瘤患者禁用；不宜同时接受直接影响垂体分泌促性腺激素的药物。

（夏延哲）

第10章

影响血液和造血系统的药物

第一节　促凝血药

氨甲苯酸 Aminomethylbenzoic Acid

为抗纤维蛋白溶解药，抑制纤维蛋白溶酶原的激活因子。

【药品品种】

氨甲苯酸

常州兰陵　Inj.[乙][国基]：0.1g：10mL，1.15元/支

【临床应用】用于纤维蛋白溶解过程亢进所致的出血，亦用于链激酶或尿激酶过量引起的出血。

【用法用量】iv.、iv gtt. 每次0.1～0.3g，每日最大用量0.6g。

【注意事项】用量过大致血栓形成；有血栓形成倾向或有血栓栓塞病史者禁用；血友病或肾盂实质病变发生大量血尿时慎用。

氨甲环酸 Tranexamic Acid

为氨基酸类抗纤溶药，竞争性抑制纤维蛋白溶酶原在纤维蛋白上的吸附。

【药品品种】

捷凝

长春天诚　Inj.[甲]：1g：100mL，55.81元/瓶

【临床应用】用于各种纤溶亢进所致的出血，用作组织型纤溶酶原激活物、链激酶与尿激酶的拮抗物。

【用法用量】一般成人每日总量1～2g，qd至bid。

【注意事项】有血栓形成倾向者慎用；血友病或肾盂实质病变发生大量血尿时慎用；不单独用于弥散性血管内凝血（DIC）所致继发性纤溶性出血。

白眉蛇毒血凝酶 Hemocoagulase

含类凝血酶，在Ca^{2+}存在下，活化因子 V、VII 和 VIII，并刺激血小板凝集等。

【药品品种】

邦亭

锦州奥鸿 Inj.[乙]【省基】：0.5KU，24.78元/支

【临床应用】用于治疗和防止各种原因所致出血。

【用法用量】iv.、im.、ih.也可局部用药。一般出血：成人1~2KU；小儿0.3~0.5KU。紧急出血，立即静脉注射0.25~0.5KU，同时肌内注射1KU。

【注意事项】DIC及血液病导致的出血禁用；血中缺乏血小板或某些凝血因子（如凝血酶原）时，宜在补充血小板、缺乏的凝血因子或输注新鲜血液的基础上应用本品。

尖吻蝮蛇血凝酶 Haemocoagulase Agkistrodon

通过水解纤维蛋白原使其变为纤维蛋白而增强机体凝血功能。

【药品品种】

苏灵

北京康辰 Inj.[乙]：1U，119.98元/瓶

【临床应用】辅助用于外科手术浅表创面渗血的止血。

【用法用量】iv. 每次2U，每瓶用1mL注射用水溶解。用于手术预防性止血，术前15~20min给药。

【注意事项】DIC及血液病所致的出血，不宜使用；使用期间应注意观察出血时间、凝血时间。

酚磺乙胺 Etamsylate

增加血液中血小板数量，增强其聚集性和黏附性等。

【药品品种】

酚磺乙胺

上海第一生化　Inj.[乙][省基]：0.5g：2mL，0.46元/支

【临床应用】用于预防手术出血及治疗出血。

【用法用量】治疗出血：iv.、im.每次0.25~0.5g，每日0.5~1.5g；iv gtt. 每次0.25~0.75g，bid至tid，稀释后滴注。预防手术后出血：iv.、iv gtt.、im.术前15~30min，0.25~0.5g，必要时2h后再注射0.25g。

【注意事项】静脉注射后可能发生暂时性低血压；右旋糖酐可拮抗本品疗效。

【给药说明】高分子血容量扩张剂应在本品之后使用；不宜与碱性药液配伍。

肾上腺色腙 Adrenosem

增强毛细血管对损伤的抵抗力，降低毛细血管通透性。

【药品品种】

安络血

江苏亚邦　Tab.[乙]：2.5mg×100片，20.70元/瓶

【临床应用】用于毛细血管通透性增加所致出血，如特发性紫癜、视网膜出血、慢性肺出血、胃肠出血、鼻出血、子宫出血、脑出血等。

【用法用量】po. 2.5~5mg，tid。

【注意事项】癫痫患者及精神病史患者慎用；可产生水杨酸反应。

维生素 K₁ Vitamin K₁

补充维生素K缺乏引起凝血因子 Ⅱ、Ⅶ、Ⅸ、Ⅹ合

成障碍或异常。

【药品品种】

维生素K₁注射液

上海现代　Inj.[甲]【国基】：10mg：1mL，2.00元/支

【临床应用】用于预防及治疗维生素K缺乏而导致的凝血功能障碍。

【用法用量】im.、iv. 10mg，qd至bid。

【注意事项】本品可致高胆红素血症，新生儿慎用；严重肝脏疾患或肝功能不良者禁用。

鱼精蛋白 Protamine

为抗肝素药，与肝素结合使之失去抗凝活性。

【药品品种】

鱼精蛋白注射液

上海第一生化　Inj.[甲]【国基】：50mg：5mL，14.90元/支

北京悦康凯悦　Inj.[甲]【国基】：50mg：5mL，51.75元/支

【临床应用】用于肝素过量引起的出血及自发性出血。

【用法用量】iv. 抗肝素过量：用量应与最后一次所用肝素相当（硫酸鱼精蛋白1mg可中和肝素100U），但一次不超过50mg；缓慢iv. 0.5mL/min，10min内注入量不超过50mg。

【注意事项】禁与碱性物质接触；与青霉素及头孢菌素类存在配伍禁忌。

卡络磺钠 Carbazochrome Sodium

能增加毛细血管对损伤的抵抗力，降低毛细血管的通透性等。

【药品品种】

卡络磺钠氯化钠注射液

华亿药业　Inj.[乙]：80mg：100mL，29.90元/瓶

【临床应用】用于泌尿系统、上消化道、呼吸道和妇产科出血疾病，亦可用于外伤和手术出血。

【用法用量】iv gtt. 每次80mg。

【注意事项】本药对大量出血和动脉出血疗效较差。

重组人凝血因子 Ⅶa

激活损伤部位的血小板和凝血因子Ⅴ和Ⅷ，并通过纤维蛋白原向纤维蛋白的转换形成止血塞。

【药品品种】

诺其 Novoseven

诺和诺德 Inj.[乙]：50 KIU，6 444.00元/瓶

【临床应用】用于产生了凝血因子Ⅷ和Ⅸ抗体的先天性或后天性血友病患者的出血发作，以及预防在外科手术过程中的过量出血。

【用法用量】iv. 起始剂量通常为4.5KIU（90μg）/kg，最初间隔2~3h，如需继续治疗，一旦达到有效的止血效果，只要治疗需要，可增至每隔4h、6h、8h或12h给药。

【注意事项】晚期动脉粥样硬化疾病、压碎伤、败血症或弥散性血管内凝血患者使用本品有发生血栓事件或导致DIC的潜在风险。

【给药说明】溶解药粉时注射用水不可直接对准药粉以免起泡；本品不得与输液混合并不能静脉滴注；药品配置后，应在2~5min内静脉推注完毕。

人凝血因子Ⅷ

为凝血因子Ⅸa的辅助因子，在血小板表面参与凝血因子Ⅹ的激活，使凝血因子Ⅱ向凝血酶转化，在循环中形成纤维蛋白而止血。

【药品品种】

拜科奇

美国拜耳 Inj.[甲]：250IU，1 124.82元/瓶

【临床应用】用于患有A型血友病的成人和小儿患

者（0～16岁）出血症状的控制和预防。

【用法用量】iv. 轻度出血：10～20 IU/kg，仍存在出血则重复给药；中度出血：15～30 IU/kg，q12～24h重复给药直到出血控制；重度出血：首次40～50 IU/kg，后q8～12h按20～25 IU/kg重复给药直到出血控制。

【注意事项】使用本品的超敏反应引起的过敏表现包括：瘙痒、皮疹、风疹、荨麻疹、颜面水肿、眩晕、低血压、恶心、胸部不适、咳嗽、呼吸困难等，出现症状时应停止使用。

【给药说明】注射速度应根据患者的反应，5～10min内或更短时间内注射完。复溶后的药物必须在药物溶解后3h内注射完毕。

其他常用同类药物

氨基己酸 Aminocaproic Acid

为特异性抗纤维蛋白溶解药，抑制纤维蛋白溶酶原的激活因子。

【药品品种】

6-氨基己酸

常州兰陵　Inj.[乙]：2g：10mL，1.00元/支

【临床应用】用于纤溶性出血或肺出血、肝硬化并上消化道出血。

【用法用量】iv gtt. 初用量4～6g，15～30min内滴完；维持量1g/h，每日剂量不超过20g。

【注意事项】DIC的高凝期患者、有血栓形成倾向或有血管栓塞性疾病史者、早产儿禁用。

【给药说明】排泄快，需持续给药；不可静脉滴注给药；不宜与酚磺乙胺配伍。

蝰蛇毒血凝酶 Hemocoagulase

促进血小板聚集，并释放一系列凝血因子，促进难溶性纤维蛋白的合成。

【药品品种】

速乐涓

合肥兆科 Inj.[乙]：1U：1mL，38.22元/支

【临床应用】用于各种出血性疾病，缩短患者出血时间，减少出血量。

【用法用量】iv.、im.、ih.，也可局部用药。一般出血，成人1～2U；小儿0.3～0.5U。紧急出血，立即静脉注射0.25～0.5U，同时肌内注射1U。

【注意事项】DIC导致的出血时禁用；孕期未超过3个月的妇女慎用。

血凝酶 Hemocoagulase Atrox

促进血小板聚集，并释放一系列凝血因子，促进难溶性纤维蛋白的合成。

【药品品种】

巴曲亭

蓬莱诺康 Inj.[乙]：1KU，38.53元/支

【临床应用】用于治疗和预防各种原因所致出血。

【用法用量】1KU装：im.、iv.也可局部用药，成人，每次1～2KU，紧急情况下，立即静脉注射1KU，同时肌内注射1KU；小儿0.3～0.5KU，日极量8KU。

【注意事项】有血栓或栓塞史、DIC及血液病所致的出血禁用；孕妇不宜使用。

【给药说明】原发性纤溶系统亢进时，宜与抗纤溶酶药物合用；治疗新生儿出血时，宜在补充维生素K后合用本药。

凝血酶原复合物 Prothrombin Complex

本药含凝血因子Ⅱ、Ⅶ、Ⅸ、Ⅹ及少量其他血浆蛋白，促进凝血因子Ⅱ转化为凝血酶。

【药品品种】

普舒莱士

上海莱士 Inj.[乙]：400IU，314.92元/瓶

凝血酶原复合物

上海新兴　Inj.[乙]：400IU，250.70元/瓶

Inj.[乙]：400PE，312.58元/瓶

【临床应用】用于治疗和预防因凝血因子Ⅱ、Ⅶ、Ⅸ和Ⅹ缺乏而导致的出血。

【用法用量】iv gtt. 一般10～20IU/kg，Ⅶ因子缺乏者q6～8h，Ⅸ因子缺乏者q24h，Ⅱ因子和Ⅹ因子缺乏者q24～48h输注1次，可酌情减少输注剂量，一般历时2～3日。

【注意事项】不可与其他药物合用；对丙型血友病无效。

【给药说明】配制前将本品温热至20～25℃，配制后溶液可稳定12h；滴速不宜太快。

二乙酰氨乙酸乙二胺 Ethylenediamine Diaceturate

为止血药，可抑制纤维蛋白的溶解，增强血小板的聚集性和黏附性等。

【药品品种】

可之

江苏神龙　Inj.：0.4g：2mL，7.75元/支

【临床应用】用于预防和治疗各种原因出血。

【用法用量】iv.、im. 每次200～400mg，qd至bid，以5%葡萄糖注射液20mL稀释后用。iv gtt. 每次200～600mg，每日最高限量为1 200mg，以5%葡萄糖注射液250～500mL稀释后使用。

【注意事项】对本品或含本品药物过敏者禁用。

甲萘氢醌 Menadiol

促进因子Ⅱ、Ⅶ、Ⅸ、Ⅹ的无活性前体蛋白氨基末端谷氨酸的羧基化，启动凝血过程。

【药品品种】

甲萘氢醌片

浙江瑞新　Tab.[甲]：4mg×100片，4.40元/瓶

【临床应用】用于预防及治疗维生素K缺乏而导致的凝血功能障碍。

【用法用量】po. 2~4mg，tid。

【注意事项】G6PD缺乏者，补给维生素K时应谨慎。

第二节 抗凝血药

巴曲酶 Batroxobin

降低血中纤维蛋白原的含量，降低全血黏度、血浆黏度。

【药品品种】

东菱迪芙

北京托毕西　Inj.[乙]：5BU：0.5mL，246.82元/支

【临床应用】用于急性脑梗死；改善各种闭塞性血管病引起的缺血性症状；改善末梢及微循环障碍。

【用法用量】iv gtt. 成人首次剂量通常为10BU，维持量可视患者情况酌情给予，一般为5BU，隔日1次。

【注意事项】有出血及出血可能的患者、新近手术者、正在使用具有抗凝作用及抑制血小板机能药物者、正在使用抗纤溶性制剂者、用药前血纤维蛋白原浓度低于100mg/dL者、重度肝肾功能障碍及多脏器功能衰竭症者禁用。

【给药说明】药液使用前用100mL以上的生理盐水稀释，静脉滴注1h以上。

肝素钠 Heparin Sodium

通过激活抗凝血酶Ⅲ而发挥抗凝血作用。

【药品品种】

肝素钠注射液

天津生化　Inj.[甲][国基]：12 500IU：2mL，4.20

元/支

【临床应用】用于预防深部静脉血栓形成及肺部栓塞形成；治疗已形成的静脉血栓；急性心肌梗死的辅助治疗；DIC；亦可作为体外抗凝血药。

【用法用量】ih. 首剂 5 000～10 000IU，以后 8 000～10 000IU，q8h或15 000～20 000IU，q12h；iv. 首剂 5 000～10 000IU，后100IU/kg，q4h，用氯化钠注射液稀释；iv gtt.20 000～40 000IU，加至氯化钠注射液 1 000mL，qd。

【注意事项】药物过量可致自发性出血倾向，有出血倾向及凝血机制障碍者、溃疡病、创伤、产后出血者及严重肝功能不全者禁用。

低分子肝素钠 Low Molecular Weight Heparin Sodium

具有很高的抗凝血因子 X a活性和较低的抗凝血因子 Ⅱ a或抗凝血酶活性。

【药品品种】

克赛

赛诺菲　Inj.[乙]：4 000U∶0.4mL，59.88元/支

【临床应用】用于治疗深静脉血栓、不稳定型冠状动脉疾病、预防血液透析中及与手术有关的血栓形成。

【用法用量】iv.、ih. 根据患者的凝血情况及体重、治疗目的调整剂量。

【注意事项】有出血倾向及凝血机制障碍者慎用；不宜作为体外循环术中的抗凝剂。

低分子肝素钙 Low Molecular Weight Heparin Calcium

作用机制同低分子肝素钠。

【药品品种】

速碧林 Clexane

葛兰素史克　Inj.[乙]：4 100IU∶0.4mL，60.79元/支

万脉舒

常山生化　Inj.[乙]：4 100IU：0.4mL，58.53元/支

【临床应用】用于预防和治疗静脉血栓栓塞性疾病及血液透析中血凝块形成。

【用法用量】iv.、ih. 根据患者的凝血情况及体重、治疗目的调整剂量。

【注意事项】急性细菌性心内膜炎、血小板减少症患者用本品体外凝集反应呈阳性者、有出血倾向及凝血机制障碍者、严重肾功能损害、未控制的高血压患者禁用。

达肝素钠 Dalteparin Sodium

抗血栓形成药，作用机制同低分子肝素钠。

【药品品种】

法安明

辉瑞比利时　Inj.[乙]：5 000U：0.2mL，40.59元/支

【临床应用】用于治疗深静脉血栓、不稳定型冠状动脉疾病、预防血液透析中及与手术有关的血栓形成。

【用法用量】iv gtt.、iv.、ih. 根据患者的凝血情况及体重、治疗目的调整剂量。

【注意事项】有出血倾向及凝血机制障碍者慎用；血小板减少和血小板缺陷患者慎用。

磺达肝癸钠 Fondaparinux Sodium

为戊聚糖类凝血因子 Xa 抑制剂，可选择性地与抗凝血酶Ⅲ结合。

【药品品种】

安卓 Arixtra

葛兰素史克　Inj.[乙]：2.5mg：0.5mL，160.00元/瓶

【临床应用】用于膝关节形成术、髋关节修复术及全髋关节置换术后预防深静脉血栓形成等。

【用法用量】ih. 接受重大骨科手术的患者：2.5mg，qd，术后给药；不稳定型心绞痛和非ST段抬高心肌梗死的治疗：2.5mg，qd。iv. 只有ST段抬高心肌梗

死患者首剂使用。

【注意事项】具有临床意义的活动性出血患者、严重肾功能不全者、细菌性心内膜炎患者禁用。体重<50kg的患者出血风险增加，应慎用。

【给药说明】不能肌内给药；抗凝作用不能被硫酸鱼精蛋白中和。

华法林 Warfarin

抑制维生素K依赖性凝血因子Ⅱ、Ⅶ、Ⅸ和X以及抗凝蛋白C和S的合成而发挥作用。

【药品品种】

华法林钠片

上海信谊　Tab.[甲]【国基】【省基】：2.5mg×60片，20.70元/盒

华法令钠片

芬兰奥立安　Tab.[甲]【国基】【省基】：3mg×100片，56.35元/瓶

【临床应用】用于防治血栓栓塞性疾病，亦用于减少心肌梗死后死亡率、复发率和血栓栓塞并发症。

【用法用量】po. 须根据患者的反应即凝血酶原时间（INR）个体化给药，成人：开始3日内剂量是5~10mg，qd，根据第4日测得的INR值进行调整。

【注意事项】妊娠期妇女禁用；肝、肾功能损伤及严重高血压、凝血功能障碍伴有出血倾向者、活动性溃疡、近期手术者禁用；碱性尿者口服抗凝药期间尿色可呈红色至橘红色。

【给药说明】每日应同一时间服药，如漏服应尽快补上；剂量应个体化。

阿替普酶 Human Tissue-Type Plasminogen Activator

为选择性激活纤溶酶，并抑制血小板活性。

【药品品种】

爱通立 Actilyse

勃林格殷格翰 Inj.[乙]：50mg，5 490.50元/瓶

【临床应用】用于急性心肌梗死和肺栓塞等。

【用法用量】iv gtt. 100mg 溶于500mL 0.9%氯化钠注射液中3h内滴完，日剂量不超过150mg。

【注意事项】有出血倾向者禁用。

【给药说明】不可与其他药物共用一个静脉通路。

舒洛地特 Sulodexide

抑制活化的 X 因子，抗血小板聚集，降低纤维蛋白原水平等。

【药品品种】

伟素 Sulodexide

意大利阿尔法 Caps.[乙]：250Lsu×50粒，448.30元/盒

【临床应用】用于有血栓形成危险的血管疾病。

【用法用量】po. 1粒，bid。

【注意事项】本品是肝素样分子，可增加肝素本身或同时口服其他抗凝剂的抗凝作用。

【给药说明】距用餐时间要长，如在早上十点和晚上十点服用。

尿激酶 Urokinase

为催化裂解纤溶酶原成纤溶酶，使纤维蛋白凝块、凝血因子 I、V 和 VIII 降解。

【药品品种】

尿激酶

南京南大 Inj.[甲]：10万U，40.28元/瓶

【临床应用】用于血栓栓塞性疾病的溶栓治疗。

【用法用量】iv gtt. 肺栓塞：4 400U/h连续静脉滴注2h或12h；心肌梗死：200万~300万U，45~90min内滴完；缺血性脑卒中、外周血栓：以0.9% 氯化钠溶液配制成浓度2 500U/mL溶液，4 000U/min。

【注意事项】临床应用中如发现出血倾向应停用。

【给药说明】溶解后立即使用，不得用酸性溶液溶解。

纤溶酶 Fibrinogenase

降解纤维蛋白原及纤维蛋白；促使组织纤溶酶原激活物由内皮细胞释放，并增强其活性。

【药品品种】

纤溶酶

北京赛生　Inj.[乙]：100U，66.45元/支

【临床应用】用于脑梗死、高凝血状态及血栓性脉管炎等外周血管疾病。

【用法用量】iv gtt. 预防用：治疗高凝血状态时，1次100U，qd，以注射用水适量溶解后，加到250mL 0.9%氯化钠注射液或5%葡萄糖注射液中，滴速45～50滴/min，14日为1个疗程。治疗用：首次使用100U，后200～300U，qd，加到500mL 0.9%氯化钠注射液或5%葡萄糖注射液中，7～10日为1个疗程。

【注意事项】皮试阳性反应者应禁用。有凝血机制障碍、出血倾向患者、严重肝肾功能损伤者、活动性肺结核空洞及消化性溃疡患者、孕妇及哺乳期妇女禁用；血小板<80×10⁹/L应停药观察。

【给药说明】本品是一种蛋白酶制剂，有一定的抗原性，临床使用前应用0.9%氯化钠注射液稀释成1U/mL进行皮试，15min观察结果，红晕直径不超过1cm或伪足不超过3个为阴性。

比伐芦定 Bivalirudin

抑制凝血酶活性。

【药品品种】

泰加宁

深圳信立泰　Inj.：0.25g/瓶，3 225.75元/瓶

【临床应用】用于预防血管成型介入治疗不稳定型心绞痛前后的缺血性并发症。

【用法用量】iv gtt. 在实施经皮冠状动脉腔内血管成形术之前，2.5mg/（kg·h）滴注4h，如果需要，可按0.2mg/（kg·h）维持20h。

【注意事项】禁用于大出血活动期；在与肝素、华法林或溶栓药物合用时，会增加患者出血的可能性。

【给药说明】不能用于肌内注射。

其他常用同类药物

阿加曲班 Argatroban

为凝血酶抑制剂，抑制血纤维蛋白的形成、凝血因子Ⅴ、Ⅷ和ⅩⅢ的活化等。

【药品品种】

诺保思泰 Novastan

三菱制药　Inj.：10mg：20mL，169.26元/支

达贝

天津药研院　Inj.：10mg：20mL，151.95元/支

【临床应用】用于对慢性动脉闭塞症患者的四肢溃疡、静息痛及冷感等的改善。

【用法用量】iv gtt. 10mg，bid，每次滴注2～3h。

【注意事项】出血性患者、脑栓塞、伴高度意识障碍的严重梗塞患者禁用；慎与抗凝药、抗血小板药、血栓溶解剂合用。

【给药说明】本药应使用较大的静脉通道给药；发生出血应立即停止给药。

重组链激酶 Recombinant Streptokinase

为间接纤溶酶原激活物，使纤维蛋白溶解酶原转变为活性纤维蛋白溶解酶。

【药品品种】

国大欣通

青岛国大　Inj.[甲]：10万IU，103.30元/瓶

【临床应用】用于急性心肌梗死等血栓性疾病。

【用法用量】iv gtt. 急性心肌梗死静脉溶栓治疗：150万IU溶解于5％葡萄糖注射液100mL，静脉滴注1h；急性心肌梗死溶栓治疗应尽早开始，争取发病12h开始治疗。

【注意事项】有出血倾向性疾病、严重肝肾功能障碍、二尖瓣狭窄合并心房颤动伴左房血栓者、感染性心内膜炎、孕妇及哺乳期妇女禁用。

【给药说明】使用前用5％葡萄糖溶液溶解，溶解液应在4～6h内使用。

第三节　血浆代用品

琥珀酰明胶 Succinylated Gelatin

为胶体性代血浆，可增加血浆容量，改善微循环，增加血液运氧能力等。

【药品品种】

佳乐施

苏州贝朗　Inj.[乙]：20g：500mL，89.72元/袋

【临床应用】用于低血容量时的胶体性容量替代液、血液稀释、体外循环，预防脊髓或硬膜外麻醉后可能出现的低血压；也可作为输入胰岛素的载体。

【用法用量】iv gtt. 输注时间和剂量根据患者脉搏、血压、外周灌注及尿量而定，一般1～3h输注500～1 000mL。

【注意事项】明胶类药物过敏者、循环超负荷者禁用。

【给药说明】一般不应与其他注射液混合使用；如需要，可将注射液加温使用，但不能超过40℃。

羟乙基淀粉 Hydroxyethyl Starch

为血容量扩充药。

【药品品种】

万汶 130/0.4

费森尤斯卡比　Inj.[乙][国基]：30g：500mL，117.43元/袋

【临床应用】用于治疗和预防血容量不足，急性等容血液稀释。

【用法用量】iv gtt. 每日剂量及输注速度应根据患者失血量、血流动力学参数的维持或恢复及稀释效果确定。没有心血管或肺功能危险的患者使用胶体扩容剂时，红细胞压积应不低于30%。初始的10～20mL，应缓慢输入，并密切观察患者防止可能发生的过敏样反应。每日最大剂量按体重50mL/kg。

【注意事项】液体负荷过重（包括肺水肿）、少尿或无尿的肾功能衰竭、接受透析治疗患者，颅内出血、严重高钠或高氯血症患者禁用；严重肝脏疾病或凝血功能紊乱的患者慎用。

【给药说明】为防止重度脱水，使用本品前应先给予晶体溶液；避免与其他药物混合；每袋（500mL）含有4.5g氯化钠。

高渗氯化钠羟乙基淀粉 40 Hypertonic Sodium Chloride Hydroxyethyl Starch 40 Injection

扩充失血性休克患者的血容量，升高患者血压。

【药品品种】

霍姆

华源长富　Inj.：19g：250mL，223.71元/瓶

【临床应用】用于失血性休克患者血容量的扩充。

【用法用量】iv gtt. 1次100～500mL，最大用量不超过750mL。

【注意事项】出血疾病或出血性疾病病史者（包括月经期妇女）、严重心脏病、高血压、严重肝肾功能不全、严重血液病患者禁用；使用本品可引起高血钠及高血氯，一般在停药24h后可恢复。

其他常用同类药物

右旋糖酐 40 Dextran 40

为扩容药，通过解除红细胞聚集，降低血小板黏附与聚集，减低血液黏度等。

【药品品种】

右旋糖酐40

四川科伦　Inj.[甲][国基]：30g：500mL，6.91元/瓶

【临床应用】用于各种休克、血栓性疾病、肢体再植和血管外科手术预防术后血栓形成，改善微循环，提高再植成功率。

【用法用量】iv gtt. 成人常用量每次250～500mL，24h内不超过1 000～1 500mL；婴儿用量为5mL/kg，小儿用量为10mL/kg。

【注意事项】充血性心力衰竭者、出血性疾患者、少尿或无尿者禁用。

【给药说明】用药前需做皮试；首次使用开始几毫升需慢滴，并严密观察5～10min。

第四节　抗贫血药

蛋白琥珀酸铁 Iron Proteinsuccinylate

为一种有机铁化合物，口服补铁药。

【药品品种】

菲普利

意泛马克　Sol.：40mg：15mL，13.64元/瓶

【临床应用】用于因铁的摄入量不足或吸收障碍、急性或慢性失血以及感染所引起的隐性或显性缺铁性贫血，妊娠及哺乳期贫血等绝对和相对缺铁性贫血。

【用法用量】po. 成人：1～2瓶/d；小儿：1.5mL/

（kg·d）。

【注意事项】对本药过敏者及含铁血黄素沉着、血色素沉着、再生障碍性贫血、溶血性贫血、铁利用障碍性贫血、慢性胰腺炎和肝硬化患者禁用。

【给药说明】分两次在饭前口服；服用时忌茶。

多糖铁复合物 Iron Polysaccharide complex

为铁元素补充剂，可迅速提高血铁水平与升高血红蛋白。

【药品品种】

红源达

青岛国风　Caps.[乙]：150mg×10粒，32.27元/盒

【临床应用】用于治疗单纯性缺铁性贫血。

【用法用量】po. 成人：150～300mg，qd.

【注意事项】肝肾功能严重损害者，铁负荷过高、血色病及含铁血黄素沉着患者，非缺铁性贫血患者禁用；不得长期使用，应在医师确诊为缺铁性贫血后使用。

【给药说明】长期大量补锌会干扰铁的吸收；不宜与抗酸药、茶、咖啡同时服用；宜在饭后或饭时服用；服后可能产生黑便，不影响用药。

琥珀酸亚铁 Ferrous Succinate

补充铁元素，纠正缺铁性贫血。

【药品品种】

琥珀酸亚铁片

四川奥邦　Tab.[乙][国基]：0.1g×24片，28.17元/盒

【临床应用】用于缺铁性贫血的治疗与预防。

【用法用量】po. 用于预防：成人1日1片，孕妇1日2片，小儿1日0.5片。用于治疗：成人1日2～4片，小儿1日1～3片，分次服用。

【注意事项】肝肾功能严重损害者，尤其是伴有未经治疗的尿路感染者，铁负荷过高、血色病或含铁血黄

素沉着症患者，非缺铁性贫血患者禁用；酒精中毒、肝炎、急性感染、肠道炎症、胰腺炎、胃和十二指肠溃疡、溃疡性肠炎患者慎用。

【给药说明】用于日常补铁时，应采用预防量；本品宜在饭后或饭时服用，以减轻胃部刺激；不应与浓茶同服。

叶酸 Folic Acid

在体内转变为四氢叶酸，四氢叶酸与多种一碳单位结合成四氢叶酸类辅酶，传递一碳单位，参与体内核酸和氨基酸合成，促进红细胞增殖和成熟。

【药品品种】

叶酸片

常州制药　Tab.[甲][国基]：5mg×100片，9.20元/瓶

【临床应用】用于叶酸缺乏及其所致的巨幼细胞性贫血。

【用法用量】po. 巨幼细胞性贫血：5～10mg，tid，14日为1个疗程。

【注意事项】大剂量的叶酸能拮抗苯巴比妥、苯妥英钠的抗癫痫作用；营养性巨幼红细胞贫血常合并缺铁，应同时补充铁剂，并补充蛋白质及其他B族维生素。

【给药说明】大量服用本药时，可使尿液呈黄色。

右旋糖酐铁 Iron Dextran

为右旋糖酐和铁的络合物，补充铁元素，纠正缺铁性贫血。

【药品品种】

右旋糖酐铁

江西华太　Tab.[甲]：25mg×45片，35.94元/盒

【临床应用】用于明确原因的慢性失血、营养不良、妊娠、儿童发育期等引起的缺铁性贫血。

【用法用量】成人2～4片，qd至tid。

【注意事项】十二指肠溃疡、溃疡性结肠炎患者及严重肝肾功能障碍者禁用。酒精中毒、急性感染、肠道炎症、胰腺炎等患者慎用。

【给药说明】饭后服用；可直接用水送服，或将本品放入适量的温开水中溶解后口服；不应与浓茶同服。

蔗糖铁 Iron Sucrose

为非肠道铁剂，是多核氢氧化铁核心表面被大量非共价结合的蔗糖分子所包围而形成的复合物。

【药品品种】

维乐福 Venofer

瑞士维福　Inj.[乙]：0.1g：5mL，103.91元/支

【临床应用】用于口服铁剂效果不好而需要静脉铁剂治疗的患者。

【用法用量】iv.、iv gtt. 具体药量根据每个患者的血红蛋白实际情况确定，单剂量最多不可超过25mL本品（500mg铁）。

【注意事项】禁与其他非肠道铁剂同用；不与口服铁剂同时使用；会引起有潜在致命的过敏反应或过敏样反应；有支气管哮喘、铁结合率低或叶酸缺乏的患者，应特别注意过敏反应或过敏样反应的发生；谨防静脉外渗漏。

【给药说明】本品只能与0.9%生理盐水混合使用；1mL本品最多只能稀释到20mL0.9%生理盐水中，稀释后的本品应在12h内使用；本品应以滴注或缓慢注射的方式静脉给药，或直接注射到透析器的静脉端，该药不适合一次全剂量给药。

重组人红细胞生成素 Recombinant Human Erythropoietin

直接作用于红细胞系祖细胞，刺激集落形成，而发挥造血作用。

【药品品种】

利血宝Espo

协和发酵麒麟　Inj.[乙]：6 000IU：0.5mL，253.00元/支

Inj.[乙]：3 000IU：2mL，148.82元/支

【临床应用】用于肾性贫血。

【用法用量】3 000IU：2mL规格，iv. 在施行透析时给药初期每周3次，每次3 000IU，尽可能缓慢地静脉注射；贫血状况改善后，每次1 500IU，每周2～3次，或每次3 000IU，每周2次；最高维持剂量不超过每周3次，每次3 000IU。6 000IU：0.5mL规格ih. 成人每周1次6 000IU，贫血得到改善后，每2周皮下注射1次，每次6 000～12 000IU，作为维持量；小儿每周1次，每次100IU/kg。

【注意事项】常见有血压升高、心悸；血液透析不能控制动脉血压升高的患者，白血病、铅中毒及感染患者禁用；应及时对用本品治疗者的血压进行监测，应注意血管栓塞情况；必要时补铁，使患者的转铁蛋白饱和度维持在20%以上。

【给药说明】禁止本药与其他药同时静脉滴注；伴有感染的患者，宜控制感染后再使用本药；使用本药同时接受血液透析的患者宜增加肝素用量；用药时血红蛋白浓度不宜超过12g/dL；用药前勿振荡，开封后仅限一次性使用。

蚕砂提取物

动物试验结果表明能促进骨髓红系祖细胞和粒-巨噬系祖细胞的增殖等。

【药品品种】

生血宁

武汉联合　Tab.[乙]：0.25g×24片，38.87元/盒

【临床应用】用于缺铁性贫血，属气血两虚者。

【用法用量】po. 轻度缺铁性贫血：2片，bid；中度贫血：2片，tid。小儿：1片，tid，30日为1个疗程。

第五节 促白细胞增生药

非格司亭 Filgrastim

刺激中性粒细胞的祖细胞分化、增殖、成熟及释放。

【药品品种】

格拉诺赛特

中外制药 Inj.[乙]：50μg，346.79元/支

瑞白

齐鲁制药 Inj.[乙]：300μg：0.9mL，100.35元/支

【临床应用】用于骨髓移植后促进中性粒细胞的升高；肿瘤、白血病化疗后的中性粒细胞减少；骨髓增生异常综合征及再生障碍性贫血伴发的中性粒细胞减少；先天性、特发性中性粒细胞减少。

【用法用量】ih.、iv gtt. 开始剂量每日 $2 \sim 5\mu g/kg$，以5%葡萄糖注射液稀释，根据中性粒细胞升高情况增减剂量。

【注意事项】骨髓幼粒细胞未充分降低或外周血存在未成熟细胞的髓性白血病患者禁用；有过敏反应者及重度肝、肾、心、肺功能障碍的患者禁用。

【给药说明】使用前避免振荡；滴注速度不宜过快；本品应在化疗药物给药结束后24~48h开始使用；周围血白细胞升至（2~5）×10^9/L或出现幼稚细胞时应停药。

维生素 B₄ Vitamin B₄

在体内参与DNA、RNA的合成，促进白细胞生长。

【药品品种】

维生素B₄

天津力生 Tab.[乙]【省基】：10mg×100片，17.25元/瓶

【临床应用】用于各种原因引起的白细胞减少及急

性粒细胞减少症。

【用法用量】po. 10 ~ 20mg，tid。

【注意事项】本药是核酸前体，在肿瘤患者化疗或放疗并用时，应考虑其是否有促进肿瘤发展的可能性。

鲨肝醇 Batilol

为体内造血因子之一，促进白细胞增生及抗放射线等。

【药品品种】

鲨肝醇

江苏鹏鹞　Tab.[甲][省基]：50mg×100片，9.10元/瓶

【临床应用】用于防治因放射治疗、肿瘤化疗及苯中毒等引起的粒细胞减少。

【用法用量】po. 50 ~ 150mg，分3次服用。

【注意事项】临床疗效与剂量相关，应寻找最佳剂量。

脱氧核苷酸钠 Sodium Deoxyribonucleotide

可与蛋白质相结合成核蛋白，通过核糖核酸控制蛋白质的合成。

【药品品种】

丽迪兴

丽珠制药　Inj.[乙]：50mg，81.91元/瓶

脱氧核苷酸钠针

北京赛升　Inj.[乙]：50mg：2mL，46.88元/支

【临床应用】用于急性肝炎、慢性肝炎、白细胞减少症、血小板减少症及再生障碍性贫血等的辅助治疗。

【用法用量】im. 50 ~ 100mg，qd；iv gtt. 50 ~ 150mg，qd，30日为1个疗程。

【注意事项】应定期检测血常规，如果粒细胞数升至5 000/mm³，应停止给药。

其他常用同类药物

利血生 Leucogen

促进骨髓内粒细胞生长和成熟，刺激白细胞及血小板增生。

【药品品种】

利可君

江苏吉贝尔　Tab.[乙]：20mg×48片，27.92元/盒

【临床应用】用于预防、治疗白细胞减少症及血小板减少症。

【用法用量】po. 10~20mg，tid，疗程1个月。

混合核苷 Mixed Nucleoside

为合成人体核酸和辅酶的前体物质，促进低能、缺氧状态下的组织细胞代谢。

【药品品种】

泰苷

陕西博奥　Tab.：20mg×36片，42.10元/盒

【临床应用】用于急慢性肝炎、肝损伤及肝硬化的治疗，也可用于辐射及放疗或化疗过程中引起的白细胞减少症和非特异性血小板减少症或白细胞减少症。

【用法用量】po. 2~3片，tid。

第六节　抗血小板药

双嘧达莫 Dipyridamole

为抗血小板药，可抑制磷酸二酯酶；激活血小板腺苷酸环化酶。

【药品品种】

潘生丁

亚宝药业　Tab.[甲][国基]：25mg×100片，11.16元/瓶

【临床应用】用于预防血栓形成。

【用法用量】po. 单独应用，25～50mg，tid；与阿司匹林合用，100～200mg/d。

【注意事项】休克患者禁用；低血压患者、有出血倾向者、冠心病患者慎用。

【给药说明】饭前服用。

西洛他唑 Cilostazol

为抗血小板药，通过抑制磷酸二酯酶活性，抑制血小板聚集和舒张血管。

【药品品种】

斯特里普

浙江为康　Tab.[乙]：50mg×12粒，31.74元/盒

培达 Pletaal

浙江大冢　Tab.[乙]：50mg×12片，62.17元/盒

【临床应用】用于改善慢性动脉闭塞症引起的缺血性症状，如溃疡、四肢痛、冷感及间歇性跛行等。

【用法用量】po. 100mg，bid。

【注意事项】患有充血性心力衰竭患者，有出血倾向患者，妊娠期、哺乳期妇女禁用；严重肝、肾功能不全者及老年人、月经期妇女慎用；正在使用抗凝药或抗血小板药的患者慎用。

氯吡格雷 Clopidogrel

为血小板聚集抑制药，选择性抑制二磷酸腺苷（ADP）与血小板受体结合。

【药品品种】

波立维 Plavix

赛诺菲　Tab.[乙][国基]：75mg×7片，135.56元/盒

帅泰

河南新帅克　Tab.[乙][国基]：25mg×20片，74.40

元/瓶

【临床应用】用于预防及治疗血小板高聚集状态引起的心、脑及其他动脉的循环障碍。

【用法用量】po. 75mg，qd。

【注意事项】近期有活动性出血者、严重肝脏损伤者禁用。

【给药说明】择期手术患者应于术前1周停止使用本药；与萘普生、阿司匹林合用，有胃肠道出血的潜在危险性；可与食物同服，也可单独服用。

沙格雷酯 Sarpogrelate

为选择性拮抗血小板和血管平滑肌的5-HT受体，对抗5-HT和血小板聚集引起的血管收缩。

【药品品种】

安步乐克 Anplag

日本三菱　Tab.[乙]：0.1g×9片，62.63元/盒

【临床应用】用于慢性动脉闭塞症引起的溃疡、疼痛以及冷感等缺血性症状的改善。

【用法用量】po. 0.1g，tid。

【注意事项】出血患者（如血友病、毛细血管脆弱症、消化性溃疡、尿道出血、咯血、玻璃体积血等）、孕妇及怀疑妊娠者禁用。

【给药说明】餐后服用。

贝前列素钠 Beraprost Sodium

抑制多种致聚剂引起的血小板聚集，也可抑制血小板黏附等。

【药品品种】

德纳 Dorner

安斯泰来　Tab.[乙]：20μg×10片，54.99元/盒

凯那

北京泰德　Tab.[乙]：40μg×10片，80.65元/盒

【临床应用】用于治疗慢性动脉闭塞症引起的溃

疡、间歇性跛行、疼痛及冷感等。

【用法用量】po. 40μg，tid。

【注意事项】出血患者、孕妇及怀疑妊娠者禁用。

【给药说明】餐后服用。

替罗非班 Tirofiban

为非肽类糖蛋白GPⅡb/Ⅲa受体的可逆性抑制剂，选择性抑制血小板聚集的最终共同通路，逆转因血栓形成而导致的缺血状态。

【药品品种】

欣维宁

武汉远大　Inj.[乙]：5mg：100mL，357.59元/瓶

【临床应用】用于冠状动脉缺血综合征患者行冠状动脉血管成形术或冠状动脉内斑块切除术，以防治相关的心脏缺血并发症；亦用于不稳定型心绞痛或非Q波心肌梗死患者，预防心脏缺血事件的发生。

【用法用量】iv.、iv gtt. 冠状动脉血管成形术或冠状动脉内斑块切除术：宜与肝素联用，起始剂量10μg/kg，3min内静脉注射后，以0.15mg/（kg·min）维持静脉滴注36h，然后停用肝素；不稳定型心绞痛或非Q波心肌梗死：与肝素联用，开始30min以0.4μg/（kg·min）静脉滴注，以后按0.1μg/（kg·min）维持静脉滴注；肾功能不全者，本药剂量减少50%。

【注意事项】有出血性倾向相关疾病禁用；使用本药期间，不应进行手术治疗，除非患者发病为顽固性心肌缺血，或新的心肌梗死。

【给药说明】使用其他GPⅡb/Ⅲa的患者禁止使用本药；避免长时间负荷输入；应调整肝素剂量以维持APTT约为对照值的2倍。

利伐沙班 Rivaroxaban

为高选择性Ⅹa因子抑制剂，抑制凝血酶的产生和血栓形成。

【药品品种】

拜瑞妥 Xarelto

德国拜耳　Tab.[乙]：10mg×5片，418.93元/盒

【临床应用】用于择期髋关节或膝关节置换手术成年患者，以预防静脉血栓形成；治疗成人深静脉血栓形成，降低急性深静脉血栓（DVT）后DVT复发和PE的风险；用于非瓣膜性房颤成年患者，以降低卒中和全身性栓塞的风险。

【用法用量】预防择期髋关节或膝关节置换手术成年患者的静脉血栓，10mg，qd；治疗DVT，降低急性DVT后DVT复发和PE的风险，前3周15mg，bid，之后维持治疗，20mg qd；用于非瓣膜性房颤成年患者，降低卒中和全身性栓塞的风险，20mg，qd，对于低体重和>75岁的患者15mg，qd。

【注意事项】禁用于临床明显活动性出血的患者，具有大出血显著风险的病灶或病情、伴有凝血异常和临床相关出血风险的肝病患者（包括Child Pugh B和C的肝硬化患者）以及孕妇及哺乳期妇女。

【给药说明】利伐沙班10mg可与食物同服，也可以单独服用。利伐沙班15mg应与食物同服。为了降低手术或其他干预过程的出血风险必须在干预前的至少24h停用利伐沙班。

铝镁匹林

为阿司匹林的复方制剂（每片含阿司匹林81mg，重质碳酸镁22mg，甘羟铝11mg），防止血栓形成的同时，能保护胃肠黏膜。

【药品品种】

铝镁匹林

广州诺金　Tab.[乙]：12片，36.90元/盒

【临床应用】用于不能耐受阿司匹林的胃肠道反应的不稳定型心绞痛、急性心肌梗死、局部缺血性脑血管障碍等患者。

【用法用量】po. 1片，qd。最多1次可服用4片。

【注意事项】对本品及所含成分或水杨酸类制剂有过敏症及过敏史者、冠心病伴有严重心力衰竭患者、消化性溃疡患者、有出血倾向的患者、有阿司匹林喘息或有既往史的患者、预产期在12周以内的孕妇、低出生体重儿、新生儿或婴儿禁用；避免与其他非甾体抗炎药合并用药。

【给药说明】宜在餐后用温水送服，以减少对胃肠的刺激。

其他常用同类药物

奥扎格雷 Ozagrel

为选择性地抑制血栓烷合成酶，抑制血小板聚集和减轻血管痉挛。

【药品品种】

奥扎格雷钠氯化钠

山东华鲁　Inj.[乙]：80mg：100mL，25.67元/袋

晴尔

海南碧凯　Inj.[乙]：40mg：2mL，11.33元/支

【临床应用】用于治疗急性血栓性脑梗死及脑梗死所伴随的运动障碍；改善蛛网膜下腔出血手术后的脑血管痉挛状态及伴发的脑缺血症状。

【用法用量】iv gtt. 40~80mg，qd至bid，1~2周为1个疗程。

【注意事项】对出血性脑梗死、有血液病或有出血倾向者，严重高血压患者及严重心、肺、肝、肾功能不全者禁用。

【给药说明】严禁与钙输液（复方生理盐水、林格溶液）混合使用；用药后如出现过敏反应或出血倾向，应立即停药。

噻氯匹定 Ticlopidine

对ADP诱导的血小板聚集有较强且持久的抑制作用

等。

【药品品种】

抵克立得 Ticlid

赛诺菲民生　Tab.[乙]：250mg×10片，78.77元/盒

【临床应用】用于各种血栓栓塞性疾病和血栓形成所致的缺血性病变，如慢性血栓闭塞性脉管炎、闭塞性动脉硬化。

【用法用量】po. 250mg，qd。

【注意事项】近期出血者、近期溃疡患者、外科手术患者、有白细胞减少或血小板减少病史者、严重肝功能损害患者禁用；孕妇、哺乳期妇女慎用。

【给药说明】就餐时服用；择期手术前10~14日应停用本药。

第七节　促血小板增生药

重组人白细胞介素 -11 Recombinant Human Inter-leukin 11

为促血小板生长因子，可直接刺激造血干细胞和巨核祖细胞的增殖，诱导巨核细胞的成熟分化。

【药品品种】

巨和粒

齐鲁制药　Inj.[乙]：1.5mg，152.45元/支

【临床应用】用于预防和治疗肿瘤化疗后的血小板减少症；也用于治疗再障引起的血小板减少。

【用法用量】ih. 25~50μg/kg，qd，连用7~14日，或血小板计数超过$100×10^9$/L时停药。

【注意事项】孕妇禁用；心力衰竭患者及肝、肾功能不全者慎用；如出现水钠潴留、房颤等毒副反应，应减量使用并停药。

【给药说明】本药不宜作肌内或静脉注射；稀释时

不能用力振荡；应在化疗后使用，用药时间不宜超过21日。

重组人血小板生成素 Rvecombinant Human Throbopoietin

可刺激巨核前体细胞的繁殖和多倍体巨核细胞的发育及成熟，从而升高血小板数目。

【药品品种】

特比澳

沈阳三生　Inj.：15 000U：1mL，1 142.65元/瓶

【临床应用】用于治疗实体瘤化疗后所致的血小板减少症，适用对象为血小板低于50×10^9/L且医师认为有必要升高血小板治疗的患者。

【用法用量】ih. 恶性实体肿瘤化疗时，预计药物剂量可能引起血小板减少及诱发出血时，给药结束后6～24h给予300U/kg，qd，连续应用14日；当化疗中伴白细胞严重减少或出现贫血时，可分别与重组人粒细胞集落刺激因子或重组人红细胞生成素合并使用。

【注意事项】严重心、脑血管疾病者及患有其他血液高凝状态疾病者，近期发生血栓病者禁用；严重感染者宜控制感染后再使用。

【给药说明】密切注意外周血小板计数，血小板达到所需指标时应及时停药。

（唐欲博）

第11章
激素及其有关药物

第一节　脑垂体激素及其有关药物

注射用基因重组人生长激素 Recombinant Human Growth Hormone for Injection

具有刺激骨骼发育、促进蛋白质合成等与人体内源生长激素同等的作用。

【药品品种】

赛增 Jintropin

长春金赛　Inj.[乙]：30IU，1 108.12元/瓶

珍怡

上海联合赛尔　Inj.[乙]：3IU，62.56元/瓶

尤得盼

韩国LG　Inj.[乙]：3IU，304.60元/瓶

【临床应用】用于正常内源性生长激素缺乏引起的小儿生长缓慢、重度烧伤以及已明确的下丘脑-垂体疾病所致的生长激素缺乏症。

【用法用量】用于促小儿生长的剂量因人而异，推荐剂量为0.1～0.15IU/kg，qd、ih.，疗程3个月至3年；用于重度烧伤治疗，推荐剂量为0.2～0.4IU/kg，qd、ih.，疗程2周；成人替代疗法剂量须因人而异，推荐从低剂量开始，如0.02IU/（kg·d），经1～2个月治疗调整至0.04IU/（kg·d）。

【注意事项】可引起一过性高血糖，糖尿病患者可能需要调整抗糖尿病药剂量，骨骺完全闭合患者及严重全身性感染等危重患者在急性休克期内禁用。

【给药说明】用1mL注射用水溶解，慢慢旋动药瓶至完全溶解，不得振摇；注射部位应常更换以防脂肪萎缩。

第二节　肾上腺皮质激素及促肾上腺皮质激素

氢化可的松 Hydrocortisone

为短效肾上腺皮质激素类药，具有抗炎、抗免疫、抗休克和抗毒素作用。

【药品品种】

氢化可的松

上海信谊　Tab.[甲][国基]：20mg × 100片，37.95元/瓶

华中药业　Inj.[甲][国基]：10mg：2mL × 10支，3.24元/盒

【临床应用】用于肾上腺皮质功能减退症及垂体功能减退症的替代治疗，也可用于过敏性和炎症性疾病等。

【用法用量】po. 20 ~ 30mg/d，清晨服用2/3，午餐后服用1/3，应激状况时刻加量至80mg/d，分次服；小儿治疗量20 ~ 25mg/（$m^2 \cdot d$），分3次服用。iv gtt. 100 ~ 200mg，与0.9%氯化钠注射液或5%葡萄糖注射液500mL混匀使用。

【注意事项】严重的精神病和癫痫、消化性溃疡、新近胃肠吻合手术、骨折、角膜溃疡、肾上腺皮质功能亢进症、高血压、糖尿病、未能控制的感染、较重的骨质疏松等患者以及孕妇一般不宜使用；动脉粥样硬化、心力衰竭或慢性营养不良患者应避免使用；慎与非甾体抗炎药、对乙酰氨基酚、两性霉素B等药物合用。

【给药说明】停药应逐渐减量，不宜骤停；本品含

有50%乙醇，须稀释至0.2mg/mL后供静脉滴注。

泼尼松 Prednisone

为中效肾上腺皮质激素类药，具有抗炎、抗免疫、抗过敏和抗风湿作用。

【药品品种】

泼尼松

天津天药　Tab.[甲][国基]：5mg×100片，5.98元/瓶

【临床应用】用于过敏性、自身免疫性及炎症性疾病，如结缔组织病、系统性红斑狼疮、严重的支气管哮喘、皮肌炎、血管炎，亦用于急性白血病、恶性淋巴瘤，以及适用于皮质激素类药物的疾病。

【用法用量】po. 一般5～60mg/d。剂量及疗程因病种及病情不同而异。补充替代疗法：每次5～10mg，10～60mg/d，早晨起床后服用2/3，下午服用1/3。

【注意事项】大剂量易引起糖尿病、消化性溃疡；对下丘脑–垂体–肾上腺轴抑制作用较强，并发感染为主要不良反应；肝功能不全者慎用；高血压、血栓症、消化性溃疡、精神病、电解质代谢异常、心肌梗死、内脏手术、青光眼、真菌和病毒感染者禁用；结核病、急性细菌性或病毒性感染患者应用时，必须给予适当的抗感染治疗。

【给药说明】停药应逐渐减量，不宜骤停；长期大量用药应增加蛋白饮食，适当服用钙剂及维生素D。

氢化泼尼松 Hydroprednisone

为肾上腺皮质激素类药，具有抗炎、抗免疫、抗休克和抗毒素作用。

【药品品种】

氢化泼尼松

江西国药　Inj.[甲][国基]：10mg/2mL，20.11元/支

西安利君　Inj.[甲][国基]：10mg/2mL，26.00元/支

【临床应用】用于肾上腺皮质功能减退症，活动性

风湿病、类风湿关节炎、全身性红斑狼疮等胶原性疾病、严重的支气管哮喘、皮炎、过敏性疾病、急性白血病及感染性休克等。

【用法用量】 iv gtt. 10～20mg/次，加入5%葡萄糖注射液500mL中滴注。iv. 用于危重患者，10～20mg/次，必要时可重复。

【注意事项】 严重的精神病和癫痫、消化性溃疡、新近胃肠吻合手术、骨折、角膜溃疡、肾上腺皮质功能亢进症、高血压、糖尿病、未能控制的感染、较重的骨质疏松等患者及孕妇一般不宜使用；动脉粥样硬化、心力衰竭或慢性营养不良患者应避免使用；慎与非甾体抗炎药、对乙酰氨基酚、两性霉素B等药物合用。

【给药说明】 停药应逐渐减量，不宜骤停。

泼尼松龙 Prednisolone

为中效肾上腺皮质激素类药，具有抗炎、抗免疫、抗休克和抗毒素作用。

【药品品种】

泼尼松龙

华中药业　Inj.[乙][省基]：125mg：5mL，4.02元/支

【临床应用】 用于过敏性、自身免疫性炎症疾病；现多用于活动性风湿、类风湿关节炎、红斑狼疮、肾病综合征等的治疗。

【用法用量】 im.或关节腔注射，10～40mg/d，必要时可加量。

【注意事项】 严重的精神病和癫痫、消化性溃疡、新近胃肠吻合手术、骨折、角膜溃疡、肾上腺皮质功能亢进症、高血压、糖尿病、未能控制的感染、较重的骨质疏松等患者及孕妇一般不宜使用；急性化脓性关节炎不能在关节内注射。

【给药说明】 应在无菌条件下操作，以防引起感染。

甲泼尼龙 Methylprednisonlone

为合成的中效肾上腺皮质激素类药，具有抗炎、抗免疫、抗休克和抗毒素作用。

【药品品种】

美卓乐 Medrol

法玛西亚　Tab.[乙]【省基】：4mg×30片，34.10元/盒

甲强龙 Solu–Medrol

法玛西亚　Inj.[乙]【省基】：0.5g，153.64元/瓶

　　　　　　Inj.[乙]【省基】：40mg，29.30元/瓶

【临床应用】具有强力抗炎、免疫抑制、抗过敏、治疗血液疾病及抗肿瘤作用等。

【用法用量】po. 初始剂量4～48mg/d，维持量4～8mg/d。iv. 冲击疗法：类风湿关节炎，1g/d，用1、2、3或4日；每月1g，用6个月；其他适应证初始剂量10～500mg，依临床疾病而变化；大剂量甲泼尼龙可用于短期内控制某些急性重症疾病，如支气管哮喘、血清病、荨麻疹样输血反应及多发性硬化症急性恶化期；婴儿和小儿可减量，每24h总量不应少于0.5mg/kg。

【注意事项】全身性霉菌感染者禁用；眼部单纯性疱疹、精神错乱、消化性溃疡、肾功能不全、骨质疏松症、结核、免疫接种、孕妇及哺乳期妇女慎用。

【给药说明】尽量与其他药物分开给药；长期治疗后，必须逐量递减或逐步停药；长期大量用药应增加蛋白饮食，适当服用钙剂及维生素D。

地塞米松 Dexamethasone

为长效肾上腺皮质激素类药，具有抗炎、抗免疫、抗休克和抗毒素作用。

【药品品种】

地塞米松

新乡常乐　Tab.[甲]【国基】：0.75mg×100片，5.86元/瓶

贵州天地　Inj.[甲][国基]：2mg：1mL×10支，1.84元/盒

Inj.[甲][国基]：5mg：1mL×10支，2.53元/盒

【临床应用】用于过敏性与自身免疫性炎症性疾病，亦用于某些严重感染及中毒、恶性淋巴瘤的综合治疗。

【用法用量】po. 成人开始剂量1次0.75~3mg，bid至qid，维持剂量视病情而定，约0.75mg/d。im. 每次8~16mg，间隔2~3周1次。iv gtt. 每次2~20mg，以5%葡萄糖注射液稀释。鞘内注射，每次5mg，1~3周1次。关节腔内注射，每次0.8~4mg，依关节腔大小而定。

【注意事项】大剂量易引起糖尿病、骨质疏松、消化道溃疡和类库欣综合征症状；消化性溃疡、高血压、血栓性静脉炎、精神病、心肌梗死、青光眼患者一般不宜使用；有癫病史、精神病史者慎用；结核病、急性细菌性或病毒性感染患者应用时，必须给予适当的抗感染治疗；可减弱抗凝剂、降糖药作用。

【给药说明】长期服药后停药应逐渐减量，不宜骤停；长期大量用药应增加蛋白饮食，适当服用钙剂及维生素D。

复方倍他米松 Betamethasone Compound

为长效糖皮质激素的复方制剂，具有抗炎、抗风湿、抗过敏作用。

【药品品种】

得宝松Diprospan

先灵葆雅　Inj.[乙]：（5+2）mg：1mL，46.70元/支

【临床应用】用于治疗对皮质激素敏感的急性和慢性疾病；亦可治疗原发性或继发性肾上腺皮质功能不全，但应适量补充盐皮质激素。

【用法用量】im. 全身给药，深臀部给药，起始剂

量为1～2mL，剂量和次数根据病情而定；局部给药：局部注射0.25～2mL，剂量和次数根据病情而定。

【注意事项】全身真菌感染者禁用；肾功能不全、高血压、甲状腺功能减退、肝硬化、活动性结核患者，婴儿，小儿慎用。

【给药说明】一般不需合用麻醉药品，如果合用，可与1%或2%盐酸普鲁卡因或利多卡因或类似局麻药在注射器内混合；长期治疗后停药需逐步减量。

促皮质素 Corticotrophin

为促皮质激素类药，能促进肾上腺皮质功能，刺激其合成分泌氢化可的松、皮质酮等皮质激素。

【药品品种】

促皮质素

上海第一生化　Inj.[甲]：25IU，7.45元/支

【临床应用】用途与皮质激素基本相同。

【用法用量】im. 12.5～25IU，bid。iv gtt. 12.5～25 IU，用5%或10%葡萄糖注射液500mL溶解，于6～8h滴完，qd。

【注意事项】高血压、糖尿病、消化性溃疡、结核病及心力衰竭患者不宜使用。

【给药说明】静脉滴注时不宜与中性及偏碱性注射液如氯化钠等配伍，以免产生混浊。

第三节　性激素及促性激素

甲睾酮 Methyltestosterone

为雄激素类药，具有促进男性性器官及副性征的发育、成熟，对抗雌激素，促进蛋白质合成和骨质合成以及刺激骨髓造血功能的作用。

【药品品种】

甲睾酮片

天津力生　　Tab.[甲][国基]：5mg×100片，11.27
元/瓶

【临床应用】用于男性性功能减退症、无睾症及隐
睾症；功能性子宫出血症、再生障碍性贫血、月经过多
以及绝经后女性晚期乳腺癌的姑息治疗。

【用法用量】po.或舌下含服，男性性腺功能低下者
的替代治疗：5mg，bid；绝经后女性晚期乳腺癌的姑息
治疗：25mg，qd至tid。如治疗有反应，2~4周后用量可
酌减。

【注意事项】舌下含服可致口腔炎；前列腺癌、哺
乳期妇女及孕妇禁用；心、肝、肾功能不全及前列腺肥
大、高血压患者慎用；本品可减弱苯巴比妥作用；可使
甲状腺激素作用增强。

十一酸睾酮 Testosterone Undecanoate

为雄激素类药，促进男性的性器官和第二性征的生
长、发育，影响蛋白的合成代谢、骨骼肌发育和脂肪分
布等。

【药品品种】

安特尔 Andriol

南京欧加农　　Caps.[乙]：40mg×20粒，45.15元/盒

【临床应用】用于男性性腺功能低下的睾酮补充疗
法，女性用于性别转换。

【用法用量】po. 起始量，每日120~160mg，连服
2~3周；维持量，每日40~120mg，分早晚2次服。

【注意事项】青春期和青春期前男孩应慎用，以避
免骨骺早闭及性早熟；妊娠及哺乳期妇女，前列腺癌或
乳腺癌患者禁用；可加强香豆素类制剂的抗凝作用。

【给药说明】餐时或餐后用少量水吞服，不可咬
嚼。

戊酸雌二醇 Estradiol Valerate

为雌激素类药，维持女性第二性征，并能在下丘脑-垂体系统的反馈调节，形成月经周期。

【药品品种】

补佳乐 Progynova

拜耳医药　Tab.[乙]：1mg×21片，32.51元/盒

【临床应用】 与孕激素联合使用建立人工月经周期；补充绝经相关的雌激素缺乏；改善宫颈黏液。

【用法用量】 po. 1mg，qd，可酌情增减，可选择连续性治疗或间断治疗。

【注意事项】 妊娠和哺乳期妇女和未确诊的阴道出血、严重的肝功能损害、乳腺癌、急性动脉血栓栓塞、重度高三酰甘油血症者禁用。

【给药说明】 餐后用水送服。

戊酸雌二醇 / 环丙孕酮 Estradiol Valerate/Cyproterone

为雌激素和孕激素的复方包装制剂，雌孕激素序贯给药建立月经周期，还可减少骨吸收，延缓或阻止绝经后骨丢失。

【药品品种】

克龄蒙 Climen

拜耳　Tab.[乙]：5mg×21片，72.60元/盒

【临床应用】 用于因激素缺乏引起的更年期症状；预防原发性及继发性雌激素缺乏造成的骨质丢失。

【用法用量】 po. 每日1片，服药21日，先服戊酸雌二醇片11日，再服雌二醇环丙孕酮片10日，停药7日后继续服用。

【注意事项】 在有遗传性血管水肿的妇女中，可能诱导或加重血管性水肿症状；妊娠和哺乳期妇女和未确诊的阴道出血、严重的肝功能损害、乳腺癌、急性动脉血栓栓塞、重度高三酰甘油血症、引起栓塞的心脏病等患者禁用；不能用于避孕。

【给药说明】每日应在相同时间服药，如忘记按时服药应在24h内补服；治疗中止期间可能出现撤退性出血。

雌二醇 / 雌二醇 – 地屈孕酮 Estradiol / Estradiol and Dydrogesterone

雌二醇可维持女性第二性征并参与骨和脂肪的代谢，地屈孕酮保护子宫避免因雌激素持续作用而增加子宫内膜增生过长和/或致癌的风险。

【药品品种】

芬吗通

Abbott Healthcare Products Tab.：1mg/1mg+10mg×28片，115.77元/盒

【临床应用】用于自然或术后绝经所致的围绝经期综合征。

【用法用量】po. 每日1片，每28日为1个疗程。前14日，每日1片雌二醇片；后14日，每日1片雌二醇–地屈孕酮片；1个疗程结束后，第29日起继续开始下一个疗程。

【注意事项】已知或疑有乳腺癌史或雌激素依赖性恶性肿瘤患者，原因不明的生殖道出血、未治疗的子宫内膜增生过长、既往特发性或现有静脉血栓栓塞、活动性或新近动脉血栓栓塞性疾病、急性肝病或有肝病史者、卟啉病、妊娠期患者禁用；哺乳期妇女不应使用。

雌三醇 Estriol

为雌激素类药，泌尿生殖道局部用药可使阴道上皮细胞正常化，有助于恢复泌尿生殖系统的正常菌群和生理pH值。

【药品品种】

欧维婷 Ovestin

荷兰欧加农　Ung.：15g：15mg，44.07元/支

【临床应用】用于雌激素缺乏引起的泌尿生殖道萎

缩性症状；亦用于绝经后妇女阴道术前和术后。

【用法用量】外用，晚上就寝前通过给药器将药物送至阴道，每次（给药器上标有装药刻度）用药0.5g，第1周内每日使用1次，然后根据症状缓解情况逐渐减低至维持量（例如每周使用2次）；对于尿失禁，有些妇女可能需要较高的维持量；绝经后妇女阴道手术前2周每日1次，术后2周内每周2次。

【注意事项】妊娠期妇女、血栓、已知或怀疑的雌激素依赖性肿瘤、不明原因阴道出血、乳腺癌或生殖道恶性肿瘤、妊娠期间或过去使用固醇类药物时发生过耳硬化症或该症状加重者禁用。

【给药说明】如忘记用药，当天应立即补用，否则跳过，同一天绝不能用药2次。

替勃龙 Tibolone

为合成激素，兼具雌激素活性、孕激素活性及弱雄激素活性。

【药品品种】

利维爱 Livial

荷兰欧加农 Tab.[乙]：2.5mg×7片，48.36元/盒

【临床应用】用于自然绝经和手术绝经所引起的低雌激素症状。

【用法用量】po. 1.25~2.5mg，qd。

【注意事项】常见下腹痛等不良反应。妊娠和哺乳期、乳腺癌、激素依赖性肿瘤、动静脉血栓性疾病、原因不明的阴道流血、未治疗的子宫内膜增生、严重肝病、卟啉病患者禁用。

【给药说明】应整片吞服，每日要定时服药；若漏服，未超过12h应立即补服，超过12h应忽略漏服剂量。

黄体酮 Progesterone

为孕激素类药，使子宫内膜由增殖期变为分泌期，有利于孕卵着床并保持妊娠状态，并负反馈抑制促黄体

生成素释放，抑制卵巢排卵。

【药品品种】

益玛欣

浙江仙琚　Caps.[乙]：0.05g×20粒，33.07元/盒

安琪坦 Utrogestan

法国Laboratoires L.Lafon Caps.[乙]：0.1g×30粒，101元/盒

黄体酮注射液

浙江仙琚　Inj.[甲][国基]：20mg：1mL×10支，18.29元/盒

【临床应用】用于习惯性流产、痛经和经前期综合征、闭经和黄体酮不足所致疾患等。

【用法用量】po. 每日0.2～0.3g，qd至bid，软胶囊也可阴道给药，置入阴道深处。每次极量0.2g。im. 习惯性流产：10～20mg，每周2～3次；先兆流产：20～50mg，疼痛及出血停止后，减至每日10～20mg；痛经：月经前6～8日，5～10mg，共4～6日。

【注意事项】严重肝功能损害、血管栓塞、乳腺或生殖器肿瘤、未明确诊断的阴道出血患者禁用；肾病、心脏病水肿、高血压患者慎用；有嗜睡、头晕等不良反应，长期应用可引起月经量减少或闭经、肝功能异常。

【给药说明】服药时间最好远隔进餐时间；若漏服，不要加倍补服。

甲羟孕酮 Medroxyprogesterone Acetate

为孕激素类药，促进子宫内膜增殖分泌，并通过下丘脑负反馈抑制垂体前叶促黄体生成素释放，抑制排卵过程。

【药品品种】

甲羟孕酮片

浙江仙琚　Tab.[甲][国基]：2mg×100片，28.75元/盒

【临床应用】用于月经不调、功能性子宫出血、子

宫内膜异位症等；亦用于晚期乳腺癌、子宫内膜癌。

【用法用量】po. 功能性闭经：每日4～8mg，连服5～10日；子宫内膜癌：100mg，tid，或500mg，qd至bid，作为肌内注射后维持量。性早熟：1日4～8mg/d。

【注意事项】长期应用可引起肝功能异常；肝肾功能不全及脑梗死、心肌梗死、血栓性静脉炎、未确诊的性器官出血、尿路出血、妊娠和哺乳期患者禁用；与肾上腺皮质激素合用可促进血栓症；部分妇女有可能发生出血，可根据出血量加服炔雌醇0.05～0.1mg，连服3日。

甲地孕酮 Megestrol Acetate

为半合成高效孕激素，减少雌激素的产生，抑制瘤细胞增长。

【药品品种】

佳迪

南京先河　Caps.[甲]：160mg×8粒，71.77元/盒

【临床应用】用于晚期乳腺癌和子宫内膜癌，对肾癌、前列腺癌和卵巢癌也有一定疗效，并可改善晚期肿瘤患者的食欲和恶病质。

【用法用量】po. 一般剂量：每次160mg，qd；高剂量：每次160mg，bid至tid。

【注意事项】常见体重增加等不良反应；严重血栓静脉炎、血栓栓塞性疾病、严重肝功能损害患者禁用；妊娠4个月内禁用；哺乳期妇女用药期间应停止哺乳；禁用于妊娠诊断试验。

【给药说明】每日服药时间应相同；长期使用本品的妇女不宜吸烟，并按28日周期计算本品的用药日期。

地屈孕酮 Dydrogesterone

为孕激素类药，防止由雌激素引起的子宫内膜增生和癌变风险。

【药品品种】

达芙通 Duphaston

荷兰苏威　Tab.[乙]：10mg×20片，130.71元/盒

【临床应用】用于治疗内源性孕酮不足引起的疾病等。

【用法用量】po. 子宫内膜异位症：月经周期第5～25日，1次10mg，bid至tid；先兆流产：起始剂量为一次口服40mg，随后每8h服用10mg至症状消失；习惯性流产：10mg，bid，直至妊娠20周；内源性孕酮不足引起的不孕症：月经周期的第14～25日开始10mg，qd，至少持续6个连续的周期。

【注意事项】孕激素依赖性肿瘤、不明原因的阴道出血、严重肝功能损害、妊娠期或应用性激素时发生或加重疾病患者禁用；用于习惯性流产或先兆性流产时，应首先确定胎儿是否存活，治疗中也应检查妊娠是否继续和/或胎儿是否存活；极少数患者可出现突破性出血，一般增加剂量即可防止；有卟啉病、抑郁症史者治疗期间可能复发或加重。

绒促性素 Chorionic Gonadotrophin

为促性腺激素类药，促进孕激素分泌，对雄性则促进精子形成。

【药品品种】

人绒毛膜促性腺激素（hCG）

丽珠集团　Inj.[甲][国基]：2 000IU，8.63元/支

【临床应用】用于青春期隐睾症的诊断和治疗、垂体功能低下导致的男性不育、垂体促性腺激素分泌不足导致的女性无排卵性不孕症，以及用于体外受精获取多个卵母细胞及女性黄体功能不足等。

【用法用量】im. 促排卵：于绝经后促性腺激素末次给药后1日或氯米芬末次给药后5～7日，5 000～10 000 IU，连续治疗3～6周期；男性促性腺激素功能不足：1 000～4 000IU，每周2～3次；黄体功能不全：经期15～17日排卵之日起，1 500IU，qod；隐睾症：

1 000～5 000IU，每周2～3次，总次数不多于10次。

【注意事项】怀疑有垂体增生或肿瘤、前列腺癌或其他与雄激素有关的肿瘤、性早熟、诊断未明的阴道流血、子宫肌瘤、卵巢囊肿或卵巢肿大、血栓性静脉炎、对性腺刺激激素有过敏史的患者禁用；给予本品10日内可能导致妊娠试验的假阳性。

【给药说明】应用前临时配制。

重组人绒促性素 Chorionic Gonadotrophin

为促性腺激素类药，可恢复卵母细胞的减数分裂，促使卵泡破裂，促进黄体形成，并产生孕酮和雌二醇。

【药品品种】

艾泽

雪兰诺　Inj.[甲]：250 μg，237.44元/支

【临床应用】用于接受辅助生殖技术如体外受精之前进行超排卵的妇女以及无排卵或少排卵妇女。

【用法用量】ih. 接受辅助生殖技术如体外受精之前进行超排卵的妇女：在最后一次注射FSH或hMG制剂后24～48h，注射1支本品；无排卵或少排卵妇女：在取得卵泡生长的最佳刺激24～48h后注射1支本品。

【注意事项】下丘脑和垂体肿瘤、不明原因的妇科出血、活动性血栓等患者禁用；给予本品10日内可能导致妊娠试验的假阳性。

【给药说明】此药一旦溶解，必须立即使用。

亮丙瑞林 Leuprorelin

为促性腺激素释放激素的高活性衍生物，可以抑制垂体生成和释放促性腺激素，并可进一步抑制卵巢和睾丸对促性激素的反应，降低雌二醇和睾酮的生成。

【药品品种】

抑那通 Enantone

天津武田　Inj.[乙]：3.75mg，2 019.75元/支

【临床应用】用于治疗子宫内膜异位症和子宫肌

瘤、雌激素受体阳性的绝经前乳腺癌、青春期中枢性性早熟以及前列腺癌的药物去势治疗。

【用法用量】ih. 3.75mg，每4周1次。

【注意事项】原因不明的阴道出血、孕妇及计划怀孕的妇女、哺乳期妇女禁用。

【给药说明】选上臂、腹部或臀部给药，每次需换位；不得静脉注射；临用时配备，混悬后立即使用，注意勿起泡沫。

戈舍瑞林 Goserelin

为促性腺激素释放激素合成类似物，长期使用本品抑制脑垂体促性腺激素的分泌，从而引起男性血清睾酮和女性血清雌二醇的下降。

【药品品种】

诺雷得 Zoladex

阿斯利康　Inj.[乙]：3.6mg，2 012.36元/支

【临床应用】用于可用激素治疗的前列腺癌和绝经前期及绝经期妇女乳腺癌以及子宫内膜异位症患者。

【用法用量】ih. 成人：于腹前壁，每次3.6mg，每28日1次；子宫内膜异位症的治疗不应超过6个月。

【注意事项】孕妇或在治疗期间可能受孕的妇女、哺乳期妇女禁用；不推荐用于小儿；糖尿病男性患者及有骨代谢异常的妇女应用时需注意。

【给药说明】常用的注射部位为上腹壁。

曲普瑞林 Triptorelinum

为促性腺激素释放激素类似物，最初会刺激垂体分泌FSH和LH，长期使用后，垂体进入不应期，使促性腺激素的释放减少，从而使性激素释放减少。

【药品品种】

达菲林 Diphereline

博福–益普生　Inj.[乙]：3.75mg，1 294.21元/支

Inj.[乙]：0.1mg，898.29元/盒

达必佳 Decapeptyl

辉凌制药　Inj.[乙]：0.1mg，128.33元/支

【临床应用】用于辅助生殖技术、激素依赖性前列腺癌、性早熟、子宫内膜异位症和子宫肌瘤。

【用法用量】前列腺癌：im. 3.75mg，每4周1次（达菲林）。ih. 常用剂量：0.5mg，qd，连续7日；维持剂量：0.1mg，qd。体外受精术：im.或ih.，0.1mg，qd，直至给予hCG（达必佳）。

【注意事项】孕妇、非激素依赖的前列腺癌或前列腺切除手术后患者禁用；禁止近期或同时使用含雌激素的药物；治疗期间应密切监测性类固醇血清水平。

氯米芬 Clomifenne

通过对下丘脑内有效雌激素受体部位的竞争结合起作用，导致促性腺激素释放激素刺激卵泡刺激素和黄体生成素分泌，进而引发正常的月经周期。

【药品品种】

法地兰 Fertilan

高特制药　Tab.[乙][省基]：50mg×10片，22.43元/盒

【临床应用】用于诱导下丘脑垂体功能障碍（包括多囊性卵巢综合征）、接受辅助受孕技术妇女的排卵。

【用法用量】po. 50mg，qd，自经期第5日开始，连服5日。每日剂量不宜超过100mg。

【注意事项】肝功能不全、卵巢囊肿、子宫出血异常、子宫内膜癌、器质性颅内肿瘤、不能控制的甲状腺或肾上腺功能障碍、妊娠和哺乳期患者禁用。

【给药说明】计划采用孕酮诱导月经或在治疗前出现子宫自然月经，于月经周期的第5日开始用药；对于最近没有月经的患者，治疗可以从任何时间开始。

其他常用同类药物

丙酸睾酮 Testosterone Propionate

为雄激素类药，具有促进男性性器官及副性征的发育、成熟，对抗雌激素，促进蛋白质合成和骨质合成以及刺激骨髓造血功能的作用。

【药品品种】

丙酸睾丸素

广州明兴 Inj.[甲][国基]：50mg：1mL，0.49元/支

【临床应用】用于原发性或继发性男性性功能减退症、男性青春期发育迟缓以及绝经后女性晚期乳腺癌的姑息治疗。

【用法用量】im. 成人：男性雄激素缺乏症，每次25～50mg，每周2～3次；绝经后女性晚期乳腺癌，每次50～100mg，每周3次；功能性子宫出血，配合黄体酮使用，每次25～50mg，qd，共3～4次。小儿：青春期发育迟缓，12.5～25mg，每周2～3次，疗程不超过4个月。

【注意事项】肝肾功能不全、前列腺癌患者及孕妇禁用；可增强口服抗凝药的作用；男性应定期检查前列腺。

【给药说明】应做深部肌内注射，不能静脉注射；注射液如有结晶析出，可加温溶解后注射；应注意更换注射部位并避开神经走向部位。

己烯雌酚 Diethylstilbestrol

为雌激素类药物，有促使女性性器官及副性征正常发育，促进子宫内膜增生及阴道上皮表化等生理作用。

【药品品种】

己烯雌酚

合肥久联 Tab.[甲][国基]：0.5mg×100片，1.80元/瓶

北京益民 Tab.[甲][国基]：1mg×100片，3.91元/瓶

广州明兴 Inj.[甲][国基]：2mg：1mL，0.3元/支

上海通用 Inj.[甲][国基]：2mg：1mL，0.4元/支

【临床应用】用于卵巢功能不全或垂体功能异常引起的各种疾病、闭经、子宫发育不全、功能性子宫出血、绝经期综合征、老年性阴道炎及回奶等，也用于前列腺癌。

【用法用量】po. 每次0.25～1mg，每日0.25～6mg。im. 每次0.5～1mg，每日0.5～6mg。

【注意事项】肝肾疾病、急性血栓性静脉炎或血栓栓塞、与雌激素有关的肿瘤、未明诊断的阴道不规则流血、子宫内膜异位症患者和孕妇、哺乳期妇女禁用；可降低抗凝药和抗高血压药的作用。

【给药说明】应按指定方法服用，中途停药可致子宫出血。

普瑞马林 Premain

为结合雌激素类药，主要是促进女性生殖系统及第二性征的发育和维持。

【药品品种】

倍美力 Premarin

惠氏-百宫 Tab.[乙]：0.625mg×28片，44.08元/盒

倍美力软膏 Premarin Iont

惠氏-百宫 Ung.[乙]：0.625mg：1g，41.39元/支

【临床应用】用于治疗中重度与绝经相关的血管舒缩症状，治疗外阴和阴道萎缩，预防和控制骨质疏松症，以及治疗乳腺癌和雄激素依赖性前列腺癌。

【用法用量】po. 血管舒缩症状、女性性腺功能减退：0.3～0.625mg，qd；萎缩性阴道炎：0.3～1.25mg，qd；卵巢切除或原发性卵巢功能不足：1.25mg，qd；骨质疏松症：0.3～0.625mg，qd，连续用药或周期用药；阴道软膏：0.5～2g/d，阴道内给药。

【注意事项】已知或怀疑妊娠，未确诊的异常生殖器出血，已知或怀疑患有乳腺癌、雌激素依赖性肿瘤，

活动性血栓性静脉炎或血栓栓塞性疾病，以前患有与使用雌激素相关的血栓性疾病患者禁用。

西曲瑞克

为促性腺素释放激素拮抗剂，抑制垂体分泌LH和FSH。

【药品品种】

思则凯（冻干粉针）Cetrotide

雪兰诺　Inj.: 0.25mg，418.15元/支

【临床应用】用于在接受控制性超排卵辅助生殖治疗的妇女，防止过早出现的LH峰及控制随后的排卵；亦用于子宫内膜异位症。

【用法用量】ih. 在促排卵的第7日给予3mg，如果卵泡发育不同步，则在注射后的96h开始每日注射0.25mg，直至诱发排卵，或者在促排卵的第5日或第6日每日注射0.25mg直至诱发排卵。注射时间可选择早上或晚上，如果选择在早上，则最后1支本品应在诱发排卵当日早上注射；如果选择在晚上，则最后1支应在诱发排卵前1日晚上注射。

【注意事项】对外源性多肽激素和甘露醇过敏、妊娠及哺乳期、绝经期妇女及中重度肝肾功能损害者禁用。

【给药说明】溶解后立即使用；本品用于下腹壁皮下注射（脐周较好）。

促卵泡激素 Urofollitropin

为性激素类药物，有刺激卵泡募集与发育的作用。

【药品品种】

果纳芬 Gonal-F

雪兰诺　Inj.: 75IU，296.51元/支

　　　　Inj.: 1 200IU，4 071.67元/盒

【临床应用】有刺激卵泡发育等作用。

【用法用量】im.、ih. 早期75~150 IU/d，适当的卵

巢反应出现后用hCG诱发排卵。

【注意事项】妊娠、不明原因的妇科出血、卵巢癌、子宫癌或乳腺癌、下丘脑和垂体肿瘤及非多囊卵巢综合征所引起的卵巢增大或囊肿者禁用。

【给药说明】注射hCG当日或次日过性生活。

尿促卵泡素 Urofollitropin

为性激素类药物，活性成分是卵泡刺激素（FSH），可刺激卵泡募集与发育。

【药品品种】

丽申宝

丽珠集团 Inj.[乙]：75IU，149.50元/支

【临床应用】用于不排卵（包括多囊卵巢综合征）且对枸橼酸氯米芬治疗无效者；亦用于辅助生殖技术超促排卵者。

【用法用量】im.、ih. 每日75～225 IU，适当的卵巢反应出现后用hCG诱发排卵。每日最大剂量450IU。

【注意事项】妊娠或哺乳期妇女，卵巢、乳腺、子宫、下丘脑或垂体肿瘤患者，尚未诊断明确的阴道出血、原发性卵巢功能衰竭、与多囊卵巢无关的卵巢囊肿或卵巢增大、子宫纤维瘤不宜妊娠者禁用；与枸橼酸氯米芬合用可增加卵泡反应；与促性腺素释放激素合用时需增加本品剂量。

【给药说明】注射前将粉末溶于生理盐水注射液中。

第四节 避 孕 药

炔诺酮 Norethisterone

为孕激素类药，抑制垂体分泌促性腺激素，从而抑制排卵作用。

【药品品种】

炔诺酮

上海信谊　Tab.^[乙]：0.625mg×100片，5.52元/瓶

广州康和　Tab.^[乙]：0.625mg×100片，5.46元/瓶

【临床应用】口服避孕药。也可用于功能性子宫出血、妇女不孕症、痛经、闭经、子宫内膜异位症、子宫内膜增生过长等。

【用法用量】po. 0.625～5mg，qd至tid；子宫内膜异位症：每日10～30mg，分次服，连续服用6～9个月。

【注意事项】主要有恶心、头晕等不良反应；心血管疾病、肝肾功能损害、乳房肿块、糖尿病、哮喘、癫痫、偏头痛、未明确诊断的阴道出血、妊娠期等患者禁用；长期用药需检查肝功能。

【给药说明】应每日定时服药，若发现漏服应在24h内补服1次。

去氧孕烯/炔雌醇 Desogestrel and Ethinyl Estradiol

为雌激素和孕激素的复方制剂，主要通过对垂体–性腺轴的排卵抑制作用来实现避孕作用，另还可以增加宫颈黏液的黏稠度，阻止精子的穿入。

【药品品种】

妈富隆 Marvelon

荷兰欧加农　Tab.：21片，16.79元/盒

【临床应用】女性口服避孕药。

【用法用量】po. 月经周期第1日起 1片，qd，连服21日，停药7日后再开始新的周期。

【注意事项】有血栓栓塞病史、严重高血压、黄疸或严重肝病、肝脏肿瘤、已知或怀疑乳腺癌、生殖道肿瘤者，不明原因的阴道出血、妊娠或怀疑妊娠、哺乳期、35岁以上重度吸烟的妇女禁用。

【给药说明】最好于每晚睡前固定时间服用，避免遗漏；如忘记服药，应在常规服药后的12h内补服。

环丙孕酮 / 炔雌醇 Cyproterone/Ethinylestradiol

为雌激素和孕激素的复方制剂，机制同去氧孕烯/炔雌醇。

【药品品种】

达英–35 Diane–35

拜耳 Tab.[乙]：2mg×21片，55.15元/盒

【临床应用】用于口服避孕和女性雄性激素依赖性疾病。

【用法用量】po. 每日1片，连服21日，停药7日后重新开始用药。

【注意事项】严重肝功能损害、局灶性神经症状的偏头痛史、血栓栓塞、累及血管的糖尿病、与重度高三酰甘油血症相关的胰腺炎或其病史、性激素依赖的肿瘤、未确诊的阴道出血者，妊娠和哺乳期妇女禁用。

【给药说明】必须按照包装上箭头所指方向每日约在同一时间用少量液体送服；既往没有使用激素避孕药妇女应在月经周期第1日开始服药，既往使用口服避孕药妇女应在服用完最后一片原口服避孕药后，立即开始服用本品。

孕三烯酮 Gestrinone

具有抗孕激素和抗雌激素作用。

【药品品种】

孕三烯酮

北京紫竹 Caps.[甲][省基]：2.5mg×8粒，188.67元/盒

【临床应用】用于治疗子宫内膜异位症。

【用法用量】po. 子宫内膜异位症：每次服用2.5mg，每周2次，在月经第1、4日服用，以后每周服用日期固定，连续24周。

【注意事项】孕妇及哺乳期妇女，严重心、肾、肝功能不全患者，以及既往在使用雌激素或孕激素时发生

代谢或血管疾病患者禁用。

【给药说明】如漏服1次，应及时补服，以后仍按原来每周日期继续治疗；多次漏服者应暂停使用，下次月经周期第1日重新开始用药。

米非司酮 Mifepristone

为抗孕激素类药，能与孕酮受体结合，干扰孕卵着床的过程，降低着床率。

【药品品种】

米非司酮片

广州朗圣　Tab.：25mg×6片，17.01元/盒

【临床应用】与前列腺素药物序贯合用于终止停经49日内的妊娠。

【用法用量】po. 停经≤49日的健康早孕妇女，空腹或进食2h后，首次口服50mg，当晚再服25mg，以后服25mg，q12h，第3日清晨口服25mg后1h，在医院口服米索前列醇0.6mg，或于阴道后穹隆放置卡前列甲酯栓1mg，卧床休息2h，门诊观察6h。

【注意事项】心、肝、肾脏疾病及肾上腺皮质功能不全者，使用前列腺素类药物禁忌者及带宫内节育器妊娠和怀疑宫外孕者禁用；哺乳期妇女禁用。

【给药说明】本品用于抗早孕时，必须在有急诊刮宫手术和输液、输血条件下使用。

其他常用同类药物

左炔诺孕酮炔雌醇（三相）片 Levonorgestrel and Ethinylestradiol Tablets

为雌激素和孕激素的复合制剂，机制同去氧孕烯/炔雌醇。

【药品品种】

特居乐 Triquilar

广州先灵　Tab.：21片，41.56元/盒

【临床应用】用于女性口服避孕。

【用法用量】po. 首次服药从月经的第3日开始，每晚1片，连续21日。先服棕色片6日，继服白色片5日，最后服黄色片10日，以后各服药周期均于停药第8日按上述顺序重复服用，不得漏服。

【注意事项】乳腺癌、生殖器官癌、阴道异常出血、有血栓形成或有相关病史、肝肾功能不全、严重糖尿病、妊娠期和哺乳期患者禁用；服药期间应戒烟；避免与抗菌药、肝药酶诱导剂同服。

【给药说明】若漏服，需在12h内立即补服。

米非司酮 – 米索前列醇 Mifepristone/Misoprostol

为抗早孕复合制剂，米非司酮干扰孕卵着床的过程，米索前列醇可软化宫颈、增强子宫张力及宫内压，二者序贯使用可增高或诱发早孕子宫自发收缩的频率和幅度。

【药品品种】

米非司酮–米索前列醇

北京紫竹 Tab.：6片＋3片，32.00元/套

【临床应用】用于终止停经49日内的早期妊娠。

【用法用量】po. 停经≤49日之健康早孕妇女，空腹或进食2h后，口服25～50mg米非司酮片，每日2次，连服2～3日，总量150mg，每次服药后禁食2h。在服用米非司酮36～48h后，单次空腹口服米索前列醇0.6mg，卧床休息1～2h，门诊观察6h。

【注意事项】使用本品终止早孕失败者，必须进行人工流产终止妊娠；注意用药后出血情况，有无妊娠产物和副反应。

【给药说明】本品用于抗早孕时，必须在有急诊刮宫手术和输液、输血条件下使用。

第五节 胰岛激素及其他抗糖尿病药物

高血糖素 Biosynthetic Glucagon

为升血糖药，通过动员肝糖原并将其转化为葡萄糖释放入血而升高血糖。

【药品品种】

诺和生 Gluca Gen

诺和诺德 Inj.[乙]：1mg，161.09元/瓶

【临床应用】用于低血糖症，进行胃肠道检查时用于暂时抑制肠道蠕动，评估糖尿病患者的胰岛β细胞的最大分泌情况等。

【用法用量】ih.、im. 严重低血糖：成人或体重＞25kg或6～8岁以上的小儿1mg；体重＜25kg或6～8岁以下的小儿0.5mg。抑制胃肠道蠕动：iv. 0.2～0.5mg，1min内起效；im. 1～2mg，5～15min起效。胰岛β细胞的分泌能力评估：iv.空腹时注射1mg。

【注意事项】嗜铬细胞瘤患者禁用；空腹、血肾上腺素水平低下、慢性低血糖或饮酒过多而致的低血糖，本品的作用很小或无效；吲哚美辛可使高血糖素失去升血糖能力；与华法林合用可增加其抗凝作用。本品与胰岛素作用相反，应小心使用。

【给药说明】如用药10min内无效，应辅以静脉推注葡萄糖；如有效，则应服用碳水化合物以恢复肝糖原的储备和预防低血糖复发。

人胰岛素 Human Regular Insulin

为短效胰岛素，促进葡萄糖的吸收，抑制肝脏葡萄糖的释放。

【药品品种】

甘舒霖R

通化东宝 Inj.[甲][国基]：400IU：10mL，51.83元/支

诺和灵R笔芯 Novolin R Penfill

诺和诺德　Inj.[甲][国基]：300IU：3mL，63.13元/支

优思灵R笔芯 Novolin R Penfill

珠海联邦　Inj.[甲][国基]：300IU：3mL，49.95元/支

【临床应用】用于糖尿病治疗。

【用法用量】ih. 根据病情、血糖、尿糖，由小剂量开始，逐步调整剂量。

【注意事项】低血糖发作、胰岛细胞瘤患者禁用。

【给药说明】餐前15~30min皮下注射；注射部位应轮流交替；本品不能用于胰岛素输注泵。

人低精蛋白锌胰岛素 Human Isophane Insulin

为中效胰岛素，胰岛素和鱼精蛋白分子为1：1，延长胰岛素的作用时间。

【药品品种】

诺和灵N Novolin N

诺和诺德　Inj.[甲][国基]：400IU：10mL，63.26元/支

优思灵N笔芯 Novolin N Penfill

珠海联邦　Inj.[甲][国基]：300IU：3mL，49.74元/支

优泌林–中效 Humulin N

美国礼来　Inj.[甲][国基]：400IU：10mL，61.70元/支

优泌林–中效笔芯 Humulin N Penfill

美国礼来　Inj.[甲][国基]：300IU：3mL，60.29元/支

【临床应用】用于糖尿病治疗。

【用法用量】ih. 根据血糖、尿糖变化，由小剂量开始，逐步调整剂量。

【注意事项】本品作用缓慢，不能用于抢救昏迷的糖尿病患者；低血糖、胰岛细胞瘤患者禁用。

【给药说明】可于早餐前或睡前给药；应在注射区域内轮换注射部位；本品不能用于胰岛素输注泵。

50–50 混合人胰岛素 50% Human Insulin Isophane and 50% Human Insulin

为预混人胰岛素，包括中性可溶性人胰岛素50%，低精蛋白锌人胰岛素50%，其中短效胰岛素控制餐后血糖，中效胰岛素缓慢释放，替代胰岛素分泌。

【药品品种】

诺和灵50R笔芯 Novolin 50R Penfill

诺和诺德　Inj. [甲]【省基】：300IU：3mL，61.99/支

【临床应用】 用于糖尿病治疗，适合那些需要更多短效胰岛素控制餐后血糖的患者。

【用法用量】 ih. 根据血糖、尿糖变化调整剂量，皮下注射0.5h后起作用，最大作用时间2～8h，持续时间24h。

【注意事项】 本品作用缓慢，不能用于抢救昏迷的糖尿病患者；低血糖、胰岛细胞瘤患者禁用；肝肾功能损害者应减少剂量。

【给药说明】 餐前30min内使用；应在注射区域内轮换注射部位；每次抽取前应缓慢摇荡使其混匀，忌猛烈摇荡。

70–30 混合人胰岛素 70% Human Insulin Isophane and 30% Human Insulin

为预混人胰岛素，含70%中效胰岛素和30%常规胰岛素，机制同50–50混合人胰岛素。

【药品品种】

诺和灵30R Novolin 30R

诺和诺德　Inj. [甲]【国基】：400IU：10mL，62.30元/支

优思灵30R笔芯 Novolin 30 R Penfill

珠海联邦　Inj. [甲]【国基】：300IU：3mL，49.12元/支

优泌林70/30笔芯 Humulin 70/30 Penfill

美国礼来　Inj. [甲]【国基】：300IU：3mL，60.59元/支

【临床应用】用于糖尿病的治疗。

【用法用量】ih. 根据血糖、尿糖变化调整剂量，qd 或bid。

【注意事项】本品作用缓慢，不能用于抢救昏迷的糖尿病患者；低血糖、胰岛细胞瘤患者禁用；肝肾功能损害者应减少剂量。

【给药说明】餐前30min内使用；应在注射区域内轮换注射部位；不可用于静脉注射；不可用于胰岛素输注泵。

门冬胰岛素 Insulin Aspart

为超短效人胰岛素类似物，机制同人胰岛素。

【药品品种】

诺和锐（特充）Novorapid

诺和诺德 Inj.[乙]：300IU：3mL，98.79元/盒

诺和锐（笔芯）Novorapid Penfill

诺和诺德 Inj.[乙]：300IU：3mL，83.95元/盒

【临床应用】用于治疗糖尿病。

【用法用量】ih. 剂量需个体化，根据病情决定，一般应与中效或长效胰岛素合用，至少每日1次。需求量通常为0.5～1.0 IU/（kg·d）。

【注意事项】低血糖患者禁用；为防止交叉感染，本品仅供一人专用；正在使用的药物应在室温下（低于30℃）存放。

【给药说明】本品起效快，应在紧邻餐前给药；应在同一注射区域轮换注射点；静脉给药需在医师严密监护下进行。

70–30 混合门冬胰岛素

为预混胰岛素，含30%可溶性门冬胰岛素和70%精蛋白门冬胰岛素，可迅速起效并可维持胰岛素作用时间。

【药品品种】

诺和锐30（特充）Novorapid 30

诺和诺德　Inj.^[乙]：300IU∶3mL，98.81元/盒

诺和锐30（笔芯）Novorapid 30 Penfill

诺和诺德　Inj.^[乙]：300IU∶3mL，83.95元/盒

【临床应用】用于治疗糖尿病。

【用法用量】ih. 剂量需个体化，根据病情决定，需求量通常为0.5~1.0 IU/（kg·d）。

【注意事项】低血糖患者禁用；正在使用的药物应在室温下（低于30℃）存放。

【给药说明】本品起效快，应在紧邻餐前用药；应在同一注射区域轮换注射点；本品绝不能经静脉给药。

赖脯胰岛素 Insulin lispro

为超短效胰岛素类似物，机制同人胰岛素。

【药品品种】

优泌乐笔芯 Humalog Penfill

美国礼来　Inj.^[乙]：300IU∶3mL，85.19元/支

【临床应用】用于需控制高血糖的糖尿病患者。

【用法用量】ih. 剂量需个体化，根据病情决定，可根据医师建议与长效胰岛素或磺脲类联合应用。

【注意事项】低血糖患者禁用；肝肾功能损害应减少剂量；正在使用的本品不可冷藏，但应置于尽量低温条件下（<30℃），避免直接光照和过热；皮质类固醇、达那唑、甲状腺素替代治疗、口服避孕药等可能减弱其降糖作用。

【给药说明】起效快，持续时间短，患者从以前的胰岛素转换成赖脯胰岛素，可能需要调整剂量；应在餐前15min内用药。

精蛋白锌重组赖脯胰岛素混合注射液

为预混胰岛素，含有赖脯胰岛素和精蛋白锌赖脯胰岛素，可迅速起效并可维持胰岛素作用时间。

【药品品种】

优泌乐25 Humalog mix25 Penfill

美国礼来　Inj.[乙]：300IU：3mL，84.66元/支

优泌乐50 Humalog mix50 Penfill

美国礼来　Inj.[乙]：300IU：3mL，85.19元/支

【临床应用】用于需要胰岛素治疗的糖尿病患者。

【用法用量】ih. 剂量需个体化，根据病情决定。

【注意事项】常见不良反应为低血糖；低血糖患者禁用；正在使用的本品需置于低于25℃条件下，避免直接光照和过热。

【给药说明】可在餐前即时注射，也可在饭后立即注射；不可静脉输注；注射部位需轮换。

甘精胰岛素 Insulin glargine

为长效胰岛素类似物，在皮下组织形成的细微沉淀物可持续释放甘精胰岛素，产生长效、平稳的降糖作用。

【药品品种】

来得时Lantus

赛诺菲–安万特　Inj.[乙]：300IU：3mL，227.57元/支

【临床应用】用于需要胰岛素治疗的糖尿病患者。

【用法用量】ih. 依患者的饮食习惯、代谢需要和生活方式调整剂量，qd，睡前5～10min给药；也可和短效胰岛素或口服降糖药物一起使用。

【注意事项】低血糖、胰岛细胞瘤、糖尿病酮症酸中毒患者禁用；妊娠及哺乳期妇女慎用，建议用药时对整个孕期进行监测；肾功能不全者应酌情减量。

【给药说明】提倡睡前给药，切勿静脉注射；本品的pH低，宜单独注射，不能与其他胰岛素注射剂混合；在某一注射区内，每次注射部位必须轮换。

地特胰岛素 Insulin detemir

为可溶性的、长效基础胰岛素类似物。

【药品品种】

诺和平笔芯 Levemir Flex Pen

诺和诺德　Inj.: 300U：3mL，221.02元/支

【临床应用】用于治疗糖尿病。

【用法用量】ih. 剂量应根据病情进行个体化的调整，qd至bid。与口服降糖药联合治疗时，推荐地特胰岛素的初始治疗方案为起始剂量10U或0.1～0.2U/kg，qd。

【注意事项】注射剂量不足或治疗中断时，可能导致高血糖和糖尿病酮症酸中毒；漏餐或进行无计划、高强度的体力活动，可导致低血糖。

【给药说明】对于为达到最佳的血糖控制而每日注射2次的患者，晚间注射可在晚餐时、睡前或者早晨注射12h后进行；本品绝不能静脉注射，也不能用于胰岛素泵。

格列本脲 Glibenclamide

为第二代磺酰脲类口服降糖药，主要刺激胰岛β细胞释放胰岛素。

【药品品种】

格列本脲

广东三才　Tab.【甲】【国基】：2.5mg×100片，4.25元/瓶

【临床应用】用于单纯饮食控制不满意的轻、中度2型糖尿病。

【用法用量】po. 开始每日2.5mg，轻症者1.25mg，早餐前或早餐及午餐前各1次，以后每隔1周按疗效调整用量，一般用量为每日5～10mg，每日极量15mg。

【注意事项】孕妇和哺乳期妇女不宜使用；肝肾功能不全、糖尿病酮症酸中毒、对磺胺药过敏者禁用。

【给药说明】控制饮食；从小剂量开始应用；早餐前或午餐前给药；避免饮酒。

格列吡嗪 Glipizide

为第二代磺酰脲类口服降糖药，机制同格列本脲。

【药品品种】

瑞易宁控释片

大连辉瑞 Tab.[乙][国基]：5mg×14片，37.90元/盒

【临床应用】用于在充分进行饮食控制的基础上，治疗2型糖尿病。

【用法用量】po. 常用起始剂量为5mg，qd，依据疗效调整剂量，推荐剂量为每日5~20mg。

【注意事项】易出现低血糖不良反应。孕妇、1型糖尿病者、糖尿病酮症酸中毒者禁用；与单胺氧化酶抑制剂和β受体阻断剂合用时需监测血糖；G6PD缺乏者慎用。

【给药说明】本品应和早餐同服，需整片吞服；患者粪便中可出现药片样物质，是包裹药物的外壳，属于正常现象；避免饮酒。

格列齐特 Gliclazide

为第二代磺酰脲类口服降糖药，机制同格列本脲。

【药品品种】

达美康缓释片Diamicron MR

施维雅 Tab.[甲][省基]：60mg×30片，97.69元/盒

【临床应用】用于单用饮食控制、运动治疗和减轻体重不足以控制血糖水平的成人2型糖尿病患者。

【用法用量】po. 成人，30~120mg，qd；每日极量120mg。

【注意事项】1型糖尿病者、糖尿病酮症酸中毒者、哺乳期妇女及严重肝肾功能不全者禁用；G6PD缺乏者慎用。

【给药说明】控制饮食；建议早餐时服用；如某日忘记服药，次日不得加服；避免饮酒。

格列美脲 Glimepiride

为第二代磺酰脲类口服降糖药，机制同格列本脲。

【药品品种】

亚莫利Amaryl

北京赛诺菲　Tab.[甲][省基]：2mg×15片，77.82元/盒

【临床应用】用于食物、运动疗法及减轻体重均不能充分控制血糖的2型糖尿病。

【用法用量】po. 初始量1mg，qd；以后每隔1～2周按血糖测定调整剂量，维持剂量1～4mg，每日最大维持量6mg。

【注意事项】1型糖尿病、糖尿病昏迷、酮症酸中毒、妊娠期和哺乳期患者禁用；G6PD缺乏症患者使用本品可能导致溶血性贫血。

【给药说明】早餐前或早餐时服用；用至少半杯水吞服，不得咀嚼；避免饮酒。

二甲双胍 Metformin

为双胍类降糖药，通过抑制肠道吸收葡萄糖，抑制肝糖原异生，促进肌肉、脂肪等组织对葡萄糖的摄取和利用来降低血糖。

【药品品种】

格华止Glucophage

上海施贵宝　Tab.[乙][国基]：0.5g×20片，28.20元/盒

二甲双胍肠溶片

贵州圣济堂　Tab.[甲][国基]：0.25g×100片，23.00元/瓶

【临床应用】用于单纯饮食控制及体育锻炼治疗无效的2型糖尿病，尤其是肥胖者，可降低2型糖尿病患者空腹及餐后高血糖；对于1型或2型糖尿病，本品可与胰岛素合用。

【用法用量】 po. 开始0.25g，bid至tid，以后可增至每日1~1.5g；成人最大推荐剂量为2.55g。

【注意事项】 心、肝、肾功能衰竭及酒精中毒、糖尿病性酮症酸中毒患者禁用；可增加抗凝药的作用。对1型糖尿病患者，不应单独使用本品。

【给药说明】 应在餐中或餐后服用（肠溶片制剂餐前半小时服用），以减轻胃肠道反应；服药期间避免饮酒。

阿卡波糖 Acarbose

为α-葡萄糖苷酶抑制剂，延缓肠腔内碳水化合物来源的葡萄糖的生成，明显降低餐后血糖。

【药品品种】

拜唐苹Glucobay

拜耳　Tab.[甲][国基]：50mg×30片，71.56元/盒

卡博平

杭州中美　Tab.[甲][国基]：50mg×30片，47.97元/盒

【临床应用】 配合饮食控制用于2型糖尿病或降低糖耐量减低者的餐后血糖。

【用法用量】 po. 起始50mg，tid，随后可增至0.1g，tid。个别情况下可增至0.2g，tid。

【注意事项】 严重肾功能损害患者、孕妇及哺乳期妇女禁用；本品本身不会引起低血糖，但与磺酰脲类药物、二甲双胍或胰岛素合用时，应减少剂量。

【给药说明】 在用餐前即刻整片吞服或与前几口食物一起咀嚼服用；若腹胀较严重，可先减量，然后再逐步增加剂量。

伏格列波糖 Voglibose

为α-葡萄糖苷酶抑制剂，机制同阿卡波糖。

【药品品种】

倍欣 Basen

天津武田　Tab.[乙]：0.2mg×30片，54.98元/盒

【临床应用】用于改善糖尿病患者的餐后高血糖。

【用法用量】po. 0.2mg，tid；疗效不明显时，可增至0.3mg，tid；老年患者应从小剂量开始，0.1mg，tid。

【注意事项】严重酮症酸中毒、糖尿病昏迷或昏迷前期的患者和严重感染、手术前后、严重创伤的患者禁用；孕妇、产妇和哺乳期妇女及小儿、老人应慎用。

【给药说明】餐前口服，服后即刻进餐。

罗格列酮 Rosiglitazone

为噻唑烷二酮类降糖药，可激活PPAR-γ核受体，转录调控参与葡萄糖生成、转运和利用的胰岛素反应基因，提高胰岛素敏感性。

【药品品种】

文迪雅 Avandia

葛兰素史克　Tab.[甲]【省基】：4mg×7片，75.40元/盒

太罗

太极涪陵　Tab.[甲]【省基】：4mg×7片，34.90元/盒

【临床应用】用于治疗其他降糖药无法达到控制目标的2型糖尿病。

【用法用量】po. 起始量4mg，qd；经12周治疗后，如需要可加至8mg，qd；最大推荐量为8mg，qd，或分2次服用。

【注意事项】有轻、中度水肿等不良反应；应用本品会升高骨折发生率，特别是女性患者；NYHA分级为Ⅲ级和Ⅳ级的心衰患者、有心脏病病史、骨质疏松症和严重血脂紊乱的患者禁用；1型糖尿病、糖尿病酮症酸中毒患者、妊娠患者、哺乳期妇女不应使用；与吉非贝齐联用时应降低本药剂量。

【给药说明】空腹或进餐时服用，不可掰开服用；老年患者无须调整剂量。

吡格列酮 Pioglitazone

为噻唑烷二酮类降糖药，机制同罗格列酮。

【药品品种】

艾可拓

武田药品　Tab.[乙]【省基】：15mg×7片，54.10元/盒

艾汀

北京太洋　Tab.[乙]【省基】：30mg×7片，20.31元/盒

【临床应用】用于治疗2型糖尿病。

【用法用量】po. 15～30mg，qd，最大剂量45mg，与饮食控制和体育锻炼联合以控制血糖。

【注意事项】1型糖尿病、糖尿病酮症酸中毒、肝功能不全、充血性心衰者，孕妇及哺乳期妇女禁用；本药可促进排卵，故绝经前期无排卵的患者在用药期间应考虑采取避孕措施。

【给药说明】如漏服，次日不应加倍服药。

二甲双胍 / 罗格列酮 Metformin Hydrochloride and Rosiglitazone

为口服降糖药复合制剂，机制见二甲双胍和罗格列酮。

【药品品种】

文达敏

葛兰素史克　Tab.[乙]：（500mg/2mg）×14片，88.81元/盒

【临床应用】在饮食控制和运动的基础上，用于其他降糖药无法控制目标的2型糖尿病。

【用法用量】po. 起始剂量：1次1片，bid；二甲双胍或罗格列酮单药治疗控制不佳者，推荐在原有用药方案上联合应用本品；根据个体化疗效和耐受性进行调整，但不应超过推荐最大日剂量2 000mg/8mg。

【注意事项】易出现低血糖、胃肠道不良反应；不适用于1型糖尿病的治疗；充血性心衰、肝肾功能不

全、急慢性代谢酸中毒、严重血脂紊乱、骨质疏松症患者禁用；应用碘化物造影剂时，应停用本品；与吉非贝齐联用时应降低本药剂量；服药期间避免饮酒。

【给药说明】应分次和食物一同服用，逐渐加量。

瑞格列奈 Repaglinide

短效促胰岛素分泌降糖药，通过与胰岛β细胞上的受体结合以关闭β细胞膜上ATP依赖性钾通道，使β细胞去极化，诱导β细胞分泌胰岛素。

【药品品种】

诺和龙 NovoNorm

诺和诺德 Tab.[乙][省基]：2mg×30片，81.00元/盒

孚来迪

江苏豪森 Tab.[乙][省基]：0.5mg×60片，46.89元/盒

瑞格列奈片

北京北陆 Tab.[乙][省基]：0.5mg×60片，38.23元/盒

【临床应用】用于饮食控制、降低体重及运动锻炼不能有效控制高血糖的2型糖尿病。可与二甲双胍合用。

【用法用量】po. 起始剂量：0.5～1mg；最大推荐单次剂量为4mg，每日极量为16mg。

【注意事项】易出现低血糖不良反应；1型糖尿病者、糖尿病酮症酸中毒者、妊娠或哺乳期妇女、重度肝功能异常者禁用；18岁以下小儿不建议使用；禁止与吉非贝齐同时使用。

【给药说明】通常在餐前15min内服用；严重肾功能损伤患者起始剂量0.5mg，后期要谨慎调整剂量。

那格列奈 Nateglinide

促胰岛素分泌降糖药，机制同瑞格列奈。

【药品品种】

唐力 starlix

北京诺华 Tab.[乙]：0.12g×12片，35.10元/盒

【临床应用】用于饮食控制及运动不能有效控制高血糖的2型糖尿病。

【用法用量】po. 120mg，tid。

【注意事项】易出现低血糖不良反应；1型糖尿病、糖尿病酮症酸中毒患者，孕妇及哺乳期妇女禁用；重度感染、手术前后或有严重外伤的患者慎用。

【给药说明】餐前15min服用；为减少低血糖发生的危险，应保证服用本药后可就餐。

依帕司他 Epalrestat

为醛糖还原酶抑制药，能改善糖尿病性外周神经病变患者的自觉症状和神经功能障碍。

【药品品种】

唐林

扬子江海陵 Tab.[乙]：50mg×18片，71.58元/盒

【临床应用】用于糖尿病神经性病变。

【用法用量】po. 成人：50mg，tid，随年龄及症状适当增减。

【注意事项】可有消化系统不良反应；妊娠及哺乳期妇女禁用；连续服用12周无效的患者应考虑更改其他方法。

【给药说明】餐前服用；服用本品后，尿液可能出现红褐色。

α-硫辛酸 α-Lipoic Acid

为丙酮酸脱氢酶系和酮戊二酸脱氢酶系的辅酶，可降低神经组织的脂质氧化，抑制醛糖还原酶。

【药品品种】

硫辛酸注射液

江苏神龙 Inj.[乙]：0.3g：12mL，43.73元/支

【临床应用】用于糖尿病周围神经病变引起的感觉

异常。

【用法用量】 iv.、iv gtt. 每日0.3～0.6g，2～4周为1个疗程。

【注意事项】 已知对α-硫辛酸过敏者、小儿和青少年、妊娠及哺乳期妇女禁用；可增强胰岛素和口服降糖药的降血糖作用，应密切监测血糖。

【给药说明】 只能用生理盐水稀释本品；本品对光敏感，需即配即用，配好的输液用铝箔包裹避光，6h内可保持稳定；静脉推注最大速度为50mg/min。

西格列汀 Sitagliptin

为二肽基肽酶-4（DDP-4）抑制剂，防止DDP-4水解肠促胰岛激素，从而增加活性形式的胰高血糖素肽-1（GLP-1）和抑胃肽（GIP）的血浆浓度，增加胰岛素释放而降低血糖。

【药品品种】

捷诺维Januvia

默沙东　Tab.：0.1g×14片，125.21元/盒

【临床应用】 配合饮食控制和运动，用于改善2型糖尿病患者的血糖控制。

【用法用量】 po. 0.1g，qd。

【注意事项】 1型糖尿病、糖尿病酮症酸中毒患者禁用；不宜用于18岁以下小儿、孕妇以及哺乳期妇女。

【给药说明】 可与或不与食物同服。轻度肾功能不全者无须调整剂量；中度肾功能不全者剂量调整为50mg，qd；严重肾功能不全者剂量调整为25mg，qd。

维格列汀 Vildagliptin

为二肽基肽酶-4（DDP-4）抑制剂，机制同西格列汀。

【药品品种】

佳维乐Galvus

英国诺华　Tab.：50mg×14片，72.13元/盒

【临床应用】用于治疗2型糖尿病，可与二甲双胍联用。

【用法用量】po. 50mg，bid。不推荐使用100mg以上剂量。

【注意事项】与二甲双胍合用常见低血糖不良反应；1型糖尿病、糖尿病酮症酸中毒、肝肾功能不全、遗传性半乳糖不耐受者，孕妇以及哺乳期患者禁用；心力衰竭患者慎用。

【给药说明】可与或不与食物同服；老年患者无须调整剂量。

沙格列汀 Vildagliptin

为二肽基肽酶-4（DDP-4）抑制剂，机制同西格列汀。

【药品品种】

安立泽Onglyza

上海施贵宝　Tab.：5mg×7片，68.26元/盒

【临床应用】用于治疗2型糖尿病。

【用法用量】po. 5mg，qd。

【注意事项】常见头痛不良反应；1型糖尿病、糖尿病酮症酸中毒、遗传性半乳糖不耐受、胰腺炎患者禁用；重度肝功能不全者、小儿、孕妇和哺乳期患者不推荐使用。

【给药说明】服药时间不受进餐影响。

其他常用同类药物

胰岛素 Insulin

为短效胰岛素（动物）制剂，促进葡萄糖的吸收，抑制肝脏葡萄糖的释放。

【药品品种】

胰岛素

江苏万邦　Inj.[甲][国基]：400IU：10mL，14.00

元/支

【临床应用】用于糖尿病及其急性并发症的治疗。

【用法用量】ih. 根据病情、血糖、尿糖变化调整剂量。iv gtt. 主要用于糖尿病酮症酸中毒、高血糖高渗性昏迷的治疗。

【注意事项】常见低血糖不良反应；低血糖、胰岛素细胞瘤患者禁用；肝肾功能损害者应减少剂量；与口服避孕药、噻嗪类、糖皮质激素类等合用时，需增加胰岛素用量；避免与酒精同用。

【给药说明】餐前15～30min皮下注射。

第六节　甲状腺激素类药物及抗甲状腺药物

左甲状腺素 Levothyroxine

为甲状腺激素类药，在外周器官中被转化为T_3后，与T_3受体结合发挥作用。

【药品品种】

优甲乐Euthyrox

德国默克　Tab.[甲][国基]：50μg×100片，35.88元/盒

【临床应用】用于非毒性的甲状腺肿；预防甲状腺术后甲状腺肿复发；甲状腺功能减退的替代治疗；甲状腺功能亢进的辅助治疗以及甲状腺癌术后的抑制治疗。

【用法用量】po. 成人：甲状腺肿（甲状腺功能正常），75～200μg，qd；甲状腺功能减退，初始剂量25～50μg，qd，维持剂量100～200μg。小儿：甲状腺功能减退，初始剂量12.5～50μg，qd，维持剂量每m^2体表面积100～150μg，qd。预防手术后甲状腺肿复发：75～200μg，qd；抗甲状腺功能亢进的辅助治疗：50～100μg，qd。

【注意事项】未经治疗的肾上腺功能不足、垂体功能不足和甲状腺毒症、急性心肌梗死、急性心肌炎者禁用；本品可降低降糖药的降糖效果，增强香豆素类的抗凝作用。

【给药说明】早餐前半小时空腹用半杯水送服。

丙硫氧嘧啶 Propylthiouracil

为抗甲状腺功能亢进药，通过抑制甲状腺内过氧化物酶，阻止甲状腺内酪氨酸碘化及碘化酪氨酸的缩合，从而抑制甲状腺素的合成。

【药品品种】

丙基硫氧嘧啶

广州康和 Tab.[甲][国基]：50mg×100片，14.72元/片

【临床应用】用于甲状腺功能亢进的内科治疗、甲状腺危象及甲状腺功能亢进术前准备；作为放射性碘治疗的辅助治疗。

【用法用量】po. 开始剂量：300mg/d，分次口服，维持量：50～150mg/d；日极量：600mg；小儿起始剂量4mg/（kg·d），分次口服，维持量酌减。

【注意事项】严重肝功能损害、白细胞严重缺乏患者，哺乳期妇女禁用；服药期间定期检查血常规及肝功能；本品可增强口服抗凝药的作用。

甲巯咪唑 Methimazole

为硫脲类抗甲状腺功能亢进药，机制同丙硫氧嘧啶。

【药品品种】

赛治Thyrozol

德国默克 Tab.[甲][国基]：10mg×50片，38.07元/盒

甲巯咪唑片

广东华南 Tab.[甲][国基]：5mg×100片，4.62元/瓶

【临床应用】用于甲状腺功能亢进症的药物治疗，

亦用于甲状腺功能亢进症的手术前准备；放射性碘治疗后间歇期的治疗。

【用法用量】po. 成人：开始剂量20～40mg/d，qd至bid，治疗1周后可按病情轻重调整剂量，之后1～2年内2.5～10mg/d；小儿：常用量0.4mg/（kg·d），维持剂量0.2mg/（kg·d），分3次服，可能需要加用甲状腺激素治疗。

【注意事项】既存的胆汁淤积者、哺乳期患者禁用；服药期间宜定期检查血常规。

【给药说明】餐后用水整片送服。

其他常用同类药物

卵磷脂络合碘 Iodized Lecithin

补充碘，用于体内合成甲状腺激素等。

【药品品种】

沃丽汀Jolitin

日本第一药品　Tab.：1.5mg×60片，140.83元/盒

【临床应用】用于碘缺乏性甲状腺肿及甲状腺功能减退症，以及治疗中心性浆液性脉络膜视网膜病变、中心性渗出性脉络膜视网膜病变、玻璃体积血、玻璃体混浊、视网膜中央静脉阻塞等。

【用法用量】po. 成人：3～6片/d，分2～3次；小儿：0.5～3片/d。

【注意事项】对碘过敏者禁用；慢性甲状腺疾病、曾患突眼性甲状腺肿、内源性甲状腺合成不足的患者慎用；老年人使用时应适当减量并小心监护。

甲状腺素片 Thyroid Tablets

为甲状腺激素类药，对人体正常代谢及生长发育有重要影响。

【药品品种】

甲状腺素片

上海实业　Tab.[甲][国基]：40mg×100片，9.20元/瓶

【临床应用】用于各种原因引起的甲状腺功能减退症。

【用法用量】po. 成人：开始10~20mg/d，逐渐增加，维持量一般为40~120mg/d。婴儿及小儿：开始剂量为完全替代剂量的1/3，逐渐加量，完全替代量。1岁以内：8~15mg；1~2岁：20~45mg；2~7岁：45~60mg；7岁以上：60~120mg。均分3次服用。

【注意事项】心绞痛、冠心病和快速型心律失常患者禁用；动脉硬化、糖尿病、高血压、心功能不全、孕妇及哺乳期患者慎用；与抗凝药合用增强抗凝作用。

（邓蓉蓉　张志豪）

第12章
抗变态反应药物

第一节　抗组胺药

氯苯那敏 Chlorphenamine

为烷基胺类组胺H_1受体拮抗剂，可抑制血管渗出，减轻水肿，并具有中等程度的镇静和抗胆碱作用。

【药品品种】

马来酸氯苯那敏

广州康和　Tab.[甲][国基]：4mg×100片，4.95元/瓶

【临床应用】用于皮肤过敏症、过敏性鼻炎、药物及食物过敏、虫咬所致瘙痒等。

【用法用量】po. 成人：4～8mg，qd至tid。

【注意事项】高空作业、车辆驾驶人员、机械操作人员工作时间禁用；不应与含抗组胺药的复方抗感冒药及含抗胆碱药的药品同服；与解热镇痛药合用可增强其作用，与中枢镇静药、催眠药合用可增加对中枢神经的抑制作用。

【给药说明】饮酒可增强本药抗组胺和中枢抑制作用。

苯海拉明 Benadryl

为乙醇胺类组胺H_1受体拮抗剂，另有中枢抑制、镇吐及抗胆碱（M受体）作用。

【药品品种】

苯海拉明

新乡常乐　Inj.[甲][国基]：20mg：1mL，1.73元/支

【临床应用】用于急性重症过敏反应，可减轻输血或血浆所致过敏反应；手术后药物引起的恶心呕吐；帕金森病和锥体外系症状；牙科局麻。

【用法用量】im. 20mg，qd至bid。

【注意事项】重症肌无力、闭角型青光眼、前列腺肥大者，新生儿，早产儿禁用；不宜与巴比妥类药物、对氨基水杨酸钠、中枢神经抑制药、链霉素等耳毒性药物同用；用药后不宜驾驶或操作机器。

【给药说明】不能皮下注射；用药期间出现皮疹应立即停药。

异丙嗪 Phenergan

为吩噻嗪类组胺H_1受体拮抗剂药，可解除胃肠道及支气管平滑肌的痉挛，并具有止吐、抗晕动症和镇静催眠作用。

【药品品种】

异丙嗪

广东南国 Inj.[甲][国基]：50mg：2mL，1.51元/支

【临床应用】用于皮肤黏膜过敏、晕动病、麻醉和手术前后的镇静、催眠、镇痛、止吐。

【用法用量】im. 成人：抗过敏，每次25mg，必要时2h后重复；止吐，每次12.5～25mg，必要时每4h重复1次；镇静催眠，每次25～50mg。小儿：抗过敏，0.125mg/kg，q4～6h；止吐，每次0.25～0.5mg/kg；抗眩晕，0.5mg/kg。

【注意事项】对吩噻嗪类高度过敏的人禁用；急性哮喘、癫痫、骨髓抑制、高血压等患者慎用；孕妇服用本药后，可诱发婴儿黄疸和锥体外系症状；<3个月的小儿不宜使用；用药期间应停止驾驶或高空作业。

【给药说明】注射液不宜与氨茶碱或生物碱混合注射，不能皮下注射和动脉注射。

赛庚啶 Cyproheptadine

为哌啶类组胺H_1受体拮抗剂，可抑制肥大细胞产生组胺等介质等。

【药品品种】

赛庚啶

广东华南　Tab.[甲][国基]：2mg×100片，4.97元/瓶

【临床应用】用于荨麻疹、血管神经性水肿、丘疹性荨麻疹、湿疹、皮肤瘙痒等过敏性疾病。

【用法用量】po. 成人：2～4mg，bid至tid；小儿：0.25mg/（kg·d）。

【注意事项】对本药过敏者、青光眼患者、消化性溃疡患者、幽门梗阻患者、尿潴留患者禁用；驾驶机、车、船及从事高空作业、机械作业者工作期间禁用；乙醇可增强本药的中枢抑制作用。

【给药说明】用药后应避免长时间暴露于阳光或日光下。

氯雷他定 Loratadine

为三环类抗组胺药，可选择性拮抗外周H_1受体，缓解过敏反应症状。

【药品品种】

开瑞坦 Clarityne

先灵葆雅　Tab.[甲][国基][省基]：10mg×6片，21.41元/盒

雷宁

北京双鹭　Tab.[甲][国基]：10mg×10片，22.10元/盒

【临床应用】用于过敏性鼻炎、急慢性荨麻疹、瘙痒性皮肤病及其他过敏性皮肤病的症状及体征。

【用法用量】po. 片剂，成人：10mg，qd。2～12岁小儿：体重＞30kg，10mg，qd；体重≤30kg，5mg，qd。

【注意事项】妊娠期及哺乳期妇女慎用；2岁以下小儿不推荐使用；与中枢神经系统抑制药如苯二氮䓬类、肌松药和麻醉药合用，可导致严重嗜睡。

【给药说明】在做皮试前大约48h应中止使用本品；出现皮疹、皮肤瘙痒等过敏反应应及时停药。

地氯雷他定 Desloratadine

为氯雷他定的活性代谢物，机制同氯雷他定。

【药品品种】

贝雪

扬子江药业　Tab.[甲]：8.8mg×6片，74.45元/盒

【临床应用】用于缓解慢性特发性荨麻疹和常年性过敏性鼻炎的全身及局部症状。

【用法用量】po. 成人及12岁以上小儿：8.8mg，qd。

【注意事项】对地氯雷他定或赋形剂过敏者、严重高血压或冠心病患者禁用；严重肝肾功能不全者慎用。

【给药说明】在做皮试前大约48h应中止使用本品。

西替利嗪 Cetirizine

为哌嗪类抗组胺药，可选择性拮抗外周组胺H_1受体，稳定肥大细胞，并抑制过敏反应中嗜酸性粒细胞的活化和趋化。

【药品品种】

贝分

鲁南制药　Syr.[乙]：120mg：120mL，23.71元/瓶

【临床应用】用于季节性和常年性过敏性鼻炎、过敏性结膜炎及过敏引起的皮肤瘙痒和荨麻疹的对症治疗。

【用法用量】po. 成人或12岁以上小儿：10mL，qd；6～11岁小儿：推荐起始剂量为5mL，qd；2～5岁小儿：推荐起始剂量为2.5mL，qd。

【注意事项】驾驶、操作机器、高空作业人员及严

重肾功能损害患者慎用。

【给药说明】10mL，qd，使用时若出现不良反应，可改在早晚各1次，每次5mL。

左西替利嗪 Levocetirizine

为哌嗪类选择性组胺H_1受体拮抗剂。

【药品品种】

优泽 Xyzal

比利时联合　Tab.[甲]：5mg×7片，35.20元/盒

【临床应用】用于季节性过敏性鼻炎、常年性过敏性鼻炎、慢性特发性荨麻疹等的治疗。

【用法用量】po. 成人、6岁及以上小儿：5mg，qd。

【注意事项】肾病晚期患者、伴有特殊遗传性疾病（包括半乳糖不耐受症、原发性乳糖酶缺乏或葡萄糖-半乳糖吸收不良）的患者、6岁以下小儿、孕妇、哺乳期妇女不推荐使用。

咪唑斯汀 Mizolastine

为哌啶类长效高选择性组胺H_1受体拮抗剂，可通过抑制肥大细胞释放组胺和炎性细胞的趋化作用等抑制过敏性炎症反应。

【药品品种】

皿治林 Mizollen

西安杨森　Tab.[乙][省基]：10mg×7片，24.50元/盒

【临床应用】用于成人或12岁以上小儿的荨麻疹等皮肤过敏症状、季节性过敏性鼻炎（花粉症）及常年性过敏性鼻炎。

【用法用量】po. 成人和12岁以上小儿：10mg，qd。

【注意事项】严重肝功能损害和有心脏病史者禁用；与咪唑类抗真菌药（全身用药）或大环内酯类抗生素合用可致心律失常。

【给药说明】本品为缓释薄膜衣片，不能掰开服

用。

依巴斯汀 Ebastine

为迅速而长效选择性组胺H_1受体拮抗剂，机制同咪唑斯汀。

【药品品种】

开思亭 Kestine

西班牙艾美罗　Tab.[乙]：10mg×10片，38.00元/盒

【临床应用】用于过敏性鼻炎、慢性特发性荨麻疹。

【用法用量】po. 成人及12岁以上小儿，10~20mg，qd；6~11岁小儿，5mg，qd；2~5岁小儿，2.5mg，qd。

【注意事项】对本药过敏者及严重肝功能不全者禁用；对已知具有心脏病风险因素者、妊娠妇女慎用；哺乳期妇女应暂停哺乳。

【给药说明】服用本药者如需做皮肤试验，应停药5~7日。

依美斯汀 Emedastine

为相对选择性的H_1受体拮抗剂，机制同咪唑斯汀。

【药品品种】

埃美丁 Emadine

比利时爱尔康　Ocus.[乙]：5mL：0.05%，36.88元/支

【临床应用】用于暂时缓解过敏性结膜炎的体征和症状。

【用法用量】患眼1滴，bid至qid。

【注意事项】建议用本品治疗期间不能戴隐形眼镜；不能应用本品治疗由隐形眼镜引起的眼部刺激症状。

【给药说明】本品只用于眼部滴用，不能用于注射或口服；不要使药瓶口接触眼睑和眼周部位；如果药液

变色，严禁使用；开盖1个月后应丢弃。

曲普利啶 Triprolidine

为烷基胺类组胺H_1受体拮抗剂，具有长效、低毒、对中枢抑制弱等特点。

【药品品种】

刻免

香港联邦　Caps.[乙]：2.5mg×20粒，11.45元/盒

【临床应用】用于各种过敏性疾患，包括过敏性鼻炎、过敏性结膜炎、荨麻疹、皮炎及皮肤瘙痒症。

【用法用量】po. 成人：2.5～5mg，bid。

【注意事项】急性哮喘发作期患者、早产婴及新生儿、哺乳期妇女禁用；闭角型青光眼、甲状腺功能亢进症患者及12岁以下小儿慎用；用药后不可驾驶或操作机器；不可与单胺氧化酶抑制剂、中枢性镇静或催眠药及含有酒精的饮品同服。

其他常用同类药物

非索非那定 Fexofenadine

为哌啶类H_1受体拮抗剂，能选择性拮抗外周H_1受体，可选择性抑制抗原引起的支气管痉挛。

【药品品种】

瑞菲

江苏恒瑞　Tab.[乙]：60mg×12片，15.87元/盒

【临床应用】用于季节性过敏性鼻炎及慢性特发性荨麻疹。

【用法用量】po. 成人及12岁以上的小儿：60mg，bid；肾功能不全的患者推荐起始剂量为60mg，qd。6～11岁小儿：30mg，bid；肾功能不全的患儿推荐起始剂量为30mg，qd。

【注意事项】不应与铝、镁抗酸剂短时间内同时服用；肝功能不全者不需减量，肾功能不全的患者剂量需

减半。

【给药说明】避免进食高脂饮食时服用本品；饮用苹果汁、葡萄柚汁、橙汁时服药，可使疗效降低。

第二节　过敏反应介质阻释剂

酮替芬 Ketotifen

为组胺H_1受体拮抗剂，可抑制过敏介质释放。

【药品品种】

富马酸酮替芬

江苏弘森　Tab.[甲]【省基】：1mg×60片，6.07元/瓶

【临床应用】用于过敏性鼻炎及过敏性支气管哮喘。

【用法用量】po. 0.5～1mg，bid。

【注意事项】对本品过敏者、车辆驾驶员、机械操作者以及高空作业者工作时禁用；乙醇可增强本药的中枢抑制作用；孕妇慎用；避免与镇静催眠药及口服降糖药合用。

第三节　其他抗变态反应药

粉尘螨滴剂 Dermatophagoides Farinae Drops

为强烈的致敏原，可使人体产生特异性阻断抗体（IgE），产生免疫耐受性。

【药品品种】

畅迪

浙江我武　1号 Drop.：1μg：2mL，37.38元/瓶

　　　　　2号 Drop.：10μg：2mL，47.15元/瓶

　　　　　3号 Drop.：100μg：2mL，55.78元/瓶

4号 Drop.：333μg：2mL，117.30元/瓶

5号 Drop.：1 000μg：2mL，146.63元/瓶

【临床应用】用于粉尘螨过敏引起的过敏性鼻炎、过敏性哮喘的脱敏治疗。

【用法用量】滴于舌下，含1min后吞服，qd，一般在每日同一时间用药，最好是早餐前用药。

规格	1号	2号	3号	4号	5号
时间	第1周	第2周	第3周	第4周起	第6周起
第1日	1滴	1滴	1滴	3滴，qd	2滴，bid
第2日	2滴	2滴	2滴		
第3日	3滴	3滴	3滴		
第4日	4滴	4滴	4滴		
第5日	6滴	6滴	6滴		
第6日	8滴	8滴	8滴		
第7日	10滴	10滴	10滴		

【注意事项】服用前先做粉尘螨皮肤点刺试验，明确诊断；呼吸道发热性感染或炎症、哮喘发作期、自身免疫性疾病、同时服用β受体阻滞剂或ACE抑制剂者禁用。

【给药说明】用药期间禁止喝酒并避免任何异常的过度疲劳。

（唐欲博）

第13章

维生素类药物

第一节　多种维生素及微量元素制剂

小儿维生素

为维生素复方制剂，参与人体糖、蛋白质和脂肪的代谢。

【药品品种】

小施尔康 Theragran Junior

施贵宝　Tab.：30片，22.29元/瓶

【临床应用】用于小儿生长期维生素的补充。

【用法用量】po. 生长期小儿：1片，qd，咀嚼后咽下。

【注意事项】偶见胃部不适；对本品过敏者禁用；过敏体质者慎用；抗酸药可影响本品维生素A的吸收，故不应同服。

多维元素

为维生素与矿物质的复方制剂，维持机体正常代谢和身体健康。

【药品品种】

玛特纳 Materna

惠氏制药　Tab.[自]：30片，61.07元/瓶

金施尔康 Gold Theragran

上海施贵宝　Tab.[自]：30片，28.70元/瓶

【临床应用】用于预防和治疗因维生素与矿物质缺乏所引起的各种疾病，其中玛特纳适用于孕妇及哺乳期

妇女。

【用法用量】po. 成人：1片，qd。

【注意事项】慢性肾功能衰竭、高钙血症、高磷血症伴肾性佝偻病患者禁用；抗酸药可影响本品维生素A的吸收，故不应同服；不应与含有大量镁、钙的药物合用，避免引起高镁血症、高钙血症。

【给药说明】饭时或饭后服用。

多种微量元素

为微量元素复方制剂，维持机体有关生化反应正常进行。

【药品品种】

安达美Addamel N

华瑞制药　Inj.[乙]：10mL，13.47元/支

【临床应用】用于满足成人每日对微量元素的基本生理需求，也适用于妊娠妇女。

【用法用量】iv gtt. 10mL，qd。

【注意事项】不耐受果糖患者禁用；胆管功能明显减退或肾功能障碍患者慎用。

【给药说明】本品10mL可加入500mL复方氨基酸或葡萄糖注射液中，静脉滴注6～8h。

五维牛磺酸口服液

为维生素复方制剂，维持各生理系统的正常功能。

【药品品种】

五维牛磺酸口服液

史达德　Sol.[白]：120mL，19.10元/瓶

【临床应用】用于缺乏B族维生素所致的营养不良、厌食、脚气病、糙皮病的辅助治疗；生长发育期营养补充；病中、病愈后，产前产后及哺乳期的营养补给，发热性消耗疾患之辅助治疗。

【用法用量】po. 成人：5mL，tid；小儿：2.5mL，tid。

【注意事项】尿中荧光测定儿茶酚胺浓度可呈假性增高，尿胆原测定呈假阳性；测定血清茶碱浓度可受到干扰，测定尿酸浓度可呈假阳性。

【给药说明】餐后直接服用或适量开水稀释后服用。

硒酵母

为补硒药，硒可使谷胱甘肽过氧化酶活性增加，可保护细胞膜完整性，消除自由基等。

【药品品种】
西维尔
牡丹江灵泰　Tab.[乙]：50μg×50粒，41.70元/盒
富希康
芜湖华信　Caps.[乙]：100ml：0.143g×40粒，57.60元/瓶

【临床应用】用于低硒的肿瘤、肝病、心脑血管疾病患者或其他低硒引起的疾病。

【用法用量】po. 100～200μg或20～40mL，qd至bid。

【给药说明】片剂嚼碎后服用。

水溶性维生素 Water-soluble Vitamin

为维生素类药。

【药品品种】
水溶性维生素
广东星昊　Inj.[乙][省基]：复方，2.27元/瓶

【临床应用】用以满足成人和小儿每日对水溶性维生素的生理需要。

【用法用量】iv gtt. 成人和体重在10kg以上的小儿：每日1瓶；体重不满10kg的小儿：每日每千克体重需要量为本品的1/10。

【注意事项】对其中任何一种成分过敏者禁用；维生素B_{12}对大剂量羟钴铵治疗某些视神经疾病有不利影

响；维生素B$_6$能拮抗左旋多巴，叶酸可降低苯妥英钠血浆浓度，掩盖恶性贫血的临床表现，所以不宜与上述药物同用。

【给药说明】溶解后应在无菌条件下立即加入输液中，24h内用完；加入葡萄糖液内使用时需避光。

脂溶性维生素 II Fat-soluble Vitamin II

为维生素类药。

【药品品种】

维他利匹特Vitalipid N

华瑞制药　Inj.[乙]：10mL，13.59元/支

旨维

西安安健　Inj.[乙]：10mL，27.49元/支

【临床应用】用于满足成人及11岁以上小儿每日对脂溶性维生素A、维生素D$_2$、维生素E、维生素K$_1$的生理需要。

【用法用量】iv gtt. 成人和11岁以上小儿，10mL，qd。

【注意事项】本品含维生素K$_1$，可与香豆素类抗凝血药发生相互作用，不宜合用。

脂溶性维生素（II）/水溶性维生素 Fat-soluble Vitamin（II）/Water-soluble Vitamin

提供人体每日生理需要的脂溶性维生素和水溶性维生素。

【药品品种】

注射用脂溶性维生素（II）/注射用水溶性维生素组合包装

成都天台山　Inj.：复方，60.43元/盒

【临床应用】用以满足成人和11岁以上小儿每日对脂溶性维生素和水溶性维生素的生理需要。

【用法用量】iv gtt. 成人和11岁以上小儿：2支脂溶性维生素和1支水溶性维生素（1盒），qd。

【注意事项】本品含维生素K_1，可与香豆素类抗凝血药发生相互作用，不宜合用。

其他常用同类药物

葡萄糖酸锌 Zinc Gluconate

为矿物质类药，锌具有促进生长发育、改善味觉等作用。

【药品品种】
葡萄糖酸锌
海南制药　Tab.[乙]：70mg（相当于锌10mg）×100片，2.53元/瓶

【临床应用】用于治疗因缺锌引起的生长发育迟缓、营养不良、厌食症、复发性口腔溃疡、痤疮等。

【用法用量】po. 成人：1~2片，bid；1~3岁（标准体重10~14kg）：1片，bid；4~6岁（标准体重16~20kg）：1片半，bid；7~9岁（标准体重22~26kg）：2片，bid；10~12岁（标准体重28~32kg）：2片，bid。

【注意事项】糖尿病患者、孕妇及哺乳期妇女慎用；与铝盐、钙盐、锶盐、碳酸盐、氢氧化物等不可同用。

【给药说明】餐后服用，不能与牛奶同服。

第二节　维生素A、维生素D属药物

维 D_2 果糖酸钙

为维生素类药，维生素D促进对钙、磷的吸收。
【药品品种】
维D_2果糖酸钙
天心制药　Inj.[乙]：2mL（含钙1mg及维生素D_2

0.25mg），0.76元/支

【临床应用】用于缺乏维生素D所引起的钙质代谢障碍。

【用法用量】im.、ih. 成人：1～2mL；小儿：1mL，qd至qod。用前必须摇匀。

【注意事项】高钙血症、高钙尿症、含钙肾结石或有肾结石病史、类肉瘤病、维生素D增多症、高磷血症伴肾性佝偻病患者禁用；慢性腹泻、胃肠道吸收功能障碍、慢性肾功能不全、心室颤动者慎用。

维生素 AD

为维生素类药，维生素A和维生素D是生长发育的必需物质。

【药品品种】

维生素AD滴剂（胶囊型）

浙江海力生　Drops.[乙]【省基】：（1 500IU+500IU）×24粒，9.84元/盒

　　　　　　Drops.[乙]【省基】：（2 000IU+700IU）×24粒，12.39元/盒

【临床应用】用于预防和治疗维生素A及维生素D的缺乏症，如佝偻病、夜盲症及小儿手足抽搐症等。

【用法用量】po. 将胶囊尖端剪开或刺破，将液体滴入婴儿口中或直接嚼服胶丸，1粒，qd。

【注意事项】慢性肾功能衰竭、高钙血症、高磷血症伴肾性佝偻病者禁用；抗酸药可影响维生素A的吸收，故不应同服；不应与含有大量镁、钙的药物合用。

【给药说明】建议将滴嘴在开水中浸泡30s，使胶皮融化；不可超量服用。

其他常用同类药物

维生素 A

为维生素类药，具有促进生长、维持上皮细胞正常

功能的作用等。

【药品品种】

维生素A Vit.A

厦门鱼肝油 Caps.[乙][省基]：2.5万IU×100粒，5.13元/瓶

【临床应用】用于预防和治疗维生素A缺乏症，如夜盲症、眼干燥症、角膜软化症及皮肤粗糙等。

【用法用量】po. 严重缺乏者：每日4粒，3日后改为每日2粒，用药2周；然后1粒，qod，再服2个月。轻度缺乏者：每日1~2粒，分1~2次。

【注意事项】抗酸药可影响维生素A的吸收，故不应同服。

第三节 维生素B属药物

复合维生素B

为维生素类复方制剂，补充各种B族维生素，维持机体正常生理机能。

【药品品种】

复合维生素B

广东恒建 Tab.[甲][省基]：100片，9.78元/瓶

【临床应用】预防和治疗B族维生素缺乏所致的营养不良、厌食、脚气病、糙皮病等。

【用法用量】po. 成人：1~3片，tid；小儿：1~2片，tid。

【注意事项】大剂量服用可能出现烦躁、疲倦、食欲减退等；尿液可能呈黄色。

维生素 B₁ Vit.B₁

为维生素类药，参与体内辅酶的形成，维持正常糖代谢及神经、消化系统功能。

【药品品种】

维生素B_1

国药容生　Tab.[甲][省基]：10mg×100片，3.45元/瓶

杭州民生　Inj.[甲][国基]：0.1g：2mL×10支，0.86元/支

【临床应用】用于因维生素B_1缺乏引起的脚气病、Wernicke脑病、周围神经炎、消化不良等的治疗。

【用法用量】po. 成人：10~20mg，tid；小儿：5~30mg/d。im. 成人：重型脚气病，50~100mg，tid；小儿：重型脚气病，10~25mg/d，症状改善后均改口服。

【注意事项】注射时偶见过敏反应，除急需补充的情况外很少采用注射；本品在碱性溶液中易分解；不宜与含鞣质的中药及食物合用；大剂量应用可使尿胆原试验呈假阳性。

【给药说明】不宜静脉注射。

维生素 B_2 Vit.B_2

为维生素类药，是辅酶的组成成分，参与糖、蛋白质、脂肪的代谢，维持正常的视觉功能和促进生长。

【药品品种】

维生素B_2

广东恒建　Tab.[甲][国基]：5mg×100片，6.10元/瓶
君亮

江西制药　Inj.[乙]：10mg：2mL，13.49元/支

【临床应用】用于防治维生素B_2缺乏症，如口角炎、舌炎、唇炎和阴囊炎等。

【用法用量】po. 成人，5~10mg，tid；ih.、im.、iv. 5~30mg，qd。

【注意事项】不宜与甲氧氯普胺合用；饮酒影响维生素B_2的吸收；使用本品后尿呈黄色。

【给药说明】宜在餐后服用；必须按推荐剂量服用，不可超量。

维生素 B$_6$ Vit.B$_6$

为维生素类药，是辅酶的重要组成成分，参与糖、蛋白质、脂肪的正常代谢，并与白细胞、血红蛋白的生成有关。

【药品品种】

维生素B$_6$

广东华南　Tab.[甲][国基]：10mg×100片，5.64元/瓶

晋新双鹤　Inj.[甲][国基]：50mg×1mL，0.32元/支

【临床应用】用于预防和治疗维生素B$_6$缺乏症，亦用于减轻妊娠呕吐。

【用法用量】po. 成人：10～20mg，tid。ih.、im.、iv. 50～100mg，qd；用于异烟肼中毒解毒时，每1g异烟肼给1g维生素B$_6$静脉注射。

维生素 B$_{12}$ Vit.B$_{12}$

为维生素类药，参与体内甲基转换及叶酸代谢，促进红细胞的成熟等。

【药品品种】

维生素B$_{12}$

国药容生　Inj.[甲]：0.5mg：1mL，0.23元/支

【临床应用】用于因内因子缺乏所致的巨幼红细胞性贫血，亦用于亚急性联合变性神经系统病变，如神经炎的辅助治疗，也可用于穴位封闭。

【用法用量】im. 成人：0.025～0.1mg，qd或0.05～0.2mg，qod，用于神经炎时，用量可酌增；小儿：25～100μg，qd至qod。

【注意事项】痛风患者使用本品可能发生高尿酸血症；治疗巨细胞贫血，在起始48h，宜检查血钾；氨基水杨酸、氯霉素可减弱本品作用。

【给药说明】避免同一部位反复给药。

腺苷钴胺 Cobamamide

为氰钴型维生素B_{12}的同类物，参与体内甲基转化、叶酸代谢及三羧酸循环。

【药品品种】

腺苷钴胺注射液

哈尔滨三联　Inj.[乙]：1.5mg，44.83元/瓶

【临床应用】用于巨幼细胞贫血、营养不良性贫血、妊娠期贫血、多发性神经炎、神经根炎、三叉神经痛、坐骨神经痛、神经麻痹，营养性神经疾患及放射线和药物引起的白细胞减少。

【用法用量】im. 成人：0.5～1.5mg，qd。

【注意事项】治疗后期可能出现缺血性贫血，应补充铁剂。

【给药说明】本药与葡萄糖注射液存在配伍禁忌；不宜与氯丙嗪、维生素C、维生素K等混合于同一容器中；注射用制剂遇光易分解，开封或稀释后应尽快使用。

其他常用同类药物

泛酸钙 Calcium Pentothenate

为维生素类药，是辅酶A的组成成分，参与蛋白质、脂肪和糖的代谢。

【药品品种】

泛酸钙

天津力生　Tab.：5mg×100片，1.38元/瓶

【临床应用】用于预防和治疗泛酸缺乏症或B族维生素缺乏时的辅助治疗。

【用法用量】po. 2～4片，tid。

【注意事项】可延长出血时间，血友病患者慎用。

三维 B

为维生素类药,含有维生素B_1、维生素B_6、维生素B_{12},维持机体有关生化反应正常进行。

【药品品种】

三维B

天心制药　Inj.: 5mg:1mL, 0.22元/支

【临床应用】用于单发或多发性神经炎、神经痛、Wernicke脑病、脊髓亚急性联合变性以及周围神经损害。

【用法用量】im. 1~2mL, qd至qod。

【注意事项】本品在碱性溶液中易分解。

复方三维 B (Ⅱ)

为维生素类药,含有硝酸硫胺、盐酸吡哆辛和维生素B_{12},三者可共同维持神经和消化系统的正常功能。

【药品品种】

阿贝奇诺

巴里莫尔　Inj.: 42.31元/瓶

【临床应用】用于周围神经损伤、多发性神经炎、三叉神经痛、坐骨神经痛;防治异烟肼中毒,妊娠、放射病、抗肿瘤药所致的呕吐等。

【用法用量】im. 成人: 1支, qd。iv gtt. 1~2支, qd。

【注意事项】本品在碱性溶液中易分解;维生素B_6可使尿胆原试验呈假阳性。

【给药说明】用5%、10%葡萄糖注射液或注射用水溶解。

第四节 维生素C及其他

维生素C

为维生素类药，参与氨基酸代谢、神经递质合成、胶原蛋白和组织细胞间质的合成，具有增加感染抵抗力、参与解毒功能、抗组胺及抗致癌物质生成的作用。

【药品品种】

维生素C

浙江天瑞　Tab.[甲][省基]：0.1g×100片，3.34元/瓶

白云山天心　Inj.[甲][国基]：0.5g：2mL，0.34元/支

【临床应用】用于防治坏血病；亦用于各种急慢性传染性疾病及紫癜等辅助治疗。大剂量静脉注射用于克山病、心源性休克时抢救；也可用肝硬化、急性肝炎及慢性铁中毒、特发性高铁血红蛋白血症等的治疗。

【用法用量】po. 成人：1~2片，tid；小儿：1~3片/d。im.、iv.成人：100~250mg，qd至tid；小儿：每日100~300mg/d，分次注射。

【注意事项】大便隐血可致假阳性；大剂量可干扰抗凝药的抗凝作用；水注射液不宜与碱性药物、核黄素、三氯叔丁醇、铜、铁离子的溶液配伍。

【给药说明】长期大量服用，宜逐渐减量停药，否则易出现坏血病症状。

其他常用同类药物

复方芦丁

为维生素类药，为维生素P族的一种，能增强维生素C的作用和促进维生素C在体内蓄积。

【药品品种】

复方芦丁

世贸天阶　Tab.：100片，1.50元/瓶

【临床应用】用于脆性增加的毛细血管出血症。

【用法用量】po. 成人，1～2粒，tid。

【注意事项】不宜与碱性药物配伍，以免影响疗效。

维生素C钙 Calcium Ascorbate

为维生素类药，维生素C参与氨基酸代谢、神经递质合成、胶原蛋白和组织细胞间质的合成。

【药品品种】

维生素C钙

四川厚生天佐　Caps.[乙]：0.426g×12粒，15.18元/盒

【临床应用】维生素C补充剂。

【用法用量】po. 成人：1粒，qd至tid。

【注意事项】半胱氨酸尿症、痛风、高草酸盐尿症、草酸盐沉积症、尿酸盐性肾结石、葡萄糖-6-磷酸脱氢酶缺乏症、血友病、地中海贫血等患者慎用；不宜与磺胺类药物合用；可破坏食物中维生素B_{12}，与食物中铜、锌络合阻碍其吸收。

【给药说明】不宜长期服用，突然停药可能出现坏血病症状。

维生素E

为维生素类药，具有增强细胞的抗氧化作用，维持和促进生殖功能。

【药品品种】

维生素E（天然型）来益

浙江医药　Caps.[甲][省基]：0.1g×30粒，28.52元/瓶

【临床应用】用于心、脑血管疾病及习惯性流产、不孕症的辅助治疗。

【用法用量】po. 成人，1粒，bid至tid。

【注意事项】由于维生素K缺乏而引起的低凝血酶原血症、缺铁性贫血患者慎用；避免与双香豆素及其衍

生物同用，以免低凝血酶原血症发生；口服避孕药可加
速维生素E代谢。

（邓蓉蓉）

第14章
酶类及其他生化制剂

第一节 酶 类 药 物

糜蛋白酶 Chymotrypsin

具有肽链内切酶作用，分解蛋白质；尚有脂酶作用，水解脂类。

【药品品种】

糜蛋白酶

上海第一生化 Inj.[甲][省基]：4 000U，4.89元/瓶

【临床应用】用于创口、局部炎症或眼科手术及上呼吸道浓痰的液化。

【用法用量】im. 1次4 000U；眼科注入后房：1次800U，3min后用氯化钠注射冲洗前后房中遗留的药物；配成2 000U/5mL溶液雾化吸入。

【注意事项】严重肝病或凝血功能不正常、眼压高或伴有角膜变性的白内障、玻璃体有液化倾向患者，20岁以下患者禁用；不得静脉注射。

【给药说明】肌内注射偶可致过敏性休克，用前应先做皮肤过敏试验，不得静脉注射。

辅酶 Q$_{10}$ Ubidecarenone Coenzyme Q$_{10}$

能促进氧化磷酸化反应，保护生物膜结构完整性。

【药品品种】

能气朗

苏州卫材 Tab.[乙]：10mg×30片，30.60元/盒

【临床应用】用于心血管疾病、肝炎的辅助治疗及

癌症的综合治疗。

【用法用量】po. 10mg，tid。

【注意事项】服用后可有胃肠道反应及心悸，偶见皮疹。

【给药说明】不宜与降血脂药物、降糖药物同服；饭后服用。

复合辅酶 Coenzyme Complex

所含的成分辅酶A和辅酶Ⅰ对体内糖、蛋白质、脂肪及能量代谢起着重要作用。

【药品品种】

复合辅酶

北京双鹭　Inj.[乙]：0.2mg辅酶A+200U辅酶Ⅰ，116.09元/支

【临床应用】用于治疗缺血性心脏病、肝脏疾病、代谢紊乱和负氮平衡及放化疗辅助治疗。

【用法用量】im.、iv gtt. 成人：1~2支，qd至bid或qod。im. 本品用1~2mL 0.9%氯化钠注射液溶解；iv gtt. 本品加入5%葡萄糖注射液。

【注意事项】孕妇、脑出血初期、房室传导阻滞患者禁用。

【给药说明】严禁静脉推注，肌内注射用1~2mL0.9%氯化钠注射液溶解，静脉滴注用5%葡萄糖注射液稀释。

第二节　其他生化制剂

三磷酸腺苷二钠 Dinatrii Adenosine Triphosphate

为一种辅酶，参与体内脂肪、蛋白质、糖、核酸以及核苷酸的代谢，同时又是体内能量的主要来源。

【药品品种】

立生

广东三才　Inj. [乙]：20mg：2mL，0.59元/支

【临床应用】用于进行性肌萎缩、脑出血后遗症、心功能不全、心肌疾患及肝炎等的辅助治疗。

【用法用量】im.、iv gtt. 每次10~20mg，10~40mg/d。

【注意事项】心肌梗死和脑出血急性期患者慎用；本品含苯甲醇，禁止用于小儿肌内注射。

【给药说明】静脉注射宜缓慢。

硫辛酸 Lipoic Acid

为强抗氧化剂，参与谷胱甘肽及辅酶Q_{10}等抗氧化剂再循环。

【药品品种】

奥力宝 Alpha-Lipon

德国史达德　Inj. [乙]：12mL：0.3g×5支，61.38元/盒

【临床应用】用于糖尿病周围神经病变引起的感觉异常。

【用法用量】iv.、iv gtt. 0.25~0.5g，严重者每日0.3~0.6g，2~4周为1个疗程。

【注意事项】已知对α-硫辛酸过敏者、妊娠及哺乳期妇女、小儿和青少年禁用；本品不能与葡萄糖溶液、林格氏溶液及所有可能与巯基或二硫键起反应的溶液配伍使用；可增强胰岛素和口服降糖药的降糖作用。

【给药说明】本品只能用生理盐水作为溶媒，静脉推注最大速度为50mg/min，静脉滴注时间约为30min；本品对光敏感，使用前即配即用。

复方 α- 酮酸

本品可提供必需氨基酸并尽量减少氨基氮的摄入。

【药品品种】

科罗迪片 Ketosteril

北京万生　Tab.[乙]：630mg×100片，227.32元/盒

【临床应用】配合低蛋白饮食，预防和治疗慢性肾功能不全的蛋白代谢失调引起的损害。通常用于肾小球滤过率<25mL/min的患者。低蛋白饮食要求成人每日蛋白摄入量为40g或40g以下。

【用法用量】po. 4～8片，tid。

【注意事项】高钙血症和氨基酸代谢紊乱者禁用；服用氢氧化铝者，应监测血磷水平。

【给药说明】用餐期间整片吞服；凡与钙结合形成难溶性复合物的药物（如四环素、喹诺酮类如环丙沙星及诺氟沙星、铁剂、氟化物等）不宜与本品同时服用，与本品服用的间隔时间至少为2h。

依那西普 Etanercept

为细胞表面TNF受体的竞争性抑制剂，阻断TNF-α介导的细胞反应。

【药品品种】

恩利Enbrel

辉瑞制药　Inj.[乙]：25mg/瓶，2 334.50元/瓶

【临床应用】用于类风湿关节炎和强直性脊柱炎。

【用法用量】ih. 25mg，每周2次。

【注意事项】严重感染、恶性肿瘤患者禁用；本品较常见的不良反应表现为中度红斑、疼痛、瘙痒和肿胀等注射部位的局部反应。

【给药说明】同时使用免疫抑制治疗的患者慎用本药；在开始治疗前，应排除结核感染的可能。

其他常用同类药物

玻璃酸酶 Hyaluronidase

本品可使局部积贮的药液、渗出液或血液扩散，加速药物吸收等。

【药品品种】

玻璃酸酶

上海第一生化 Inj.: 1 500U, 1.67元/支

【临床应用】用于促使积贮的药液、渗出液或血液的扩散吸收，加速麻药吸收，还可以促进水和血肿的吸收；本品与缓慢静脉滴注的药物合用时，可以将后者药物的给药途径改成皮下注射或肌内注射，促进快速吸收。

【用法用量】作为局麻辅助剂：1次1 000U，溶于20mL局麻药中使用；促进药液吸收而不发生肿胀：150U溶于1 000mL液体中。

【注意事项】禁用于感染及肿瘤部位；对低血压、充血性心力衰竭致休克等患者禁用；用前需皮试。

【给药说明】不得作静脉注射；水溶液极不稳定，需临用前配制。

辅酶 Ⅰ Coenzyme Ⅰ

本品能活化多种酶系统，从而改善代谢功能。

【药品品种】

韦铭

开封康诺 Inj.[乙]: 5mg, 79.33元/支

【临床应用】用于冠心病、心肌炎的辅助治疗。

【用法用量】im. 5mg, qd, 14日为1个疗程。

【注意事项】当药品性状发生改变时禁止使用。

三磷酸胞苷二钠 Cytidine–5–Triphosphate Disodium

参与磷脂的合成代谢，提高神经细胞抗损伤能力，促进神经突起的再生长。

【药品品种】

斯替吡

天心制药 Inj.: 20mg：2mL, 7.81元/支

【临床应用】用于脑震荡及其后遗症、脑出血后遗症、自主神经紊乱、神经官能症以及心功能不全、进行性心肌萎缩、肝炎等疾病的辅助治疗。

【用法用量】im. 10～20mg，qd至bid。iv gtt. 20～40mg，qd。

【注意事项】病窦综合征、窦房结功能不全者禁用。

溶菌酶 Lysozyme

为黏多糖水解酶，可液化革兰氏阳性菌细胞壁的不溶性多糖，从而产生抗菌、抗病毒、抗炎、增强抗生素疗效及加快组织恢复的作用。

【药品品种】

新溶君美

湘北威尔曼　Tab.：20mg×20片，4.58元/盒

【临床应用】用于口腔溃疡、慢性牙周炎、牙龈炎、急慢性咽喉炎、下呼吸道感染、急性肝炎、病毒性肝炎、扁平疣、尖锐湿疣、带状疱疹、生殖器疱疹等。

【用法用量】po. 每次20mg，每日4～6次。

【注意事项】对鸡蛋清过敏者禁用。

三磷酸腺苷二钠 / 氯化镁 Adenosine Disodium Triphosphate and Magnesium

为高能复合物，可透过重要脏器的细胞膜，增加组织和细胞内ATP水平。

【药品品种】

艾诺吉

山东北大高科　Inj.[乙]：132mg（100mg三磷酸腺苷二钠+32mg氯化镁）/瓶，59.89元/瓶

【临床应用】用于急慢性活动型肝炎、缺血性脑血管病后遗症、脑损伤、心肌炎等病症。

【用法用量】iv gtt. 5mg/kg，qd。

【注意事项】静脉滴注过快有降压作用；新患心肌梗死与新患脑出血患者禁用。

【给药说明】本品溶于5%葡萄糖注射液250～500mL中，初始滴速20滴/min，5min后无异常控制在50

滴/min以内。

水解蛋白

可补充人体所需的必需氨基酸和非必需氨基酸。

【药品品种】

口服水解蛋白

湖南康哲　Pulv.[乙]：5g，22元/袋

【临床应用】用于低蛋白血症以及各种疾病所致的营养不良、全身衰竭，也可用于烧伤、骨折及术后伤口愈合不良。

【用法用量】po. 5g，qd，加适量温开水溶解后服用；重症、大手术前后以及放化疗前后者：5～20g；进食困难者：5～30g。

【注意事项】充血性心衰患者、肝昏迷严重氮质血症患者、氨基酸代谢障碍和酸血症患者禁用。

【给药说明】本品可加适量的温开水和食糖溶解后服用。

（曹媛　李佳）

第15章

调节水、电解质及酸碱平衡用药

第一节　电解质平衡调节药

氯化钠 Sodium Chloride

为电解质补充药物，维持正常的血液和细胞外液的容量和渗透压。

【药品品种】

氯化钠注射液

四川科伦　Inj.[甲][国基]：0.9%：100mL，4.22元/袋

Inj.[甲][国基]：0.9%：250mL，4.79元/袋

Inj.[甲][国基]：0.9%：500mL，5.84元/袋

外用：0.9%：500mL，3.02元/瓶

青山利康　Inj.[甲][国基]：0.9%：3 000mL，28.05元/袋

中国大冢　Inj.[甲][国基]：0.9%：10mL，1.26元/支

江西润泽　Inj.[甲][国基]：0.9%：500mL，1.65元/瓶

【临床应用】用于各种原因所致的失水、高渗性非酮症糖尿病昏迷、低氯性代谢性碱中毒、外用生理盐水冲洗眼部、洗涤伤口等。

【用法用量】iv gtt. 用量视病情需要而定。外用：冲洗眼部、洗涤伤口。

【注意事项】水肿性疾病、急性肾功能衰竭少尿

期、高血压、低钾血症患者慎用；根据临床需要检查血清中钠、钾、氯浓度。

【给药说明】输注过多、过快，可致水钠潴留，引起水肿、血压升高、心率加快、胸闷、呼吸困难，甚至急性左心衰竭。

浓氯化钠 Concentrated Sodium Chloride

为调节水和电解质平衡的药物，能迅速提高细胞内外液的渗透压。

【药品品种】

浓氯化钠注射液

扬州中宝　Inj.[甲]：1g∶10mL×5支，1.91元/盒

【临床应用】用于各种原因所致的水中毒及严重的低钠血症。

【用法用量】iv gtt. 血钠<120mmol/L 或出现中枢神经系统症状时，可给予 3%~5%氯化钠注射液缓慢滴注（血钠上升速度保持在0.5mmol/（L·h），不超过1.5mmol/（L·h），一般要求在6h内回升至120mmol/L）；待血钠回升至120~125mmol/L及125mmol以上，可改用等渗溶液或等渗溶液中酌情加入高渗葡萄糖注射液或10%氯化钠注射液。

【注意事项】同氯化钠。

【给药说明】同氯化钠。

复方氯化钠注射液 Compound Sodium Chloride Injection

为体液补充及调节水和电解质平衡的药物，每100mL含氯化钠85g、氯化钾30mg、氯化钙33mg。

【药品品种】

复方氯化钠注射液

湖南康源　Inj.[甲][国基]：500mL，2.50元/袋

【临床应用】用于各种原因引起的失水、高渗性非酮症昏迷、低氯性代谢性碱中毒。

　　【用法用量】iv gtt. 成人：每次500～1 000mL，按年龄体重及症状不同适当增减。

　　【注意事项】同氯化钠。

　　【给药说明】同氯化钠。

氯化钾 Potassium Chloride

为调节水和电解质平衡的药物。

　　【药品品种】

补达秀缓释片

迈特兴华　Tab. [甲][国基]：0.5g×24片，6.32元/盒

氯化钾注射液

中国大冢　Inj. [甲][国基]：1g：10mL，1.48元/支

　　【临床应用】用于预防和治疗各种原因引起的低钾血症。

　　【用法用量】成人：低钾血症，po. 0.51g，bid至qid，1日最大剂量为6g；iv gtt. 用10%氯化钾注射液10～15mL稀释于5%葡萄糖注射液500mL中滴注。小儿：po. 1日1～3g/m²，分次服用；iv gtt. 1日0.22g/kg（3mmol/kg）或3g/m²。

　　【注意事项】高钾血症、严重脱水及急慢性肾功能不全者禁用。

　　【给药说明】片剂应整片吞服，餐后服用；注射液不得直接静脉注射，未经稀释不得进行静脉滴注；静脉补钾浓度一般不超过40mmol/L（0.3%），速度不超过0.75g/h（10mmol/h）。

枸橼酸钾 Potassium Citrate

为钾补充剂。

　　【药品品种】

枸橼酸钾颗粒

吉林集安益盛　Pulv. [甲][省基]：2g：1.46g（每包重2g，含枸橼酸钾1.46g）×24袋，35.33元/盒

　　【临床应用】用于治疗各种原因引起的低钾血症，

预防低钾血症。

【用法用量】po. 1～2包，tid。

【注意事项】用药期间注意复查血钾浓度；排尿量低于正常水平的患者慎用。

【给药说明】用温开水溶解后服用，餐后服用以避免本品缓泻作用。

枸橼酸氢钾钠 Potassium Sodium Hydrogen Citrate

可增加尿液pH值和枸橼酸根的排泄，减少尿液的钙离子浓度。

【药品品种】

友来特 Uralyt-U

德国马博士　Gran.：100g：97.1g，150.18元/瓶

【临床应用】用于溶解尿酸结石和防止新结石的形成，作为胱氨酸结石和胱氨酸尿的维持治疗。

【用法用量】po. 日剂量为4标准量匙（每量匙为2.5g，共10g颗粒），分3次饭后服用（早晨、中午各1量匙，晚上2量匙）。

【注意事项】首次服用前应测定血清电解质并检查肾功能，严重肝功能障碍患者慎用；不能用于急性或慢性肾衰竭患者，或当绝对禁用氯化钠时不能使用；禁用于严重的酸碱平衡失调（碱代谢）或慢性泌尿道尿素分解细菌感染。

【给药说明】可用水冲服；根据尿液pH值增减晚上剂量。

氯化钙 Calcium Chloride

为钙补充剂。

【药品品种】

氯化钙注射液

美大康华康　Inj.[乙]：0.5g：10mL×5支，2.30元/盒

【临床应用】用于治疗钙缺乏；血钙降低引起的肠

绞痛、输尿管绞痛；过敏性疾患；镁、氟中毒的解救；心肺复苏时应用。

【用法用量】成人：iv. 低钙血症，单次给药500～1 000mg，根据临床反应和血钙浓度，必要时1～3日后重复给药；心脏复苏，1次200～400mg；高钾血症，在心电监测下用药，并根据病情决定剂量，一般先给予500～1 000mg；高镁血症，先给予500mg，以后酌情重复用药。小儿：iv. 低钙血症：1次25mg/kg。

【注意事项】临床应用强心苷者（或停药后7日内）禁用。

【给药说明】本药应予10%～25%葡萄糖注射液稀释后缓慢注射，速度不超过50mg/min；不宜皮下或肌内注射。

葡萄糖酸钙 Calcium Gluconate

为钙补充剂。

【药品品种】

葡萄糖酸钙

开封制药　Tab.[甲][国基]：0.5g×100片，17.25元/瓶

双鹤利民　Inj.[甲][国基]：1g：10mL×5支，10.64元/盒

【临床应用】用于治疗钙缺乏；过敏性疾病；镁、氟中毒的解救；心肺复苏。

【用法用量】成人：po. 钙缺乏，0.5～2g，tid；氟中毒解救，本药1%口服液。iv. 急性低钙血症和过敏性疾病，1次1g；治疗高镁血症和高钾血症，首剂1～2g，必要时可重复，1日最大剂量不超过10g；慢性肾衰竭时低钙血症，1日1～2g；氟中毒的解救，首次1g，1h后重复，1日用量不超过15g。小儿：po. 低钙血症：1日0.5～0.7g/kg，分次服用；iv. 低钙血症，单剂量25mg/kg。

【注意事项】注射剂不宜用于肾功能不全或呼吸性

酸中毒患者；临床应用强心苷期间禁用本药注射液。

【给药说明】口服制剂宜餐后服用；注射剂不宜皮下或肌内注射，应缓慢静脉注射或静脉滴注，10%的注射剂应于等量的5%～25%葡萄糖注射液中稀释后缓慢注射，不超过2mL/min。

口服补液盐 Oral Rehydration Salts

可以补充钠、钾及体液，调节水及电解质的平衡。

【药品品种】
口服补液盐Ⅲ
西安安健　Pulv.[甲][国基]：5.125g：氯化钠0.65g，枸橼酸钠0.725g，氯化钾0.375g和无水葡萄糖3.375g，6袋/盒，38.23元/盒

【临床应用】用于治疗急慢性腹泻引起的轻中度脱水；并可用于补充钠、钾、氯。

【用法用量】每袋溶于250mL温开水中。po. 成人：开始50mL/kg，4～6h内服完；小儿：开始50mL/kg，4h内服用。以后根据患者脱水程度调整剂量直至腹泻停止。婴幼儿需少量多次给予。

【注意事项】一般不用于早产儿；葡萄糖吸收障碍患者禁用；开始服用时常发生轻度恶心呕吐，此时可分次少量服用；严重失水或应用本品后失水无明显纠正者需改为静脉补液。

【给药说明】腹泻停止，应立即停服，以防止出现高钠血症。

门冬氨酸钾 Potassium Aspartate

为电解质补充药，为L-门冬氨酸与氢氧化钾形成的钾盐。

【药品品种】
代甲
辽宁药联　Inj.[甲]：10mL×6支/盒，394.54元/盒
【临床应用】用于各种原因引起的低钾血症、低钾

血症引起的周期性麻痹、洋地黄中毒引起的心律失常。

【用法用量】iv gtt. 1.71 ~ 5.14g/d（1 ~ 3支），溶于注射用水、5%葡萄糖注射液或0.9%氯化钠注射液中，稀释成浓度为0.68%（含钾40mEq/L）以下，每分钟滴速不超过8mL，每日给药量不得超过17.19g（含钾100mEq）。

【注意事项】高血钾、急性和慢性严重肾功能障碍患者禁用；肾上腺功能低下或障碍、Ⅲ度房室传导阻滞、心源性休克、急性脱水、易患高钾血症的患者慎用。

【给药说明】不得直接静脉注射，未经稀释不得进行静脉滴注；补钾剂量、浓度和速度根据临床病情、血钾浓度及心电图缺钾图形改善而定。

第二节　酸碱平衡调节药

乳酸钠林格注射液 Sodium Lactate Ringer's Injection

为调节体液、电解质及酸碱平衡药。在体内解离成乳酸根，并与血中H^+结合成乳酸。

【药品品种】

乳酸钠林格注射液

石家庄四药　Inj.[甲][国基]：500mL，2.30元/袋

【临床应用】用于代谢性酸中毒或有代谢性酸中毒脱水的患者。

【用法用量】成人：iv gtt. 1次500 ~ 1 000mL，按年龄体重及症状不同适当增减。

【注意事项】心力衰竭及急性肺水肿、脑水肿、严重乳酸性酸中毒、严重肝功能不全、严重肾衰竭患者禁用。

【给药说明】滴注速度不宜过快，成人300 ~ 500 mL/h；不宜用生理盐水或其他含氯化钠的溶液稀释。

碳酸氢钠 Sodium Bicarbonate

能直接增加机体的碱储备，使血和尿液pH值升高。

【药品品种】

碳酸氢钠注射液

江西回音必 Inj.[甲]【国基】：12.5g：250mL，6.15元/瓶

碳酸氢钠片

湖南汉森 Tab.[甲]【国基】：0.5g×100片，6.78元/瓶

【临床应用】用于治疗代谢性酸中毒、碱化尿液、制酸、作全静脉内营养要素之一。

【用法用量】iv gtt. 用量依病情而定。

【注意事项】少尿或无尿、钠潴留并有水肿、高血压患者慎用；长期或大量应用可致代谢性碱中毒；可影响胃酸分泌试验及血、尿pH值测定结果。

【给药说明】口服本药后1~2h内不宜服用其他药物；本药疗程不宜过长；用作制酸药应于餐后1~3h及睡前服用；静脉给药的浓度范围为1.5%~8.4%，应从小剂量开始。

第三节 葡萄糖及其他类药

葡萄糖 Glucose

是人体主要的热量来源，被用来补充热量、维持和调节腹膜透析液渗透压。

【药品品种】

葡萄糖注射液

上海百特 Inj.[甲]【国基】：100mL：10g，5.29元/袋
Inj.[甲]【国基】：500mL：50g，6.45元/袋
Inj.[甲]【国基】：100mL：5g，5.29元/袋
Inj.[甲]【国基】：250mL：12.5g，5.75元/袋

　　　　　　　Inj. [甲] [国基]：500mL：25g，6.45元/袋

　　　　　　　Inj. [甲] [国基]：50mL：2.5g，6.99元/袋

　　华瑞制药　Inj. [甲] [国基]：250mL：125g，8.37元/瓶

　　中国大冢　Inj. [甲] [国基]：20mL：10g，1.15元/支

口服葡萄糖

　　海王福药　Pulv.：75g，5.75元/袋

　　【临床应用】 用于补充能量和体液、低糖血症、高钾血症、高渗溶液用作组织脱水剂、配制腹膜透析液、药物稀释剂、静脉法葡萄糖耐量试验、配制GIK（极化液）。

　　【用法用量】 iv. 补充热能：可予25%葡萄糖注射液，葡萄糖用量根据所需热能计算；低糖血症：重者可先予50%葡萄糖注射液20～40mL静脉推注；组织脱水：高渗溶液快速静脉注射20～50mL。iv gtt. 饥饿性酮症：严重者应用5%～25%葡萄糖注射液；失水：等渗性失水给予5%葡萄糖注射液。

　　【注意事项】 糖尿病，重度心力衰竭并发水肿时禁用；周期性麻痹、低钾血症患者慎用；胃大部分切除患者做口服糖耐量试验时易出现倾倒综合征及低血糖反应，应改为静脉葡萄糖试验；应激状态或应用糖皮质激素时容易诱发高血糖。

　　【给药说明】 水肿、肝硬化腹水及严重心、肾功能不全者，易致水潴留，应控制输液量；心功能不全者尤应控制滴速。

葡萄糖氯化钠 Glucose Sodium Chloride

　　水、热量、电解质平衡药物。

　　【药品品种】

　　葡萄糖氯化钠注射液

　　上海百特　Inj. [甲] [国基]：100mL：葡萄糖5g与氯化钠0.9g，5.40元/袋

　　　　　　　Inj. [甲] [国基]：250mL：葡萄糖12.5g与

氯化钠2.25g，5.87元/袋

Inj.[甲][国基]：500mL：葡萄糖25g与氯化钠4.5g，6.56元/袋

【临床应用】用于各种原因引起的进食不足或大量体液丢失。

【用法用量】iv gtt. 应同时考虑葡萄糖和氯化钠的用法用量，用量依病情而定。

【注意事项】水肿性患者，脑、肾、心脏功能不全及低钾血症患者慎用。

钠钾镁钙葡萄糖

为电解质补充剂。

【药品品种】

乐加

江苏恒瑞 Inj.[乙]：500mL：氯化钠3.186g与氯化钾0.15g与氯化镁0.102g与醋酸钠1.026g与枸橼酸钠0.294g与葡萄糖酸钙0.336g与葡萄糖5g，33.32元/袋

【临床应用】用于补充水分与维持体内电解质平衡。

【用法用量】iv gtt. 成人：1次500~1 000mL，输入速度通常<15mL/（kg·h）。

【注意事项】本品含钙离子，与枸橼酸和血液混合时可引起凝血；遇磷酸根离子、碳酸根离子可能会产生沉淀；本品不以补充能量为目的。

【给药说明】高龄患者输液时速度要缓慢或减量输液。

果糖 Fructose

为能量和体液补充剂。

【药品品种】

星雅

海南灵康 Inj.[乙][省基]：12.5g，31.52元/瓶

丰海能

江苏正大　Inj.[乙]　[省基]：12.5g∶250mL，24.07元/瓶

【临床应用】用于烧伤、术后及感染等胰岛素抵抗状态下或不适合使用葡萄糖时患者水分或能量的补充治疗，也作为注射剂的稀释剂。

【用法用量】iv gtt. 用量依病情而定。

【注意事项】遗传性果糖不耐受症、痛风和高尿酸血症患者禁用；肾功能不全、有酸中毒倾向患者慎用。

【给药说明】本品注射速度宜缓慢，以不超过0.5g/（kg·h）为宜。

转化糖注射液 Invert Sugar Injection

由等量的葡萄糖与果糖混合制成输液剂。

【药品品种】

耐能

四川美大康　Inj.[乙]：250mL∶果糖6.25g与葡萄糖6.25g，44.80元/袋

英凡舒

上海长征　Inj.[乙]：250mL，59.28元/瓶

【临床应用】用于需要非口服途径补充水分或能源的患者的补液治疗，尤其是糖尿病患者的能量补充剂；烧创伤、术后及感染等胰岛素抵抗（糖尿病状态）患者的能量补充剂；药物中毒；酒精中毒。

【用法用量】iv gtt.成人：常用量为每次250～1 000mL，滴注速度应低于0.5g/（kg·h）（以果糖计）；每日最多不超过300g果糖。

【注意事项】遗传性果糖不耐受症、痛风和高尿酸血症患者禁用；严重肝肾功能不全及有酸中毒倾向患者慎用；糖尿病患者不宜过多输注。

【给药说明】老年患者输注速度应减慢，注射剂量应降低。

转化糖电解质注射液 Invert Sugar and Electrolytes Injection

提供水、电解质及能量，并产生利尿作用和代谢性碱化作用。

【药品品种】

田力

扬子江药业　Inj.[乙]【省基】：250mL（5%）：果糖6.25g与葡萄糖6.25g与乳酸钠0.700 0g与氯化钠0.365 0g与氯化钾0.465 0g与氯化镁0.071 5g与磷酸二氢钠0.187 5g，53.28元/袋

【临床应用】用于需要非口服途径补充水分或能源及电解质的患者的补液治疗。

【用法用量】iv gtt. 成人：每次250～1 000mL，滴注速度应低于0.5g/（kg·h）（以果糖计）。

【注意事项】遗传性果糖不耐受症、痛风和高尿酸血症患者禁用；充血性心衰、严重肝肾功能不足者及高钾血症患者慎用。

【给药说明】老年患者应减慢给药速度，减少给药剂量；本品开启后必须立即一次性使用；遇钙离子可能产生沉淀；与含碳酸根离子的药物混合时可能产生沉淀。

混合糖电解质注射液 Carbohydrate and Electrolyte Injection

可为患者提供水、电解质及能量。

【药品品种】

新海能

江苏正大　Inj.：500mL，106.93元/瓶

【临床应用】用于不能口服或口服给药不能充分摄取时，补充和维持水分及电解质，并补给能量。

【用法用量】iv gtt. 成人：每次500～1 000mL，滴注速度应低于0.5g/（kg·h）（以葡萄糖计）。

【注意事项】严重肝肾功能障碍及电解质代谢异常，遗传性果糖不耐受患者禁用；心功能不全、肾功能不全、闭塞性尿路疾病引起的尿量减少、糖尿病患者慎用。

【给药说明】配置时遇磷酸根离子和碳酸根离子会产生沉淀；给药前患者的尿液量最好在500mL/d或20mL/h以上；老年患者应减慢给药速度。

小儿电解质补给注射液 Pediatric Electrolyte Supplements Injection

为水、热量、电解质平衡药物。

【药品品种】
小儿电解质补给注射液

四川科伦　Inj.[甲]：100mL：葡萄糖3.75g与氯化钠0.225g，13.42元/瓶

【临床应用】用于脱水症和病因不明时的水分、电解质的补充，手术前后的水和电解质的补充。

【用法用量】iv gtt. 小儿输液速度为每小时50~100mL，新生儿、早产儿输液速度为每小时不得超过100mL，并根据患者的年龄、症状和体重酌情调节。

【注意事项】糖尿病及酮症酸中毒未控制、高血糖症高渗状态者禁用；水肿性疾病、严重心肾功能不全及肝硬化腹水者，急性肾衰竭少尿期，慢性肾衰竭尿量减少而对利尿药反应不佳者，糖尿病、高血压、低钾血症、血浆蛋白过低患者慎用。

【给药说明】小儿补液量和速度应严格控制。

复方电解质注射液 Multiple Electrolytes Injection

本品pH值为7.4，是水、电解质的补充源和碱化剂。

【药品品种】
勃脉力

上海百特　Inj.：500mL，29.05元/袋

【临床应用】本品与血液和血液成分相容，可使用同一给药装置在输血前或输血后输注（即作为预充液），可加入正在输注的血液组分中，或作为血细胞的稀释液。

【用法用量】iv gtt. 用量视患者年龄、体重、临床症状和实验室检查结果而定。

【注意事项】心、肝、肾功能不全及高血钾、高血钠、代谢性或呼吸性碱中毒患者慎用；对接受类固醇激素或促肾上腺皮质激素治疗的患者需慎用。

腹膜透析液 Peritoneal Dialysis Solution

透析液吸收血液中的有毒物质和代谢废物，右旋葡萄糖促进脱水。

【药品品种】

腹膜透析液

广州百特 Sol.【甲】【国基】：5 000mL，含1.5%葡萄糖，74.00元/袋

Sol.【甲】【国基】：5 000mL，含2.5%葡萄糖，66.83元/袋

Sol.【甲】【国基】：含1.5%葡萄糖（2 000mL）低钙，34.60元/袋

Sol.【甲】【国基】：含2.5%葡萄糖（2 000mL）低钙，34.60元/袋

Sol.【甲】【国基】：含4.25%葡萄糖（2 000mL）低钙，34.60元/袋

【临床应用】用于因非透析治疗无效而需要连续不卧床性腹膜透析治疗的慢性肾功能不全患者。

【用法用量】仅用于腹腔内给药，应在医师指导下做适当的培训进行，制订个性化的透析方案。

【注意事项】在腹膜透析期间可能会发生蛋白质、氨基酸及水溶性维生素丢失的现象，必要时应予补充；糖尿病患者在使用葡萄糖透析液时要求严密地监控其血糖。

【给药说明】本品应一次性使用，严禁储存后再次使用；整个换液过程中必须使用无菌操作以减少感染的可能性；严禁静脉内注射。

聚桂醇注射液

为一种硬化剂，在曲张静脉旁注射后能损伤血管内皮、促进血栓形成、阻塞血管。

【药品品种】

聚桂醇注射液

陕西天宇　Inj.[乙]：10mL：100mg，569.45元/支

【临床应用】用于内镜下食管曲张静脉出血的急诊止血及曲张静脉的硬化治疗。

【用法用量】剂量个体化。

【注意事项】患者处于休克状态禁用本品。

【给药说明】切勿注入动脉血管内。

注射用水 Water for Injection

为无菌无热源的纯化水，作为注射剂溶媒。

【药品品种】

灭菌注射用水

广东艾希德　500mL，1.74元/瓶

石家庄四药　500mL，1.71元/瓶

注射用水

林州亚神　5mL×50支，4.83元/盒

【临床应用】用于注射用灭菌粉末的溶剂或注射液的稀释剂或各科内腔镜手术冲洗剂。

【用法用量】临用前，在避菌操作条件下，按需要量用无菌注射器吸取加入或量取加入或直接冲洗。

【注意事项】不能作为脂溶性药物的溶剂。

【给药说明】不能直接静脉注射。

（李瑞明）

第16章

营 养 药 物

第一节　肠内营养用药

肠内营养乳剂（TP）Enteral Nutritional Emulsion（TP）

为营养成分完全的营养制剂，可提供人体必需的营养物质和能量。

【药品品种】

瑞素 Fresubin

华瑞制药　Sol.[乙]：500mL，40.40元/袋

【临床应用】用于有胃肠功能的营养不良或摄入障碍、重症或手术后需要补充营养的患者。

【用法用量】管饲或po. 应按照患者体重和营养状况计算每日用量。以本品为唯一营养来源的患者：推荐剂量为30mL/（kg·d），平均剂量每日2 000mL；以本品补充营养的患者：根据患者需要每日500~1 000mL。管饲给药时，应逐渐增加剂量，第1日的速度约为20mL/h，以后逐日增加2 mL/h，最大滴速125 mL/h。

【注意事项】以本品提供全部营养的患者，应监测液体平衡；根据个体代谢状态，决定是否需要额外补充钠；提供长期营养时，适用于禁用膳食纤维的患者，否则应选用含膳食纤维的营养制剂。

【给药说明】使用前摇匀；开启后最多可在冰箱内（2~10℃）保存24h。

肠内营养乳剂（TP-HE）Enteral Nutritional Emulsion（TP-HE）

为高分子量、易于代谢的肠内营养制剂，可提供人体必需的营养物质和能量。

【药品品种】

瑞高 Fresubin 750MCT

华瑞制药　Sol.[乙]：500mL，74.90元/瓶

【临床应用】用于需要高蛋白、高能量、易于消化的脂肪以及液体入量受限的患者。

【用法用量】管饲或po. 应按照患者体重和营养状况计算每日用量。以本品作为唯一营养来源的患者：20～30mL/（kg·d）；以本品补充营养的患者：500mL/d。管饲给药时，应逐渐增加给药速度，第1日的速度约为20mL/h，以后逐日增加20mL/h，最大滴速125mL/h。

【注意事项】本品适用于禁用膳食纤维的患者的长期营养提供，作为唯一营养提供的患者应监测液体平衡。

【给药说明】用前摇匀，开启后最多可在冰箱内（2～10℃）保存24小时。

肠内营养乳剂（TPF-D）Enteral Nutritional Emulsion（TPF-D）

为营养成分完全、专供糖尿病患者使用的肠内全营养制剂，为糖尿病患者提供所需的各种营养，包括蛋白质、脂肪、碳水化合物、维生素、矿物质、微量元素。

【药品品种】

瑞代 Fresubin diabetes

华瑞制药　Sol.[乙]：500 mL，71.36元/袋

【临床应用】用于糖尿病患者，为有以下症状的糖尿病患者提供全部肠内营养：咀嚼和吞咽障碍、食管梗阻、脑卒中后意识丧失、恶病质、厌食或疾病康复期，糖耐量不正常合并营养不良、有肠道功能而又不能正常

进食者亦适用。

【用法用量】管饲或po. 应按照患者体重和营养状况计算每日用量。以本品作为唯一营养来源：推荐剂量为30mL/（kg·d），平均剂量为2 000mL（1 800kcal）/d（1kcal约为4.186J）；以本品作为补充营养：根据患者需要，推荐剂量为500mL（450kcal/d）。管饲给药时，应逐渐增加给药速度，第1日的速度约为20mL/h，以后逐日增加20mL/h，最大滴速125mL/h。

【注意事项】所有不适用于肠内营养的疾病及有严重消化和吸收功能障碍的疾病者禁用；肝肾功能不全、对果糖有先天性不耐受的患者禁用。

【给药说明】给药速度太快或过量，可能发生恶心、呕吐或腹泻等胃肠道反应；用前摇匀；应保证足够的液体补充；开启后最多可在冰箱内（2～10℃）保存24h。

肠内营养乳剂（TPF-T）Enteral Nutritional Emulsion（TPF-T）

为高脂肪、高能量、低碳水化合物含量的肠内全营养制剂，所含ω-3脂肪酸以及维生素A、维生素C和维生素E能够促进免疫功能，增强机体抵抗力。

【药品品种】

瑞能 Supportan

华瑞制药　Sol.[乙]：200mL，49.82元/瓶

【临床应用】用于营养不良的肿瘤患者，亦适用于脂肪或ω-3脂肪酸需要能量增高的其他疾病患者，为患者提供全部营养或营养补充。

【用法用量】管饲或po. 以本品作为唯一营养来源的患者：非恶病质者，20～25mL/（kg·d）；恶病质者，30～40mL/（kg·d）。以本品补充营养的患者：400～1 200mL/d。

【注意事项】胃肠张力下降、急性胰腺炎、胃肠道功能衰竭、严重消化或吸收不良、肠梗阻、消化道出

血、严重肝肾功能不全以及对本品所含成分有先天性代谢障碍者禁用；注意本品中所含有效成分（如维生素K）的药物相互作用。

【给药说明】开启后最多可在冰箱内（2～10 ℃）保存24h。

肠内营养混悬液（TPF）Enteral Nutritional Suspension（TPF）

为补充人体日常生理功能所需的能量及营养成分。

【药品品种】

能全力 Nutrison Mutrison Fibre

纽迪希亚　Sol.[乙]：500mL，50.34元/瓶

【临床应用】用于有胃肠道功能或部分胃肠道功能而不能或不愿进食足够数量的常规患者，以满足机体营养需求的应进行肠内营养治疗的患者。

【用法用量】管饲或po. 一般患者每日给予2 000mL（2 000 kcal）。

【注意事项】肠道功能衰竭、完全性肠梗阻和严重的腹腔内感染者禁用；严重糖代谢异常及严重肝肾功能不全的患者慎用。

【给药说明】严禁经静脉输注；使用过程中，注意液体平衡，保证足够的液体摄入；不应将其他药物与本品混合使用。

肠内营养混悬液（SP）Enteral Nutritional Suspension（SP）

为补充人体日常生理功能所需的营养素。

【药品品种】

百普力 Enteral Netritional Suspension

纽迪希亚　Sol.[乙]：500mL，99.45元/瓶

【临床应用】用于有胃肠道功能或部分胃肠道功能而不能吃足够数量的常规食物的肠内营养治疗的患者，主要用于代谢性胃肠道功能障碍、危重疾病、营养不

良患者的手术前喂养及肠道准备。本品能用于糖尿病患者。

【用法用量】管饲或po. 一般患者每日给予2 000mL（2 000 kcal），高代谢患者每日可用到 4 000mL，正常滴速 100～125mL/h（开始滴速宜慢）。

【注意事项】同肠内营养混悬液（TPF）。

【给药说明】严禁静脉输注；1～5岁小儿不能以本药作为单一营养来源；不应将其他药物与本品混合使用；开启后最多可在冰箱内（2～10℃）保存24h。

肠内营养粉剂（TP）Enternal Nutritional Powder（TP）

提供均衡的营养供给。

【药品品种】

安素 Ensure

荷兰雅培　Pulv.[乙]：400g，67.36元/听

【临床应用】可作为营养支持或部分营养补充，用于成人及4岁或4岁以上的小儿。可供糖尿病患者使用。

【用法用量】管饲或 po. 营养补充：250mL（55.8 g安素粉+200mL凉水，1 kcal/mL），tid；全营养：根据个体的热量需要。

【注意事项】严重消化或吸收功能不良、胃肠道功能衰竭、消化道出血、急性胰腺炎、肠梗阻、严重的短肠综合征或高排泄量的瘘、严重肝肾功能不全、半乳糖血症、对本药所含物质有先天性代谢障碍者禁用；4 岁以下小儿不宜服用。

【给药说明】不与其他药物混合使用；严禁静脉输注；开启后于4℃下保存不宜超过24h。

肠内营养粉（AA）Enternal Nutritional Powder（AA）

具有良好的营养作用，有利于肝脏蛋白质合成、改善和维持肠道黏膜细胞结构和功能的完整性、降低肠源性感染的发生率，改善并增强机体免疫力。

【药品品种】

维沃粉剂 Vivonex

诺华制药　　Pulv.[乙]：80.4g，76.76元/袋

【临床应用】用于重症代谢障碍及胃肠道功能障碍的患者的肠内营养支持。

【用法用量】管饲或po. 根据病情调整剂量。1袋加入250mL得300mL全浓度本品（1kcal/mL）。

【注意事项】按标准配置，以防高渗性腹泻；肠道完全梗阻者、严重糖尿病患者或使用大量激素后出现糖代谢异常者禁用；肾衰竭未透析者慎用。

【给药说明】严禁静脉使用；不推荐用于10岁以下小儿；配好的药液室温贮藏不得超过8h，可置4℃冰箱中贮存48h。

复方 α- 酮酸 Compound α-Ketoacid

可提供必需氨基酸并尽量减少氨基氮的摄入。

【药品品种】

科罗迪

北京万生　　Tab.[乙]：630mg×100片，227.32元/盒

【临床应用】配合低蛋白饮食，预防和治疗慢性肾功能不全的蛋白质代谢失调引起的损害。通常用于肾小球滤过率<25mL/min的患者，低蛋白饮食要求成人每日蛋白供应量为40g或40g以下。

【用法用量】po. 4~8片，tid。

【注意事项】高钙血症和氨基酸代谢紊乱者禁用；应定期监测血钙水平，并保证同时供应足够的热量。

【给药说明】禁与其他含钙药物并用；不应同时服用与钙结合可形成难溶性复合物的药物（如四环素、喹诺酮类如环丙沙星及诺氟沙星及含铁剂、氟化物等），这些药物与本品服用的间隔时间至少为2h；用餐期间整片吞服。

赖氨肌醇维 B_{12} 口服液

本品含赖氨酸、维生素B_{12}、肌醇，为维生素类非处

方药。

【药品品种】

超级宝贝

四川迪康　Sol.：100mL，19.35元/瓶

【临床应用】用于赖氨酸缺乏引起的食欲缺乏及生长发育不良等。

【用法用量】po. 婴儿：2.5mL，bid至tid；小儿：5mL，bid至tid。

水解蛋白 Protein Hydrolysate

纠正或改善低蛋白血症，锌、钙元素可促进伤口愈合，铁元素可补铁。

【药品品种】

口服水解蛋白

广西广明　Pulv.[乙]：5g，22.00元/袋

【临床应用】用于低蛋白血症以及各种疾病所致的营养不良、全身衰竭。

【用法用量】加适量温开水溶解后使用。po. 一般患者：5g，qd；重症、大手术前后以及放化疗前后：5~20g，qd。管饲、进膳困难的患者：5~30g/d。

【注意事项】充血性心衰患者、肝昏迷严重氮质血症患者、氨基酸代谢障碍和酸血症患者禁用。

【给药说明】静脉滴注速度不宜过快；不能使用曾输过血浆的注射器具；禁与磺胺类药配伍。

其他常用同类药物

大豆磷脂散

【药品品种】

上海金伴　Pulv.[乙]：7g×6袋，44.09元/盒

【临床应用】用于肝炎、脂肪肝、肝硬化、中毒性肝炎、动脉粥样硬化以及神经衰弱等。

【用法用量】po. 1.5~10g，tid。

【注意事项】严重脂质代谢紊乱者禁用。

复合氨基酸胶囊

【临床应用】肠道内营养剂，用于增强机体免疫力，保持人体营养平衡。

【用法用量】po. 成人：1～2粒，bid至tid；小儿：每日1～3粒。

第二节　脂肪乳制剂

中/长链脂肪乳 Medium and Long Chian Fat Emulsion

为肠外营养药，为需要进行静脉营养的患者提供能源。

【药品品种】

力保肪宁（$C_{8\sim24}$Ve）Lipofundin

德国贝朗　Inj.[乙]【省基】：20%：100mL，59.17元/瓶

力能（$C_{6\sim24}$）

华瑞制药　Inj.[乙]：20%：250mL，90.30元/瓶

卡路（$C_{8\sim24}$）

广州侨光　Inj.[乙]：20%：250mL，88.71元/瓶

　　　　　　Inj.[甲]：20%：100mL，43.70元/瓶

力邦特（$C_{8\sim24}$Ve）

西安立邦　Inj.[乙]【省基】：250mL，72.90元/瓶

【临床应用】用于胃肠外营养，满足能量和必需脂肪酸的要求。

【用法用量】通过周围静脉或中心静脉输入。成人：5～10mL/（kg·d），第1日治疗剂量不宜超过250mL，如无不良反应，随后剂量可增加；新生儿：可递增至按每千克体重3g/d。

【注意事项】严重凝血障碍、严重高脂血症、严重

肝功能不全、噬红细胞综合征、休克和虚脱、妊娠、急性心肌梗死和脑卒中、酸中毒、水电解质代谢紊乱和脂肪代谢异常的患者、新生儿、婴幼儿和小儿禁用；输注期间三酰甘油蓄积症禁用。

【给药说明】本品不宜与电解质、其他药物或其他附加剂在同一瓶内混合；为避免代谢性酸中毒，本品应与碳水化合物同时输注；如有显著的反应性血糖升高，应停止输注；应定期检查血清三酰甘油、血糖、酸碱平衡、血电解质及血常规；不能用孔径为0.2μm的滤过器，使用前摇匀。

结构脂肪乳（$C_{6\sim24}$）Structural Fat Emulsion（$C_{6\sim24}$）

通过长链脂肪酸提供亚油酸和亚麻酸，防止必需氨基酸缺乏症；通过长链脂肪酸和中链脂肪酸作为代谢底物，提供能量。

【药品品种】

力文（$C_{6\sim24}$）

华瑞制药　Inj.[乙]：250mL，275.88元/袋

【临床应用】用于胃肠外营养，满足能量和必需脂肪酸的要求。

【用法用量】iv gtt. 成人：5~7.5mL/（kg·d），10~24h内滴注完毕，滴注速度<0.75mL/（kg·h）。

【注意事项】本品应作为含葡萄糖注射液的肠外营养混合液的组成部分；滴注过程中，血清三酰甘油浓度不应超过3mmol/L；严重高脂血症、严重肝功能不全、噬红细胞综合征、严重凝血障碍和急性休克患者禁用；肾功能不全、糖尿病未控制、胰腺炎、肝功能损害、甲状腺功能减退以及败血症等患者慎用。

ω-3 鱼油脂肪乳 ω-3 Oil Fish Fat Emulsion

所含长链ω-3脂肪酸可作为血浆与组织脂质的组成部分，能够促进抗凝和抗炎作用，调节免疫系统。

【药品品种】

尤文 Omegaven

华瑞制药　Inj.[乙]：100mL（含10g精制鱼油和1.2g卵磷脂），303.99元/瓶

【临床应用】当口服或肠内营养禁忌时，为患者补充长链ω-3脂肪酸，特别是二十碳五烯酸与二十二碳六烯酸。

【用法用量】iv gtt. 1～2 mL/（kg·d），相当于鱼油0.1～0.2g/kg。

【注意事项】严重肝肾功能异常、脂质代谢受损、严重出血性疾病、未控制的糖尿病、虚脱与休克、近期心肌梗死、脑卒中、栓塞和不明原因昏迷者及小儿禁用；胃肠外营养的一般禁忌证者禁用；接受抗凝治疗的患者慎用。

【给药说明】应与其他脂肪乳同时使用，使用前振摇，严格控制最大滴注速度，否则血清三酰甘油会出现大幅升高；连续使用时间不应超过4周。

长链脂肪乳注射液（OO）Long Chain Fat Emulsion Injection（OO）

含有饱和脂肪酸、单不饱和脂肪酸和多不饱和必需脂肪酸，纠正必需脂肪酸的不足。

【药品品种】

克凌诺 Clinoleic

Clintec Patenteral S.A　Inj.[乙]：20%：250mL，268.31元/袋

【临床应用】用于口服或肠内营养摄取不能、不足或禁忌的患者，进行肠外营养补充脂肪。

【用法用量】iv gtt. 成人：1～2g脂肪乳/（kg·d）；开始输注的10min内输注速率必须缓慢且不超过0.5mL/min，随后逐渐增加，直到半小时后达到要求的速率。

【注意事项】严重血脂异常及不可纠正的代谢紊乱、严重脓毒血症、严重肝脏疾病、凝血障碍、血栓性

静脉炎、急性或慢性肾功能衰竭、急性心肌梗死、脑卒中、酮症酸中毒、糖尿病性前期昏迷和休克患者，妊娠和哺乳期妇女禁用；应每日监测三酰甘油水平；必须定期检查血糖、酸碱平衡、电解质、水平衡和血细胞计数。

其他常用同类药物

脂肪乳 Fat Emulsion

【药品品种】

英脱利匹特（C_{14-24}）Intralipid

华瑞制药　Inj.[乙][省基]：20%∶250mL，57.50元/瓶

【临床应用】用于静脉营养补充能量及必需脂肪酸，预防和治疗人体必需脂肪酸缺乏症，也为经口服不能维持和恢复正常脂肪酸水平的患者提供必需脂肪酸。

【用法用量】iv gtt. 成人：按脂肪量计，最大推荐剂量为 3g（三酰甘油）/（kg·d），500mL的输注时间不少于5h；新生儿和婴儿：0.5~4g（三酰甘油）/（kg·d），输注速度不超过0.17g/（kg·h）。

【注意事项】严重急性肝损害、休克和严重脂质代谢紊乱（如高脂血症）患者禁用；脂肪代谢功能减退，如肝肾功能不全、糖尿病酮症酸中毒、胰腺炎、甲状腺功能低下（伴有高脂血症）以及败血症患者慎用；新生儿和未成熟儿伴有高胆红素血症或可疑肺动脉高压者应慎用。

【给药说明】不可将电解质溶液直接加入脂肪乳剂。

多种油脂肪乳 Fat Emulsion

【临床应用】用于需要高热量的患者、肾损害的患者、禁用蛋白质的患者和不能经胃肠道摄取营养的患

者。

【用法用量】iv gtt. 第1日脂肪量每千克体重不应超过1g，以后剂量可酌增，但脂肪量每千克体重不得超过2.5g；静脉滴注速度最初10min为20滴/min，如无不良反应出现，以后可逐渐增加，30min后维持在40～60滴/min。

【注意事项】长期使用应注意脂肪排泄量及肝功能，每周应做血常规、凝血功能、血沉等检查；急性肝损害及严重代谢紊乱特别是脂肪代谢紊乱、严重高脂血症患者禁用；不可将电解质溶液直接加入脂肪乳剂中。

第三节　氨基酸制剂及其他营养素

10% 复方氨基酸注射液 Compound Amino Acid Injection

适用于肝病患者的非肠道营养，使用足量的氨基酸能达到有效的蛋白平衡。

【药品品种】

安平10% Aminoplasmal Hepa

德国贝朗　Inj.[乙]：10%：500mL，88.16元/瓶

【临床应用】适用于预防和治疗肝性脑病等。

【用法用量】iv gtt. 常用剂量7～10mL/（kg·d），最大剂量15mL/（kg·d）。

【注意事项】滴速1mL/（kg·h），对肝昏迷患者治疗最初数小时滴速可加快；非肝源性的氨基酸代谢紊乱、酸中毒、水潴留和休克禁用；应注意水、电解质和酸碱平衡；应同时输入能量物质（葡萄糖和脂肪）。

复方氨基酸（18AA–Ⅱ）Compound Amino Acid（18AA–Ⅱ）

可提供完全、平衡的18种必需氨基酸和非必需氨基酸。

【药品品种】

乐凡命（18AA–Ⅱ）Novamin

华瑞制药　Inj.[甲]：8.5%：250mL，26.30元/瓶

【临床应用】用于不能口服或经肠道补给营养，以及营养不能满足需要的患者。

【用法用量】iv gtt. 500~2 000mL，qd，每日最大剂量为29mL/kg。

【注意事项】肝性昏迷和无条件透析的尿毒症患者禁用。

【给药说明】应缓慢滴注；应同时给予足够的能量、适量的电解质和微量元素以及维生素；开瓶后一次未使用完的药液应丢弃，不得再次使用。

复方氨基酸（18AA–Ⅲ）Compound Amino Acid（18AA–Ⅲ）

补充氨基酸。

【药品品种】

复方氨基酸注射液（18AA–Ⅲ）

哈尔滨三联　Inj.[甲]：25.9g：250mL，23.81元/瓶

【临床应用】用于临床营养支持。

【用法用量】周围静脉输注：250~750mL，qd，1 min约25滴缓慢滴注；经中心静脉输注：750~1 000 mL，qd，按完全肠外营养支持的方法，与葡萄糖、脂肪乳剂及其他营养要素混合后经中心静脉连续输注（24h连续使用）。

【注意事项】本品输注过快时可产生恶心、呕吐、发热等不良反应；肝性昏迷或有肝性昏迷倾向、严重肾功能衰竭或尿毒症、对氨基酸有代谢障碍的患者禁用；

严重酸中毒、充血型心力衰竭患者慎用。

【给药说明】应与葡萄糖液或脂肪乳剂并用；应注意电解质与酸碱平衡；本品遇冷可能出现结晶，可将药液加热到60℃，缓慢摇动使结晶完全溶解后再用。

小儿复方氨基酸注射液（18AA- I）Paediatric Compound Amino Acid（18AA- I）

降低苯丙、甲硫、甘氨酸的用量，增加半胱氨酸、组氨酸的用量，补充小儿氨基酸所需。

【药品品种】

爱咪特

天津天安　Inj.：100mL，25.85元/瓶

【临床应用】用于小儿因消化系统疾病、不能经胃肠摄取食物者，由各种疾病所引起的低蛋白血症、受严重创伤、烧伤及败血症等体内氮平衡失调，难治性腹泻、吸收不良综合征，以及早产儿、低体重儿的肠外营养。

【用法用量】iv gtt. 经中心静脉、外周静脉滴注，输注量应以小儿年龄、体重、病情不同而定；一般用量，开始15mL/（kg·d），以后递增至30mL/（kg·d）。

【注意事项】严重肝肾功能损害及氨基酸代谢障碍的患儿禁用；输注速度快时，易产生心率加快、胃肠道反应及发热等。

【给药说明】外周静脉全营养应用时，将药液稀释后全日用量不少于16h。

氨基酸葡萄糖注射液 Amino Acids and Glucose Injection

为肠外营养药，维持氮能量平衡，也可以提供氮、碳水化合物和电解质。

【药品品种】

克灵麦 Clinimix

英国百特 Inj.[乙]: 1 000mL（5.5%氨基酸−电解质溶液+15%葡萄糖−氯化钙溶液），186.50元/袋

【临床应用】用于口服或肠内营养供给不能、不足或禁忌者；对长期进行肠外营养的患者，可以在本品中加入脂肪乳以提供热量和必需脂肪酸。

【用法用量】iv gtt. 成人：一般25～40kcal/（kg·d），每日最大剂量是40mL/kg或2 800 mL。

【注意事项】未经血液透析、血液滤过治疗的严重肾功能不全，严重的肝脏疾病，氨基酸代谢紊乱，代谢性酸中毒及高乳酸血症，肾上腺功能不足，高渗性昏迷和输注治疗的一般禁忌证，如肺水肿、水潴留及代偿性心功能不全禁用。

【给药说明】注射前轻轻摇动至完全混合，得到均匀乳液后使用。

脂肪乳氨基酸（17）葡萄糖（11%）注射液 Fat Emulsion, Amino Acids（17）and Glucose（11%）Injection

【药品品种】

卡文 Kabiven

华瑞制药 Inj.[乙]: 1 440mL（含氨基酸34g，脂肪51g，葡萄糖97g），351.00元/袋

Inj.[乙]: 1 920mL（含氨基酸45g，脂肪68g，葡萄糖130g），397.00元/袋

【临床应用】用于不能或功能不全或被禁忌经口/肠道摄取营养的成人患者。

【用法用量】营养状况一般或轻度应激的患者：0.10～0.15g/（kg·d）；有中度或重度代谢应激的患者：0.15～0.30g/（kg·d）；而葡萄糖和脂肪的推荐量分别为2.0～6.0g/（kg·d）和1.0～2.0 g/（kg·d）。

【注意事项】对鸡蛋或大豆蛋白过敏者，重度高脂血症、严重肝功能不全、先天性氨基酸代谢异常、严重肾功能不全且无法进行腹透与血透者，急性休克、高

血糖症（胰岛素治疗超过6 IU/h）者，其他如急性肺水肿、水潴留、失代偿性心功能不全、低渗性脱水、噬血细胞综合征、2岁以下婴幼儿，以及疾病处于非稳定期的患者禁用。

【给药说明】可经周围静脉或中心静脉输注；使用前开通腔室间的可剥离封条，使三腔内液体混合，混合液在25℃下可放置24h；禁止本品与血制品用一根输液管道；本品输注速率不宜超过3.7mL/（kg·h）（相当于0.25g/kg葡萄糖、0.09g/kg氨基酸和0.13g/kg脂肪），推荐输注时间12～24h；为避免可能发生的静脉炎，建议每日更换输液位置。

低分子右旋糖酐 – 氨基酸 Dextran 40 and Amido Acids

营养性血容量补充剂。

【药品品种】

利右安

丽珠集团　Inj.：250mL（低分子右旋糖酐6%+氨基酸2.72%），37.32元/瓶

【临床应用】用于治疗兼有蛋白质缺乏的血容量减少的患者。

【用法用量】iv gtt. 每次500mL，qd，可连续用药4～5日。

【注意事项】充血性心力衰竭、严重血小板减少、凝血障碍等出血患者，少尿或无尿、尿毒症、氨基酸代谢障碍患者禁用；心、肝、肾功能不全者慎用；首次输用本品的开始几毫升应缓慢静脉滴注，并严密观察5～10min，出现所有不正常现象应马上停药；与庆大霉素、巴龙霉素合用会增加肾毒性。

丙氨酰谷氨酰胺 Alanyl Glutamine

为肠外营养的一个组成部分，可经由肠外营养输液补充谷氨酰胺。

【药品品种】

力太 Dipeptiven

华瑞制药　Inj.[乙]：20g∶100mL，185.59元/瓶

欣坤畅

海南灵康　Inj.[乙]：10g∶50mL，86.50元/瓶

【临床应用】用于需要补充谷氨酰胺的患者。

【用法用量】iv gtt. 1.5~2.0mL/（kg·d），最大剂量2.0mL/（kg·d）。

【注意事项】连续使用时间不应超过3周。

【给药说明】本药不可直接使用，必须与载体溶液混合后滴注；不要将其他药物加入混匀后的溶液中。

其他常用同类药物

复方氨基酸20AA Compound Amino Acid（20AA）

【药品品种】

丰诺安注射液

山东鲁抗　Inj.[乙]：50g∶500mL，80.04元/瓶

【临床应用】用于预防和治疗肝性脑病；肝病或肝性脑病急性期的静脉营养。

【用法用量】iv gtt. 可经中央静脉输注。成人：常用剂量7~10mL/（kg·d），最大剂量15mL/（kg·d）。

【注意事项】滴速 1mL/（kg·h），对肝昏迷患者治疗最初数小时滴速可加快；非肝源性的氨基酸代谢紊乱、酸中毒、水潴留、休克患者禁用。

复方氨基酸（18AA–Ⅶ）Compound Amino Acids Injection（18AA–Ⅶ）

【临床应用】用于低蛋白血症、低营养状态、手术前后等状态时的氨基酸补充。

【用法用量】iv gtt. 成人：每次200~400mL，缓慢静脉滴注。

【注意事项】每瓶输注时间不应少于120min（25滴/

min），小儿、老人、危重患者应减慢滴速。

复方氨基酸（18AA-N）Compound Amino Acids Injection（18AA-N）

【临床应用】用于急慢性肾功能不全患者出现低蛋白血症、低营养状态和手术前后的氨基酸补充。

【用法用量】iv gtt. 外周静脉给药，慢性肾功能不全：200mL，qd，在120~180min滴完。中心静脉给药，慢性肾功能不全：400mL/d；急性肾功能不全：400mL/d。

【注意事项】肝昏迷或有肝昏迷倾向的患者、高氨血症、先天性氨基酸代谢异常患者禁用；孕妇及哺乳期妇女不推荐使用；心功能不全、肝功能不全、消化道出血以及严重电解质失调或酸碱平衡失调患者慎用。

复方氨基酸（17AA-H）Compound Amino Acids Injection（17AA-H）

【临床应用】用于肝性脑病（亚临床、Ⅰ级、Ⅱ级）、高氨血症。

【用法用量】iv gtt. 成人：500mL，qd，输注时间不少于180min，用量可根据年龄、症状和体重适当增减。

【注意事项】严重肾功能不全或非肝功能不全导致的氨基酸代谢异常患者禁用；孕妇及哺乳期妇女、小儿不推荐使用；重度酸中毒、充血性心力衰竭患者慎用。

复方氨基酸-双肽

【临床应用】用于不能口服或经肠道补给营养，以及通过这些途径补充营养不能满足需要的患者。

【用法用量】iv gtt. 从中心静脉输注，推荐剂量为7~14mL/（kg·d）或体重为70kg患者1日输注500~1 000 mL。

【注意事项】先天性氨基酸代谢缺陷，肝功能衰竭及肾功能衰竭、全身循环衰竭状态、代谢性酸中毒、组织细胞缺氧、机体水分过多、低钠血症、低钾血症、高乳酸盐血症、血液渗透压增高、肺水肿、失代偿性心功能不全患者禁用；不推荐小儿患者使用。

【给药说明】推荐输注速度为 $0.6\sim0.7\,mL/$ （kg·h），相当于体重为70kg患者在 $10\sim20h$ 内滴注本品500mL，或在 $20\sim40h$ 内滴注1 000mL。

甘油磷酸钠 Sodium Glycerophosphate

【临床应用】用于满足人体每日对磷的代谢需求；也适用于磷缺乏患者。

【用法用量】iv gtt. 每日用量通常为10mL，可加入复方氨基酸注射液或葡萄糖注射液500mL中进行输注。

【注意事项】严重肾功能不全、休克和脱水患者，对本品过敏者禁用。

【给药说明】在 $4\sim6h$ 内缓慢滴入，未经稀释不能注射；稀释后应于24h内用完。

（黄凯鹏 何秋毅）

第17章

抗肿瘤药物

第一节 烷 化 剂

苯丁酸氮芥 Chlorambucil

通过形成高活性的乙撑亚胺基团产生烷基化作用，破坏DNA的复制。

【药品品种】

留可然

葛兰素史克　Tab.[乙]：2mg×25片，189.99元/盒

【临床应用】用于治疗霍奇金病、非霍奇金淋巴瘤、慢性淋巴细胞白血病、瓦尔登斯特伦巨球蛋白血症、卵巢癌、乳腺癌。

【用法用量】po. 霍奇金病：单一用药剂量一般为0.2mg/（kg·d），持续治疗4～8周，小儿剂量与成人相近。非霍奇金淋巴瘤：起始单一用药剂量一般为0.1～0.2mg/（kg·d），4～8周，此后进行维持治疗，可减少剂量或改为间歇用药，小儿剂量与成人相近。慢性淋巴细胞白血病：通常在患者已出现症状或外周血细胞计数提示已有骨髓受损（而不是骨髓衰竭）时开始使用本品，初始剂量为0.15mg/（kg·d），用至全血白细胞降到10 000/μL，第1个疗程结束后4周可再次用药，剂量为0.1mg/（kg·d）。瓦尔登斯特伦巨球蛋白血症：初始剂量为6～12mg/d，随后减至2～8mg/d。卵巢癌：单药0.2mg/（kg·d），4～6周。乳腺癌：单药0.2mg/（kg·d），用药6周。

【注意事项】对免疫受损患者接种活疫苗有引发感

染的潜在可能性，对于该类患者不推荐使用活疫苗进行免疫接种。

【给药说明】本品药片不可分割。

复方环磷酰胺 Compoud Cyclophosphamide

本品进入体内分解成磷酰胺氮芥及丙烯醛，破坏DNA的复制。

【药品品种】

泰魁

通化茂祥　Tab.：50mg×24片，53.02元/盒

【临床应用】用于恶性淋巴瘤、多发性骨髓瘤、淋巴细胞白血病、神母细胞瘤、卵巢癌、乳癌以及各种肉瘤及肺癌等。

【用法用量】po. 成人常用量：1片，tid至qid。

【注意事项】用药期间须定期检查白细胞计数及分类、血小板计数、肾功能、肝功能及血清尿酸水平；环磷酰胺可增加血清尿酸水平；别嘌醇可增加环磷酰胺的骨髓毒性；环磷酰胺可引起严重的出血性膀胱炎，大量补充液体可避免。

环磷酰胺 Cyclophosphamide

在体内转变成4-羟基环磷酰胺，破坏DNA的复制。

【药品品种】

环磷酰胺

山西普德　Inj.[甲][国基]：0.2g，4.72元/瓶

安道生

德国百特　Inj.[甲][国基]：0.2g，31.50元/瓶

【临床应用】用于恶性淋巴瘤、自身免疫性疾病、白血病、实体瘤、器官移植时的免疫抑制治疗等。

【用法用量】剂量存在个体差异，静脉输注，一般剂量如下：持续治疗的成人或小儿：3～6mg/（kg·d）或120～240 mg/m²；间断性治疗：10～15mg/（kg·d）或400～600 mg/m²，间隔2～5日；大剂量的间断性治疗和

大剂量冲击治疗：20～40mg/（kg·d）或800～1600 mg/m²，间隔21～28日。

【注意事项】本药治疗时易发生出血性膀胱炎，足量美司钠和强化补液促进利尿可显著降低膀胱毒性的发生率和严重性，保证患者有规律地排空膀胱。

【给药说明】服药时需大量饮水；避免进食葡萄柚或含葡萄柚的饮料。

异环磷酰胺 Ifosfamide

本品进入体内代谢为具有活化作用的磷酰胺氮芥，破坏DNA的复制

【药品品种】

和乐生

德国百特　Inj.$^{[乙]}$：1.0g，261.53元/支

匹服平

江苏恒瑞　Inj.$^{[乙]}$：0.5g，68.20元/支

【临床应用】用于睾丸癌、卵巢癌、骨及软组织肉瘤、恶性淋巴瘤、非小细胞肺癌、乳腺癌等。

【用法用量】iv gtt. 单药治疗，1.2～2.5g/m²，qd，连续5日为1个疗程；联合用药，1.2～2.5g/m²，qd，连续5日为1个疗程。每个疗程间隔3～4周。

【注意事项】严重骨髓抑制者禁用；本品较特殊的不良反应为出血性膀胱炎，可在给药后几小时或几周内出现；可增强抗凝血药物或降血糖药物的作用，需注意合并用药。

【给药说明】大剂量使用时必须给予水化、利尿并辅以尿路保护剂美司钠。

白消安 Busulfan

本品水化并释放出磺化甲烷基团，破坏DNA的复制。

【药品品种】

白舒非

浙江大冢 Inj.[乙]：60mg：10mL，1 535.00元/支

【临床应用】用于联合环磷酰胺，作为慢性髓性白血病同种异体的造血祖细胞移植前的预处理方案。

【用法用量】iv gtt. 通过中心静脉导管给药，成人：0.8mg/kg，每6h给药1次，每次持续滴注2h，连续4日（共16次）。

【注意事项】骨髓抑制、痛风、感染患者慎用；在慢性粒细胞白血病急变期应停药；如粒细胞或血小板迅速大幅度下降，应立即停药或减少用量。

【给药说明】静脉滴注的时间为2h。

替莫唑胺 Temozolomide

在循环生理pH状态下，活性代谢产物可破坏DNA的复制。

【药品品种】

蒂清

江苏帝益 Caps.[乙]：50mg×7粒，2 279.42元/盒

泰道

芬兰奥立安 Caps.[乙]：100mg×5袋，3 923.06元/盒

【临床应用】用于治疗成人顽固性多形性成胶质细胞瘤。

【用法用量】同步放化疗期：po. 每日75mg/m²，qd，共42日；辅助治疗期：po. 每日150mg/m²，qd，共5日，停药23日。每个疗程随着测得的绝对中性粒细胞数和血小板数来调整剂量，但不得低于最低推荐剂量100mg/m²。常规治疗：成人，从未化疗者，po. 每日200mg/m²，qd，共5日，停药23日；曾经化疗者，起始剂量为每日150mg/m²，第2周期增加至200mg/m²。3岁或3岁以上小儿，po. 每日200mg/m²，qd，共5日，停药23日；曾经化疗患儿起始剂量为每日150mg/m²，第2周期增加至200mg/m²。

【注意事项】对达卡巴嗪过敏者禁用；本药有可能

出现骨髓抑制，患者在给药前、治疗中需检测中性粒细胞数和血小板数。

第二节　抗代谢药

达卡巴嗪 Dacarbazine

为嘌呤类生物合成的前体，可干扰嘌呤的生物合成。

【药品品种】
氮烯咪胺
南京制药　Inj.[乙]：0.1g，63.25元/支

【临床应用】用于治疗黑色素瘤、软组织肿瘤、恶性淋巴瘤等。

【用法用量】iv. 每日$200 \sim 400 mg/m^2$，连用$5 \sim 10$日，可用5%葡萄糖液25mL稀释后快速静脉注射，间隔$4 \sim 8$周后可进行第2个疗程。iv gtt. 连用5日，3周重复1次。

【注意事项】水痘或带状疱疹患者、妊娠期妇女禁用。

甲氨蝶呤 Methotrexate

为竞争性叶酸还原酶抑制剂，干扰DNA的生物合成。

【药品品种】
甲氨蝶呤
通化茂祥　Tab.[甲][国基]：$2.5mg \times 100$片，135.70元/瓶
美国辉瑞　Inj.[甲][国基]：$10mL：1g$，228.41元/支
广东岭南　Inj.[甲][国基]：5mg，2.43元/支

【临床应用】用于急性白血病、绒毛膜癌、骨肉瘤、乳腺癌、睾丸肿瘤等；对银屑病也有一定疗效。

【用法用量】绒毛膜癌及类似滋养细胞疾病：15～30mg/d，肌内注射5日，通常1至数周后，所有毒性反应全部消失后，再开始下一个疗程，通常需要3～5个疗程；乳腺癌：40mg/m²，于第1日和第8日经脉给药；成人白血病：po. 每日0.1mg/kg，qd，总剂量应视骨髓情况而定，鞘内给药，对急性淋巴细胞白血病，有颅内受侵的患者或作为缓解后预防其复发，可予鞘内注射每次10～15mg，每5～14日1次，共5～6次；实体癌：根据情况可给10～20mg静脉注射，每周2次，连续6周为1个疗程；骨肉瘤：3～15g/m²，溶于5%葡萄糖500～1 000mL静脉滴注4 h。

【注意事项】全身极度衰竭、恶病质及心、肺、肝、肾功能不全者禁用；10mL：1g的甲氨蝶呤禁止用于鞘内注射。

【给药说明】本药与阿糖胞苷、氟尿嘧啶、泼尼松龙有配伍禁忌；开封后应单次使用；大剂量用药时注意碱化尿液、补液及给予亚叶酸钙解救。

阿糖胞苷 Cytarabine

通过抑制DNA多聚酶而起到抗肿瘤作用。

【药品品种】

赛德萨 Cytosar

阿特维斯　Inj.【甲】【国基】：0.1g：1mL，52.92元/支

　　　　　　Inj.【甲】【国基】：0.5g：5mL，185.64元/支

【临床应用】用于成人和小儿急性非淋巴细胞白血病的诱导缓解和维持治疗；对其他类型的白血病也有治疗作用。

【用法用量】iv.、iv gtt. 成人：诱导缓解，2mg/kg，qd，连用10～14日。ih. 成人：维持治疗，每次1～3mg/kg，每周1～2次，连用7～10日。

【注意事项】非肿瘤引起的白细胞和血小板缺乏者禁用；肝功能不全、胆管疾病者慎用；用药期间应密切监测血常规、血小板计数、肝功能。

【给药说明】使用本药时应增加患者液体摄入量、碱化尿液；静脉滴注应稀释至0.5mg/mL；禁用于小儿肌内注射。

氟尿嘧啶 Fluorouracil

为前药，抑制胸腺嘧啶核苷酸合成酶，抑制DNA的生物合成。

【药品品种】

氟尿嘧啶

上海旭东海普 Inj.[甲][国基]：250mg：10mL×5支，195.50元/盒

中人氟安注射剂（植入剂）

江苏先声 Inj.[甲][国基]：0.1g/支，396.47元/支

【临床应用】用于治疗消化道肿瘤，或较大剂量氟尿嘧啶治疗绒毛膜上皮癌，常用于治疗乳腺癌、卵巢癌、肺癌、宫颈癌、膀胱癌及皮肤癌等。

【用法用量】单药，iv. 10～20mg/（kg·d），连用5～10日。iv gtt. 成人：300～500mg/（m²·d），连用3～5日。植入剂为皮下给药，老年晚期癌症患者的姑息性化疗：按体表面积一次皮下植入0.2g/m²，每10日1次，连用2次后休息10日为1个疗程；联合化疗：每次按体表面积0.5g/m²植药，每3周重复，2～4次为1个疗程。

【注意事项】伴发水痘或带状疱疹者禁用；肝功能异常、感染、出血或发热者慎用。

【给药说明】使用本药时不宜饮酒；禁与阿司匹林同服；若出现腹泻、溃疡或出血，应立即停药；出现心功能不全、心绞痛等心血管反应时也应立即停药。

氟脲苷 Floxuridine

为前药，抑制脱氧胸苷酸合成，阻断DNA的合成和抑制RNA的形成。

【药品品种】

氟脲苷

广东岭南 Inj.: 250mg, 37.85元/瓶

【临床应用】用于肝癌、直肠癌、食管癌、胃癌、乳腺癌和肺癌等。

【用法用量】iv gtt. 15mg/kg, qd, 连续使用5日, 以后剂量减半, qod, 直至出现毒性反应；治疗肝癌每次250~500mg, 每个疗程用量遵医嘱。

【注意事项】骨髓抑制、营养状况差、潜在严重感染患者禁用；定期检查白细胞和血小板计数。

【给药说明】本品滴注时间为2~8h；治疗肝癌以肝动脉插管给药疗效较好。

卡莫氟 Carmofur

在体内缓慢释放出氟尿嘧啶, 机制同氟尿嘧啶。

【药品品种】

孚贝

齐鲁制药 Tab.[乙]: 50mg×24片, 65.27元/盒

【临床应用】用于消化道癌（食管癌、胃癌、结肠癌、直肠癌）, 乳腺癌亦有效。

【用法用量】po. 成人1次200mg, tid至qid；或按体表面积1日140mg/m², 分3次口服。联合化疗1次200mg, tid。

【注意事项】高龄、骨髓功能低下、肝肾功能不全、营养不良者慎用；用药期间定期检查白细胞、血小板, 若出现骨髓抑制, 应酌情减量或停药。

【给药说明】服药后避免摄入酒精性饮料。

卡培他滨 Capecitabine

在体内转化成5-氟尿嘧啶（5-FU）后发挥抗肿瘤作用。

【药品品种】

希罗达 Xeloda

罗氏制药 Tab.[乙]: 0.5g×12片, 469.68元/盒

【临床应用】用于结直肠癌、乳腺癌单药或联合、胃癌的治疗。

【用法用量】po. 2.5g/m^2，分早晚2次，连用2周后，间隔1周。

【注意事项】重度肾功能不全患者禁用；治疗过程中出现腹泻时应调整剂量，严重腹泻应立即停用；可引起手足综合征；对于同时服用卡培他滨和香豆素类衍生物抗凝药和苯丙香豆素的患者，应该频繁监测抗凝反应指标。

【给药说明】餐后半小时内用水吞服。

吉西他滨 Gemcitabine

其活性代谢产物二磷酸及三磷酸核苷可抑制DNA合成。

【药品品种】

健择 Gemzar

法国礼来　Inj.$^{[乙]}$：0.2g，492.14元/瓶

【临床应用】用于非小细胞肺癌、胰腺癌。

【用法用量】iv gtt. 非小细胞肺癌：单药1 000mg/m^2，每周1次，连续3周，随后休息1周，每4周重复；联合用药，两周方案为1 250mg/m^2，3周方案为1 000mg/m^2。晚期胰腺癌：1 000mg/m^2，每周1次，连续7周，随后休息1周；以后为每周1次，连续3周，随后休息1周。

【注意事项】用药期间应定期检查肝肾功能；本药可引起中度嗜睡，用药期间禁止驾驶和操纵机器；放疗时用药可产生严重毒性。

【给药说明】静脉滴注30min。

培美曲塞 Pemetrexed

本品可干扰细胞复制过程中叶酸依赖性代谢过程而发挥作用。

【药品品种】

赛珍

齐鲁制药　Inj.：0.2g，1 755.00元/支

力比泰

礼来　Inj.：0.2g，12 117.00元/支

【临床应用】本品联合顺铂用于治疗无法手术的恶性胸膜间皮瘤。

【用法用量】iv gtt. 推荐剂量：每21日 500mg/m^2，滴注超过10min。

【注意事项】严重骨髓抑制者禁用；本品给药前需预服地塞米松4mg bid，于培美曲塞用药前1日开始，连续服用3日，还需要在第1次给予培美曲塞治疗开始前7日至少服用5次日剂量的叶酸，一直服用整个治疗周期，在最后1次培美曲塞给药21日后可停服。患者还需在第1次培美曲塞给药前7日内肌内注射维生素B$_{12}$ 1次，以后每3个周期肌内注射1次。

【给药说明】培美曲塞溶液配好后应用0.9%氯化钠注射液稀释至100mL，静脉滴注超过10min。

巯嘌呤 Mercaptopurine

可抑制酰胺转移酶，干扰嘌呤核苷酸合成的起始阶段等。

【药品品种】

巯嘌呤片

陕西兴邦　Tab.[乙] [国基]：50mg×100片，58.68元/瓶

【临床应用】用于绒毛膜上皮癌、恶性葡萄胎，急性淋巴细胞白血病及急性非淋巴细胞白血病、慢性粒细胞白血病的急变期。

【用法用量】po. ①绒毛膜上皮癌：成人常用量，每日6～6.5mg/kg，分两次口服，以10日为1个疗程，疗程间歇为3～4周。②白血病：a.开始，每日2.5mg/kg或80～100mg/m^2，1日1次或分次服用，一般于用药后2～4周可显效，如用药4周后，仍未见临床改进及白细胞数下降，可考虑在仔细观察下，加量至每日5mg/kg；b.维持，每日1.5～2.5mg/kg或50～100mg/m^2，1日1次或分次口服。

【注意事项】用药期间应注意监测血常规及肝肾功能，每周随访白细胞计数及分类、血小板、血红蛋白至少1次；对血细胞在短期内急骤下降者应每日观察血常规。

【给药说明】用药期间应适当增加液体摄入量、碱化尿液，必要时合用别嘌醇。

替吉奥 Tegafur

由替加氟（FT）、吉美嘧啶（CDHP）和奥替拉西钾（Oxo）组成的复方制剂，FT在体内转化成5-氟尿嘧啶（5-FU），CDHP可提高体内5-FU浓度，增强抗肿瘤疗效，Oxo可减轻5-FU胃肠道毒副反应。

【药品品种】

维康达胶囊

山东新时代　Tab.[乙]：20mg×42粒/盒，1 804.22元/盒

爱斯万胶囊

Taiho　Tab.[乙]：20mg×140粒/盒，7 356.42元/盒

【临床应用】用于不能切除的局部晚期或转移性胃癌，以及晚期头颈部癌。

【用法用量】po. bid，体表面积<1.25m²，40mg/次；体表面积为1.25～1.5m²，50mg/次；体表面积>1.5m²，60mg/次。连服28日，之后停药14日，此为1个周期。与顺铂联合化疗时，本品连服21日，之后停药14日，给药第8日静脉滴注顺铂60mg/m²，此为1个周期。替吉奥可根据患者情况增减给药量，每次给药量按40mg、50mg、60mg、75mg 4个剂量等级顺序递增或递减，每次极量65 mg。

【注意事项】重度骨髓抑制、重度肝肾功能异常、正在接受其他氟尿嘧啶类抗肿瘤药、氟胞嘧啶或索利夫定及结构类似者禁用，替吉奥停药后必须有一段时间的洗脱期。

【给药说明】早、晚餐后口服。

第三节 抗肿瘤抗生素

多柔比星 Doxorubicin

抑制DNA聚合酶从而既抑制DNA，也抑制RNA合成。

【药品品种】

多柔比星

深圳万乐 Inj.[甲][国基]：10mg，29.92元/支

【临床应用】用于急性白血病、恶性淋巴瘤、乳腺癌、肺癌、卵巢癌等。

【用法用量】iv.、iv gtt. 单药治疗，$50 \sim 60mg/m^2$，每3～4周1次，或$20mg/m^2$，连用3日，停用2～3周后重复；联合用药，$40mg/m^2$，每3周1次，或$25mg/m^2$，每周1次，连用2周，3周重复。总剂量不宜超过$400mg/m^2$。

【注意事项】心脏疾病伴心肺功能不全、明显感染或发热、水痘或带状疱疹患者禁用，2岁以下小儿慎用；用药期间需密切监测心功能；本品用药后1～2日内可出现红色尿，一般2日后消失。

【给药说明】本药不能鞘内注射，可通过浆膜腔内给药和膀胱灌注；可引起高血尿酸症，应劝患者多饮水。

吡柔比星 Pirarubicin

药理作用同多柔比星。

【药品品种】

吡柔比星

深圳万乐 Inj.[乙][广基]：10mg，166.82元/瓶

吡柔比星

浙江海正 Inj.[乙][广基]：10mg，144.39元/瓶

【临床应用】用于治疗头颈部癌、乳腺癌、胃癌、恶性淋巴瘤、急性白血病、泌尿生殖系统肿瘤等。

【用法用量】iv. $25 \sim 40mg/m^2$。膀胱内注入，每次

注入15~30mg/m²，注入膀胱内保留1~2h，每周3次为1个疗程，可用2~3个疗程。动脉给药，如头颈部癌，7~20mg/m²，qd，共5~7日，也可14~25mg/m²，qw。

【注意事项】骨髓移植者、严重心脏病患者禁用；对以往未使用过蒽环类药物的患者，若本品的使用总量超过950mg/m²，有可能产生充血性心力衰竭；对以往使用过蒽环类药物或其他可能产生心脏毒性的药物的患者，心脏或纵隔部位接受过放疗且本品使用剂量超过700mg/m²，慎用本品。

【给药说明】本品的溶媒只能用5%葡萄糖注射液或注射用水。

伊达比星 Idarubicin

为细胞周期非特异性抗肿瘤药，阻碍RNA聚合酶功能，抑制RNA合成等。

【药品品种】

艾诺宁

浙江海正　　Inj.：10mg，2 366.48元/支

【临床应用】用于成人未经治疗的急性髓性白血病、复发和难治性急性髓性白血病的诱导缓解；用于成人和小儿急性淋巴细胞白血病的二线治疗。

【用法用量】iv. 急性髓性白血病：与阿糖胞苷联合应用，本品每日12mg/m²，连用3日；单独和联合用药，本品每日8mg/m²，连用5日。急性淋巴细胞白血病：单药，成人剂量为每日12mg/m²，连用3日，小儿10mg/m²，连用3日。

【注意事项】老年人、高尿酸血症及全身性感染患者慎用；可导致严重的骨髓抑制和心脏毒性；由于白血病细胞迅速崩解，可能会引起继发性的高尿酸血症。

【给药说明】使用本品1~2日后，尿液可出现红染。

表柔比星 Epirubicin

可进入细胞核与DNA结合，从而抑制核酸的合成和有丝分裂。

【药品品种】

法玛新 Farmorubicin

辉瑞制药 Inj.[乙]：10mg，172.76元/瓶

艾达生

浙江海正 Inj.[乙]：5mL：10mg，111.94元/瓶

【临床应用】用于治疗各种急性白血病和恶性淋巴瘤、乳腺癌、支气管肺癌等。

【用法用量】iv. 单独用药，$60 \sim 120mg/m^2$，联合化疗用于乳腺癌，$100 \sim 120mg/m^2$，可一次单独给药或连续2~3日分次给予；膀胱内给药，50mg溶于注射用水，qw，灌注8次。

【注意事项】肝功能不全者应减量，中度肾功能受损者无须调整剂量；已用过大剂量蒽环类药物、近期或既往有心脏受损病史的患者禁用；血尿患者禁止膀胱内灌注；用药期间需密切监测心功能；与紫杉醇类药物联用时，需先使用表柔比星。

【给药说明】静脉给药时，用灭菌注射用水稀释，使其终浓度不超过2mg/mL；用药后1~2日可出现尿液变红。

米托蒽醌 Mitoxantrone

能通过和DNA分子结合，抑制核酸合成。

【药品品种】

米西宁

四川升和 Inj.[乙]：2mL：2mg，23.01元/支

【临床应用】用于恶性淋巴瘤、乳腺癌及各种急性白血病。

【用法用量】iv gtt. 单用药物，每次$12 \sim 14mg/m^2$，每3~4周1次，或1次$4 \sim 8mg/m^2$，qd，连用3~5日，间

隔2～3周；联合用药：每次5～10mg/m²。

【注意事项】严重骨髓抑制或出血、严重肝功能不全者禁用；用过蒽环类药物或积累剂量超过140mg/m²患者中约10%有明显心脏毒性。

【给药说明】本品溶于50mL以上的氯化钠注射液或5%葡萄糖注射液滴注，时间不少于30min。

第四节 植物来源的抗肿瘤药及其衍生物

斑蝥酸钠维生素 B₆ Disodium Cantharidinate and Vitamin B₆

抑制肿瘤细胞蛋白质和核酸合成，可改善细胞能量代谢及降低癌毒素水平。

【药品品种】

艾易舒

贵州柏强 Inj.^[乙]：5mL : 0.05mg，38.94元/支

【临床应用】用于原发性肝癌、肺癌及白细胞低下症；亦可用于肝炎、肝硬化及乙型肝炎携带者。

【用法用量】iv gtt. qd，每次10～50mL，以0.9%氯化钠或5%、10%葡萄糖注射液适量稀释后滴注。

【注意事项】肾功能不全者慎用；泌尿系统出现刺激症状，应暂停用药。

复方斑蝥胶囊

可增强机体免疫功能，提高机体的应激能力。

【药品品种】

复方斑蝥胶囊

重庆希尔安 Caps.^[乙]：0.25g×60粒，143.22元/盒

【临床应用】破血消癥，攻毒蚀疮。用于原发性肝

癌、肺癌、直肠癌、恶性淋巴瘤、妇科恶性肿瘤等。

【用法用量】po. 3粒，bid。

华蟾素片

解毒，消肿，止痛。

【药品品种】

华蟾素片

安徽金蟾 Tab.[乙]：0.3g×20片，194.81元/盒

【临床应用】用于中、晚期肿瘤，慢性乙型肝炎。

【用法用量】po. 3～4片，bid至tid。

【注意事项】避免与剧烈兴奋心脏的药物配伍。

长春地辛 Vindesine

抑制细胞内微管蛋白的聚合，使细胞分裂停止于有丝分裂中期。

【药品品种】

西艾克

杭州民生 Inj.[乙]：1mg，108.40元/瓶

【临床应用】用于非小细胞肺癌、小细胞肺癌、恶性淋巴瘤、乳腺癌、食管癌及黑色素瘤等的治疗。

【用法用量】iv.、iv gtt. 单药常用剂量为3mg/m²，每7～10日1次，4～6周为1个疗程。

【注意事项】骨髓功能低下和严重感染者禁用或慎用，肝肾功能不全的患者应慎用；可引起静脉炎，应避免漏出血管外和溅入眼内。

【给药说明】本药缓慢静脉滴注时，溶于5%葡萄糖注射液500～1 000mL中，持续6～12h；静脉滴注时应防止外漏。

长春新碱 Vincristine

使有丝分裂停止于中期，干扰蛋白质代谢及抑制RNA多聚酶的活力等。

【药品品种】

长春新碱冻干粉针

深圳万乐　Inj.[甲][国基]：1mg，10.72元/瓶

【临床应用】用于急性白血病、恶性淋巴瘤、乳腺癌、支气管肺癌、软组织肉瘤、神经母细胞瘤等。

【用法用量】iv gtt. 成人剂量1～2mg（或1.4mg/m²），最大量不超过2mg；年龄大于65岁者，最大每次1mg；小儿75μg/kg或2.0mg/m²，每周1次静脉注射或冲入。

【注意事项】有痛风病史、肝功能损害、感染、白细胞减少、神经肌肉疾病、尿酸性肾结石病史、近期放射治疗或抗癌药治疗的患者需慎用；注意观察心率、肠鸣音及肌腱反射等；剂量限制毒性是神经系统毒性，主要引起外周神经症状。

【给药说明】仅用于静脉注射，漏于皮下可导致组织坏死、蜂窝织炎；一旦漏出或可疑外漏，应立即停止输液，并予相应处理；注入静脉时避免日光直接照射。

伊立替康 Irinotecan

本品及其活性代谢物可与拓扑异构酶Ⅰ–DNA复合物结合，从而阻止断裂单链的再连接。

【药品种类】

开普拓 Campto

美国辉瑞　Inj.[乙]：40mg：2mL，1 283.64元/瓶

艾力

江苏恒瑞　Inj.[乙]：40mg，589.51元/瓶

【临床应用】用于治疗成人转移性大肠癌。

【用法用量】iv gtt. 单药治疗的推荐剂量为350mg/m²，每3周1次；与氟尿嘧啶、亚叶酸钙联合化疗的推荐剂量为180mg/m²，每2周1次。

【注意事项】本品较常见的不良反应为腹泻和中性粒细胞的减少；血胆红素超过正常值上限1.5倍、肠梗阻、严重骨髓抑制者禁用；服用本药期间避免使用具有通便作用的药物。

【给药说明】本品不能静脉推注，静脉滴注的时间为30~90min。

依托泊苷 Etoposide

以DNA拓扑异构酶Ⅱ为靶点，阻碍DNA修复。

【药品品种】

泊瑞软胶囊

青岛正大海尔　Caps.[乙]：50mg×10粒，179.95元/盒

依托泊苷

齐鲁制药　Inj.[甲][国基]：100mg：5mL，11.57元/盒

【临床应用】用于小细胞肺癌、恶性淋巴瘤、恶性生殖细胞瘤、白血病等。

【用法用量】po. 单用为每日60~100mg/m^2，连续口服10日，每3~4周重复，联合化疗为每日50mg/m^2，连用3日或5日；iv gtt. 一般剂量为60~100mg/m^2，qd，连续3~5日，每3~4周重复1次。

【注意事项】白细胞和血小板明显低下及严重心、肝、肾功能不全者禁用；化疗结束3个月内，不宜接种病毒疫苗。

【给药说明】软胶囊宜饭前服用，注射制剂静脉滴注速度至少半小时。

紫杉醇 Paclitaxel

促进微管双聚体装配并阻止其解聚，从而阻止细胞分裂。

【药品品种】

泰素 Taxol

美施贵宝　Inj.[乙][国基]：5mL：30mg，762.30元/支

紫杉醇粉针（白蛋白结合型）

Abraxis　Inj.：100mg，6 555.00元/瓶

力扑素（紫杉醇脂质体）

南京思科　Inj.$^{[乙][国基]}$：30mg，994.05元/瓶

【临床应用】用于卵巢癌、乳腺癌、非小细胞肺癌等。

【用法用量】iv gtt. 紫杉醇注射液和紫杉醇脂质体的常用剂量为135～175 mg/m^2，每3周1次；白蛋白结合型紫杉醇的常用剂量为260mg/m^2。

【注意事项】严重骨髓抑制患者禁用；静脉滴注本药1h内，应每15min测血压、心率和呼吸1次，并观察有无过敏反应，紫杉醇注射液和紫杉醇脂质体使用前需使用地塞米松、苯海拉明和H$_2$受体拮抗剂预防过敏反应。

【给药说明】紫杉醇脂质体只能用5%葡萄糖注射液溶解稀释，与紫杉醇注射液静脉滴注时间为3h，白蛋白结合型紫杉醇静脉滴注时间为30min。

多西他赛 Docetaxel

药理作用同紫杉醇。

【药品品种】

泰索帝 Taxotere

北京安万特　Inj.$^{[乙]}$：20mg：0.5mL，1 602.00元/支

艾素

江苏恒瑞　Inj.$^{[乙]}$：60mg，913.69元/支

【临床应用】用于化疗或放疗失败的晚期或转移性乳腺癌、非小细胞肺癌的治疗等。

【用法用量】iv gtt. 联合用药时，每3周75mg/m^2；单药或与曲妥珠单抗联用时，每3周100mg/m^2。使用本药前1日必须开始口服糖皮质激素类，如地塞米松，每日16mg，持续3日。

【注意事项】严重肝功能损害者禁用；在使用本药如发生严重过敏反应，需立即停止给药。

【给药说明】最终浓度不超过0.9mg/mL滴注时间为1h。

第五节 抗肿瘤激素类药

亮丙瑞林 Leuprorelin

具有垂体–性腺系统兴奋作用（急性作用），从而抑制垂体生成和释放促性腺激素；抑制卵巢和睾丸对促性腺激素的反应，从而降低雌二醇和睾酮的生成（慢性作用）。

【药品品种】

抑那通 Enantone

天津武田　Inj.[乙]：3.75mg，2 019.75元/支

【临床应用】用于治疗子宫内膜异位症和子宫肌瘤、雌激素受体阳性的绝经前乳腺癌、青春期中枢性性早熟以及前列腺癌的药物去势治疗等。

【用法用量】ih. 3.75mg，每4周1次。

【注意事项】原因不明的阴道出血禁用。

【给药说明】选上臂、腹部或臀部给药，每次需换位；不得静脉注射。

戈舍瑞林 Goserelin

药理作用同亮丙瑞林。

【药品品种】

诺雷得缓释植入剂

阿斯利康　Inj.[乙]：3.6mg，2 012.36元/支

【临床应用】用于前列腺癌、乳腺癌、子宫内膜异位症。

【用法用量】皮下注射：在腹前壁皮下注射本品3.6 mg（1支），每28日1次，如果必要可使用局部麻醉。

【给药说明】常用注射部位为上腹壁，可先用局部麻醉剂。

来曲唑 Letrozole

芳香化酶抑制剂，降低体内雌激素水平。

【药品品种】

来曲唑片

浙江海正　Tab.[乙]：2.5mg×10片，106.95元/盒

弗隆

诺华制药　Tab.[乙]：2.5mg×30片，1 344.95元/盒

【临床应用】用于雌激素或孕激素受体阳性或受体状态不明的绝经后早期乳腺癌患者，也可用于治疗抗雌激素治疗无效的绝经后晚期乳腺癌患者。

【用法用量】po. 2.5mg，qd。老年患者、肝功能不全者、肌酐清除率≥10 mL/min的患者无须调整剂量。

【注意事项】运动员慎用；用药过程中不需要补充糖皮质激素和盐皮质激素；不得与他莫昔芬、其他抗雌激素类药物或含雌激素的药物同时使用。

阿那曲唑 Anastrozole

药理作用同来曲唑。

【药品品种】

瑞宁得 Armidex

阿斯利康　Tab.[乙]：1mg×14片，571.96元/盒

【临床应用】用于绝经后妇女雌激素受体阳性的乳腺癌治疗等。

【用法用量】po. 1mg，qd。

【注意事项】严重肾功能损害、中到重度肝病、绝经前妇女禁用；治疗期间勿进行糖皮质激素或盐皮质激素的替代治疗。

他莫昔芬 Tamoxifen

竞争性雌激素受体拮抗剂，抑制乳腺癌细胞的增殖。

【药品品种】

他莫昔芬片

杨子江药业　Tab.[甲][国基]：10mg×60片，46.23元/瓶

【临床应用】用于治疗女性复发转移性乳腺癌；也用于乳腺癌手术后转移的辅助治疗，预防复发。

【用法用量】po. 10mg，每日早晚各1次，也可20mg，bid。

【注意事项】有眼底疾病者禁用；大剂量长期应用应定期做眼科检查；治疗初期骨和肿瘤疼痛可一过性加重；抗酸药在胃内改变pH值，使本品肠溶衣提前分解，对胃有刺激作用。

托瑞米芬 Toremifene

药理作用同他莫昔芬。

【药品品种】

法乐通 Fareston
芬兰奥立安　Tab.[乙]：60mg×30片，338.71元/盒

枢瑞
宁波天衡　Tab.[乙]：40mg×14片，50.43元/盒

【临床应用】用于治疗绝经后妇女雌激素受体阳性或不详的转移性乳腺癌。

【用法用量】po. 60mg，qd。

【注意事项】肾功能不全者无须调整剂量，肝功能损害者慎用；预先患有子宫内膜增生症或严重肝功能衰竭患者禁止长期服用本药；严重血栓栓塞疾病者一般不服用本品治疗；骨转移患者开始治疗时可能出现高钙血症，需密切监测；本品与华法林类抗凝药合用后可导致出血时间过度延长，需避免合用。

依西美坦 Exemestane

不可逆甾体类芳香化酶抑制剂，阻断患者体内雌激素的生成。

【药品品种】

阿诺新 Armasin
法玛西亚　Tab.[乙]：25mg×30片，1 482.63元//盒

【临床应用】用于经他莫昔芬辅助治疗2～3年后，

绝经后雌激素受体阳性的妇女的早期浸润性乳腺癌的辅助治疗等。

【用法用量】po. 25mg，qd。

【注意事项】绝经前妇女禁用；不能与含有雌激素的制剂联用；患有骨质疏松症或有骨质疏松风险的女性在治疗开始时应采用骨密度测量法对骨矿物质密度进行正规检查。

【给药说明】宜餐后服用。

比卡鲁胺 Bicalutamide

雄激素受体拮抗剂，可使前列腺肿瘤萎缩。

【药品品种】

康士得 Casodex

阿斯利康　Tab.[乙]：50mg×28片，1 363元/盒

【临床应用】本品与促黄体生成素释放激素类似物或外科睾丸切除术联合应用于晚期前列腺癌的治疗。

【用法用量】po. 50mg，qd。

【注意事项】禁止与特非那定、阿司咪唑、西沙比利联合使用；本品与环孢素、钙通道阻滞剂及抑制药物氧化的其他药物合用时应谨慎，期间要密切监测血浆浓度和临床状况；建议已经接受香豆素类抗凝剂治疗的患者，如果开始服用本品，应密切监测凝血酶原时间。

氟他胺 Flutamide

非类固醇的乙酰苯胺类，发挥抗雄性激素作用。

【药品品种】

福至尔 Fugerel

先灵葆雅　Tab.[乙]：250mg×100片，1 322元/盒

【临床应用】用于需要进行全雄激素阻断治疗的前列腺癌的治疗。

【用法用量】po. 250mg，tid，服药间隔8h。

【注意事项】严重肝损害者禁用，心血管病患者慎用；治疗期间应避孕。

其他常用同类药物

氟达拉滨 Fludarabine

阿糖腺苷的氟化核苷酸类似物，可相对地抵抗腺苷脱氨基酶的脱氨基作用。

【药品品种】
依达福

广东岭南　Inj.[乙]：50mg，701.88元/瓶

【临床应用】用于B细胞性慢性淋巴细胞白血病，患者经至少1个疗程含标准烷化剂类化疗方案治疗后或在治疗期间病情没有改善或持续进展者。

【用法用量】iv.、iv gtt. 每日25mg/m²，连用5日，每28日为1个静脉疗程，治疗持续的时间取决于治疗的效果及对药物的耐受性。

【注意事项】对本品及其所含其他成分过敏的患者、肌酐清除率<30mL/min的肾功能不全患者和失代偿性溶血性贫血的患者禁用；本品的治疗效果会被双嘧达莫及其他腺苷吸收抑制剂所减弱。

【给药说明】静脉输注时间为30min。

顺铂 Cisplatin

破坏DNA结构和功能，发挥抗肿瘤作用。

【药品品种】
诺欣

江苏豪森　Inj.[甲][国基]：30mg：6mL，24.18元/支

【临床应用】用于小细胞与非小细胞肺癌、睾丸癌、宫颈癌、子宫内膜癌等的治疗。

【用法用量】iv gtt. 剂量视化疗效果和个体反应而定。一般情况：每次50～120mg/m²，每4周1次；每次50mg/m²，每周1次，共2次；每次15～20mg/m²，qd，连用5日。给药前2～16h和给药后至少6h内，需充分的水化治疗。

【注意事项】肾损害患者、严重骨髓抑制者禁用；本品多次高剂量和短期内重复用药，会出现不可逆的肾功能障碍。

卡铂 Carboplatin

第二代铂类，药理作用同顺铂。

【药品品种】

伯尔定 Parapaltin

美施贵宝　Inj.[甲][国基]：15mL：150mg，208.56元/支

波贝

齐鲁制药　Inj.[甲][国基]：10mL：100mg，62.99元/瓶

【临床应用】用于卵巢癌、小细胞肺癌、非小细胞肺癌等。

【用法用量】iv gtt. 按体表面积给药方案：每次 $300 \sim 400mg/m^2$，单剂静脉输注15～60min，也可采用每次 $60mg/m^2$，每日1次，连续5日，间隔4周重复1次；以给药2～4次为1个疗程。

【注意事项】本品肾毒性较轻，不必水化；严重骨髓抑制或出血性肿瘤患者，严重肾功能不全、对甘露醇过敏者禁用；与氨基糖苷类合用，可导致耳毒性和肾毒性增加。

奥沙利铂 Oxaliplatin

第三代铂类，药理作用同顺铂。

【药品品种】

乐沙定 Eloxatin

赛诺菲民生　Inj.[乙][国基]：50mg，2 626.03元/瓶

奥沙利铂

南京制药　Inj.[乙][国基]：50mg，33.87元/瓶

【临床应用】与5–氟尿嘧啶和亚叶酸联合应用于结直肠癌等。

【用法用量】iv gtt. 辅助治疗时，推荐剂量为85mg/m^2，每2周重复，共12周期；用于结直肠癌，推荐剂量为85mg/m^2，每2周重复1次或130mg/m^2，每3周1次。

【注意事项】治疗期间应注意神经系统检查。

【给药说明】奥沙利铂使用时无须水化；不可使用生理盐水作为溶媒；奥沙利铂必须在5-氟尿嘧啶前滴注，滴注时间为2~6h；不可与碱性药物同时使用；本药不能接触到含铝器具；用药期间，勿吃冷食，禁用冰水漱口。

奈达铂 Nedaplatin

药理作用同顺铂。

【药品品种】

鲁贝

齐鲁制药　Inj.[乙]：10mg，98.18元/支

奥先达

江苏奥赛康　Inj.[乙]：10mg，103.79元/支

【临床应用】用于头颈部癌、小细胞肺癌、非小细胞肺癌、食管癌、卵巢癌等实体瘤。

【用法用量】iv gtt.每次80~100mg/m^2，每疗程给药1次，间隔3~4周后方可进行下一个疗程。

【注意事项】有明显骨髓抑制及严重肝肾功能不全、对其他铂制剂或右旋糖酐过敏、有严重并发症的患者禁用；应用本品过程中需确保充分的尿量以减少尿中药物对肾小管的毒性损伤；与氨基糖苷类抗生素及盐酸万古霉素合用时，对肾功能和听觉器官的损害可能增加。

【给药说明】滴注时间不应少于1h，滴完后需继续点滴1 000mL。

门冬酰胺酶 Asparaginase

水解门冬酰胺为门冬氨酸和氨，使肿瘤细胞蛋白质合成障碍，增殖受抑制。

【药品品种】

埃希 Escherichia

常州千红　Inj.[甲][国基]：1万U，131.90元/支

【临床应用】用于治疗各种类型白血病等。

【用法用量】im.、iv.、iv gtt. 根据不同病种、不同的治疗方案，本品的用量有较大差异。急性淋巴细胞白血病诱导缓解：日剂量500U/m², 或1 000U/m², 最高可达2 000U/m², 以10～20日为1个疗程。

【注意事项】首次采用本药或已用过本药但已停药1周或1周以上的患者，在注射本药前需做皮试；有胰腺炎病史或现患胰腺炎、水痘、广泛带状疱疹等严重感染者禁用。

【给药说明】不论经静脉或肌内注射，稀释液一定要呈澄清后才能使用，且要在稀释后8h内应用。

帕米膦酸二钠 Pamidronate Disodium

与骨矿物质结合，抑制破骨细胞性骨吸收。

【药品品种】

博宁

深圳海王　Inj.[乙]：15mg，156.98元/支

【临床应用】用于恶性肿瘤并发的高钙血症和溶骨性骨转移引起的骨痛。

【用法用量】iv gtt. 推荐剂量一般每次用药30～90mg，通常4周滴注1次。

【注意事项】给予本品前，必须确保有足够的补液量，这对正在服用利尿药治疗的患者特别重要；使用本品过程中，应注意监测血清钙、磷等电解质水平。

【给药说明】本品不应静脉推注，而应在以不含钙的液体稀释后缓慢静脉滴注；静脉缓慢滴注4h以上，浓度不得超过15mg/125mL，滴速不得大于15～30mg/h。

氯膦酸二钠 Disodium Clodronate

药理作用同帕米膦酸二钠。

【药品品种】

固令 Bonefos

广州先灵 Caps.[乙]：400mg×60粒，1 119.00元/盒

【临床应用】用于治疗恶性肿瘤引起的高钙血症及骨质溶解。

【用法用量】po. 肾功能正常的成年患者、恶性肿瘤所致的高钙血症：起始剂量为每日2 400mg或3 200mg，依据个体的治疗情况，逐渐减至每日1 600mg以维持正常的血清钙水平；恶性肿瘤所致的骨质溶解的治疗：推荐起始剂量为每日1 600mg，如增加剂量，则每日不要超过3 200mg。

【注意事项】不得与其他二磷酸盐同时使用；本品不应与含有二价阳离子的食物或药物同时服用。

【给药说明】维持足够的水分摄入。每日剂量1 600 mg建议单次用药，若日剂量超过1 600mg，超过的部分建议分次给药（作为第2剂量），单次剂量或两次用药的首剂量最好于早晨空腹以一杯水送服，在随后的1h内，患者应禁止进食、饮水（白开水除外）及口服其他任何药物，第2剂量应在餐间服用。

唑来膦酸 Zoledronic Acid

抑制破骨细胞活性增加而导致骨吸收。

【药品品种】

择泰 Zometa

北京诺华 Inj.[乙]：4mg，2 424.88元/支

密固达

北京诺华 Inj.[乙]：5mg，3 316.57元/支

【临床应用】用于恶性肿瘤引起的高钙血症的治疗，也用于治疗绝经期妇女的骨质疏松症和治疗Paget's病。

【用法用量】iv gtt. 恶性肿瘤引起的高钙血症、骨转移：推荐剂量为4mg，用0.9%氯化钠注射液或5%葡萄

糖注射液100mL稀释，进行不少于15min静脉输注。再次治疗必须与前一次至少相隔7~10日；骨质疏松症、Paget's病：iv gtt. 5mg，1年1次。

【注意事项】对唑来膦酸、其他二磷酸盐或本品任何成分过敏者禁用；肾功能不全者慎用；有导致肾衰竭的危险性，治疗前应检测血清肌酐水平。

伊马替尼 Imatinibmesylate

为选择性表皮生长因子受体（EGFR）酪氨酸酶抑制剂。

【药品品种】

格列卫 Glivec

瑞士诺华　Tab[乙]：0.1g×60片，11 575.00元/盒

【临床应用】用于治疗费城染色体阳性的慢性髓性白血病和不能切除和/或发生转移的恶性胃肠道间质瘤。

【用法用量】po. 400mg或600mg，qd，以及400mg，bid（早上及晚上），视病情及不良反应程度调整剂量。

【注意事项】本品治疗的患者有明显的左心室射血分数减少和充血性心力衰竭的症状，还可引起肝功能异常。

【给药说明】不宜与含有对乙酰氨基酚的药物合用；宜进餐时服药，且多饮水；不能吞咽药片者，可将药片分散于不含气体的水或苹果汁中服用。

吉非替尼 Gefitinib

药理作用同伊马替尼。

【药品品种】

易瑞沙 Iressa

阿斯利康　Tab.：0.25g×10片，2 493.00元/盒

【临床应用】用于表皮生长因子（EGFR）基因具有敏感突变的局部晚期或转移性非小细胞肺癌患者的一

线治疗。

【用法用量】 po. 250mg，qd。

【注意事项】 如果患者呼吸道症状加重，应中断治疗，及时查明原因，当证实有间质性肺病时，应停止使用本品并对患者进行相应的治疗；治疗期间应定期检查肝功能；能使胃的pH值持续升高的药物可降低本品的血浆浓度而降低疗效；治疗期间对驾驶及操纵机器能力有影响，可出现乏力的症状。

【给药说明】 如果漏服本品一次，应在患者记起后尽快服用，如果距离下次服药时间不足12h，则不应再服用漏服的药物。

厄洛替尼 Erlotinib

药理作用同伊马替尼。

【药品品种】

特罗凯 Tarceva

罗氏制药　　Tab.：0.15g×7片，3 703.00元/盒

【临床应用】 用于既往接受过至少一个化疗方案失败后的局部晚期或转移的非小细胞肺癌，也可用于经4个周期以铂类为基础的一线化疗后处于疾病稳定的局部晚期或转移的非小细胞肺癌患者的维持治疗。

【用法用量】 po. 用于非小细胞肺癌的推荐剂量为150mg/d，持续用药直至疾病进展出现不能耐受的毒性反应。

【注意事项】 用药期间监测肺部状况及定期检查肝功能，如出现新的急性发作或进行性的肺部症状，应停用本品治疗进行诊断评估；出现严重腹泻、皮肤反应患者需要减少剂量或暂时停止治疗；合用CYP3A4的抑制剂或诱导剂时应注意调整本品的剂量，吸烟会导致厄洛替尼暴露量降低50%~60%。

【给药说明】 进餐前1h或进餐后2h服用。

利妥昔单抗 Rituximab

为人鼠嵌合单克隆抗体，特异性与跨膜抗原CD20结合，启动介导B细胞溶解的免疫反应。

【药品品种】

美罗华 Mabthera

上海罗氏　　Inj.[乙]：0.1g：10mL，3 885.00元/瓶

　　　　　　Inj.[乙]：0.5g：50mL，17 335.00元/瓶

【临床应用】用于复发或化疗抵抗性B淋巴细胞型非霍奇金淋巴瘤。

【用法用量】iv gtt. 成人：单一治疗推荐剂量为375mg/m²，每周1次，共4次。

【注意事项】对本品任何成分过敏及鼠源蛋白过敏者禁用。

【给药说明】推荐首次滴入速度为50mg/h，随后可每30min增加50mg/h，最大可达400mg/h；随后的输入速度开始可为100mg/h，最大可达400mg/h。

曲妥珠单抗 Trastuzumab

人源化单克隆抗体，特异性地作用于人表皮生长因子受体-2（HER-2）的细胞外部位。

【药品品种】

赫赛汀 Herceptin

美国基因技术　　Inj.：440mg，22 177.14元/瓶

【临床应用】用于治疗HER-2蛋白过度表达的转移性乳癌。

【用法用量】iv gtt. 初次负荷剂量：4mg/kg，滴注时间90min；维持剂量：每周用量2mg/kg，滴注时间30min。

【注意事项】与蒽环类抗生素或环磷酰胺合用，血液及心血管毒性增加。

【给药说明】初次给药时间为90min，如果患者在首次输注时耐受性良好，后续输注可改为30min。

三氧化二砷 Arsenic Trioxide

干扰巯基酶活性，调控癌相关基因表达以及阻碍细胞周期的进程。

【药品品种】
三氧化二砷

北京双鹤 Inj.[乙][国基]：10mg，155.00元/支

【临床应用】用于急性早幼粒细胞性白血病、原发性肝癌晚期。

【用法用量】iv gtt. 白血病：每次10mg，稀释后静脉滴注3～4h，qd，4周为1个疗程，间歇1～2周，也可连续用药。

【注意事项】肝肾功能损害者及孕妇禁用；出现肝肾功能损害时，应立即停药。

培门冬酶 Pegaspargase

水解L-天门冬酰胺，从而影响肿瘤细胞中蛋白质合成。

【药品品种】
培门冬酶注射液

江苏恒瑞 Inj.：5mL：3 750IU，4 606.74元/支

【临床应用】用于急性淋巴细胞白血病。

【用法用量】im.、iv gtt. 2 500IU/ m²，每14日1次；小儿体表面积小于0.6m²，剂量按每14日82.5 IU/kg。

【注意事项】有胰腺炎病史的患者、以前有明显出血史的患者禁用；肝功能不良或同时接受其他有强烈肝毒性药物的患者慎用。

【给药说明】静脉给药时，本品应以100mL生理盐水或5%葡萄糖液稀释后连续滴注1～2h。

美司钠 Mesna

本品含有巯基，可与尿液中环磷酰胺和异环磷酰胺的4-羟基代谢物、丙烯醛发生反应，从而起到保护膀胱

作用。

【药品品种】

美司钠

齐鲁制药　Inj. [乙] [国基]：4mL：0.4g，10.17元/支

【临床应用】用于预防环磷酰胺、异环磷酰胺的泌尿道毒性。

【用法用量】iv.、iv gtt.常用量为异环磷酰胺和环磷酰胺剂量的20%，给药时间为0段（用细胞抑制剂的同一时间）、4h后及8h后的时段，共3次。本品一次最大剂量为60mg/kg。

【注意事项】对巯基化合物过敏者禁用；本品保护作用只限于泌尿系统的损伤；本品治疗期间可引起尿酮试验假阳性。

右丙亚胺 Dexrazoxane

本品在细胞内转变成开环螯合剂，干扰铁离子中介的自由基的形成。

【药品品种】

奥诺先

江苏奥赛康　Inj. [乙]：250mg，462.05元/瓶

【临床应用】用于减少多柔比星引起的心脏毒性的发生率和严重程度。

【用法用量】iv.、iv gtt. 本品用0.167mol/L乳酸钠25mL配成溶液，缓慢静脉推注或转移入输液袋内，浓度为10mg/mL，静脉滴注，30min后方可给多柔比星。用0.167mol/L乳酸钠溶液配成的溶液可用0.9%氯化钠或5%葡萄糖注射液进一步稀释成右丙亚胺1.3～5.0mg/mL溶液，转移入输液袋，静脉滴注。

【注意事项】不可用于没有联用蒽环类药物的化学治疗，不得在右丙亚胺使用前给予多柔比星。

【给药说明】本品静脉滴注时需30min内滴完。

A 群链球菌 A Streptococcus

直接杀伤肿瘤细胞，激活宿主细胞免疫功能，提高T细胞和NK细胞活性。

【药品品种】

沙培林

山东鲁抗　Inj.[乙]：1KE，190.10元/支

【临床应用】配合手术、放疗或化疗，用于恶性肿瘤的辅助治疗。

【用法用量】im.、ih.起始剂量为1KE，逐日或隔日递增1KE，第5日增至2～5KE，第6日起每次均用2～5KE，视耐受情况，剂量可增至每日10KE，给药满30日为1个疗程，根据患者情况，可考虑第2个疗程，每周2～3次，每次2～5KE，连续4周；胸腔内注射，可先皮内或皮下注射，每日1KE，逐日或隔日递增至每日2～5KE。

【注意事项】有青霉素过敏史者，患有心脏病、肾脏病，特别是患过风湿性心脏病的患者及高敏性患者禁用；皮下注射部位可出现疼痛、红肿等副反应，反复注射时应注意避开同一部位，疼痛剧烈时可用2%利多卡因稀释；本品溶解后应一次用完；腔内注射治疗恶性胸水时，应先抽尽胸水；一日内不要采用两种途径给药，尽量在时间上交错，保证用药开始后3日之内有一次注射。

香菇多糖 Lentinan

促进T、B淋巴细胞增殖，提高NK细胞活性，具有免疫调节作用。

【药品品种】

力提能

金陵药业　Inj.[乙]：2mL：1mg，172.30元/瓶

【临床应用】用于恶性肿瘤放化疗的辅助用药。

【用法用量】iv.、iv gtt. 2mg，每周1次或1mg，每周

2次。

【注意事项】避免与维生素A制剂混合使用。

【给药说明】若发生胸部压迫感、咽喉狭窄感，应减慢给药速度，如改静脉推注为滴注或减慢滴注速度。

康艾

益气扶正，增强机体免疫功能。

【药品品种】

康艾

长白山制药　　Inj.$^{[乙]}$：10mL，61.71元/支

【临床应用】用于治疗原发性肝癌、肺癌、直肠癌、恶性淋巴瘤、妇科恶性肿瘤。

【用法用量】缓慢iv.、iv gtt. 40～60mL/d，分1～2次使用，30日为1个疗程。

小牛脾提取物 Calf Spleen Extractive Injection

激活机体非特异性免疫功能，并能刺激骨髓干细胞增殖。

【药品品种】

斯普林

吉林敖东　　Inj.$^{[乙]}$：2mL：5 mg，58.44元/支

【临床应用】用于提高机体免疫力。

【用法用量】iv gtt. 10mL，qd，溶于500mL的0.9%氯化钠或5%、10%葡萄糖注射液中；im. 2～8mL，qd。

【注意事项】过敏者禁用。

其他常用同类药物

依维莫司

mTOR抑制剂，干扰细胞周期、血管新生、糖酵解等相关蛋白翻译和合成。

【药品品种】

依维莫司片

瑞士诺华 Tab.[乙]：5mg×30片，7 560.00元/盒

【临床应用】用于既往接受舒尼替尼或索拉非尼治疗失败的晚期肾细胞癌成人患者；也用于不可切除的、局部晚期或转移性的、分化良好的进展期胰腺神经内分泌瘤成人患者等。

【用法用量】po. 10mg，qd。

【注意事项】CYP3A4底物，也是P-gP的底物和中效抑制剂。

【给药说明】应整片服用本品片剂，不应咀嚼或压碎；对于无法吞咽片剂的患者，用药前将本品片剂放入一杯水中搅拌至完全溶解立即服用。

洛铂 Lobaplatin

药理作用同顺铂。

【药品品种】

洛铂

海南长安 Inj.：50mg，1 918.00元/支

【临床应用】用于治疗乳腺癌、小细胞肺癌及慢性粒细胞性白血病。

【用法用量】iv. 1次50mg/m²，再次使用应待血液毒性或其他临床副作用完全消除；推荐的应用间歇期为3周。

【注意事项】骨髓抑制、凝血机制障碍及肾功能损害患者禁用；患者应在每个疗程前和每次用药后第2周进行血液和临床血化学检查；如洛铂与其他骨髓抑制药同时应用，可能增加骨髓毒性。

【给药说明】本品应用注射用水溶解，配制后的溶液应存放在2～8℃的环境中，在4h使用。

平阳霉素 Bleomycin A5

抑制癌细胞DNA合成和切断DNA链，影响癌细胞代谢功能。

【药品品种】

平阳星

天津太河　Inj.[甲]：8mg，94.40元/瓶

【临床应用】用于唇癌、舌癌、齿龈癌、鼻咽癌等头颈部癌等。

【用法用量】肿瘤内注射，im.、iv. 8mg，通常每周2～3次；1个疗程总量为240mg，有效剂量一般为80～160mg。

【注意事项】主要不良反应包括发热；用药期间需注意检查肺部，如出现肺炎样症状应停药，并给予甾体激素和适当的抗生素。

阿瑞匹坦 Aprepitant

人P物质神经激肽1（NK1）受体的选择性高亲和力拮抗剂，抑制细胞毒化疗药物如顺铂引起的呕吐。

【药品品种】

意美 EMEND

默沙东　Cap.：125mg×1粒，80mg×2粒

【临床应用】本品与其他致吐药物联合给药，用于预防高度致吐性抗肿瘤化疗的初次和重复治疗过程中出现的急性和迟发性恶心和呕吐。

【用法用量】与糖皮质激素和一种5-HT$_3$拮抗剂联合治疗方案中，本品给药3日，化疗前1h服125mg（第1日），在第2日和第3日一次口服80mg。

【注意事项】是CYP3A4抑制剂；肾功能不全和进行血液透析的终末期肾病者，轻、中度肝功能不全者不需要调整本品的给药剂量。

尼莫司汀 Nimustine

本品使细胞内DNA烷化，引起DNA低分子化，抑制DNA合成。

【药品品种】

宁得朗 Nidran

三共制药　Inj.[乙]：25mg，412.33元/支

【临床应用】用于消化道恶性肿瘤、肺癌、恶性淋巴瘤、慢性白血病等疾病的自觉症状及体征。

【用法用量】iv gtt.、iv.或动脉给药，1次2～3mg/kg或90～100mg/m²，其后据血常规停药4～6周，或每千克体重2mg，隔1周给药1次，给药2～3周后，据血常规停药4～6周。

【注意事项】骨髓抑制者禁用；肝肾功能不全者、水痘患者、合并感染者、小儿慎用。

【给药说明】不得皮下给药或肌内注射。

去氧氟尿苷 Doxifluridine

由肿瘤组织中高活性的嘧啶核苷磷酸化酶转化成氟尿嘧啶，发挥其选择性抗肿瘤作用。

【药品品种】

艾丰

上海朝晖　Caps.[乙]：0.2g×50粒，159.28元/盒

【临床应用】用于乳腺癌、胃癌、结肠癌、直肠癌、鼻咽癌。

【用法用量】po. 每日0.8～1.2g，分3～4次服用。

【注意事项】正在接受索立夫定治疗的患者禁用，肝肾功能不全及并发感染者、有心脏病或既往史者、水痘患者、小儿慎用；发生严重的腹部疼痛、腹泻和其他不良反应时，应立即停药。

放线菌素 D Dactinomycin

嵌合于DNA双链内与其鸟嘌呤基团结合，抑制DNA依赖的RNA聚合酶。

【药品品种】

放线菌素D

浙江海正　Inj.[甲]：0.2mg，21.08元/支

【临床应用】用于霍奇金病、神经母细胞瘤、无转移的绒癌初治、睾丸癌、小儿肾母细胞瘤、尤文肉瘤和横纹肌肉瘤的治疗。

【用法用量】iv. 0.2 ~ 0.4mg，qd，10日为1个疗程，间歇期2周，1个疗程总量4 ~ 6mg。本品也可做腔内注射。小儿每日0.45mg/m²，连用5日，3 ~ 6周为1个疗程。

【注意事项】水痘及带状疱疹患者禁用；不能与非格司亭、含苯甲基乙醇或含对苯基的注射用抑菌剂、维生素B₂配伍；维生素K可降低其效价，故用本品时慎用维生素K类药物。

丝裂霉素 Mitomycin

抑制DNA合成，对RNA及蛋白合成也有一定抑制作用。

【药品品种】

丝裂霉素

浙江海正　Inj.[甲]：10mg，84.60元/瓶

【临床应用】用于胃癌、肺癌、乳腺癌等。

【用法用量】iv. 2mg或4 ~ 6mg，每周2次；40 ~ 60mg为1个疗程。

【注意事项】水痘或带状疱疹患者禁用；长期临床应用抑制卵巢及睾丸功能，造成闭经或精子缺乏；丝裂霉素与阿霉素同时应用可增加心脏毒性，建议阿霉素的总量限制在按体表面积450mg/m²以下。

柔红霉素 Daunorubicin

抑制DNA和DNA依赖性RNA的合成。

【药品品种】

柔红霉素

山东新时代　Inj.[乙]：20mg，29.84元/支

【临床应用】用于各种类型的急性白血病、慢性粒细胞性白血病、恶性淋巴瘤。

【用法用量】iv gtt. 每次30 ~ 60mg/m²，每周1次，也可qd，连用3日。

【注意事项】胃肠道梗阻者禁用；本品仅能用作静

脉注射；用药期间不能进行放射治疗，特别是胸部放疗，停止放疗后至少3周才能使用本药；因本药对骨髓抑制较严重，故用药时间不宜过长。

博来霉素 Bleomycin

与铁形成复合物嵌入DNA，引起DNA单链和双链断裂。

【药品品种】
博莱霉素

日本化学　Inj.：15mg，187.00元/支

浙江海正　Inj.：15mg，161.45元/支

【临床应用】用于头颈部、食管、皮肤、宫颈、阴道、外阴、阴茎的鳞癌等。

【用法用量】im.、iv. 15mg，qd，或每周2～3次，总量不超过400mg；小儿：10mg/m^2。

【注意事项】水痘患者禁用；淋巴瘤患者易引起高热、过敏、休克，用药前应做好充分准备。

【给药说明】首次用药，应先肌内注射1/3剂量，若无反应，再注射其余剂量；用药后避免日晒；静脉注射应缓慢，不可少于10min。

替尼泊苷 Teniposide

阻止细胞进入有丝分裂期，导致DNA单链或双链断裂和DNA-蛋白质交联。

【药品品种】
卫萌 Vumon

意施贵宝　Inj.[乙]：50mg：5mL，163.00元/支

【临床应用】常与其他抗癌药物联合使用治疗恶性淋巴瘤、霍奇金病。

【用法用量】iv gtt. 每次50～100mg，溶于生理盐水配成0.5～1.0mg/mL溶液，qd，连用3～5日，3～4周重复。

【注意事项】用药期间应密切监测血常规及肝肾功能；应以氯化钠注射液稀释，溶液配制后应立即给药。

【给药说明】不可静脉注射，静脉滴注时间不可少于30min。

羟喜树碱 Hydroxycamptothecin

抑制TOPO Ⅰ的活性从而阻滞DNA复制及转录，干扰肿瘤细胞增殖周期。

【药品品种】

羟喜树碱

黄石飞云 Inj.[甲]：2mg，37.25元/支

【临床应用】用于原发性肝癌、胃癌、膀胱癌、直肠癌等恶性肿瘤的治疗。

【用法用量】iv. 8mg，每周2~3次。

【注意事项】用药期间应严格检查血常规。

【给药说明】仅限用0.9%氯化钠注射液稀释。

托泊替康 Topotecan

本品能与拓扑异构酶Ⅰ和DNA形成的三元复合物与复制酶相互作用时产生双股DNA的损伤。

【药品品种】

胜城

黄石飞云 Inj.：2mg，155.62元/瓶

【临床应用】用于小细胞肺癌，晚期转移性卵巢癌经一线化疗失败者。

【用法用量】iv gtt.推荐剂量为1.2mg/（$m^2 \cdot d$），持续5日，21日为1个疗程。

【注意事项】严重骨髓抑制、中性粒细胞≤1 500个/mm^2者禁用。

艾迪

本品能增强机体的非特异性和特异性免疫功能，提高机体的应激能力。

【药品品种】

艾迪

贵州益佰　Inj.[乙]：10mL，32.00元/支

【临床应用】用于原发性肝癌、肺癌、直肠癌、恶性淋巴瘤、妇科恶性肿瘤等。

【用法用量】iv gtt. 50～100mL，加入生理盐水或5%、10%葡萄糖注射液400～450mL，qd。

【注意事项】本品含有微量斑蝥素，外周静脉给药时注射部位静脉有一定刺激，可在静脉滴注本品前后给予2%利多卡因5mL加入氯化钠注射液100mL静脉滴注。

【给药说明】给药速度开始15滴/min，30min后如无不良反应，给药速度控制50滴/min。

硼替佐米 Bortezomib

26S蛋白酶体糜蛋白酶样活性的可逆抑制剂，防止特异蛋白的水解。

【药品品种】

万珂 Velcabe

西安杨森　Inj.：3.5mg，12 647.39元/瓶

【临床应用】用于多发性骨髓瘤患者的治疗，患者在使用本品前至少接受过两种治疗，并在最近一次治疗中病情还在进展。

【用法用量】推荐剂量为单次注射$1.3mg/m^2$，每周注射2次，连续注射2周后停药10日，3周为1个疗程，两次给药至少间隔72h。

【注意事项】与CYP3A4的诱导剂或抑制剂合用时，应密切监测毒性的发生或有效性的降低；合用口服抗糖尿病药或可能引起周围神经病及引起血压降低的药物时，应谨慎关注患者的身体状况。

【给药说明】需用3.5mL生理盐水完全溶解后在3～5s内通过导管静脉注射，随后使用注射用0.9%氯化钠溶液冲洗。

替加氟 Tegafur

氟尿嘧啶的衍生物，经肝脏活化逐渐转变为氟尿嘧

啶而起抗肿瘤作用。

【药品品种】

替加氟注射液

齐鲁制药　Inj.[乙]：10mL：0.5g，29.14元/支

【临床应用】用于治疗消化道肿瘤，如胃癌、直肠癌、胰腺癌、肝癌，亦可用于乳腺癌。

【用法用量】iv. 单药成人1日剂量800~1 000mg或按每千克体重1次15~20mg，溶于5%葡萄糖注射液或0.9%氯化钠注射液500mL中，1日1次静脉滴注；总量20~40g为1个疗程。也可与其他抗肿瘤药物联合应用。

【注意事项】定期查血常规、肝肾功能，异常时根据程度减量或停药。

【给药说明】本品注射液禁与酸性药物配伍，餐后服用可减轻胃肠道反应。

氨磷汀 Amifostine

为有机硫化磷酸化合物，活性代谢产物含巯基，故能减低顺铂、环磷酰胺及丝裂霉素等的毒性。

【药品品种】

阿米福汀

大连美罗　Inj.：0.4g，349.06元/瓶

安福定

湖北葛店　Inj.：0.5g，339.67元/瓶

【临床应用】肿瘤患者放化疗前使用。

【用法用量】iv gtt. 化疗：推荐使用起始剂量为$500~600mg/m^2$；iv.、iv gtt.放疗：推荐使用起始剂量为$200~300mg/m^2$。

【注意事项】低血压者禁用，低血钙患者慎用，注射本品期间定时监测血压；恶心、呕吐症状，推荐用止吐疗法：应用本品前iv. 给予地塞米松5~10mg及5-HT$_3$受体拮抗剂；高血压患者服用降压药期间，需停药24h以上方可应用。

【给药说明】为防止发生低血压，可采用平卧位，

并控制滴速。

得力生

动物试验结果表明本品具有杀伤肿瘤及免疫调节作用。

【药品品种】

得力生

北京正邦 Inj.[乙]：10mL，51.70元/支

【临床应用】用于中晚期原发性肝癌气虚瘀滞证。

【用法用量】iv gtt. 40～60mL稀释于500mL葡萄糖注射液或0.9%氯化钠注射液中滴注，qd，滴速不超过60滴/min。

【注意事项】不能静脉推注；稀释倍数不宜小于1∶10；如出现尿路刺激应停药；不宜与其他药混合静脉滴注。

安吖啶 Amsacrine

抑制DNA合成，对S和G2期细胞抑制作用较明显。

【药品品种】

安吖啶

海南中化 Inj.：75mg∶1.5mL，149.03元/支

【临床应用】用于急性白血病、恶性淋巴瘤。

【用法用量】iv.、iv gtt. 急性白血病：$75mg/m^2$，qd，连用7日，最大耐受剂量是$150mg/m^2$；实体瘤：$75～120mg/m^2$，3～4周1次。

【注意事项】使用本药前应先纠正低钾血症等电解质紊乱；本药不能与含氯离子的溶液配伍；吸取未稀释液时最好用玻璃注射器；使用本药时禁止接种活疫苗。

【给药说明】本品静脉滴注时间为1h，及时更换部位。

（曹嫒 陈杰）

第18章
影响免疫功能药

第一节 免疫抑制剂

巴利昔单抗 Basiliximab

为鼠/人嵌合的单克隆抗体（IgG1 κ），定向拮抗白介素–2的受体α链（CD$_{25}$抗原），从而阻断T淋巴细胞与白介素–2结合。

【药品品种】

舒莱 Simulect

瑞士诺华　Inj.$^{[乙]}$：20mg，8 278.42元/瓶

【临床应用】用于预防肾移植术后的早期急性器官排斥反应，可与环孢素、皮质激素联用。

【用法用量】iv gtt. 标准总药量40mg，分2次使用，首剂20mg于移植术前2h给予，剩余20mg于术后4日给予；体重<35kg的小儿总药量20mg，分2次使用。

【注意事项】对本品及其赋形剂成分过敏者禁用；曾因使用本药、达昔单抗或其他单克隆抗体而致病的患者慎用。

【给药说明】静脉注射本药，无须使用激素预防；配制好的药液，在2～8℃可保存24h，在室温下可保存4h，故宜尽早使用。

环孢素 Ciclosporin

为T淋巴细胞功能调节剂，可特异性抑制辅助T淋巴细胞和B淋巴细胞活性，选择性抑制IL–2、IL–1及IFN–γ的分泌，对体液免疫亦有抑制作用。

【药品品种】

山地明Sandimmun

瑞士诺华　Inj.[甲]：0.25g：5mL，165.50元/支

新赛斯平Cyspin New

中美华东　Caps.[甲][国基]：25mg×50粒，259.75元/盒

　　　　　　Sol.[甲][国基]：5g：50mL，1 136.83元/盒

【临床应用】用于器官移植、骨髓移植的排斥反应。

【用法用量】po. 于移植前4～12h起每日服15mg/kg，到手术后1～2周，每日减量2mg/kg，达到每日6～8mg/kg的维持量。iv gtt. 用于不能口服的患者，于移植前4～12h起每日给予3～5mg/kg，稀释后于2～6h内滴完，手术后可改为口服。

【注意事项】对本药过敏者、病毒感染者、恶性肿瘤患者、聚氧乙烯蓖麻油过敏者禁用；禁用于3岁以下小儿或18岁以下类风湿关节炎的患者；与肾毒性药物如氨基糖苷类抗生素、两性霉素B等合用严密监测肾功能。

【给药说明】胶囊应整粒吞服；口服液可用软饮料稀释（勿用葡萄柚汁）；避免与含钾食物同服。

兔抗人T淋巴细胞免疫球蛋白 Rabbit Anti-Human T- Lymphocyte Immunoglobulin

为强免疫抑制剂，可抑制经抗原识别后的淋巴细胞激活过程，特异性地破坏淋巴细胞。

【药品品种】

兔抗人T淋巴细胞免疫球蛋白

德国费森尤斯　Inj.：5mL：0.1g，4 339.93元/支

【临床应用】用于预防和治疗器官移植的排异反应；也用于自身免疫性疾病。

【用法用量】iv gtt. 预防器官移植后的排斥作用及

诱导免疫耐受性：移植手术当天起10~14日内2~5mg/（kg·d）。治疗移植排异反应和急性移植物抗宿主病：3~5mg/（kg·d），至临床症状和生物学指标改善。

【注意事项】已知对兔蛋白过敏者，妊娠妇女，血小板严重缺乏、细菌、病毒或霉菌感染尚未得到治疗控制者禁用；第1次使用或使用初期的1~3日，可能会出现轻微的过敏反应；治疗8~12日后可能发生血清病，但如症状轻微并为可逆转者，则无须停药；不能与葡萄糖、血液、血液制品、含脂质和肝素钠的溶液混合使用。

【给药说明】以250~500mL 0.9%氯化钠注射液稀释，静脉输注时间不少于4h。

硫唑嘌呤 Azathioprine

为硫嘌呤的咪唑衍生物，可抑制RNA、DNA、蛋白质合成，从而抑制淋巴细胞增殖，阻止抗原敏感淋巴细胞转化为免疫母细胞，产生免疫抑制作用。

【药品品种】

依木兰 Imuran

葛兰素史克　Tab.[甲][国基]：50mg×100片，245.00元/盒

【临床应用】用于异体移植时抑制免疫排异、类风湿关节炎、系统性红斑狼疮、皮肌炎等。

【用法用量】po. 器官移植：首日剂量一般为最大5mg/（kg·d），维持量一般为1~4mg/（kg·d）；其他疾病：一般情况，起始剂量为1~3mg/（kg·d），维持剂量为1~3mg/（kg·d），取决于临床治疗的需要和患者的个体反应。

【注意事项】使用本品有增加肿瘤形成的风险，且具有潜在的致突变性和血液毒性；有肝炎史或肝功能损伤者禁用；与环孢素合用可能发生免疫过度抑制及假淋巴瘤。

【给药说明】须在饭后以足量水吞服；给药过量时可用透析法排出；用药头2个月内，至少每周查1次血常规。

麦考酚钠 Mycophenolate Sodium

为次黄嘌呤单磷酸脱氢酶（IMPDH）抑制剂，能抑制鸟嘌呤核苷酸的经典合成途径而不损伤DNA的合成。

【药品品种】

米芙 Myfortic

瑞士诺华　Tab.[乙]：0.18g×50粒，760元/瓶

【临床应用】与环孢素和皮质类固醇合用，用于对接受同种异体肾移植成年患者急性排斥反应的预防。

【用法用量】po. 720mg，bid。

【注意事项】不良反应主要有腹泻及白细胞减少。

【给药说明】进食前1h或进食后2h整片吞服。

吗替麦考酚酯 Mycophenolate Mofetil

为前药，口服后迅速水解为麦考酚酸，机制同麦考酚钠。

【药品品种】

骁悉 CellCept

上海罗氏　Caps.[乙]：250mg×40粒，644.14元/盒

　　　　　Tab.[乙]：500mg×20片，589.00元/盒

赛可平

中美华东　Tab.[乙]：0.25g×40片，289.89元/盒

【临床应用】用于预防同种异体器官移植患者排异反应及治疗难治性排斥反应。

【用法用量】po. 预防排斥：1.0g，bid，于移植72h内使用；治疗难治性排斥：1.5g，bid；自身免疫性疾病：1.5~2g，qd。

【注意事项】临床联合应用免疫抑制药物时，有增加淋巴瘤和其他恶性肿瘤（尤其皮肤癌）发生的危险，免疫系统的过度抑制可增加感染的易感性；同服含镁或

铝的抗酸剂会减少本品的吸收；不应与硫唑嘌呤合用；用药时避免暴露于阳光或紫外线下。

【给药说明】应告知接受本品治疗的患者，在出现任何感染症状、意外瘀血表征时应立即汇报。

咪唑立宾 Mizoribine

为咪唑核苷类抗代谢药，通过抑制次黄苷酸脱氢酶（IMPDH）和单磷酸鸟嘌呤核苷合成酶（GMP），起到免疫抑制作用。

【药品品种】

布累迪宁 Bredinin
旭化成制药　Tab.[乙]：50mg×10片×10板，1 536.06元/盒

【临床应用】用于抑制肾移植时的排异反应及自身免疫性疾病。

【用法用量】po. 初始剂量：2～3mg/（kg·d），分1～3次服用；维持剂量：1～2mg/（kg·d），分1～3次服用。

【注意事项】不良反应包括尿酸升高、抑制骨髓功能等，用药期间应频繁检查血液和肝肾功能。

【给药说明】交付药物时，应指导患者从PTP垫片中取出药物服用。

羟基脲 Hydroxycarbamide

为核苷酸还原酶抑制剂，干扰嘌呤及嘧啶碱基生物合成，阻碍DNA合成。

【药品品种】
羟基脲片
齐鲁制药　Tab.[甲][国基]：500mg×100片，55.43元/瓶

【临床应用】用于慢性粒细胞白血病等。

【用法用量】po. 慢性粒细胞白血病：20～60mg/（kg·d），每周2次；头颈癌、卵巢癌、宫颈鳞癌等：

每次80mg/kg，每3日1次，需与放疗合用。

【注意事项】孕妇、水痘、带状疱疹及各种严重感染者禁用；老年患者使用本药时应适当减量；治疗前后和治疗期间要严密观察血常规、血尿酸、尿素氮、肌酐水平。

【给药说明】配药或者接触装有本品的药瓶时应戴上一次性手套；服用本药6周仍未见效应考虑停药；可使血尿酸增高，应多喝水，必要时调整抗痛风药剂量。

羟氯喹 Hydroxychloroquine

可抑制磷脂酶A活性，干扰DNA功能，抑制前列腺素形成等。

【药品品种】

纷乐

上海中西　Tab.[乙]：0.1g×14片，32.30元/盒

赛能

赛诺菲　Tab.[乙]：0.2g×10片，56.24元/盒

【临床应用】用于治疗类风湿关节炎、青少年慢性关节炎、盘状红斑狼疮及系统性红斑狼疮，以及由阳光引发或加剧的皮肤病变。

【用法用量】po. 首次剂量为0.4g/d，分次服用，0.2g/d维持，维持量不应超过6.5mg/（kg·d）。

【注意事项】对任何4-氨基喹啉化合物治疗后出现视网膜或视野改变的患者、肝病患者、肾功能不全者、孕妇、哺乳期妇女及6岁以下小儿禁用；开始使用本品治疗前，所有患者均应进行视力灵敏度等眼科学检查。

【给药说明】每次服药应同时进餐或饮用牛奶；如果风湿性疾病治疗6个月没有改善，应停止治疗。

青霉胺 Penicillamine

为青霉素代谢物，能抑制IgG、IgM的产生，也可使血清中抗原抗体复合物减少；可稳定溶酶体膜，抑制溶酶体酶释放，并阻止可溶性胶原的成熟。

【药品品种】

青霉胺

上海信谊　Tab.[甲][省基]：125mg×100片，90.67元/瓶

【临床应用】用于治疗重金属中毒、肝豆状核变性、严重活动性类风湿关节炎。

【用法用量】po. 0.25g，qid。类风湿关节炎、肝豆状核变性：初剂量125～250mg/d，以后每1～2个月增加125～250mg，常用维持量250mg，qid，最大量不超过1.5g/d；重金属中毒：1～1.5g/d，分3～4次服用

【注意事项】对青霉素类药过敏者，肾功能不全、粒细胞缺乏症、再生障碍性贫血、红斑狼疮、重症肌无力及严重肌无力患者禁用；本药可加重抗疟药、免疫抑制剂、保泰松等对血液系统和肾脏的毒性。

【给药说明】使用本药前，应做青霉素皮肤试验；餐后1.5h服用；如患者需使用铁剂，则宜在服铁剂前2h服用本药。

他克莫司 Tacrolimus

为大环内酯类抗生素，抑制钙调磷酸酶活性，发挥免疫抑制作用。

【药品品种】

普乐可复 Prograf

安斯泰来　Caps.[乙]：0.5mg×50粒，651.29元/盒

普特彼软膏

安斯泰来　Emul.[乙]：0.03%：10g，136.96元/支

Emul.[乙]：0.1%：10g，160.06元/支

福美欣

浙江海正　Caps.[乙]：1mg×50粒，900.14元/盒

【临床应用】用于肝脏及肾脏移植后的排斥反应；软膏可用于中重度异位性皮炎。

【用法用量】po. 肝移植：0.10～0.20mg/（kg·d），分2次服用，首剂在手术6h以后给予；肾移植：

0.15～0.30mg/（kg·d），分2次服用，首剂在术后24h内给予。iv gtt. 肝移植：起始剂量0.01～0.05mg/（kg·d），肾移植：起始剂量0.05～0.10mg/（kg·d），术后24h内持续滴注；特应性皮炎：先用0.1%软膏，bid，持续3周，后改用0.03%软膏，bid。

【注意事项】不能与环孢素合用；对他克莫司或其他大环内酯类药物过敏者、妊娠期妇女禁用；服药后不能驾驶或操作机器。

西罗莫司 Sirolimus

为大环内酯类抗生素，可抑制抗原和细胞因子（IL-2、IL-4和IL-15）激发的T淋巴细胞的活化和增殖，亦抑制B细胞增殖和抗体产生。

【药品品种】

雷帕鸣Rapamune

惠氏制药 Tab.[乙]：1mg×10片，491.89元/盒

赛莫司

中美华东 Sol.[乙]：50mg：50mL，1 232.00元/瓶

【临床应用】用于器官移植抗排异反应及自身免疫性疾病的治疗。

【用法用量】po. 成人：肾移植，负荷剂量6mg，维持剂量2mg，qd；体重<40kg的13岁以上小儿：起始剂量1mg/（m²·d），负荷剂量3mg/m²。

【注意事项】可引起尿蛋白；不推荐用于肝移植和肺移植患者；高脂血症患者、13岁以下小儿慎用。

【给药说明】服用环孢素4h后服用本品。

吡美莫司 Pimecrilimus

免疫抑制剂，抑制炎症细胞因子的合成。

【药品品种】

爱宁达 Elidel

诺华制药 Ung.[乙]：15g：1%，171.53元/支

【临床应用】用于无免疫受损的2岁及2岁以上轻度

至中度异位性皮炎（湿疹）、脂溢性皮炎。

【用法用量】bid，轻柔地充分涂擦患处，直至症状或体征消失。

【注意事项】用药时局部可能发生轻度和一过性反应，如发热、灼烧感，如果反应严重，则应重新评价治疗的危险/收益比。

来氟米特 Leflunomide

为异噁唑类免疫抑制药，抑制二氢乳清酸脱氢酶的活性，发挥免疫抑制作用。

【药品品种】

关平 Elidel

河北万岁　Tab.[乙]：10mg×10片，17.60元/盒

【临床应用】用于成人类风湿关节炎。

【用法用量】po. 20mg，qd。

【注意事项】孕妇及哺乳期妇女禁用；活动性胃肠道疾病患者、肾功能不全者、严重肝脏损害或乙肝及丙肝阳性患者、免疫缺陷、骨髓增生不良、感染未控制患者慎用。

其他常用同类药物

抗 Tac 单抗 Daclizumab

可抑制IL-2介导的淋巴细胞激活。

【药品品种】

赛尼哌 Zenapax

罗氏制药　Inj.：25mg：5mL，4 719.49元/瓶

【临床应用】用于预防肾移植后急性排斥反应。

【用法用量】iv. 1mg/kg加入0.9%氯化钠注射液50mL中，输注15min以上；首剂术前24h给予，每隔14日给药1次，5次为1个疗程。

【注意事项】混合溶液时，勿摇荡，轻轻翻转以防起泡；灌注液4h内使用。

英夫利西单抗 Infliximab

本品为人-鼠嵌合性单克隆抗体，使TNF-α失去生物活性。

【药品品种】

类克 Remicade

西安杨森 Inj.: 100mg，6 736.70元/瓶

【临床应用】用于类风湿关节炎、克罗恩病、强直性脊柱炎的治疗。

【用法用量】iv gtt. 类风湿关节炎：首次给予3mg/kg，然后在首次给药后的第2周和第6周以及每隔8周各给予1次相同剂量，应与甲氨蝶呤合用；中重度活动性克罗恩病、瘘管性克罗恩病、强直性脊柱炎：首次给予5mg/kg，然后在首次给药后的第2周和第6周以及每隔8周各给予1次相同剂量。

【注意事项】对鼠源蛋白或本品其他成分过敏的患者、有严重的临床活动性感染患者、中重度心力衰竭患者禁用。

【给药说明】治疗前，患者应接受结核菌素皮试；静脉滴注时间不得少于2h；如患者出现狼疮样综合征症状，应立即停药。

抗胸腺细胞免疫球蛋白 Antithymocyte Globulin

为T淋巴细胞选择性免疫抑制药，可识别器官排异反应时出现的绝大多数T细胞表面活性物质。

【药品品种】

即复宁 Thymoglobuline

法国赛达 Inj.: 25mg：5mL，2 714.00元/支

【临床应用】用于预防和治疗器官移植的排异反应；也用于再生障碍性贫血。

【用法用量】iv gtt. 预防排斥反应：1.25～2.5mg/（kg·d），肝、肾、胰腺移植连用1～3周，心脏移植3～10日；移植物抗宿主病：2.5～5mg/（kg·d）；再生

障碍性贫血：2.5mg/（kg·d），连续5日。

【注意事项】对兔蛋白过敏者、急性感染者、接种减毒活疫苗者禁用。

抗人 T 细胞猪免疫球蛋白 Anti–human T Lymphocyte Porcine Immunoglobulin

可抑制经抗原识别后的淋巴细胞激活过程，特异性地破坏淋巴细胞。

【药品品种】

抗人T细胞猪免疫球蛋白

武汉生研所　Inj.：250mg：5mL，1 061.00元/支

【临床应用】用于预防和治疗器官移植的排异反应，也用于自身免疫性疾病。

【用法用量】iv gtt. 按每千克体重注射20~30mg共5次，每次间隔2~3日，稀释于250~500mL 0.9%氯化钠注射液中，滴注速度开始5~10滴/min，如10min后无不良反应，再逐渐加速，全量1~2h内输完。

【注意事项】预防排斥反应手术前3日开始注射；使用前或1个疗程完毕后，经1~2周或2周以上时间需要再用药时，需皮试且阴性者方可使用；对异种蛋白过敏者、免疫功能减退患者、妊娠妇女、血小板严重缺乏患者禁用。

第二节　生物反应调节剂

核糖核酸Ⅱ

为免疫调节药，具有提高机体细胞免疫功能和抑瘤作用。

【药品品种】

核糖核酸Ⅱ

吉林敖东　Inj.[乙]：100mg/支，167.78元/支

【临床应用】用于胰腺癌、肝癌、胃癌、肺癌、乳腺癌、软组织肉瘤及其他癌症和乙型肝炎的辅助治疗，对乙型肝炎的辅助治疗有较好效果；亦用于其他免疫功能低下引起的各种疾病。

【用法用量】iv. 以5%葡萄糖注射液或0.9%氯化钠注射液溶解，100～300mg，qd；im. 用2mL生理盐水或注射用水溶解，50～100mg，qd。

【注意事项】注射部位红肿直径在10cm以上者应停止使用；过敏体质者慎用。

薄芝糖肽

【药品品种】
赛升
北京赛生　Inj.：2mL：5mg：1mg，28.47元/支

【临床应用】具有免疫调节、抗肿瘤、肝保护和解毒作用。用于治疗恶性肿瘤、乙型肝炎、肝中毒、银屑病、红斑狼疮和湿疹等皮肤病。

【用法用量】im. 2mL，bid；iv gtt. 4mL，qd，用0.9%氯化钠注射液或5%葡萄糖注射液250mL稀释后静脉滴注。

【注意事项】本品如出现沉淀或混浊时停止使用。

参附

【药品品种】
参附
雅安三九　Inj.[甲]【省基】：10mL×5支，120.58元/盒

【临床应用】回阳救逆，益气固脱。用于阳气暴脱的厥脱症（感染性、失血性、失液性休克等），也可用于阳虚（气虚）所致的惊悸、怔忡、喘咳、胃疼、泄泻、痹症等。

【用法用量】im. 2～4mL，qd至bid；iv gtt. 20～100mL，用5%、10%葡萄糖注射液250～500mL稀释后使用；iv. 5～20mL，用5%、10%葡萄糖注射液20mL稀释

后使用。

【注意事项】对本品有过敏或严重不良反应病史者、新生儿、婴幼儿禁用；孕妇慎用；不宜与其他药物在同一容器内混合使用；摇动可产生泡沫现象；使用前必须对光检查，如发现药液出现混浊、沉淀、变色、漏气或瓶身细微破裂者，均不能使用。

【给药说明】配制好后，须在4h内使用；一般连续使用不宜超过20日；不宜与中药半夏、瓜蒌、贝母、白蔹、白及和藜芦等同时使用。

参芪扶正

【药品品种】

参芪扶正

丽珠集团　Inj.[乙]：250mL，152.98元/瓶

【临床应用】用于肺脾气虚引起的神疲乏力、少言懒语、自汗眩晕；肺癌、胃癌见上述证候者的辅助治疗，与化疗合用有助于提高疗效、保护血常规。

【用法用量】iv gtt. 250mL，qd，疗程21日；与化疗合用，在化疗前3日开始使用，疗程可与化疗同步结束。

【注意事项】本品应认真辨证用于气虚证者；有出血倾向、特异性过敏体质者慎用；不得与化疗药混合使用。

干扰素 α-2a

可与细胞表面的特异性α受体结合，抑制病毒复制，调节免疫功能。

【药品品种】

聚乙二醇干扰素α-2a

派罗欣

上海罗氏　Inj.[乙]：0.5mL：180μg，1 187.99元/支

【临床应用】用于治疗慢性乙型肝炎和慢性丙型肝炎。

【用法用量】慢性乙型肝炎：每次180μg，每周1

次，共48周，腹部或大腿皮下注射；慢性丙型肝炎：派罗欣单药或与利巴韦林联合应用时，每次180μg，每周1次，腹部或大腿皮下注射。

【注意事项】对本品及其他干扰素制剂过敏、自身免疫性慢性肝炎、严重肝功能障碍或失代偿性肝硬化者，新生儿和3岁以下小儿，有严重心脏疾病史、有严重的精神疾病或严重的精神疾病史者禁用。

【给药说明】不能将派罗欣与其他药物混合使用；使用前必须用肉眼观察注射剂中有无颗粒或颜色变化。

干扰素 α-2b Recombinant Interferon α-2b

特异性地与细胞表面特殊的膜受体结合，发挥抗DNA和RNA的作用；抑制病毒复制，调节免疫功能。

【药品品种】

甘乐能 Intron-A

先灵葆雅　Inj.[乙]：18MIU：1.2mL，982.74元/支

安达芬栓（重组人干扰素α-2b）

安徽安科　Supp.：10万IU×5粒，24.26元/盒

【临床应用】用于淋巴造血系统肿瘤、实体瘤、病毒性疾病。

【用法用量】ih. 成人：病毒性肝炎，推荐剂量为每周总量30～35MIU，每日5MIU，连续7日，或每周3次，每次10MIU，qod，共16～24周；小儿（1～17岁）：推荐剂量为第1周皮下注射3次，qod，每次3 MIU/m^2，以后剂量升高至每周3次，每次6 MIU/m_2（最大可达每次10 MIU/m^2），共给药16～24周；白血病：每次300万～600万IU，每周3次。

【注意事项】对本品及其他干扰素制剂过敏者，严重心血管病史者，癫痫、抑郁症或严重精神病史者，有自身免疫学病史或器官移植后正在接受免疫抑制治疗者及严重肾、肝、骨髓功能不全患者禁用；妊娠、哺乳期妇女慎用。

【给药说明】本品不能与5%葡萄糖注射液混合静

脉滴注。

甘露聚糖肽 Mannatide

为免疫增强剂。

【药品品种】

多能泰

宏远药业　Tab.[乙]：5mg×24片×2板，32.02元/盒

力尔凡

吉林一心　Inj.[乙]：5mg，42.76元/支

【临床应用】用于免疫功能低下、反复呼吸道感染、白细胞减少症和再生障碍性贫血，可作为恶性肿瘤放化疗佐剂。

【用法用量】po. 5～10mg，tid，1个月为1个疗程；小儿减量。im.、iv gtt. 5～10mg，qd至bid或qod。

【注意事项】对本药过敏者、风湿性心脏病者、支气管哮喘、气管炎患者、高敏体质者禁用；孕妇及哺乳期妇女慎用。

【给药说明】初次使用本药者需做皮试；每日剂量小于80mg可避免高热反应。

卡介菌多糖核酸

为免疫调节药。

【药品品种】

斯奇康

湖南斯奇生物　Inj.[乙]：0.35mg：1mL×6支，52.95元/盒

【临床应用】用于慢性支气管炎、感冒、哮喘、荨麻疹、过敏性疾病、系统性红斑狼疮、类风湿关节炎、免疫功能缺陷、肿瘤等。

【用法用量】im. 每次0.35mg，每周2～3次，3个月为1个疗程。

【注意事项】急性传染病、急性眼结膜炎、急性中耳炎及对本药有过敏史者暂不能使用。

【给药说明】本药宜做深部肌内注射，以利吸收；慢性支气管炎、哮喘患者在急性发作期配合抗菌及平喘药物治疗见效更快；宜坚持用药1~2个疗程以防病情复发。

脾氨肽

为免疫系统激活剂；抑制糖酵解，使肿瘤生长受到抑制。

【药品品种】

复可托

浙江丰安　口服冻干粉：2mg×5支，121.90元/盒

脾氨肽

大连百利　口服冻干粉：2mg×5瓶，120.18元/盒

【临床应用】用于治疗反复呼吸道感染、支气管炎、哮喘、肺炎；用于恶性肿瘤放化疗后提高生活质量。

【用法用量】po. 2~4mg，qd至qod。

【注意事项】孕妇禁用。

【给药说明】用10mL凉开水溶解后服，睡前服疗效尤佳。

匹多莫德 Pidotimod

为免疫促进剂。

【药品品种】

万适宁

太阳石药业　Tab. [乙] [省基]：400mg×8片，54.26元/盒

芙露饮

苏州长征欣凯　Sol. [乙]：400mg：10mL×6支，46.92元/盒

【临床应用】用于免疫功能低下的患者反复发作的上、下呼吸道感染，耳、鼻、喉感染，泌尿系感染和妇科感染。

【用法用量】po. 成人：感染急性期，0.8g，bid；预防用药，0.8g，qd。小儿：感染急性期，0.4g，bid，两周后减为qd；预防用药，0.4g，qd，连续服用60日。

【注意事项】过敏体质者、肾功能不全者、孕妇及哺乳期妇女慎用。

【给药说明】餐前或餐后2h服用。

细菌溶解产物 Bacterial Lysates

为免疫增强剂。

【药品品种】

泛福舒

瑞士欧姆　　Caps.[乙]：3.5mg×10粒，80.88元/盒

　　　　　　Caps.[乙]：7mg×10粒，123.20元/盒

【临床应用】用于预防和治疗呼吸道和耳鼻喉各种感染。

【用法用量】po. 成人：急性期治疗，7mg，qd，直至症状消失；巩固治疗，7mg，qd，每个月连服10日后停药20日，连续3个月为1个疗程；6个月至12岁小儿：每次3.5mg，用药方案与成人相同。

【注意事项】自身免疫性疾病、急性肠道感染、1岁以下小儿禁用。

【给药说明】宜空腹服药，患者服用有困难时，可将本品内容物加入果汁、牛奶中服用；用药期间，如出现持续胃肠道紊乱、长时间持续的皮肤反应及呼吸道不适，应中断治疗。

胸腺肽（胸腺素）Thymosin

为细胞免疫调节剂。

【药品品种】

康司艾

上海宝龙　　Caps.：5mg×24粒，38.20元/盒

迪赛

西安迪赛　　Tab.：30mg×6片，55.69元/盒

Inj.[乙]：40mg，33.36元/支

【临床应用】用于治疗各种原发性或继发性T细胞缺陷病、自身免疫性疾病、肿瘤辅助治疗、免疫功能低下症及病毒性疾病。

【用法用量】po. 5～30mg，qd至tid；im. 10～20mg，qd；iv gtt. 20～80mg，qd，溶于500mL 0.9%氯化钠注射液或5%葡萄糖注射液。

【注意事项】对本品过敏者、器官移植者、细胞免疫功能亢进者、胸腺功能亢进或胸腺肿瘤患者禁用；18岁以下患者慎用。

【给药说明】餐前服；出现皮疹症状时应停药；注射前或停药后再次注射时需做皮试；溶解后如出现混浊或絮状沉淀物，禁止使用。

胸腺肽 α1 Thymosin α1

为免疫增强剂。

【药品品种】

日达仙 Zadaxin

北京赛生　Inj.[乙]：1.6mg，608.32元/支

迈普新

成都地奥　Inj.[乙]：1.6mg，140.94元/支

【临床应用】用于自身免疫性疾病、肿瘤辅助治疗、免疫功能低下症及病毒性肝炎。

【用法用量】ih. 1.6mg，每周2次。

【注意事项】对本品过敏及正在接受免疫抑制治疗的患者如器官移植者禁用；18岁以下患者慎用。

【给药说明】注射前或停药后再次注射时须根据产品说明书确定是否需做皮试；宜做皮下注射，不应做肌内注射或静脉注射；本药不应与其他任何药物混合注射。

胸腺五肽 Thymopentin

为免疫调节剂。

【**药品品种**】

和信

海南中和 Inj.[乙]：10mg，137.72元/支

【**临床应用**】用于原发性或继发性免疫缺陷病、自身免疫性疾病等。

【**用法用量**】ih.、im. 原发性免疫缺陷：0.5～1mg/（kg·d），连续2周；维持量每次0.5～1mg/kg，每周2～3次。im. 继发性免疫缺陷：50mg，每周3次，连续3～6周；恶性肿瘤患者免疫功能低下：1mg，qd，28日为1个疗程。

【**注意事项**】器官移植者禁用；幼儿及青少年慎用。

云芝胞内糖肽 Polystictus Glycopeptide

增强细胞免疫功能。

【**药品品种**】

云芝胞内糖肽

重庆大新 Caps.：0.5g×30粒，54.06元/瓶

【**临床应用**】用于慢性乙型肝炎、肝癌及老年免疫功能低下者的辅助治疗。

【**用法用量**】po. 0.5～1g，tid。

【**注意事项**】对本品过敏者禁用；糖尿病患者慎用。

艾拉莫德 Iguratimod

抑制免疫球蛋白及炎性细胞因子的生成，具有抗骨吸收和促骨形成的作用。

【**药品品种**】

艾得辛

海南先声 Tab.：25mg×14片，241.50元/盒

【**临床应用**】用于活动性类风湿关节炎的治疗。

【**用法用量**】po. 25mg，bid。

【**注意事项**】严重肝功能损害者、妊娠期妇女、哺

乳期妇女以及治疗期间有生育要求的妇女，服用阿司匹林或其他非甾体类抗炎药后诱发哮喘、荨麻疹或过敏反应的患者，有应用非甾体抗炎药后发生胃肠道出血或穿孔病史的患者，有活动性消化性溃疡或出血，或者既往曾复发溃疡或出血的患者禁用。

【给药说明】如果剂量过大或出现毒性反应时，推荐给予活性炭或血液透析予以消除。

重组人白细胞介素–2 Recombinant Human Interleukin–2

为免疫调节剂。

【药品品种】

欣吉尔

北京双鹭　Inj.[乙]：20万IU，33.59元/支

【临床应用】本药可增强机体免疫功能，用于恶性肿瘤患者、先天或后天免疫缺陷患者的治疗。

【用法用量】全身给药：ih. 60万～100万IU/m², 3次/周，6周为1个疗程。iv. 40万～80万IU/m²加生理盐水500mL，滴注时间不少于4h，每周3次，6周为1个疗程。介入动脉灌注50万～100万IU/次，2～4周1次，2～4次为1个疗程。区域与局部用药：胸腔注入，用于癌性胸腔积液，100万～200万IU/m²，尽量抽去腔内积液后注入，1～2次/周，2～4周（或积液消失）为1个疗程。肿瘤病灶局部给药，根据瘤体大小决定用药剂量，每次用量不少于10万IU，隔日1次，4～6次为1个疗程。

【注意事项】癫痫、高热、严重心脏病、低血压、严重心肾功能不全、肺功能异常或进行过器官移植者禁用；本药既往用药史中出现过与之相关的毒性反应者，持续性室性心动过速、未控制的心律异常、胸痛并伴有心电图改变、心绞痛或心肌梗死、心脏压塞、肾衰竭需透析大于72h、昏迷或中毒性精神病大于48h、顽固性或难治性癫痫、肠局部缺血或穿孔、消化道出血需外科手术者禁用。

【给药说明】从小剂量开始，逐渐增大剂量；使用本品低剂量、长疗程可降低毒性，并且可维持抗肿瘤活性；药物过量可引起毛细血管渗漏综合征；如为低血压、末梢水肿、暂时性肾功能不全等，应立即停用，对症处理。

其他常用同类药物

重组人干扰素 α–1b Recombinant Interferon α–1b

作用机制同干扰素α–2b。

【药品品种】

赛若金 Sinogen

深圳科兴　Inj.[乙]：300万IU，40.83元/支

　　　　　Inj.[乙]：100万IU，17.94元/支

【临床应用】用于治疗慢性乙型肝炎、慢性粒细胞白血病、尖锐湿疣、慢性宫颈炎、肿瘤等。

【用法用量】im.、ih. 肿瘤：300万～500万IU，qd至qod，至少使用6个月；慢性乙型肝炎：300万～500万IU，qod，总疗程4～6个月；慢性粒细胞白血病：300万～500万IU，qd，至少使用6个月；尖锐湿疣：100万～300万IU，qod，连续3周。

【注意事项】有心绞痛、心肌梗死、其他严重心血管疾病史者、癫痫或其他中枢神经系统功能紊乱者、严重肝肾功能不全者、骨髓抑制者、小儿禁用；妊娠、哺乳期妇女慎用；剂量过大可出现血细胞减少。

【给药说明】本药使用前应做皮试；宜夜间给药，不宜静脉注射；本药注射剂溶解后不得分次使用；使用本药时应慎用安眠药及镇静药。

重组人干扰素 β–1a Recombinant Interferon β–1a

具有抗病毒、抗增生及免疫调节作用。

【药品品种】

利比 Rebif

瑞士雪兰诺　Inj.：1 200万IU，852.84元/支

【临床应用】用于缓解复发型多发性硬化症等。

【用法用量】ih. 多发性硬化症：1 200万IU，1周3次；不能耐受高剂量的患者，600万IU，1周3次。im. 慢性乙型肝炎：500万IU/m²，1周3次，连用6个月；尖锐湿疣：200万IU，qd，连用10日。

【注意事项】严重抑郁或自杀倾向者、未充分控制发作的癫痫或中枢神经系统功能受损者、严重心脏病患者、严重肝肾损害伴晚期代偿失调肝硬化的慢性肝炎患者、正在或近期使用免疫抑制药的慢性肝炎及自身免疫性肝炎患者、常规治疗未控制的甲状腺疾病患者及孕妇禁用。

【给药说明】出现高热（体温高于40℃）伴持续寒战、呕吐以及血压不稳定时，应暂停用药或减量；治疗期间ALT高于正常上限5倍需减量，当ALT恢复正常时再逐渐增量；需用镇痛药时，最好选用对乙酰氨基酚类药物。

转移因子 Transfer Factor

本品通过将细胞免疫活性转移给受体以提高后者的细胞免疫功能。

【药品品种】

转移因子

长春海外　Caps.：3mg×16粒，10.61元/盒

【临床应用】用于治疗某些抗生素难以控制的病毒性或霉菌性细胞内感染；用作恶性肿瘤的辅助治疗药；对自身免疫性疾病也有一定治疗作用。

【用法用量】po. 2粒，bid。

【注意事项】孕妇禁用。

【给药说明】禁与热饮料、食物同服。

人参多糖 Ginseng Polysaccharide

本品为免疫调节剂。

【药品品种】

亿美奇

山西普德　Inj.[乙]：12mg∶4mL，48.32元/支

【临床应用】用于急慢性肝炎及各种肝损伤、各种慢性感染、糖尿病及各种免疫性疾病；亦可作为肿瘤治疗的辅助用药。

【用法用量】im. 12mg，bid。

【注意事项】对本品过敏者禁用。

银耳孢糖 Tremella Polysaccharide

【药品品种】

切尔

北京九和　Caps.[乙]：0.25g×48粒，51.67元/盒

【临床应用】对放、化疗及其他不明原因引起的白细胞低下、机体功能紊乱、食欲不振、疲倦无力、造血障碍、慢性肝炎、肿瘤的预防和辅助治疗等均有作用。

【用法用量】po. 4粒，tid。

核酪

本品为免疫增强药。

【药品品种】

核酪

上海旭东海普　Inj.：2mL，0.91元/支

【临床应用】用于慢性支气管炎和支气管哮喘。

【用法用量】im.、ih. 每次2~4mL，每周1~2次。

兰菌净 Lantigen B

具有免疫刺激作用。

【药品品种】

兰菌净

意大利贝斯迪　Drops：18mL，156.55元/瓶

【临床应用】用于上呼吸道细菌感染的预防和治疗。

【用法用量】po. 3个月至10岁小儿：早餐前15滴，或早餐前7滴，临睡前7滴；10岁以上小儿和成人：早餐

前15滴，临睡前15滴。10周岁以下小儿服1瓶，成人服2瓶为1个疗程。

【注意事项】第一次用药可能产生短暂的症状加重。

草分枝杆菌 F.U.36

为多功能主动免疫调节剂。

【药品品种】

乌体林斯

成都金星 Inj.[乙]：17.2 μg：1mL，48.12元/支

【临床应用】用于肺和肺外结核病及其他免疫功能低下性疾病。

【用法用量】im. 1支，qw，10支为1个疗程。

【注意事项】高烧患者禁用；与其他药物及疫苗相容（疫苗注射后间隔2周再注射本品为佳）。

【给药说明】用前摇匀；注射部位可选择臀部的上外侧，用50mm或60mm注射针进行深部肌内注射，注射部位出现红肿、硬结应暂停注射。

胎盘多肽

【药品品种】

胎盘多肽

贵阳黔峰 Inj.：4mL，93.30元/支

【临床应用】用于细胞免疫功能降低或失调引起的疾病、术后愈合、病毒性感染引起的疾病及各种原因所致的白细胞减少症。

【用法用量】im.、iv gtt. 4～8mL，qd，10日为1个疗程。

【注意事项】肾功能不全者慎用。

（唐欲博　闫佳佳）

第19章
各临床科室备用药物

第一节　皮肤科用药

夫西地酸 Fusidic Acid

通过抑制细菌蛋白质合成而产生抗菌作用。

【药品品种】

奥络

澳美制药　Ung.[乙]：5g：0.1g，23.23元/支

立思丁

丹麦利奥　Ung.[乙]：15g：0.3g，38.62元/支

【临床应用】用于各种细菌性皮肤感染。

【用法用量】外用，涂于患处，bid至tid，7日为1个疗程，治疗痤疮时可根据病情需要延长疗程。

【给药说明】不宜长时间、大面积使用；避免在眼睛周围使用；哺乳期妇女应注意勿用于乳房部位皮肤。

莫匹罗星 Mupirocin

为局部外用抗生素，阻碍细菌氨基酸的合成，同时耗竭tRNA。

【药品品种】

百多邦 Bactroban

天津史克　Ung.[乙][省基]：5g：0.1g（0.2%），13.51元/支

【临床应用】用于革兰氏阳性球菌引起的皮肤感染。

【用法用量】局部外用，涂于患处，tid，5日为1个

疗程。

【注意事项】有中度或严重肾损伤者慎用；不适于眼内及鼻内使用。

磺胺嘧啶银 Sulfadiazine Silver

为磺胺类抗菌药，磺胺嘧啶有广谱的抗微生物活性；银盐具收敛作用，使创面干燥、结痂和早期愈合。

【药品品种】

磺胺嘧啶银乳膏

广东恒健 Ung.[甲] [省基] [国基]：40g（1%），12.42元/支

【临床应用】用于预防和治疗轻度小面积创面、烧烫伤继发创面感染。

【用法用量】局部外用，直接涂于创面约1.5mm厚，qd。

【注意事项】对磺胺类药物及银盐过敏者、新生儿禁用。

阿莫罗芬 Amorolfine

为外用杀真菌药，通过干扰细胞膜麦角类固醇合成而杀伤真菌。

【药品品种】

罗每乐 Loceryl

法国高德美 Linim：2.5mL：5%，156.74元/支

Ung.[乙]：5g：0.25%，14.70元/支

【临床应用】用于皮肤真菌引起的皮肤真菌病等。

【用法用量】外用，甲真菌病：泡软甲板，搽剂涂于病甲，每周1～2次，通常需6～12个月；皮肤浅部真菌感染：乳膏涂于受感染皮肤区域，qn，应持续使用本品直至观察到临床状况痊愈，此后再坚持使用数日。

【给药说明】避免接触眼、口腔、鼻黏膜及其他黏膜组织。

特比萘芬 Terbinafine

为烯丙胺类广谱抗真菌药，可抑制麦角鲨烯环氧化酶，影响真菌细胞膜形成而抑制或杀灭真菌。

【药品品种】

丁克阴道泡腾片

齐鲁制药　Tab.：50mg×7片，55.25元/盒

【临床应用】用于念珠菌性阴道炎。

【用法用量】临睡前取出1片，送入阴道后穹隆处，连续用药1周为1个疗程。

【注意事项】出现肝功能异常、过敏反应、阴道局部疼痛等应及时停药；严重肝肾功能不全者禁用。

联苯苄唑 Bifonazole

为广谱抗真菌药，抑制细胞膜合成，对皮肤癣菌及念珠菌等有抗菌作用。

【药品品种】

美克 Mycospor

拜耳医药　Ung.[省基][乙]：100mg：10g，14.38元/支

【临床应用】用于皮肤真菌、酵母菌和其他真菌引起的感染。

【用法用量】外用，涂于患处，qd，2～4周为1个疗程。

【注意事项】避免接触眼睛和其他黏膜（如口、鼻等）。

硝酸咪康唑 Miconazole Nitrate

为咪唑类广谱抗真菌药，可抑制真菌细胞膜的麦角固醇合成，抑制真菌生长。

【药品品种】

达克宁 Daktarin

西安杨森　Ung.[甲]：20g：2%，13.60元/支

Pulv.：20g：2%，14.43元/瓶

【临床应用】用于脚癣、手癣、体癣、股癣、头癣、花斑癣、念珠菌皮肤感染和念珠菌性外阴阴道炎。

【用法用量】外用，涂于患处，bid；花斑癣，qd。

【注意事项】用药过程一旦局部皮肤过敏，皮疹加重、瘙痒，应立即停用。

喷昔洛韦 Penciclovir

竞争性抑制单纯疱疹病毒多聚酶，从而抑制单纯疱疹病毒DNA的合成。

【药品品种】

丽珠君乐

丽珠制药 Ung.[乙]：10g：0.1g，10.58元/支

恒奥普康

浙江尖峰 Inj.：0.25g，121.87元/支

可由

朝晖制药 Ung.[乙]：10g：0.1g，10.43元/支

【临床应用】用于口唇、面部单纯疱疹及生殖器疱疹。

【用法用量】外用，涂于患处，每日4~5次；iv gtt. 1次5mg/kg，bid，隔12h滴注1次，每次滴注时间应持续1h以上。

【注意事项】不推荐用于黏膜，勿用于眼内及眼周。

莫米松 Mometasone

为激素类药物，可抗炎、抗过敏、止痒及减少渗出。

【药品品种】

莫米松乳膏

湖北恒安 Ung.[乙][省基]：5g：5mg，10.06元/支

10g：10mg，17.25元/支

河南羚锐 Ung.[乙][省基]：5g：5mg，8.34元/支

【临床应用】用于湿疹、神经性皮炎、异位性皮炎

及皮肤瘙痒症。

【用法用量】局部外用，适量涂于患处，qd。

【注意事项】不得用于皮肤破溃处。

尿素 Urea

增加皮肤水合作用，使皮肤润泽、光滑，并止痒、抗菌。

【药品品种】

尿素乳膏

天津药业　Ung.[甲]【国基】：10g：1g，1.90元/支

【临床应用】用于鱼鳞病、手足皲裂、皲裂性湿疹、皮肤瘙痒症及角化性皮肤病。

【用法用量】局部外用，涂于患处，bid至tid。

【注意事项】合并感染应注意联合抗细菌药物或抗真菌药物。

过氧苯甲酰 Benzoyl Peroxide

为氧化剂，能缓慢释放出新生态氧而杀菌除臭，并使皮肤干燥和脱屑。

【药品品种】

班赛 Benzihex

法国高德美　Gel.[乙]：15g：5%，27.66元/支

【临床应用】用于皮脂腺分泌过多而引起的痤疮；还可用于慢性皮肤溃疡的治疗。

【用法用量】外用，涂于患处，qd至bid。

【注意事项】禁用于皮肤有急性炎症及破溃者；不可使本品接触眼睛及其他黏膜。

咪喹莫特 Imiquimod

为局部免疫反应调节剂，诱导局部产生α–干扰素等，从而抗病毒、抗增生、调节局部炎症反应。

【药品品种】

艾达乐 Aldara

3M中国　　Ung.：250mg：12.5mg×12袋，516.07元/盒

【临床应用】用于治疗成人外生殖器和肛周尖锐湿疣。

【用法用量】睡前外用，每周3次，药物在皮肤上保留6~10h，然后用肥皂或清水清洗用药部位。

【注意事项】用药后不要封包；用药期间避免性生活；本品可能会使避孕套变脆弱。

硝酸益康唑－曲安奈德 Econazole Nitrate/Triamcinolone Acetonide

硝酸益康唑为抗真菌药；曲安奈德为糖皮质激素，可抗炎、止痒及抗过敏。

【药品品种】

派瑞松 Pevisone

西安杨森　　Ung.[甲][省基]：15g（硝酸益康唑150mg，曲安奈德15mg），17.91元/支

【临床应用】用于炎症样皮肤真菌病、伴真菌感染的湿疹样皮炎、念珠菌性口角炎、甲沟炎和尿布疹等。

【用法用量】外用，涂于患处，早、晚各1次。

【注意事项】禁用于皮肤结核、梅毒或病毒感染。

卡泊三醇倍他米松

钙泊三醇可诱导分化和抑制角化细胞的繁殖，倍他米松具有抗炎、止痒、血管收缩和免疫抑制特性。

【药品品种】

得肤宝

LEO 制药　　Ung.：15g（1g：卡泊三醇50μg，倍他米松0.5mg），177.55元/支

【临床应用】用于适合局部治疗的稳定性斑块状银屑病。

【用法用量】外用，qd，4 周为1个疗程；每日最大剂量不超过15g，每周最大剂量不超过100g，治疗面积

不应超过体面积的30%。

【注意事项】不可使用于脸部，使用后应将手部清洗干净以避免接触脸部。

曲咪新

咪康唑为广谱抗真菌药，曲安奈德为激素类药物，新霉素对多种革兰氏阳性与阴性细菌有效。

【药品品种】

曲咪新乳膏

广东台城　Ung.^{【省基】【乙】}：10g，2.93元/支

【临床应用】用于皮肤湿疹、接触性皮炎、脂溢性皮炎、神经性皮炎、体癣、股癣、手足癣等。

【用法用量】外用，涂擦于患处，bid至tid。

【注意事项】涂布部位如有灼烧感、严重瘙痒者应停止用药，并清洗。

卤米松 Halometasone

为外用激素类药物，抗炎、抗过敏、止痒。

【药品品种】

澳能

重庆华邦　Ung.^{【乙】}：15g：7.5mg，29.90元/支

【临床应用】用于治疗对皮质类固醇有效的非感染性炎症性皮肤病。

【用法用量】外用，涂于患处，qd至bid。慢性皮肤病患者不可突然停药，应逐渐减少药量。

【注意事项】细菌性、病毒性、真菌性和梅毒性皮肤病变，皮肤结核病，玫瑰痤疮，口周皮炎，寻常痤疮患者禁用。

复方卤米松 Compound Halometasone

卤米松为外用糖皮质激素，可抗炎、抗过敏、止痒；三氯生为广谱抗生素。

【药品品种】

新适确得 Sicorten Plus

土耳其诺华　Ung.[乙]：10g[卤米松–水合物（0.05%），三氯生（1%）]，34.30元/支

【临床应用】用于三氯生敏感细菌继发感染而对皮质类固醇又有疗效的各种类型和各个部位的炎性皮肤病。

【用法用量】外用，以薄层涂敷于患处，qd至bid。

【注意事项】避免长期连续性使用。

氟替卡松 Fluticasone

为外用糖皮质激素，抗炎、止痒和收缩血管。

【药品品种】

克廷肤 Cutivate

葛兰素史可　Ung.[乙]：15g：7.5mg，52.28元/支

【临床应用】用于各种皮质激素可缓解的炎症性和瘙痒性皮肤病，减少特异性皮炎复发风险。

【用法用量】外用，皮疹、皮炎：涂于患处，qd；其他适应证：涂于患处，qd至bid，直至症状改善，连续使用不长于4周。

【给药说明】成年人、老年人和1岁及1岁以上小儿适用于本品。

【注意事项】孕妇及1岁以下小儿禁用。

哈西奈德 Halcinonide

为外用糖皮质激素，抗炎，止痒和收缩血管。

【药品品种】

哈西奈德乳膏

天津药业　Ung.[乙]：10mg：10g，1.61元/支

【临床应用】用于牛皮癣、异位性皮炎、湿疹、神经性皮炎、接触性皮炎等。

【用法用量】外用，涂于患处，每日早晚各1次。

【注意事项】禁用于由细菌、真菌、病毒和寄生虫引起的原发性皮肤病，溃疡性病变，痤疮，酒渣鼻，眼

睑部，渗出性皮炎；1岁以内者不得使用。

复方丙酸氯倍他索 Clobetasol Propionate

丙酸氯倍他索能抑制表皮角质形成细胞及T细胞增殖，全反式维A酸能抑制表皮Ⅰ型转谷氨酰胺酶、促进角质形成细胞分化。

【药品品种】

金纽尔软膏

江苏圣宝罗　Ung.：10g（丙酸氯倍他索5mg与维A酸2.5mg），25.09元/支

【临床应用】用于寻常型银屑病。

【用法用量】外用，涂于患处，bid。

【注意事项】不宜长期使用；涂药部位远离眼部。

丁酸氢化可的松 Hydrocortisone Butyrate

为外用激素类药物，可抗炎、抗过敏、止痒及减少渗出。

【药品品种】

爽尔康乳膏

成都鹤鸣山　Ung.[甲][国基]：10g：10mg，7.50元/支

【临床应用】用于过敏性皮炎、脂溢性皮炎、过敏性湿疹、苔藓样瘙痒症等。

【用法用量】外用，涂于患处，bid。

【注意事项】不适用于感染性皮肤病。

【给药说明】不宜用于破损皮肤；不宜长期使用。

复方氟米松 Flumetasone

为氟米松与水杨酸的复方制剂，抗炎、收缩血管和抗组织增生。

【药品品种】

奥深

澳美制药　Ung.[乙]：15g（每克含匹伐酸氟米松

0.2mg与水杨酸30mg），22.10元/支

【临床应用】用于对皮质类固醇治疗有效的非感染性炎症性皮肤病，尤其是和角化过度症有关的皮肤病。

【用法用量】外用，涂于患处，依症状qd至bid。

【注意事项】切勿大剂量或长期使用。

异维A酸 Isotretinoin

抑制皮脂腺活性，减轻上皮细胞角化，并减少毛囊中痤疮丙酸杆菌。

【药品品种】

特维丝

上海中洋　Caps.[乙]：10mg×24粒，25.67元/盒

安素丝凝胶 Isotrex

英国施泰福　Gel.：0.05%：30g，45.09元/支

【临床应用】用于重型痤疮、结节囊肿型痤疮、聚合性痤疮、重型酒渣鼻；亦可用于毛发红糠疹、掌跖角化症等角化异常性皮肤病。外用于粉刺、局部寻常性痤疮的治疗。

【用法用量】po. 开始剂量为每次10～20mg，bid至tid，1个月后改为每次10mg，qd至bid，饭后服用，疗程一般为3个月；外用，qd至bid，涂少量于患处。

【注意事项】肝肾功能不全、维生素A过量及高脂血症患者禁用。

【给药说明】凝胶至少用药6～8周才能见到疗效；用药部位需避光，黏膜、皮肤破损处不宜涂抹本药。

阿达帕林 Adapalene

为维甲酸类化合物，通过使毛囊上皮细胞正常分化而减少微小粉刺形成。

【药品品种】

达芙文 Differin

法国高德美　Gel.：30mg∶30g，59.90元/支

【临床应用】用于寻常型痤疮的皮肤治疗，亦可用

于面部、胸和背部的痤疮。

【用法用量】外用，涂于患处，qd。

【注意事项】孕妇禁用。

【给药说明】避免接触眼、口腔、鼻黏膜及其他黏膜组织。

阿维 A Acitretin

为视黄醛类药物，促进表皮细胞分化和增殖。

【药品品种】

方希胶囊

重庆华邦　Cap.^[乙]：10mg×30粒，47.55元/盒

新体卡松

阿特维斯　Cap.^[乙]：10mg×30粒，462.99元/盒

【临床应用】用于严重的银屑病。

【用法用量】po. 开始治疗，25～30mg/d，与主餐一起服用，1日最大可增加至60～75mg；维持治疗，20～30mg/d。

【注意事项】2年内有生育愿望的妇女，肝肾功能不全，维生素A过量及高脂血症患者禁用。

他卡西醇 Tacalcitol

为维生素D衍生物，抑制皮肤角质形成细胞的过度增生和诱导期分化。

【药品品种】

萌尔夫 Bonalfa

日本帝人　Ung.：10g：20μg，49.20元/支

【临床应用】用于寻常性银屑病（牛皮癣）。

【用法用量】外用，bid，有效后改为qd。

【注意事项】孕妇、小儿慎用；勿用于眼及其他黏膜部位。

卡泊三醇 Calcipotriol

为维生素D衍生物，作用机制同他卡西醇。

【药品品种】

达力士 Daivonex

丹麦利奥 Ung.[乙]: 0.75mg:15g, 76.69元/支

【临床应用】用于寻常性银屑病的局部治疗。

【用法用量】外用,涂于患处,bid,待病情控制后改为qd。

【注意事项】孕妇、小儿慎用;勿用于眼及其他黏膜部位。

重组牛碱性成纤维细胞生长因子

促进毛细血管再生,加速创面愈合。

【药品品种】

贝复新凝胶

珠海亿胜 Gel.: 5g:21 000IU, 76.54元/支

贝复舒滴眼液

珠海亿胜 Ocus.[乙]: 5mL:21 000IU, 26.60元/支

【临床应用】用于烧伤创面、慢性创面和新鲜创面,以及部分原因引起的角膜上皮缺损和点状角膜病变。

【用法用量】外用,将凝胶直接涂于清创后的伤患处,推荐剂量每次约300 IU/cm^2, qd,或遵医嘱。滴眼液涂于眼部伤患处,早晚各1次。

【注意事项】需在2~8℃下避光保存。

复方肝素钠尿囊素

能抗纤维母细胞增生,抗炎症和软化瘢痕组织。

【药品品种】

康瑞保Contructubex

德国麦氏 Gel.: 10g, 49.98元/支

【临床应用】用于各种瘢痕。

【用法用量】外用,涂在瘢痕部位,tid至qid。

积雪苷

为中成药，可促进创伤愈合。

【药品品种】

积雪苷霜软膏

上海现代　Ung.：30g：0.75g，49.45元/支

【临床应用】用于治疗外伤、手术创伤、烧伤、瘢痕疙瘩及硬皮病。

【用法用量】外用，涂于患处，tid至qid。

【注意事项】孕妇及过敏体质者慎用。

多磺酸粘多糖 Mucopolysaccharide Polysulfate

具有抗血栓形成、抗炎作用。

【药品品种】

喜辽妥 Hirudoid

瑞士Medinova　Ung.：14g，30.75元/支

【临床应用】用于静脉曲张、浅表血栓性静脉炎、渗出、水肿、血肿、浅表炎症和软化平复创伤、烧伤及手术引起的瘢痕。

【用法用量】外用，将3～5cm的乳膏涂于患处并轻轻按摩，qd至bid。

【给药说明】仅用于皮肤表面，勿用于破损的皮肤和开放性伤口，避免接触眼睛或黏膜。

双氯芬酸二乙胺 Diclofenac Diethylamine

为非甾体类抗炎药，抑制前列腺素合成，抗炎、镇痛、解热。

【药品品种】

扶他林 Votalin

北京诺华　Ung.[乙]【省基】：20g：0.2g，20.87元/支

【临床应用】用于缓解各种肌肉、软组织和关节的轻度至中度疼痛；也用于骨关节炎的对症治疗。

【用法用量】外用，按照痛处面积大小使用本品，

tid至qid。

【注意事项】避免长期大面积使用。

酮洛芬 Ketoprofen

为非甾体类抗炎药，具有镇痛、消炎及解热作用。

【药品品种】

法斯通凝胶 Fastum

美纳里尼　Gel.：50g：2.5%，33.82元/支

【临床应用】用于各种骨骼肌损伤的急慢性软组织扭伤、挫伤以及肌肉劳损引起的疼痛，也用于骨关节的对症治疗。

【用法用量】外用，适量，qd至bid。

【注意事项】不能用于皮肤破损处及感染性伤口。

【给药说明】如治疗7日后仍不见好转，应停药并咨询医师。

氢醌 Hydroquinone

为皮肤褪色剂，抑制酪氨酸转化为多巴的酶氧化作用和抑制其他黑色素细胞代谢过程而产生可逆的皮肤褪色。

【药品品种】

千白乳膏

广东人人康　Ung.：10g：0.2g，96.29元/支

【临床应用】用于黄褐斑、雀斑及炎症后色素沉着斑的治疗。

【用法用量】每日早晚各1次，适量外搽数周，色素斑才会减轻。

【注意事项】用药部位出现瘙痒、水疱或特殊炎症反应应停药；不能用于眼部和伤口周围的斑变；12岁以下小儿及孕妇禁用。

【给药说明】用药2个月后色素斑仍未变浅应停用。

非那雄胺 Finasteride

通过抑制 II 型5α–还原酶使头皮及血液中双氢睾酮浓度下降，从而抑制毛囊变小，改善脱发。

【药品品种】

保法止 Propecia

杭州默沙东　　Tab.[乙]【省基】：1mg×28片，192.99元/盒

保列治

杭州默沙东　　Tab.[乙]【省基】：5mg×10片，67.44元/盒

【临床应用】用于男性秃发（雄激素性秃发），也可用于治疗良性前列腺增生。

【用法用量】脱发：po. 1mg，qd；良性前列腺增生：po. 5mg，qd。

【注意事项】可引起男性胎儿外生殖器异常；禁用于孕妇或可能怀孕的妇女，也不应触摸其碎片。

米诺地尔 Minoxidil

局部长期使用时，可刺激男性型秃发和斑秃患者的毛发生长。

【药品品种】

蔓迪酊

浙江万马　　Tr.：60mL：3g，130.98元/瓶

【临床应用】用于男性型秃发和斑秃。

【用法用量】局部外用，每次1mL，涂于头部患处，每日的总用量不得超过2mL。

【注意事项】使用时一旦发生全身作用或严重的皮肤反应，应停止使用。

【给药说明】应在头发和头皮完全干燥时使用。

吡美莫司 Pimecrilimus

为免疫抑制剂，抑制炎症细胞因子的合成。

【药品品种】

爱宁达 Elidel

诺华制药 Ung.[乙]：15g：1%，171.53元/支

【临床应用】用于无免疫受损的2岁及2岁以上轻度至中度异位性皮炎（湿疹）及脂溢性皮炎患者。

【用法用量】外用，轻柔地充分涂擦患处，bid，直至症状或体征消失。

【注意事项】用药时局部可能发生轻度和一过性反应，如发热、灼烧感，如果反应严重，则应重新评价治疗的危险/收益比。

他克莫司 Tacrolimus

为免疫抑制剂，主要抑制T细胞功能。

【药品品种】

普特彼 Protopic

爱尔兰藤泽 Ung.[乙]：10g：3mg，136.96元/支
Ung.[乙]：10g：10mg，160.06元/支

【临床应用】用于中到重度特应性皮炎患者；也可用于重症银屑病。

【用法用量】外用，在患处轻涂一薄层，bid，直至炎症和体征消失后1周。

【注意事项】不应采用封包敷料外用；0.03%和0.1%浓度的本品可用于成人，但只有0.03%浓度的本品可用于2岁及以上的小儿。

炉甘石

具有收敛、止痒的作用。

【药品品种】

炉甘石洗剂

江苏鹏鹞 Lot.[甲][省基][国基]：100mL（1mL含炉甘石0.15g、氧化锌50mg、甘油0.05mL），2.14元/支

【临床应用】用于急性瘙痒性皮肤，如湿疹和痱子。

【用法用量】局部外用，用时摇匀，bid至tid。

【注意事项】避免接触眼睛与其他黏膜。

丹参酮

为中成药，抗菌消炎。

【药品品种】

丹参酮胶囊

河北兴隆　Caps.[乙]：0.25g×36粒，31.30元/盒

【临床应用】用于痤疮、扁桃体炎、外耳道炎、疖、痈、外伤感染、烧伤感染、乳腺炎、蜂窝织炎、骨髓炎等。

【用法用量】po. 4粒，tid至qid。

卡力孜然

为中成药，活血润肤。

【药品品种】

维阿露酊

新疆维阿堂　Tr.：30mL，75.21元/瓶

【临床应用】清除沉着于局部的未成熟异常黏液质，用于白癜风。

【用法用量】外用适量，搽患处，tid至qid，搽药30min后，局部日光浴或紫外线照射15～30min。

【注意事项】服药期间患处宜常晒太阳或照黑光灯，保持患处皮肤呈粉红色。

其他常用同类药物

硝酸舍他康唑

为咪唑类广谱抗真菌药，可抑制真菌细胞膜麦角固醇合成，抑制真菌生长。

【药品品种】

立灵奇

海南海神　Ung.：0.2g：10g，17.16元/支

【临床应用】用于皮肤癣菌所致的浅表皮肤真菌感染，马拉色菌属所致花斑癣。

【用法用量】外用，涂于患处，bid，疗程为2～4周。

【注意事项】避免接触眼睛。

克霉唑－倍他米松 CLotrimazole/Betamethasone

为广谱抗真菌药与糖皮质激素的复方制剂。

【药品品种】

艾洛松 Eloson

先灵葆雅　　Ung.[乙]：50mg∶5g，14.90元/支

【临床应用】用于红色毛癣菌、须发癣毛癣菌、絮状表皮菌及犬小孢子菌引起的手、足癣和体、股癣；也用于由白色念珠菌引起的皮肤念珠菌病。

【用法用量】外用，将药膏均匀涂于患处，qd。

【注意事项】如发生刺激反应或过敏反应，应停药。

消炎癣湿药膏

为中成药，可杀菌，收湿，止痒。

【药品品种】

铍宝

广东皮宝　　Ung.：15g，16.46元/支

【临床应用】用于头癣、体癣、足癣、慢性湿疹、滋水瘙痒和疥疮等。

【用法用量】外用，洗净患处后涂抹，1日数次。

【注意事项】仅供外用，不得口服。

复方曲安奈德 Triamcinolone Acetonide

为外用糖皮质激素，具有抗炎、抗过敏、止痒和收缩血管作用。

【药品品种】

康纳乐 Kenacomb

中美施贵宝　Ung.[乙]【省基】：5g，5.15元/支

安隆

广东恒诚　Lot.：15mL，26.11元/支

【临床应用】用于接触性皮炎、脂溢性皮炎、神经性皮炎、湿疹、银屑病等。

【用法用量】局部外用，涂擦于患处，bid至tid。

【注意事项】病毒感染性皮肤病患者不宜使用。

【给药说明】不宜长期、大量使用；不可用于眼部。

磺胺嘧啶锌 Sulfadiazine Zinc

为局部应用磺胺药，具有磺胺嘧啶和锌两者的作用。

【药品品种】

创贝

上海全宇　Ung.[乙]：50g（5%），41.53元/支

【临床应用】用于预防及治疗Ⅱ、Ⅲ度烧伤继发创面感染。

【用法用量】局部外用，涂于患处，每日用量不超过500g。

【注意事项】对磺胺类药物过敏者、2个月以下婴儿、孕妇、哺乳期妇女及肝肾功能不良者禁用。

曲安缩松 / 尿素 Triamcinolone Acetonide Acetate/Urea

曲安缩松为肾上腺皮质激素；尿素能使皮肤角蛋白溶解变性，使皮肤软化；桉油、薄荷油具有轻度消炎、止痛及止痒作用。

【药品品种】

桉油尿素膏

何济公制药　Ung.[乙]：10g：1g，0.77元/支

【临床应用】用于神经性皮炎、接触性皮炎、脂溢性皮炎、湿疹瘙痒、牛皮癣和扁平苔藓；亦用于手足皲裂。

【用法用量】外用，涂搽患处并轻轻搓擦，qd至tid。

硝酸银 Silver Nitrate

为消毒防腐药，杀菌、收敛和促进创面愈合。

【药品品种】

欣纳星

立健药业 Ung.：50g：0.1%，16.30元/支

【临床应用】用于防治烧伤创面的浅Ⅱ度感染。

【用法用量】外用，均匀涂于创面，qd至bid，1次不超过500g。

鱼石脂 Ichthammol

为消毒防腐药，具有温和刺激性，消炎、防腐及消肿。

【药品品种】

鱼石脂软膏

三明天泰 Ung.[甲][国基]：0.1g：10g，1.50元/支

【临床应用】用于疖肿。

【用法用量】外用，涂于患处，qd。

【注意事项】不得用于破溃处。

重组人表皮生长因子

通过促进上皮细胞、成纤维细胞等多种细胞向创面迁移，促进皮肤创面组织修复。

【药品品种】

金因肽 GeneTime

华生元基因 Spr.：15mL：3万IU，71.43元/支

【临床应用】用于难愈性创面的治疗。

【用法用量】常规清创后，均匀涂于患处，qd或遵医嘱，推荐剂量为4 000IU/10×10cm²创面（每喷次约200IU rhEGF）。

【注意事项】使用过程中应避免污染；需2~8℃保

存；凝胶需4～25℃保存。

疤痕止痒软化乳膏

为中成药，活血柔皮，除湿止痒。

【药品品种】

疤痕止痒软化乳膏

成都东洋　Ung.: 20g，63.72元/支

【临床应用】用于灼伤或手术后增殖性瘢痕。

【用法用量】外用，涂敷于患处，tid。

【注意事项】孕妇慎用；如瘢痕表面有破溃或起泡者，应暂停使用。

他扎罗汀 Tazarotene

为维A酸类的前体药，调节表皮细胞分化和增殖，以及减少炎症。

【药品品种】

乐为

重庆华邦　Ung.: 15g：15mg，15.36元/支

【临床应用】用于寻常性斑块型银屑病及寻常痤疮。

【用法用量】外用，每晚临睡前半小时将适量本品涂于患处。

【注意事项】孕妇、哺乳期妇女及近期有生育愿望的妇女禁用。

维 A 酸 Tretinoin

为细胞分化诱导药，调节表皮细胞的有丝分裂和更新，促进毛囊上皮的更新，抑制角化蛋白的合成。

【药品品种】

艾力可

山东良福　Tab.[乙]: 10mg×20片，25.97元/盒

【临床应用】用于治疗银屑病及其他角化异常性皮肤病。

【用法用量】po. 10mg，bid至tid。

【注意事项】孕妇及哺乳期妇女禁用；不能与四环素、维生素A同服。

【给药说明】宜在夜间使用，避免日光刺激。

丙酸氯倍他索 Clobetasol Propionate

为外用糖皮质激素，具有抗炎、抗过敏、止痒和收缩血管作用。

【药品品种】

丙酸氯倍他索乳膏

江苏圣宝罗　Ung.：10g，25.70元/支

【临床应用】用于慢性湿疹、神经性皮炎、银屑病、掌跖脓疱病、扁平苔藓、盘状红斑狼疮等。

【用法用量】外用，qd至bid，每周软膏用量不能超过50g。

【注意事项】不宜长期、大量使用。

二硫化硒 Selenium Sulfide

与过氧化酶–胱氨酸结合，抑制表皮油脂中不饱和脂肪酸过氧化，降低皮脂中脂肪酸含量，同时抑制头皮表皮细胞的生长。

【药品品种】

希尔生

江苏天禾　Lot.[乙]：100g：2.5g，6.60元/支

【临床应用】用于头皮屑、头皮脂溢性皮炎、花斑癣。

【用法用量】外用。治疗头皮屑和头皮脂溢性皮炎，取5～10g药液于湿发及头皮上，轻揉至出泡沫，待3～5min后，用温水洗净，每周2次，1个疗程2～4周；治疗花斑癣，根据病患面积取适量药液涂抹，根据病患面积取适量药液涂抹，每周2次，1个疗程2～4周。

【注意事项】避免接触眼睛，切忌口服；不要用金属器件接触药液。

第二节 外 科 用 药

高锰酸钾 Potassium Permangangate

为强氧化剂，对各种细菌、真菌等致病微生物有杀灭作用。

【药品品种】

高锰酸钾片

鲁康福生 Tab.[省基]：0.1g×24片，7.18元/包

【临床应用】用于急性皮炎或急性湿疹，特别是继发感染的湿敷，清洗小面积溃疡。

【用法用量】用于急性皮炎或急性湿疹时，临用前配制成1∶4 000溶液用于湿敷、清洗或坐浴；用于小面积溃疡时，临用前配制成1∶1 000溶液用于清洗。

苯扎氯铵 Benzalkonium Chloride

为消毒防腐药类，在水溶液中解离成阳离子活性基团，净洁、杀菌。

【药品品种】

邦迪创可贴

上海强生 Plast.：70mm×18mm ×100贴，20.70元/盒

苯扎氯铵溶液

汕头洛斯特 Lot.：150mL∶0.15g（0.1%），52.90元/瓶

【临床应用】用于手术前皮肤消毒，黏膜和伤口消毒；亦可用于小创伤、擦伤。

【用法用量】外用，皮肤消毒用0.1%溶液，黏膜消毒用0.05%溶液，创面消毒用0.01%溶液。

碘酊 Iodine Tincture

可以使菌体蛋白质变性，杀死细菌、真菌。

【药品品种】

碘酊

上海运佳　Tr.：2%×250mL，26.45元/瓶

【临床应用】用于皮肤感染和消毒。

【用法用量】外用，用棉签蘸取少量本品，由中心向外涂搽局部，消毒后再用70%酒精脱碘。

过氧化氢 Hydrogen Peroxide

具有氧化作用，杀灭肠道致病菌、化脓性球菌。

【药品品种】

双氧水

广东恒健　Lot.[甲][省基]：3%×500mL，5.75元/瓶

【临床应用】用于化脓性外耳道炎和中耳炎、文森口腔炎、齿龈脓漏、扁桃体炎及清洁伤口。

【用法用量】清洁伤口，3%溶液。

硼酸 Boric Acid

为外用杀菌剂、消毒剂、收敛剂和防腐剂，与细菌蛋白质中的氨基结合。

【药品品种】

硼酸洗液

上海运佳　Lot.[甲][省基]：250mL：3%，3.86元/瓶

【临床应用】用于冲洗小面积创面与黏膜面。

【用法用量】外用冲洗或湿敷，湿敷时，用6～8层纱布浸于本品冷溶，轻轻挤压后，敷于患处，5～10min后更换，连续使用1min，qid。

环丙沙星 Ciprofloxacin

为喹诺酮类抗生素，作用于细菌DNA螺旋酶的A亚单位，抑制DNA的合成和复制而导致细菌死亡。

【药品品种】

曼舒林

海南碧凯　Supp.[乙]：0.2g×4粒，14.92元/盒

【临床应用】用于细菌性阴道炎。

【**用法用量**】阴道给药，qn，7日为1个疗程。

【**注意事项**】对喹诺酮类药物过敏者、孕妇及哺乳期妇女禁用。

克霉唑 Clotrimazole

为唑类广谱抗真菌药，抑制真菌麦角固醇合成。

【**药品品种**】

凯妮汀Canesten

拜耳医药　Tab.[甲][省基][国基]：500mg×1枚，53.64元/盒

【**临床应用**】外用于皮肤念珠菌感染和念珠菌性外阴阴道炎，马拉色菌属所致花斑癣。

【**用法用量**】阴道给药，在晚间将1片放入阴道深处，连续7日。

【**注意事项**】如皮疹加重、瘙痒应立即停用。

咪康唑 Miconazole

为抗真菌药，抑制真菌细胞膜麦角固醇合成，抑制真菌生长。

【**药品品种**】

达克宁 Gyno–Daktarin

西安杨森　Ung.[甲]：20g：2%，13.60元/支

　　　　　Pulv.：20g：每克含硝酸咪康唑20mg，14.43元/瓶

仙雅

阿特维斯　Lin.[乙]：20mL：2%，10.29元/瓶

【**临床应用**】用于由皮真菌、酵母菌及其他真菌引起的皮肤、指（趾）甲感染，由酵母菌（如念珠菌等）和革兰氏阳性细菌引起的阴道感染和继发感染。

【**用法用量**】外用。皮肤感染：bid，症状消失后继续用药10日，以防复发；指（趾）甲感染：qd，继续用药至新甲开始生长；念珠菌阴道炎：qn，必须连用2周，二次复发再用仍然有效。用于阴道念珠菌病的治疗，每晚1粒栓剂放入阴道内。

【注意事项】 如果出现局部敏感或过敏反应应停药。

【给药说明】 应避免本品与某些乳胶药品品种接触，如阴道避孕隔膜或避孕套。

制霉菌素 Nystatin

为多烯类抗真菌药，与真菌细胞膜上的甾醇结合，改变细胞膜通透性。

【药品品种】

制霉菌素片

山东鲁抗 Tab.：50万IU×100片，26.45元/盒

【临床应用】 用于消化道念珠菌病。

【用法用量】 po. 成人1次50万～100万IU，tid；小儿每日每千克体重5万～10万IU，分3～4次服用。

【注意事项】 出现阴道内刺激现象时应停止用药；有制霉菌素过敏史者禁用。

硝呋太尔制霉菌素 Nifuratel and Nysfungin

硝呋太尔具有广谱抗微生物作用，制霉菌素为多烯类抗真菌药。

【药品品种】

水青

太阳石（唐山）药业 Caps.[省基][乙]：硝呋太尔0.5g与制霉菌素20万IU×6粒，48.09元/盒

【临床应用】 用于细菌性阴道病、滴虫性阴道炎、念珠菌性外阴阴道炎、阴道混合感染。

【用法用量】 阴道给药，于晚上临睡前将本品1粒放入阴道后穹隆处，连用6日为1个疗程。

【注意事项】 治疗期间应避免性生活；勿饮用酒精饮料；哺乳期妇女慎用。

乳杆菌活菌

可直接补充阴道内正常生理细菌，调节阴道内菌群

平衡。

【药品品种】

定君生

内蒙古双奇　Cap. [乙]：0.25g×5粒，33.13元/盒

【临床应用】用于菌群紊乱引起的细菌性阴道病的治疗。

【用法用量】阴道给药，每次1粒，qn，连用10日为1个疗程。

【注意事项】治疗期间应避免性生活，勿同时使用抗生素类药物；用药期间不可冲洗阴道；适宜于冷藏保存。

复方甲硝唑

为复方抗滴虫和抗生素药，包含有甲硝唑、四环素与制霉菌素。

【药品品种】

复方甲硝唑阴道栓

河北金牛　Supp. [乙]：3g×10粒，27.61元/盒

【临床应用】用于滴虫性阴道炎、霉菌性阴道炎、细菌性阴道炎、老年性阴道炎、非特异性阴道炎及支原体感染、淋病双球菌感染等病症。

【用法用量】阴道给药，qn，连用7~10日。

重组干扰素 α-2b Interferon α-2b

抑制病毒增殖，调节免疫功能。

【药品品种】

安达芬栓

安徽安科　Supp.：10万IU×5粒，24.26元/盒

【临床应用】用于病毒感染引起（合并病毒引起）的宫颈糜烂。

【用法用量】睡前使用，直接将本品置于阴道后接近宫颈口处，每次1粒，qod，6~9粒为1个疗程。

【给药说明】需在2~8℃下保存；月经期间停止用

药。

利夫康洗剂

清热燥湿，杀虫止痒。

【药品品种】

利夫康洗剂

西安太极　Lot.[乙]：100mL，33.24元/瓶

【临床应用】用于湿热下注所致的带下、阴痒，外阴炎、滴虫性阴道炎、霉菌性阴道炎、细菌性阴道炎见以上症状者。

【用法用量】外用，取10mL加水至100mL外搽或用阴道冲洗器冲洗阴道，qd至bid，7日为1个疗程。

聚维酮碘 Povidone Iodine

为消毒防腐剂，接触创面或患处后解聚释放出所含碘，杀灭细菌、真菌等。

【药品品种】

聚维酮碘乳膏

广东科伦　Ung.：500g∶50g，89.70元/盒

丽泽

南京南大　Lot.：5%∶250mL，20.47元/盒

【临床应用】用于外科切口感染、褥疮感染、淤积性溃疡，预防烧伤、切口和其他局部损伤的细菌感染。

【用法用量】外用，涂于患处，qd至bid。

【注意事项】肾功能不全及甲状腺疾病患者慎用；不得与碱、生物碱、酚、水合氯醛、硫代硫酸钠、淀粉、鞣酸同用；避免接触眼睛。

羟苯磺酸钙 Calcium Dobesilate

增加渗透性和减少阻力，降低血浆黏稠度，防止血栓形成；提高红细胞柔韧性，间接增加淋巴的引流从而减少水肿。

【药品品种】

导升明胶囊

奥地利依比威　Caps.[乙]：500mg×60粒，157.00元/盒

【临床应用】用于微血管病的治疗及慢性静脉功能不全。

【用法用量】po. 糖尿病性视网膜病变：1粒，tid；其他适应证：1粒，bid。

【注意事项】严重肾功能不全的透析患者应减量。

马栗种子提取物

为中成药，可降低血管通透性，增加静脉回流。

【药品品种】

威利坦

威玛舒培　Tab.[乙]：400mg×20片，63.22元/盒

迈之灵

德国礼达　Tab.[乙]：150mg×20片，49.12元/盒

【临床应用】用于腿部因静脉功能障碍导致的不适（慢性静脉功能不全）。

【用法用量】po. 1～2片，bid。

【注意事项】餐后服用；胃溃疡患者慎用。

地奥司明 Diosmin

为血管保护和毛细血管稳定剂，发挥抗静脉炎和抗静脉曲张作用。

【药品品种】

爱脉朗 Alvenor

法国施维雅　Tab.[乙]：500mg×20片，43.00元/盒

地奥司明片

南京正大天晴　Tab.[乙]：450mg×24片，34.09元/盒

【临床应用】用于治疗静脉淋巴功能不全相关的各种症状以及与急性痔疮发作有关的各种症状。

【用法用量】po. 静脉功能不全和慢性痔疮：早晨2

片或早晚各1片，至少服用2个月；痔疮急性发作：前4日每日6片，后3日每日4片，然后每日服用2片维持直至症状消失为止。

【注意事项】急性痔疮发作时，如使用本品不能迅速消除症状，应进行肛肠病学检查并对本治疗方案进行重新审查。

草木犀流浸液 Melilotus Extract

为中成药，可降低血管壁通透性，增加毛细血管强度。

【药品品种】

消脱止 – M

生晃荣养　Tab.[乙]：400mg×50片，44.79元/盒

【临床应用】用于治疗创伤、外科手术等引起的软组织损伤肿胀，各期内痔、混合痔、炎性外痔、血栓性外痔等各种类型痔疮引起的出血、脱发、疼痛、肿胀、瘙痒等。

【用法用量】po. 餐前服用。创伤、骨折、慢性劳损、烧烫伤、静脉曲张、静脉炎及淋巴回流障碍等疾病：2～4片，tid；手术：术前1～3日开始服用，4片，tid，术后连服7日；痔疮急性发作：4片，tid，病情稳定后，2片，tid。

【注意事项】平素有胃肠道疾病者改为餐后服用。

复方角菜酸酯 Compound Carraghenates

可在肛门直肠黏膜表面形成一层膜状结构，保护炎症或者受损的黏膜。

【药品品种】

太宁 Titanoreine

西安杨森　Supp.[乙]：3.4g/枚（每枚含角菜酸酯0.3g，二氧化钛0.2g，氧化锌0.4g）×12枚，28.86元/盒

【临床应用】用于痔疮及其他肛门疾患引起的疼痛、肿胀、出血和瘙痒的对症治疗；亦用于缓解肛门局

部手术后的不适。

【用法用量】栓剂：塞肛门内，1次1枚，qd至bid；乳膏剂：经直肠给药，qd或数次。

【注意事项】使用本品时，宜先洗净患处。

化痔栓

为中成药，可止血，止痛，消炎，解毒，收敛。

【药品品种】

化痔栓

广州敬修堂　Supp.[乙][省基]：1.7g×10粒/盒，32.60元/盒

【临床应用】用于内、外痔疮，混合痔疮。

【用法用量】患者取侧卧位，置入肛门2～2.5cm深处，1次1粒，qd至bid。

【注意事项】不得内服；酒精过敏患者慎用，肛裂患者不宜使用。

普济痔疮栓

为中成药，清热解毒，凉血止血。

【药品品种】

普济痔疮栓

山东新时代　Supp.[乙]：1.3g×10粒，62.08元/盒

【临床应用】用于热证便血，对各期内痔、便血及混合痔肿胀等有较好的疗效。

【用法用量】直肠给药，1粒，bid。

马应龙麝香痔疮膏

为中成药，清热解毒，去腐生肌。

【药品品种】

马应龙麝香痔疮膏

武汉马应龙　Ung.[甲][国基]：4g×6支，23.81元/盒

【临床应用】用于痔疮肿痛，肛裂疼痛。

【用法用量】外用，取适量涂擦患处。

【注意事项】孕妇慎用。

前列安栓

清热利湿通淋，化瘀散结止痛。

【药品品种】

前列安栓

丽珠制药　Supp.^[乙]：2g×7粒，52.20元/盒

【临床应用】用于前列腺炎。

【用法用量】肛门用药，将药栓置入肛门3~4cm，1粒，qd，疗程1个月。

【注意事项】忌食辛辣等刺激性食物；戒酒。

玻璃酸钠 Sodium Hyaluronate

为关节滑液的主要成分，可覆盖和保护关节软骨，改善滑液组织的炎症反应。

【药品品种】

阿尔治 Artz

生化学工业　Inj.^[乙]：25mg：2.5mL，215.95元/支

【临床应用】用于骨关节炎。

【用法用量】注入关节腔内，成人：1次20~25mg，qw，连续5次，小关节酌减，一般4~6周为1个疗程。

【注意事项】需进行严格的无菌操作；肝功能不全者慎用。

其他常用同类药物

矾藤痔注射液

为中药注射剂，可清热解毒，收敛止血，消肿止痛。

【药品品种】

矾藤痔注射液

云南龙海　Inj.：2mL，100.47元/支

【临床应用】用于大肠湿热所致痔疮。

【用法用量】直肠内痔核底局部封闭注射，每一痔核注入0.3～0.7mL，若有5个以上时，可分2次注射；两次间隔约1周。

【注意事项】孕妇禁用。

水杨酸苯酚

水杨酸具有抗真菌、止痒及溶解角质作用，苯酚为消毒防腐剂。

【药品品种】

水杨酸苯酚贴膏

黄石卫材　Plast.：0.2g×6贴，0.89元/盒

【临床应用】用于鸡眼。

【用法用量】外用，贴于患处。

【给药说明】使用本品前将患处用热水浸洗10min，拭干后再贴。

聚甲酚磺醛 Policresulen

呈酸性，可抗细菌、真菌和原虫感染，使坏死组织和柱状上皮变性。

【药品品种】

爱宝疗 Albothyl

德国百克顿　Supp.[乙][省基]：90mg×6枚，40.92元/枚

【临床应用】用于阴道宫颈炎症或感染及组织损害的局部治疗、宫颈黏膜突出、尖锐湿疣及使用子宫托造成的压迫性溃疡等。

【用法用量】阴道给药，qod。如果采用爱宝疗浓缩液病灶烧灼，则于2次烧灼间隔日放入1枚阴道栓剂。

【注意事项】月经时停止用药；同一部位避免同时使用两种以上的药物。

【给药说明】以晚间睡前用药为宜。

双唑泰

甲硝唑为抗厌氧菌与抗滴虫药；克霉唑为广谱抗真菌药；醋酸氯己啶为季铵盐类阳离子表面活性剂，对革兰氏阳性细菌有杀菌作用。

【药品品种】

双唑泰

西安高科　Tab.：10片，20.86元/盒

【临床应用】用于细菌性阴道炎、霉菌性阴道炎、滴虫性阴道炎，以及混合感染性阴道炎。

【用法用量】阴道给药，用戴指套的手指将本品置于阴道后穹隆部，1片，qd，连用7日为1个疗程，停药后第1次月经净后重复1个疗程。

【注意事项】妊娠期头3个月禁用。

灵孢多糖

为中成药，可调整自主神经功能，改善微循环，增强肌体免疫力。

【药品品种】

灵孢多糖

北京协和　Inj.：2mL：4.5mg，73.40元/支

【临床应用】用于神经官能症，对脑动脉硬化症患者可增强其体力与记忆力。

【用法用量】im. 2mL，qd，1～3个月为1个疗程。

消痔灵注射液

为中药注射剂，可收敛，止血。

【药品品种】

消痔灵注射液

双鹤高科　Inj.[甲]：0.4g：10mL，2.45元/支

【临床应用】用于内痔出血、各期内痔、静脉曲张性混合痔。

【用法用量】肛门镜下内痔局部注射，内痔出血、

早期内痔：用本品原液注射到黏膜下层，用量相当于内痔的体积为宜；中、晚期内痔和静脉曲张性混合痔：按四步注射法进行。

【注意事项】急性肠炎、内痔发炎时须待消炎后使用。

灭活埃希的松

【药品品种】
玻特利 Posterisan Forte
德国卡德博士　Ung.: 25g，36.81元/支
【临床应用】用于顽固痔的并发症。
【用法用量】外用，bid，早晚涂于治疗区域，最好排便后使用。
【注意事项】本品采用苯酚做保护剂，苯酚过敏的患者可出现过敏反应。

麝香痔疮栓

为中成药，清热解毒，消肿止痛，止血生肌。
【药品品种】
麝香痔疮栓
武汉马应龙　Supp.: 6粒，11.62元/盒
【临床应用】用于治疗痔疮肿痛出血。
【用法用量】早晚或大便后塞于肛门内，1粒，bid。
【注意事项】孕妇禁用；忌食辛辣等刺激性食物，多食水果，防止便秘。

云南白药

为中成药，止血，消炎，愈创。
【药品品种】
云南白药创可贴
云南白药　Patch. 1.5cm × 2.3cm × 50贴，10.42元/盒
【临床应用】用于小面积开放性外科创伤。

【用法用量】清洁创面，撕去本品覆盖纸，将药带贴于创面。

可溶性纤维素钠

遇血能迅速膨胀，产生黏性体，堵塞毛细血管；膨胀溶解后产生负离子，活化凝血酶，同时遇血小板后能迅速发生黏附及凝集。

【药品品种】

雪立制

济南祥坤　Patch. 5cm×10cm，38.30元/袋

【临床应用】用于体表创伤、外科创面止血及上消化道出血。

【用法用量】外用。用本品敷于创面，加压1～3min；腔道出血时将本品填塞至出血处即可；po. 用100mL温开水加入8～10片本品，搅拌至溶解，每半小时服20mL，连服4～5次。

洁尔阴洗液

为中成药，清热燥湿，杀虫止痒。

【药品品种】

洁尔阴洗液

成都恩威　Lot.: 350mL，20.69元/瓶

【临床应用】用于妇女湿热带下，霉菌性、滴虫性阴道炎；亦用于下述皮肤病：湿疹、接触性皮炎、体股癣。

【用法用量】外用。外阴、阴道炎：用10%浓度洗液擦洗外阴，用冲洗器将10%浓度洗液送至阴道深部冲洗阴道，qd；接触性皮炎、湿疹：用3%浓度洗液湿敷患处，皮损轻者bid至tid，每次30～60min，无溃破者，可直接用原液涂擦，tid至qid；体股癣：用50%浓度洗液涂擦患处，tid，21日为1个疗程。

【注意事项】经期、孕期妇女禁用。

保妇康栓

为中成药，行气破瘀，生肌止痛。

【药品品种】

保妇康栓

海南碧凯　Supp.[乙]：1.74g×7粒，36.02元/盒

【临床应用】用于湿热瘀滞的带下、霉菌性阴道炎、老年性阴道炎、宫颈糜烂。

【用法用量】阴道给药，1粒，qd。

七叶皂苷钠

为中成药，能提高促肾上腺皮质激素和可的松的血浆浓度，从而起到抗炎、抗渗出、提高静脉张力、加快静脉血流、促进淋巴回流、改善血液循环和微循环的作用。

【药品品种】

麦通纳

山东绿叶　Inj.[乙][省基]：10mg，18.24元/支

【临床应用】用于各种原因所致的软组织肿胀、静脉性水肿。

【用法用量】iv gtt. 成人：0.1～0.4mg/（kg·d），或取5～10mg溶于10%葡萄糖注射液或0.9%氯化钠注射液250mL；iv. 每次5～10mg溶于0.9%氯化钠注射液10～20mL，1日总量不得超过20mg，疗程7～10日。

第三节　眼科用药

氯霉素 Chloramphenicol

通过可逆性地结合细菌核糖体的50S亚基而阻止蛋白质的合成，抑制敏感细菌生长。

【药品品种】

清润

武汉天天明　Ocus.[甲]：12.5mg：5mL，9.80元/支

【临床应用】用于结膜炎、角膜炎、睑缘炎及沙眼等。

【用法用量】滴眼，每次1~2滴，每日3~5次。

【注意事项】孕妇和哺乳期妇女慎用，新生儿和早产儿禁用。

金霉素 Aureomycin

为四环素类广谱抗生素，抑制细菌蛋白质合成。

【药品品种】

盐酸金霉素眼膏

何济公制药　Ocul.[甲] [省基]：2.5g：0.5%，1.50元/支

【临床应用】用于细菌性结膜炎、睑腺炎、角膜炎以及沙眼。

【用法用量】涂眼，qd至bid，最后一次宜在睡前使用。

妥布霉素 Tobramycin

可阻止细菌蛋白质合成，抑制敏感细菌生长。

【药品品种】

托百士 Tobrex

比利时爱尔康　Ocus.[省基] [乙]：5mL：0.3%，17.70元/支

【临床应用】用于外眼及附属器敏感菌株感染的局部抗感染治疗。

【用法用量】滴眼。轻度至中度感染：1~2滴，q4h；重度感染：2滴，每小时1次，病情缓解后减量使用直至病情痊愈。

【注意事项】长期用药将导致非敏感菌株的过度生长，甚至引起真菌感染；不能用于眼内注射。

妥布霉素 / 地塞米松 Tobramycin/Dexamethasone

妥布霉素可抑制敏感细菌生长；地塞米松为激素类，可抗炎，抗过敏。

【药品品种】

典必殊 Tobradex

爱尔康　Ocus.[乙][省基]：5mL：妥布霉素15mg与地塞米松5mg，36.00元/支

爱尔康　Ocul.[乙][省基]：3.5g：妥布霉素0.3%，地塞米松0.1%，36.10元/支

【临床应用】用于眼科手术前及手术后预防、治疗感染与炎症反应等。

【用法用量】滴眼，每次1~2滴，每4~6h 1次，在最初1~2日剂量可增加至q2h；外用，取1~1.5 cm长的药膏点入结膜囊中，tid至qid，或仅睡前用。

【注意事项】树枝状角膜炎、牛痘、水痘及其他因滤过性病毒引起的角膜炎、结膜炎、眼部分枝杆菌感染、眼部真菌感染、角膜上异物未完全去除者禁用；哺乳期妇女暂停使用。

氟米龙 Fluorometholone

为外用糖皮质激素，可抗炎，抗过敏。

【药品品种】

氟美童滴眼液

日本参天　Ocus.[乙]：1mg：5mL，16.72元/支

【临床应用】用于皮质类固醇敏感的睑结膜、球结膜、角膜及其他眼前段组织的炎症等。

【用法用量】外用，1~2滴，bid至qid，用前摇匀，滴于结膜囊内；治疗开始的24~48h，可酌情增加至每小时2滴，勿过早停药。

【注意事项】急性单纯疱疹病毒性角膜炎、眼组织的真菌感染、牛痘、水痘及大多数其他病毒性角膜、结膜感染、眼结核以及对该药成分过敏者禁用；单纯疱疹

病毒感染病史者慎用；长期应用时，个别敏感患者可能导致眼内压升高。

复方硫酸新霉素

为新霉素抑制细菌蛋白质的生物合成而呈现杀菌作用；地塞米松为糖皮质激素，具有抗炎、抗过敏等作用。

【药品品种】

复方硫酸新霉素

武汉五景　Ocus.：6mL（含硫酸新霉素21mg、地塞米松酸钠6mg），1.38元/支

【临床应用】用于急性及慢性角膜炎、结膜炎、巩膜炎等。

【用法用量】滴眼，每次2~3滴，每日4~8次。

【注意事项】长期使用可能会引起青光眼、白内障、真菌性眼睑炎等；避光不超过20℃保存。

洛美沙星 Lomefloxacin

为喹诺酮类抗生素类，可抑制细菌DNA螺旋酶的活性，从而抑制细菌DNA的合成达到抗菌作用。

【药品品种】

卓悦

南京白敬宇　Gel.：5g：15mg，18.83元/支

【临床应用】用于治疗敏感细菌所致的结膜炎、角膜炎、角膜溃疡、泪囊炎等眼前部感染。

【用法用量】滴眼，1滴，qid，滴药后保持闭眼5 min。

【注意事项】不宜长期使用。

氧氟沙星 Ofloxacin

为喹诺酮类抗生素类，作用机制同洛美沙星。

【药品品种】

泰利必妥 Tarivid

日本参天　Ocus.[甲][省基]：15mg：5mL，19.13元/支

Ocul.[乙]：3.5g：10.5mg，27.40元/支

【临床应用】用于结膜炎、角膜炎、角膜溃疡、泪囊炎、术后感染等外眼感染。

【用法用量】涂眼，bid。

【注意事项】不宜长期使用。

左氧氟沙星 Levofloxacin

为喹诺酮类抗生素类，作用机制同洛美沙星。

【药品品种】

海伦

山东福瑞达　Ocus.[甲][国基]：15mg：5mL，13.58元/支

可乐必妥 Cravit

日本参天　Ocus.[甲]：24.4mg：5mL，34.60元/支

【临床应用】用于敏感菌引起的细菌性结膜炎、细菌性角膜炎等。

【用法用量】滴眼，每次1~2滴，每日3~5次。

【给药说明】不宜长期使用。

利福平 Rifampicin

为广谱抗生素，可抑制细菌核糖核酸的合成达到抗菌作用。

【药品品种】

利福平滴眼液

武汉五景　Ocus.[甲][省基][国基]：5mg：10mL，0.79元/支

【临床应用】用于结膜炎、角膜炎、睑缘炎、巩膜炎、泪囊炎、眼内炎及沙眼等眼科病的治疗。

【用法用量】滴眼，每次1~2滴，每日4~6次。

阿昔洛韦 Aciclovir

为选择性抗病毒药。

【药品品种】

阿昔洛韦滴眼液

河南开封　Ocus.[甲][国基]：8mg：8mL，0.61元/支

【临床应用】用于单纯疱疹性角膜炎。

【用法用量】眼膏：涂于眼睑内，适量，每日4~6次，其中一次于睡前用。

更昔洛韦 Ganciclovir

为广谱抗病毒药。

【药品品种】

丽科明

湖北科益　Gel.[甲][省基]：7.5mg：5g，26.01元/支

更昔洛韦滴眼液

武汉天天明　Ocus.：8mL：8mg，22.8元/支

【临床应用】用于单纯疱疹病毒性角膜炎。

【用法用量】滴眼，1次2滴，每2h 1次，1日给药7~8次；外用，涂入结膜囊中，1滴，qid，疗程3周。

【注意事项】对更昔洛韦过敏者禁用；不推荐用于小儿；精神病患者及神经中毒症状者慎用。

【给药说明】不应过量用药；打开药管后使用期限不超过4周。

毛果芸香碱 Pilocarpine

可选择兴奋M胆碱受体，缩小瞳孔。

【药品品种】

乐青

武汉五景　Ocus.[甲][国基]：10mL：0.1g，13.94元/支

硝酸毛果芸香碱注射液

天津金耀　Inj.[甲][国基]：1mL：2mg，34.16元/盒

【临床应用】用于开角型青光眼和急慢性闭角型青光眼，以及继发性闭角型青光眼。

【用法用量】滴眼，根据病情决定用量。

卡替洛尔 Carteolol

为非选择性β受体阻滞剂，通过抑制眼房水的产生而降低眼压。

【药品品种】
美开朗 Mikelan
中国大冢　Ocus.[乙]：0.1g：5mL，26.22元/支

【临床应用】用于青光眼、高眼压症。

【用法用量】滴眼，1滴，bid，滴于结膜囊内，滴后用手指压迫内眦角泪囊部3~5min。

【注意事项】具有明显心脏疾病患者使用时应监测心率；与其他滴眼液联合使用时应间隔10min以上。

布林佐胺 Brinzolamide

为碳酸酐酶抑制剂，可抑制眼部睫状体产生眼水，降低眼压。

【药品品种】
派立明 Azopt
英爱尔康　Ocus.[乙]：50mg：5mL，80.62元/支

【临床应用】用于降低升高的眼压，如高眼压症、开角型青光眼等，亦可作为β受体阻滞剂的协同治疗。

【用法用量】滴眼，1滴，bid，点药后压迫鼻泪道或是轻轻闭上眼睛。

【注意事项】严重肾功能不全者禁用；孕妇、哺乳期妇女、18岁以下小儿慎用；与其他抗青光眼药联用时，每种药物滴用时间至少间隔5min。

曲伏前列素 Travoprost

为前列腺素类受体激动剂，通过增加葡萄膜巩膜通路房水外流来降低眼压。

【药品品种】

苏为坦 Travatan

西班牙爱尔康　Ocus.[乙]：0.1mg：2.5mL，225.00元/支

【临床应用】用于降低开角型青光眼或高眼压症患者升高的眼压。

【用法用量】滴患眼，1滴，qn。

【注意事项】用药后15min内不能戴隐形眼镜；对本品或苯扎氯铵过敏者禁用。

【给药说明】用药剂量不能超过每日1次。

拉坦前列素 Latanoprost

为前列腺素类似物，通过增加房水流出而降低眼压。

【药品品种】

适利达 Xalatan

比利时玛西亚　Ocus.[乙]：125μg：2.5mL，217.99元/支

【临床应用】用于青光眼和高眼压症，以及其他各种眼压升高情况。

【用法用量】滴眼，1滴，qd，最好于晚间滴于患眼。

【注意事项】孕妇、准备怀孕及哺乳期妇女、角膜接触镜（隐形眼镜）配戴者禁用；小儿患者不推荐使用。

吡诺克辛 Pirenoxine

可抑制氨基酸–色氨酸的异常代谢产物醌类物质对晶状体可溶蛋白质的作用，阻止白内障的进展。

【药品品种】

白内停

武汉远大　Ocus.：0.8mg：15mL，4.03元/支

【临床应用】用于初期老年性白内障、轻度糖尿病

性白内障或并发性白内障。

【用法用量】滴眼，1~2滴，tid至qid。

【注意事项】眼外伤及严重感染时，暂不使用。

七叶洋地黄双苷

洋地黄苷和七叶亭苷的联合作用改善视网膜的血流灌注。

【药品品种】

施图伦 Stulln

德施图伦　Ocus.：0.4mL×10支，39.89元/盒

【临床应用】用于眼底黄斑变性、眼疲劳。

【用法用量】滴眼，滴入眼结膜囊内，1滴，tid；延续治疗1周至病情好转后，1滴，bid。

普拉洛芬 Pranoprofen

可通过抑制前列腺素的生成和稳定溶酶体膜，从而发挥抗炎的作用。

【药品品种】

普南扑灵 Pranopulin

日本千寿　Ocus.[乙]：5mg：5mL，41.01元/支

【临床应用】用于外眼及眼前节炎症的对症治疗。

【用法用量】滴眼，1~2滴，qid，根据症状可以适当增减次数。

【注意事项】可掩盖眼部感染。

色甘酸钠 Sodium Cromoglicate

为抗过敏药物，抑制肥大细胞释放组胺、白三烯等致敏介质。

【药品品种】

色甘酸钠

广东宏盈　Ocus.[甲][省基]：0.16g：8mL，4.23元/支

【临床应用】用于春季卡他性角结膜炎及其他过敏

性眼病。

【用法用量】滴眼，qid，重症患者每小时滴1次。

富马酸依美斯汀

为H$_1$受体拮抗剂，抑制组胺引起的结膜血管渗透性的改变。

【药品品种】

埃美丁 Emadine

比利时爱尔康　Ocus.[乙]：5mL：2.5mg，36.88元/支

【临床应用】用于暂时缓解过敏性结膜炎的体征和症状。

【用法用量】滴眼，患眼1滴，bid，如需要可增加到qid。

【注意事项】不用于由隐形眼镜引起的眼部刺激症状。

【给药说明】用药期间不宜戴隐形眼镜；药瓶开启1个月后应丢弃。

托吡卡胺 Tropicamine

为抗胆碱药，可引起散瞳和睫状肌麻痹作用。

【药品品种】

托吡卡胺滴眼液

武汉五景　Ocus.[甲]：15mg：6mL，4.60元/支

【临床应用】用于青少年功能性调节性近视、中间性近视的调节，对青少年近视有显著的预防作用。

【用法用量】滴眼，每次2滴，间隔3~5min滴第2次。

【注意事项】青光眼患者禁用；出现眼压升高及过敏症状时应停用。

复方托吡卡胺 Tropicamine

托吡卡胺具有抗胆碱作用，可散瞳及调节麻痹；盐

酸去氧肾上腺素具有交感胺作用，表现为散瞳及局部血管收缩。

【药品品种】

复方托吡卡胺滴眼液

永光制药　Ocus.[乙]：5mL（托吡卡胺25mg：盐酸去氧肾上腺素 25mg），7.02 元/支

【临床应用】用于散瞳及检查眼底、屈光度。

【用法用量】眼部用药。散瞳检查：滴入结膜囊，1次1滴，间隔5min再滴第2次；屈光检查：每5min滴眼1次，连续滴4次，20min后可做屈光检查。

【注意事项】不适于12 岁以下的小儿散瞳验光。

卡波姆 Carbomer

凝胶的结构会被泪液中的盐分破坏，释放出其中的水分。

【药品品种】

唯地息 Vidisic

博士伦　Ocus.：10g：0.2%，29.24元/支

【临床应用】用于干眼症、泪液分泌减少的替代治疗。

【用法用量】滴眼，每次1滴，每日3～5次。

羟丙甲纤维素 – 右旋糖酐 70 Dextran 70/Hydroxypropy Methylcell– Ulose 2910

拟天然泪液的灭菌滴眼液，能使角膜上皮细胞正常生长。

【药品品种】

倍然 Bion tears

爱尔康　Ocus[乙]：0.4mL（右旋糖酐70 0.4mg，羟丙甲纤维素1.2mg），14.44元/支

新泪然

爱尔康　Ocus[乙]：5mL，29元/支

【临床应用】用于减轻眼部干燥引起的灼热、刺激

感等眼部不适症状。

【用法用量】根据病情需要滴眼，1～2滴/次。

【注意事项】使用后如果感到眼部有疼痛、视物模糊、持续性充血及刺激感或病情加重持续72h以上时，应停药并进行诊治。

法可林 Phacolysin

为蛋白分解酶激活剂，滴眼后能渗透到晶状体内，使变性的蛋白分解并被吸收。

【药品品种】

法可林滴眼液

南京立业　Ocus.：10mL∶1.5mg，13.47元/支

【临床应用】用于早期老年性白内障、外伤性白内障、先天性白内障、继发性白内障。

【用法用量】滴眼，1次2～3滴，1日2～5次。

【注意事项】化脓性眼病者禁用；一般不用于婴幼儿。

溴莫尼定 Brimonidine

为一种α肾上腺素能受体激动剂，既减少房水的生成，又增加葡萄膜巩膜的外流。

【药品品种】

阿法根

爱力根制药　Ocus.[乙]：5mL∶10mg，79.69元/支

【临床应用】用于降低开角型青光眼及高眼压症患者的眼压。

【用法用量】滴入眼睑内，常规剂量滴患眼1日2次，1次1滴。眼压在下午达高峰的患者或眼压需额外控制的患者，下午可增加1滴。

【注意事项】开瓶28日后药物不可再使用，在滴用本品后15min内不得戴隐形眼镜。

双氯芬酸钠 Diclofenac Sodium

为非甾体消炎镇痛药，强效抑制前列腺素合成，抑制炎症反应。

【药品品种】

迪非

沈阳兴齐　Ocus.[乙]：5mg：5mL，14.30元/支

【临床应用】用于治疗葡萄膜炎、角膜炎、巩膜炎，以及其他相关眼部炎症。

【用法用量】滴眼，1日4～6次，1次1滴；眼科手术用药：术前3、2、1和0.5h各滴眼1次，1次1滴；白内障术后24h开始用药，qid，持续用药2周；角膜屈光术后15min即可用药，qid，持续用药3日。

【注意事项】服用阿司匹林或其他非甾体抗炎药后诱发哮喘、荨麻疹或过敏反应的患者禁用；禁用于冠状动脉搭桥手术围手术期疼痛的治疗；有应用非甾体抗炎药后发生胃肠道出血或穿孔病史的患者禁用；有活动性消化性溃疡或出血患者，或既往曾复发溃疡或出血的患者禁用；重度心力衰竭的患者禁用。

氮䓬斯汀 Azelastine

为组胺H₁受体拮抗剂，抑制白三烯、组胺的合成和释放。

【药品品种】

盐酸氮䓬斯汀滴眼液

广东众生　Ocus.[乙]：6mL：0.05%，45.67元/支

【临床应用】用于季节性过敏性结膜炎症状的治疗和预防。

【用法用量】滴眼，早晚各1次，每眼1滴。症状严重者，可增加至qid。

【注意事项】开瓶后使用不超过4周；4岁以下小儿不推荐使用。

珍珠明目滴眼液

由珍珠水解液与冰片配伍制成，可清热泻火，养肝明目。

【药品品种】

珍珠明目滴眼液

远大天天明 Ocus.[甲][国基]：0.8mL×10支，20.70元/盒

【临床应用】用于视力疲劳症和慢性结膜炎。

【用法用量】滴入眼睑内，1次1～2滴，1日3～5次。

其他常用同类药物

红霉素 Erythromycin

大环内酯类抗生素，抑制细菌蛋白质合成。

【药品品种】

红霉素眼膏

武汉马应龙 Ocul.[甲][国基]：2.5g，0.38元/支

【临床应用】用于细菌性结膜炎、角膜炎和沙眼，可预防新生儿淋球菌及沙眼衣原体眼部感染。

【用法用量】涂眼，bid至tid，其中一次于睡前用。

四环素 Tetracyclin

广谱抗生素，影响细菌蛋白质合成。

【药品品种】

四环素眼膏

何济公制药 Ocul.[省基]：2.5g，0.72元/支

【临床应用】用于敏感菌引起的沙眼、结膜炎、角膜炎、眼睑炎等。

【用法用量】涂于眼睑内，qd至bid。

四环素可的松 Tetracyclin-Cortisone

四环素可抑制微生物生长，抗感染；可的松为激素类，可抗炎，抗过敏。

【药品品种】

四环素可的松眼膏

重庆科瑞 Ocul.[乙]：2.5g，1.60元/支

【临床应用】用于沙眼、结膜炎等眼病。

【用法用量】涂于眼睑内，tid至qid，最后一次宜在睡前使用。

加替沙星 Gatifloxacin

喹诺酮类抗生素类，可抑制细菌DNA螺旋酶的活性。

【药品品种】

加替沙星滴眼液

中国大冢 Ocus.：15mg：5mL，22.05元/支

【临床应用】用于敏感菌所引起的急性细菌性结膜炎。

【用法用量】滴眼，第1~2日，清醒状态下，2h 1次，每次1滴，每日8次；第3~7日，清醒状态下，qid，每次1滴。

【注意事项】对加替沙星及其他喹诺酮药物过敏者禁用。

氧氟沙星 Ofloxacin

喹诺酮类抗生素类，可抑制细菌DNA螺旋酶的活性。

【药品品种】

氧氟沙星滴眼液

湖北东盛 Ocul.[乙]：15mg：5mL，5.18元/支

【临床应用】用于敏感菌所致的外眼感染，如结膜炎、角膜炎、角膜溃疡等。

【用法用量】滴眼液，1～2滴，1日3～6次。眼膏：涂眼，每次适量，tid，其中一次于睡前用。

【注意事项】不宜长期使用，出现过敏立即停用，孕妇、哺乳期妇女、小儿及老年人慎用。

阿托品 Atropine

可阻断M胆碱受体，使瞳孔括约肌和睫状肌松弛。

【药品品种】

迪善眼用凝胶

沈阳兴齐　Ocul.[国基]：2.5g：25mg，6.17元/支

【临床应用】用于虹膜睫状体炎、角膜炎、眼外伤、恶性青光眼的治疗和散瞳验光。

【用法用量】涂眼，每晚睡前1次，每次将1～1.5cm长的眼膏涂入结膜囊内。

【注意事项】对颠茄碱过敏者禁用，开角型青光眼、闭角型青光眼及40岁以上浅前房患者禁用，前列腺肥大患者及麻痹性肠梗阻患者禁用。

复方熊胆滴眼液

中成药，能促进电热所致家兔角膜烧伤所致角膜翳处的角膜上皮修复等。

【药品品种】

复方熊胆滴眼液

长春普华　Ocus.：8mL，32.78元/瓶

【临床应用】用于肝火上眼、热毒伤络型之急性细菌性结膜炎，流行性角结膜炎。

【用法用量】滴眼，每次1～2滴，每日6次。

重组干扰素 α-1b Interferon α-1b

具有广谱抗病毒及免疫调节功能。

【药品品种】

滴宁滴眼液

长生基因　Ocus.：2mL，16.57元/支

【临床应用】用于治疗眼部病毒性疾病。

【用法用量】滴眼，急性炎症期，每日4～6次，每次1滴；病情好转减为bid至tid；基本痊愈后，qd，继续用药1周后停药。预防性滴用本品，bid，连用3日，以防复发。

【给药说明】需在2～8℃下保存。

吡嘧司特 Pemirolast

为肥大细胞稳定剂，抑制细胞外钙内流以及细胞内钙释放。

【药品品种】

研立双 Alegysal Ophthalmic

日本参天　Ocus.：5mg：5mL，28.36元/支

【临床应用】用于过敏性结膜炎、春季卡他性结膜炎。

【用法用量】滴眼，1滴，bid（早、晚）。

【注意事项】对本品有过敏症如眼睑炎、眼睑皮肤炎等症状时停止使用。

萘甲唑啉 Naphazoline

为拟交感胺药，直接作用于α-结膜小动脉上的$α_1$肾上腺素受体，收缩血管。

【药品品种】

萘甲唑啉滴眼液

武汉五景　Ocus.：8mL：0.96mg，8.73元/支

【临床应用】用于暂时减轻由于花粉过敏、感染、粉尘、烟雾、游泳或戴接触镜等原因引起的眼部充血及合并的轻度刺激症状。

【用法用量】滴眼，1～2滴，tid。

【注意事项】糖尿病患者、孕妇及哺乳期妇女慎用。

羟丙甲纤维素 Hypromellos

亲水性好，形成具有一定黏性的溶液，拟天然泪

液。

【药品品种】

羟丙甲纤维素滴眼液

长春迪瑞　Ocus.：50mg：10mL，12.93元/支

【临床应用】用于干眼症，替代泪液，缓解干眼造成的眼表皮组织损伤。

【用法用量】滴眼，每次1～2滴，1日4～6次。

【注意事项】开瓶1个月后，不宜再继续使用。

欧洲越桔果提取物

增加静脉张力及起到保护血管的作用。

【药品品种】

递法明 Difrarel

乐康美的澜　Tab.：0.1g×20片，69.46元/盒

【临床应用】用于糖尿病引起的视网膜病变。

【用法用量】每日3～6片，每个月服用20日。

【注意事项】孕妇慎用。

复方电解质眼内冲洗液

【药品品种】

世可

兴齐制药　Sol.：250mL，28.19元/支

【临床应用】眼科辅助药，用于内眼手术中眼内冲洗。

【用法用量】白内障手术20～500mL，玻璃体手术50～4 000mL，青光眼根据术中需要决定用量。

苄达赖氨酸 Bendazac Lysine

醛糖还原酶抑制剂，可抑制葡萄糖向山梨醇转化。

【药品品种】

苄达赖氨酸

浙莎普爱思　Ocus.：40mg：8mL，41.57元/支

【临床应用】用于早期老年性白内障。

【**用法用量**】滴眼，1~2滴，tid，闭目3~5min，使药物充分吸收。

【**注意事项**】有灼烧感、流泪等反应，但能随着用药时间延长而适应。

噻吗洛尔 Timolol

非选择性β肾上腺能受体阻滞剂，抑制睫状体非色素上皮细胞中线粒体的氧化磷酸化作用。

【**药品品种**】

噻吗洛尔滴眼液

辰欣药业　　Ocus.[甲][国基]：25mg：5mL，7.49元/支

【**临床应用**】用于治疗原发性开角型、闭角型青光眼和多种继发性青光眼和高眼压症。

【**用法用量**】滴眼，1滴，qd至bid。

【**注意事项**】支气管哮喘、心力衰竭及有心脏病史者忌用；小儿、老人慎用，1岁以下婴幼儿禁用。

透明质酸钠 Sodium Hyaluronate

具有丰富的保水性，增强泪液层的稳定性，具有良好的角膜创伤治愈效果。

【**药品品种**】

爱丽 Hialid

日本参天　　Ocus.[乙]：5mg：5mL，30元/支

【**临床应用**】用于伴随下列疾患的角结膜上皮损伤：干燥综合征、斯·约二氏综合征、干眼综合征、艾内因性疾患等。

【**用法用量**】滴眼，每次1滴，每日4~6次。

【**注意事项**】滴眼时避免容器的前端直接接触眼部；不要在戴隐形眼镜时滴眼。

第四节　耳鼻喉科用药及口腔科用药

羟甲唑啉 Oxymetazoline

为咪唑啉类衍生物，具有直接激动血管 α_1 受体而引起血管收缩作用。

【药品品种】

他利特

杭州民生　Spr.[乙]：5mg：10mL，13.66元/支

【临床应用】用于急慢性鼻炎、鼻窦炎、过敏性鼻炎、肥厚性鼻炎。

【用法用量】喷鼻，成人和6岁以上小儿，1次一侧1~3喷，早晨和睡前各1次。

【注意事项】连续使用不得超过7日。

布地奈德 Budesonide

高效局部应用激素，具有抗炎、抗过敏等作用。

【药品品种】

雷诺考特 Rhinocort

阿斯利康　Spr.[乙]：64μg：120喷，67.04元/支

【临床应用】用于季节性和常年性过敏性鼻炎、常年性非过敏性鼻炎；预防鼻息肉切除术后鼻息肉的再生，对症治疗鼻息肉。

【用法用量】鼻炎：成人及6岁以上小儿早晨每个鼻孔各喷2次（128μg），或者早晚2次，每个鼻孔各喷1次。治疗或预防鼻息肉：1日256μg，qd或bid，根据临床疗效，以控制症状的最小剂量为维持剂量。

【注意事项】不可接触眼睛，长期高剂量应用可能发生糖皮质激素的全身作用。

【给药说明】在治疗季节性鼻炎时，尽可能在接触过敏源前使用该药。

氟替卡松 Fluticasone Propionate

局部用糖皮质激素，具有抗炎、抗过敏等作用。

【药品品种】

辅舒良 Flixonase

葛兰素史克　Spr.[乙]：50μg：120喷，79.13元/支

辅舒酮

葛兰素史克　Neb.[乙]：125μg/喷，60喷/瓶，81.72元/瓶

【临床应用】用于预防和治疗常年性及季节性的过敏性鼻炎（包括花粉症）。

【用法用量】用于鼻腔喷雾，成人：每日早晨1次，每鼻孔2喷；维持剂量为每侧1喷，qd，每日用量不可超过8揿（200μg），应规律用药。

莫米松 Mometasone

局部用糖皮质激素。

【药品品种】

内舒拿 Nasonex

先灵葆雅　Spr.[乙]：50μg：140喷，140.00元/支

　　　　　Spr.[乙]：50μg：60喷，66.68元/支

【临床应用】用于治疗成人、青少年和3～11岁小儿的季节性或常年性鼻炎。

【用法用量】成人（包括老年患者）和12岁以上小儿：常用推荐量为每侧鼻孔2喷（每喷为50μg），qd（总量为200μg），症状控制后减少剂量。3～11岁小儿：常用推荐剂量为每侧鼻孔1喷，qd。

【注意事项】长期使用的患者，应定期检查鼻黏膜。

【给药说明】对于中至重度季节性过敏性鼻炎患者，建议在花粉季节开始前2～4周使用本品做预防性治疗；每次用药前充分振摇容器。

氮䓬斯汀 Azelastine

H₁受体拮抗剂，可以阻止过敏反应中某些炎症介质如白三烯的合成和释放。

【药品品种】

爱赛平 Azep

MEDA Pharma Spr.[乙]：10mg：10mL，53.11元/支

【临床应用】用于季节性过敏性鼻炎（花粉症）、常年性过敏性鼻炎。

【用法用量】喷鼻，每侧鼻孔1喷，早晚各1次，连续使用不超过6个月；5岁以下小儿不推荐使用，6岁及以上小儿用药同成人用法用量。

【注意事项】孕妇慎用，哺乳期妇女禁用。

米诺环素 Minocycline

抗生素类，为牙周袋内局部使用缓释软膏剂。

【药品品种】

派丽奥 Periocline

日本新时代 Ung.：0.5g：10mg×5支，263.98元/盒

【临床应用】用于中、重度牙周炎，急性冠周炎，改善敏感菌所致牙周炎的各种症状。

【用法用量】将本品放入牙周袋内，每周1次，连续用2～4周。

【注意事项】不能涂于眼内。缓释基质不能降解，需由医师将药条取出。

西吡氯铵 Cetylpyridinium Chloride

为阳离子季铵化合物，对多种口腔致病和非致病菌有抑制和杀灭作用。

【药品品种】

依信

杭州民生 Garg.[乙]：0.2g：200mL，13.17元/瓶

【临床应用】用于口腔疾病的辅助治疗、日常口腔护理及清洁口腔，对菌斑形成有一定的抑制作用。

【用法用量】漱口，刷牙前后或需要使用时，每次15mL，强烈漱口1min，每日至少2次。

【注意事项】对本品主要活性成分及辅料过敏者禁用；6岁以下小儿不宜使用。

碘甘油 Iodine Glycerol

为消毒防腐剂，能使菌体蛋白质变性、死亡，杀灭细菌、真菌、病毒。

【药品品种】

碘甘油

运佳黄浦　Sol.：20mL：1%，5.53元/瓶

【临床应用】用于口腔黏膜溃疡、牙龈炎及冠周炎。

【用法用量】外用，用棉签蘸取少量本品涂于患处，bid至qid。

【注意事项】新生儿慎用；仅供口腔局部使用，若误服中毒，应立即使用淀粉糊或米汤灌胃，并送医院救治。

氨来呫诺 AmLexanox

具有抗炎、抗过敏的作用。

【药品品种】

福瑞斯

山东力诺　Pastes.：5g：0.25g，43.80元/支

【临床应用】用于治疗免疫系统正常的阿弗他口腔溃疡（复发性口腔溃疡）。

【用法用量】外用，尽可能在口腔溃疡一出现就使用本品，qid，疗程3日。

【注意事项】孕妇及哺乳期妇女慎用。

【给药说明】最好于三餐后、睡前做好口腔卫生清

洁后用药，挤出少量糊剂于棉棒上，涂在溃疡表面，用药量以覆盖溃疡面为准。

左卡巴斯汀 Levocabastine

为长效、强效、速效、高选择性H_1受体拮抗剂。

【药品品种】

立复汀

强生制药　Spr.[乙]：5mg：10mL，33.46元/支

【临床应用】用于过敏性鼻炎的症状治疗。

【用法用量】喷鼻，每鼻孔每次喷2揿，bid；也可每鼻孔每次喷2揿，tid至qid。

【注意事项】孕妇不宜使用。使用后可能发生嗜睡。

【给药说明】使用前必须摇匀，用药前需清洗鼻道，喷药同时将药物吸入。

其他常用同类药物

倍氯米松 Beclomethasone

局部用糖皮质激素，具有抗炎、抗过敏等作用。

【药品品种】

伯克纳 Beconase

葛兰素史克　Spr.[乙]：50μg：200喷，50.58元/支

【临床应用】用于常年性变应性鼻炎和季节性变应性鼻炎及血管收缩性鼻炎。

【用法用量】鼻腔喷雾给药，每次每鼻孔1～2揿，tid至qid；每日用量不可超过8揿（400μg），应规律用药。

麻黄素 Ephedrine

为拟肾上腺素药，可直接激动血管平滑肌的α、β受体，使皮肤、黏膜以及内脏血管收缩。

【药品品种】

麻黄碱滴鼻液

武汉五景　Nose drops.[国基]：8mL：1%，1.39元/支

【临床应用】用于急慢性鼻炎及感冒鼻塞。

【用法用量】滴鼻，qd至bid。

（孙萍萍　陈攀）

第20章

其 他 药 物

第一节　防治骨质疏松药

阿法骨化醇 Alfacalcidol

为钙调节药，在肝脏被迅速转化成1，25–二羟基维生素D_3，起到调节钙和磷酸盐代谢的作用。

【药品品种】

阿法迪三 Alpha–D3

昆明贝克诺顿　Caps.[甲][国基]：0.25μg×20粒，52.49元/盒

【临床应用】用于骨质疏松症、肾性骨病、甲状旁腺功能亢进或减退、营养和吸收障碍引起的及假性缺钙的佝偻病和骨软化病等维生素D代谢异常所致的症状。

【用法用量】po. 成人：慢性肾功能不全所致的维生素D代谢异常和骨质疏松症，0.5μg，qd；甲状旁腺功能低下症及其他维生素D代谢异常：1～4μg，qd；抗维生素D性佝偻病：1～4μg/d。

【注意事项】高钙血症、有维生素D中毒征象者禁用；用药期间注意检测血清钙磷变化。

【给药说明】本药需每日服用，并同时补钙（每日摄入钙元素约1 000mg）。

骨化三醇 Calcitriol

为维生素D_3最重要的一种活性代谢物，可促进小肠和肾小管吸收钙，抑制甲状旁腺增生，减少甲状旁腺素PTH合成与释放，纠正低血钙。

【药品品种】

罗盖全 Rocaltrol

上海罗氏　Caps.[乙][省基]：0.25μg×10粒，63.43元/盒

海卡洛

井田制药　Caps.[乙][省基]：0.25μg×10粒，48.06元/盒

溉纯

雅培　Inj.[乙]：1mL：1μg×10支，40.09元/盒

【临床应用】用于低血磷性维生素D抵抗形、维生素D依赖性佝偻病，绝经后骨质疏松症，特发性、假性及术后甲状旁腺功能减退症，肾性骨营养不良，骨软化症。

【用法用量】成人：po. 绝经后骨质疏松，0.25μg，bid；肾性骨营养不良（包括透析患者），起始剂量每日0.25μg，血钙正常或略有降低的患者隔日0.25μg即可；甲状旁腺功能减退症、佝偻病，初始剂量0.25μg/d，晨服。iv. 血液透析患者的肾性骨营养不良，初始剂量1次0.5μg（0.01μg/kg），1周3次。小儿：po. 甲状旁腺功能减退症，1~5岁，0.25~0.75μg/d，6岁以上，0.5~2μg/d。

【注意事项】与高血钙有关的疾病、有维生素D中毒迹象的患者禁用。

【给药说明】应根据患者血钙水平给予本药每日最佳剂量；肾功能正常的患者使用本药应保持适量的水摄入；本药不需其他维生素D制剂与其合用。

阿仑膦酸钠 Alendronate Sodium

为一种二膦酸盐，可抑制破骨细胞的活性，减慢骨吸收，防止骨丢失。

【药品品种】

福善美 Fosamax

杭州默沙东　Tab.[乙][省基]：70mg×1片，70.72

元/盒

【临床应用】用于预防和治疗绝经后妇女的骨质疏松症、治疗男性骨质疏松以增加骨量，预防髋部和脊柱骨折，治疗变形性骨炎和多种原因引起的高钙血症。

【用法用量】po. 绝经后妇女骨质疏松症，70mg，每周1次或10mg，qd；男性骨质疏松症，10mg，qd。

【注意事项】导致食管排空延迟的食管异常者、不能站立或坐直至少30min者、低钙血症者、骨软化症患者禁用。

【给药说明】本药宜于每日首次进食或应用其他药物前至少半小时，用温开水200mL送服，不得咀嚼或吮吸本药，服药后至少30min内及当日首次进食前，避免躺卧。

阿仑膦酸维生素 D₃ Alendronate Sodium and Vitamin D₃

为骨质疏松药物和维生素D的单片复方制剂。

【药品品种】

福美加

杭州默沙东　　Tab.[乙]：阿仑膦酸钠70mg，维生素 D₃ 2 800IU × 1片，69.67元/盒

【临床应用】用于治疗绝经后妇女骨质疏松症以增加骨量，并降低骨折发生率，包括髋部和椎骨骨折（椎体压缩性骨折）；亦可治疗男性骨质疏松症以增加骨量。

【用法用量】po. 70mg，每周1次，于进餐前或给予其他药物治疗前的至少半小时服用，6个月为1个疗程。

【注意事项】导致食管排空延迟的食管异常者、不能站立或坐直至少30min者、低钙血症者禁用；孕妇、小儿不宜使用。

【给药说明】患者用一满杯水吞服药物，并且在至少30min内及当日第一次进食之前不要躺卧；服药后至少半小时后才可服用钙剂、抗酸药以及其他口服药物。

降钙素 Calcitonin

为钙调节药，可降低破骨细胞活性和数目。

【药品品种】

密盖息 Miacalcic

瑞士诺华　Inj.[乙][省基]：50IU∶1mL×5支，276.43元/盒

　　　　　　Spr.[乙][省基]：4 400IU∶2mL，312.51元/瓶

金尔力

银谷制药　Spr.[乙][省基]：每1mL含鲑鱼降钙素222.2μg（1mg=6 000IU），每喷含鲑鱼降钙素20μg（120IU），每喷重量90mg，每瓶装2.4mL（16喷），126.90元/瓶

【临床应用】用于骨质疏松症、高钙血症和高钙危象、变形性骨炎。

【用法用量】ih.、im. 骨质疏松症：50~100U，qd或100U，qod；高钙血症：5~10U/kg，分1~2次给药；变形性骨炎：50U，1周3次。iv gtt. 高钙血危象：10~40U/（kg·d），加入生理盐水500mL内缓慢滴注，滴注时间至少为6h；iv. 高钙血危象：10~40U/（kg·d），分2~4次缓慢静脉注射。经鼻给药：骨质疏松症，20μg，qd；伴有骨质溶解和/或骨质减少的骨痛，40~80μg/d，单次给药最高剂量为40μg。

【注意事项】对蛋白质过敏者可能对本药过敏；妊娠及哺乳期妇女、小儿禁用；支气管哮喘、过敏体质、高龄患者慎用；鼻炎可加强鼻喷剂的吸收，慢性鼻炎使用降钙素鼻喷剂时应仔细监测。

【给药说明】用药前需皮试；配制后尽快使用；睡前用药或用药前给予止吐药，有助于减轻不良反应；鼻喷给药喷压一次剂量后，用鼻深吸气几次，以免药液流出鼻孔，不要立即用鼻孔呼气。

雷洛昔芬 Raloxifene

为选择性雌激素受体调节剂，可使骨吸收降低、尿钙丢失减少等。

【药品品种】

易维特 Evista

苏州礼来　Tab.[乙]：60mg×7片，84.56元/盒

【临床应用】用于预防和治疗绝经后妇女骨质疏松症。

【用法用量】po. 60mg，分1～2次给药，1日最大剂量为150mg。

【注意事项】孕妇及可能妊娠的妇女、小儿及严重肝肾功能损害患者禁用。

【给药说明】不适用于男性；应同时补充钙和/或维生素D。

雷奈酸锶 Strontium Ranelate

为双重作用的骨形成药，可促进骨形成，降低骨的再吸收。

【药品品种】

欧思美

法国施维雅　Pulv.[乙]：2g×7袋，122.81元/盒

【临床应用】用于治疗绝经后骨质疏松症以降低椎体和髋部骨折的危险性。

【用法用量】po. 推荐每日剂量是1次2g，qd。

【注意事项】本品仅用于绝经后妇女。

【给药说明】因为吸收较慢，且牛奶、牛奶衍生物和其他食物能够降低雷奈酸锶的吸收；本品应于夜间和餐后至少2h服用。

枸橼酸钙 Calcium Citrate

为钙补充剂，参与骨骼的形成与骨折后骨组织的再建以及肌肉收缩等。

【药品品种】

司特立

吉林育华　Tab.：0.5g×48片，20.48元/盒

【临床应用】用于预防和治疗钙缺乏症。

【用法用量】po. 成人：1～4片，tid。

【注意事项】高钙血症、高钙尿症、含钙肾结石或有肾结石病史者禁用。

碳酸钙–维生素 D₃ Calcium Carbonate and Vitamin D₃

为碳酸钙、维生素D₃复合物。

【药品品种】

钙尔奇D600

惠氏制药　Tab.[乙][省基]：复方［每片含碳酸钙1.5g（相当于钙600mg），维生素D₃ 125IU］×30片，32.98元/盒

【临床应用】用于妊娠和哺乳期妇女、更年期妇女、老年人等的钙补充剂，并帮助预防骨质疏松症。

【用法用量】po. 治疗用量：600mg（以元素钙计），tid；预防用量：1日600～1 200mg（以元素钙计）。

【注意事项】高钙血症、高尿酸血症患者禁用；心、肾功能不全者慎用。

【给药说明】本药宜在餐后使用。

其他常用同类药物

伊班膦酸 Ibandronic Acid

为双膦酸盐类骨吸收抑制药，抑制羟膦灰石的溶解和形成。

【临床应用】用于伴有或不伴有骨转移的恶性肿瘤引起的高钙血症；治疗恶性肿瘤溶骨性骨转移导致的骨痛。

【用法用量】iv gtt. 高钙血症：严重高钙血症，单

剂4mg；中度高钙血症，单剂2mg。

【注意事项】小儿、孕妇及哺乳期妇女禁用；肝肾功能不全者慎用。

【给药说明】不得与其他双膦酸盐类药物合用；用药前应适当给予生理盐水进行水化治疗；应确保经静脉给药；不得与含钙溶液混合静脉输注。

依降钙素 Elcatonin

为降钙素衍生物，可抑制破骨细胞活性，减少骨的吸收，防止骨钙丢失。

【临床应用】用于治疗骨质疏松症、骨质疏松引起的骨痛、高钙血症。

【用法用量】骨质疏松症：通常，成人以依降钙素计，1周肌内注射1次，1次20U。骨质疏松引起的疼痛：肌内注射1次10U，每周2次。应根据症状调整剂量，或遵医嘱。

【注意事项】有引起休克的可能性，故有过敏史患者、支气管哮喘患者慎用；本品用药以6个月为目标，不得长期使用。

【给药说明】肌内注射时，注意避开神经走向部位及血管，若有剧痛或抽出血液，应速拔针换位注射。反复注射时，应左右交替注射，变换注射部位。

四烯甲萘醌

为影响骨代谢药，具有促进骨形成和抑制骨吸收的作用。

【药品品种】

固力康

卫材　Caps.：15mg×30粒，97.77元/盒

【临床应用】用于提高骨质疏松患者的骨量。

【用法用量】po. 成人，1粒，tid。

【注意事项】禁用于正在使用华法林治疗的患者。

【给药说明】饭后口服。

鹿瓜多肽 Cervus and Cucumis Polypeptide

为鹿科动物梅花鹿的骨骼和葫芦科植物甜瓜的干燥成熟种子提取物。

【临床应用】用于风湿性关节炎、类风湿关节炎、强直性脊柱炎、各种类型骨折、创伤修复及腰腿疼痛等。

【用法用量】im. 每次4~8mg，8~16mg/d，用适量注射用水稀释后注射。iv gtt. 16~24mg/d，于5%葡萄糖注射液或0.9%氯化钠注射液250~500mL中稀释后滴注。

【给药说明】本药不宜与其他药物同时滴注。

骨肽 Ossotide

调节骨代谢，刺激成骨细胞增殖，促进新骨形成等。

【临床应用】用于促进骨折愈合。

【用法用量】iv gtt. 10~20mL，qd，溶于200mL 0.9%氯化钠溶液；im. 2mL，qd。

【注意事项】孕妇、哺乳期妇女、严重肾功能不全者禁用。

第二节 解毒药物

碘解磷定 Pralidoxime Iodide

为肟类解毒药，能恢复被有机磷酸酯类抑制的AchE活性。

【药品品种】

碘解磷定注射液

上海旭东海普 Inj.[甲]：0.5g：20mL，2.40元/支

【临床应用】用于解救多种急性有机磷酸酯类杀虫

剂中毒。

【用法用量】iv. 成人：轻度中毒，首次剂量0.4g，必要时2～4h重复1次；中度中毒，首次0.8～1.2g，以后每2～3h给药0.4～0.8g，共2～3次；重度中毒，首次1.0～1.2g，30min后无效可再给0.8～1.2g，以后改为0.4g/次，共4～6次。小儿：轻度中毒，每次15mg/kg；中度中毒，每次15～30mg/kg；重度中毒，每次30mg/kg。

【注意事项】与阿托品合用时应减少阿托品剂量。

【给药说明】禁与碱性药物配伍。

氯解磷定 Pralidoxime Chloride

为肟类解毒药，能恢复被有机磷酸酯类抑制的AchE活性。

【药品品种】

氯解磷定

旭东海普　Inj.[甲]：0.5g：2mL，5.30元/支

【临床应用】用于解救多种急性有机磷酸酯类杀虫剂中毒。

【用法用量】im. 轻度中毒：0.25～0.5g/次；中度中毒：0.5～0.75g/次，必要时2～4h重复注射0.5g。iv. 重度中毒：1次0.75～1.0g，用注射生理盐水20～40mL稀释后缓慢静脉注射，30～60min可重复注射0.75～1.0g，以后如改为iv gtt.，每小时不得超过0.5g。

【注意事项】老年人应适当减少用量和减慢静脉注射速度。

硫代硫酸钠 Sodium Thiosulfate

为供硫剂，与氰化物结合生成毒性很小的硫氰酸盐，随尿排出而解毒。

【药品品种】

硫代硫酸钠粉针

上海新亚　Inj.[甲][国基]：0.64g，57.50元/支

【临床应用】用于氰化物中毒的解毒，也可用于砷、汞、铅、铋、碘等中毒；低剂量注射可用于抗过敏；外用于治疗皮肤疥疮、癣及慢性皮炎。

【用法用量】成人：iv. 抢救氰化物中毒：先用亚硝酸钠，然后缓慢静脉注射本药12.5～25g；抗过敏：1次0.5～1.0g（5%的溶液10～20mL），qd。小儿：0.25～0.5g/kg，qd。

【给药说明】临用前用灭菌注射用水溶解成5%溶液后应用。本药与亚硝酸钠共同解毒，应先后做静脉注射，不能混合后同时静脉注射。

纳洛酮 Naloxone

为阿片受体拮抗药，对阿片样物质和内源性阿片样物质有特异性拮抗作用。

【药品品种】

盐酸纳洛酮注射液

贵州景峰　Inj.[甲]【国基】：0.4mg：1mL，1.14元/支

【临床应用】用于阿片类药物复合麻醉术后，拮抗该类药品所致的呼吸抑制，促使患者苏醒；用于阿片类药物过量，完全或部分逆转阿片类药物引起的呼吸抑制；解救急性乙醇中毒；用于急性阿片类药物过量的诊断。

【用法用量】成人：iv. 常用量每次0.4～0.8mg；促使吗啡或芬太尼全麻后自发呼吸恢复：1.3～3g/kg；治疗阿片类中毒：1次400g或10g/kg；脱瘾治疗：1次400～800g；乙醇中毒：800～1 200g，1h后重复给药400～800g。小儿：iv. 1次10g/kg；iv gtt. 每小时10g/kg。

【注意事项】对吗啡、二乙酰吗啡等依赖或正在使用阿片类镇痛者禁用；有心血管疾病史、肝病患者、肾功能不全患者慎用。

【给药说明】将2mg本药加入500mL生理盐水或葡萄糖注射液中，使浓度达到0.004mg/mL，根据患者反应控制滴注速度。混合液应在24h内使用，超过24h未使用

的剩余混合液必须丢弃。

氟马西尼 Flumazenil

为苯二氮䓬类受体拮抗剂，抑制苯二氮䓬类药物的中枢镇静作用。

【药品品种】

氟马西尼

海南灵康　Inj.[甲][国基]：5mL：0.5mg，33.92元/支

【临床应用】用于逆转苯二氮䓬类药物的中枢镇静作用，亦可用于肝性脑病，能暂时改善精神状态。

【用法用量】iv. 苯二氮䓬类药物中毒急救：0.3mg，如在1min内未达到要求的清醒程度，可重复注射本药，直到患者清醒或总剂量达2mg；如再次出现嗜睡，可静脉滴注0.1～0.4mg/h直到达到要求的清醒程度。终止麻醉：开始用量为15s内静脉注射0.2mg，如60s内尚未清醒，可再注射0.1mg，必要时，60s重复1次，直至总量达1mg为止，通常使用0.3～0.6mg。

【注意事项】正应用苯二氮䓬类药物控制癫痫持续状态或颅内压增加时禁用本药；严重抗抑郁药中毒者禁用。

【给药说明】可用5%的葡萄糖水、乳酸林格氏液或普通生理盐水稀释后注射，稀释后应在24h内使用；术后在外周肌肉松弛药的作用消失前，不应注射本药；服用本药后24h内不宜从事危险作业或驾驶。

亚甲蓝 Methylthioninium Chloride

为氧化还原剂，对血红蛋白有氧化还原作用。

【药品品种】

亚甲蓝注射液

江苏济川　Inj.[甲][国基]：20mg：2mL×5支，70.50元/盒

【临床应用】用于治疗高铁血红蛋白血症、氰化物中毒。

【用法用量】成人：iv. 高铁血红蛋白血症，1%亚甲蓝1次1~2mg/kg（6~10mL），加入50%葡萄糖注射液20~40mL，于10~15min内注射，如1~2h未好转或有反复，可于2h后重复1次全量或半量；治疗氰化物中毒，1次5~10mg/kg，最大剂量为20mg/kg，加入25%或50%葡萄糖注射液20~40mL，缓慢注射。小儿：iv. 硝酸、亚硝酸盐中毒，每次1~2mg/kg，缓慢静脉注射（5~10min或10min以上）；氰化物中毒，每次10mg/kg，加5%葡萄糖注射液20~40mL，缓慢静脉注射。

【注意事项】肺水肿患者禁用；肾功能不全者慎用；用药后尿液可呈蓝色。

【给药说明】本品不能ih.、im.或鞘内注射；G6PD缺乏患者应用本药剂量过大，可引起溶血。

纳美芬 Nalmefene

为μ、κ、α阿片受体阻断剂，能竞争性拮抗各类阿片受体，尤其对μ受体有很强的亲和力。

【药品品种】

乐萌

成都天台山　Inj.[乙]：0.1mg：1mL，38.90元/盒

【临床应用】用于已知或疑似阿片类药物过量或中毒的急救促醒、急性颅脑与脊髓损伤、脑梗死等神经功能损坏性疾病；昏迷、休克及术后麻醉催醒、酒精中毒、戒毒后防复吸治疗等。

【用法用量】im.、iv gtt.、ih. 逆转术后阿片类药物抑制的推荐剂量：100μg/mL的剂量浓度，累积剂量大于1.0μg/kg不会增加疗效。初始剂量为0.25μg/kg，2~5min后可增加剂量0.25μg/kg，当达到了预期的阿片类药物逆转作用后立即停药。

【注意事项】不是治疗通气衰竭的主要手段。

【给药说明】一旦达到了足够的逆转效果，就不应继续用药。

亚叶酸钙 Calcium Folinate

为叶酸的活性形式，在体内不需叶酸还原酶的作用而直接起效。

【药品品种】

世明

重庆药友　Inj.[乙]【国基】：10mL∶0.1g×2支，59.80元/盒

【临床应用】用于叶酸拮抗药的"解救"治疗；也可用于白细胞减少症。

【用法用量】po. MTX的"解救"治疗：5~15mg，每6~8h 1次，连用2日。im. MTX的"解救"治疗：静脉注射MTX 24h后用药，1次9~15mg/m²，q6~8h，连用2日；白细胞减少：3~6mg，qd。

【注意事项】恶性贫血、维生素B_{12}缺乏引起的巨幼细胞贫血患者禁用。

【给药说明】本药禁止鞘内注射；本药含钙，静脉注射速度不宜超过160mg/min；本药口服吸收的饱和剂量为1日25mg，如1日口服量在25mg以上，则宜改为肌内注射给药。

左亚叶酸钙 Calcium Levofolinate

为亚叶酸的左旋体，是其生物活性物质。左亚叶酸不需要经过二氢叶酸还原酶的还原作用而直接参与使用叶酸作为体内转移"一碳基团"载体的生物反应。

【药品品种】

左亚叶酸钙

山西普德　Inj.[乙]：50mg，184.00元/瓶

广东岭南　Inj.[乙]：50mg，186.30元/瓶

【临床应用】与5-氟尿嘧啶合用，用于治疗胃癌和结直肠癌。

【用法用量】左亚叶酸钙100mg加入生理盐水100mL中静脉滴注1h，之后予以5-氟尿嘧啶375~425mg/

m^2 静脉点滴4~6h。

【注意事项】严重骨髓抑制、腹泻、合并重症感染、胸水、腹水、严重心脏疾病患者或有其既往史、全身情况恶化的患者禁用。

【给药说明】本品为静脉滴注用，不要皮下注射、肌内注射；发现患者剧烈腹痛、腹泻等症状时，应停止给药，并进行适当处理；要充分注意患者感染、出血倾向的出现或恶化。

戊乙奎醚 Penehyclidine Hydrochloride

为新型选择性抗胆碱药，能与M、N胆碱受体结合，抑制节后胆碱能神经支配的平滑肌与腺体生理功能。

【药品品种】
长托宁注射液

成都力思特　Inj：1ml：1mg，48.23元/支

【临床应用】用于麻醉前给药以抑制唾液腺和气道腺体分泌；亦用于有机磷毒物（农药）中毒急救治疗和中毒后期或胆碱酯酶老化后维持阿托品化。

【用法用量】im. 麻醉前用药：术前半小时，0.5~1mg；轻度中毒：1~2mg，必要时伍用氯解磷定500~750mg；中度中毒：2~4mg，同时伍用氯解磷定750~1 500mg；重度中毒：4~6mg，同时伍用氯解磷定1 500~2 500mg。

【注意事项】治疗剂量常伴有口干、面红和皮肤干燥等；青光眼患者禁用，孕妇、小儿、老年人慎用。

其他常用同类药物

药用炭 Medicinal Charcoal

吸附药，能有效地从胃肠道中吸附肌酐、尿酸等有毒物质。

【临床应用】用于腹泻及胃肠胀气等。

【用法用量】po. 成人：0.9 ~ 3.0g，tid；小儿：0.3 ~ 0.6g，tid。

【注意事项】可影响小儿营养，禁止长期用于3岁以下小儿；本品能吸附并减弱其他药物的作用，影响消化酶活性。

去铁胺 Deferoxamine

为一种络合剂，可与铁离子和铝离子形成稳定的水溶性铁胺复合物和铝胺复合物。

【药品品种】

得斯芬 Desferal

瑞士诺华 Inj.[甲][省基]：500mg，62.78元/瓶

【临床应用】用于慢性铁负荷过度、急性铁中毒的辅助治疗、慢性肾衰竭伴有铝负荷过度引起的脑病、骨病和贫血而需做透析的患者；亦可用于诊断铁或铝负荷过度。

【用法用量】成人：im. 慢性铁负荷过度，1日0.5 ~ 1g；急性铁中毒，首次0.5 ~ 1g，隔4h再给0.5g，以后根据病情每4 ~ 12h 1次，24h总量不超过6g；诊断铁负荷过度，排空膀胱内残余尿后注射0.5g。ih. 慢性铁负荷过度，平均日剂量为20 ~ 60mg/kg，最大剂量为1日55mg/kg；肾衰竭伴铝负荷过度，5mg/kg，qw。iv gtt. 急性铁中毒，1次0.5g，滴注速度不超过15mg/（kg·h），用药4 ~ 6h后可适当减慢滴速，24h总剂量不超过80mg/kg。小儿：iv gtt. 急性铁中毒，20mg/kg，q6h，滴注速度不超过15mg/（kg·h）；ih. 慢性铁负荷过度，1日10mg/kg，腹壁皮下注射8 ~ 12h或24h，平均日剂量不应超过40mg/kg。

【注意事项】无尿或严重肾功能不全者禁用；肾盂肾炎患者、有听力和视觉障碍者慎用；铁复合物排出时，可使尿液呈红色。

【给药说明】皮下注射时浓度不超过10%；皮下注射时针头不能离真皮层太近。

人血白蛋白 Human Albumin

为血容量扩充剂，并补充白蛋白，使血浆维持正常的胶体渗透压。

【临床应用】预防和治疗循环血容量减少，用于失血性休克、脑水肿、流产等引起的白蛋白缺乏、肾病等。

【用法用量】成人：iv gtt. 平均1日用量为20～30g，建议首次输注量为20g，维持剂量根据临床治疗情况而定。小儿：iv gtt. 一般为成人剂量的1/4～1/2，或0.4～0.44g/kg，滴注速度也控制在成人的1/4～1/2。平均1日用量为：新生儿1～2g，婴儿2～8g，小儿8～16g。

【注意事项】慢性肾功能不全和慢性贫血者、心力衰竭或心功能低下者、肺功能轻度减弱者慎用。

【给药说明】静脉滴注速度每分钟不宜超过2mL；本药不能与血管收缩药合用。

第三节 生物制品

精制破伤风抗毒素 Tetanus Antitoxin

为抗毒素球蛋白制剂，具有中和破伤风毒素的作用。

【药品品种】

精制破伤风抗毒素

兰州生物　Inj.[甲]【国基】：1 500IU×10支，22.66元/盒

【临床应用】用于治疗及预防破伤风。

【用法用量】im.、ih. 预防：1次1 500～3 000IU/次；治疗：第一次肌内注射或静脉注射50 000～200 000IU；以后视病情决定注射剂量与间隔时间，同时还可以将适量的抗毒素注射于伤口周围的组织中。小儿用量同

成人。

【注意事项】用前应做过敏试验，有过敏反应者，应做脱敏处理后使用。

【给药说明】皮下注射应在上臂三角肌附着处；同时注射类毒素时，注射部位须分开；肌内注射应在上臂三角肌中部或臀大肌外上部。

A 型肉毒毒素 Botulinum Toxin Type A

为神经肌肉阻滞剂，注入肌肉终板区后，抑制突触前运动神经释放乙酰胆碱。

【药品品种】
衡力
兰州生物制品　Inj.：100U，701.69元/支
保妥适
爱尔根　Inj.：50U，1 211.74元/支

【临床应用】用于治疗原发性眼睑痉挛、口-下颌肌张力障碍、痉挛性斜颈及麻痹性斜视、共同性斜视等。

【用法用量】im. 眼睑及面肌痉挛：每点起始量为2.5U，注射1周后有残余痉挛者可追加注射；病情复发者可做原量或加倍量注射。1次注射总量不应高于55U，1个月内总量应不高于200U。斜视：每条肌肉起始量1.25 ~ 2.5U，以后根据药物反应，酌情增至每次5U。

【注意事项】发热、急性传染病者缓用；有心脏疾病、肝脏疾病、活动性结核、血液病者及孕妇、12岁以下小儿慎用；禁与氨基糖苷类抗生素合用。

【给药说明】毒素稀释后应立即使用，亦可置2 ~ 8℃冰箱于4h内用完。

鼠神经生长因子

通过促进神经损伤恢复发挥作用。
【药品品种】
恩经复

未名生物　Inj.[乙]：18μg（≥9 000AU），207.44元/支

【临床应用】用于治疗正己烷中毒性周围神经病。

【用法用量】im. 1支，qd，4周为1个疗程，根据病情轻重可遵医嘱多疗程连续用药。

【注意事项】如有不溶的沉淀、混浊或絮状物时不可使用。

重组牛碱性成纤维细胞生长因子

为多功能细胞生长因子，促进来源于中胚层和外胚层的细胞的修复和再生。

【药品品种】

贝复新

珠海亿胜　Gel.：21 000IU/5g，76.54元/支

贝复舒

珠海亿胜　Ocus.[乙]：5mL：21 000IU，26.60元/支

【临床应用】促进创面愈合，用于烧伤创面、慢性创面和新鲜创面。

【用法用量】将药液直接涂抹于清创后的伤患处，或在伤患处覆盖适当大小的消毒纱布，用药液均匀喷湿（浸湿）纱布（以药液不溢出为准），常规包扎即可。推荐剂量每次约300IU/cm²，每日1次。

【注意事项】勿将本品置于高温或冰冻环境中；高浓度的碘酒、酒精、双氧水、重金属等蛋白质变性剂会影响本药活性。

【给药说明】常规清创后，建议以生理盐水冲洗后再使用本药。

结核菌素纯蛋白衍生物 Purified Protein Derivative of Tuberculin（TB–PPD）

为纯蛋白衍生物，经皮内试验后，对已受结核菌感染或已接种卡介苗者可引起特异性的皮肤变态反应。

【药品品种】

卡介菌纯蛋白衍生物注射液

成都生物　Inj：50IU∶1mL×10支，524.40元/盒

【临床应用】供临床结核病诊断用，以及卡介苗接种对象的选择与卡介苗接种后机体免疫反应的监测。

【用法用量】吸取本品0.1mL（5IU），皮内注射于前臂掌侧，于注射后48～72h检查注射部位反应。

【注意事项】禁用于急性传染病、急性眼结膜炎、急性中耳炎、广泛性皮肤病及有过敏史者。

【给药说明】安瓿开启后，应在半小时内使用。

外用重组人粒细胞巨噬细胞刺激因子凝胶

刺激粒细胞、单核巨噬细胞成熟，促进成熟细胞向外周血释放等。

【药品品种】

金扶宁

长春金赛　Gel.：100μg∶10g，131.97元/支

【临床应用】促进创面愈合，用于深Ⅱ度烧伤创面。

【用法用量】常规清创后无菌生理盐水清洗创面，再将适量本品均匀涂于患处。如需包扎，仅需在直接接触创面的消毒纱布内层上均匀地涂布适量本品。

【注意事项】四环素过敏者不得使用本品。

【给药说明】常规清创后，建议以生理盐水冲洗后再使用本品。

外用冻干重组人酸性成纤维细胞生长因子

为多功能细胞生长因子，促进中胚层和外胚层来源的多种细胞增殖和分化。

【药品品种】

艾夫吉夫

上海腾瑞　Neb.：2 500IU，111.64元/支

【临床应用】用于促进深Ⅱ度烧伤创面及慢性溃疡创面的愈合。

【用法用量】将本包装中所配置的10mL溶媒倒入装有thaFGF冻干粉的瓶中，盖（卡）上包装中所配置的喷雾器头后，即可开始使用。将药液直接喷于清创后的伤患处，或在伤患处覆以适当大小的消毒纱布，将药液均匀滴加于纱布，适当包扎即可。每日换药1次，或遵医嘱。

【给药说明】常规清创后，建议以生理盐水冲洗后再使用本品。

其他常用同类药物

A+C 群脑膜炎球菌多糖 Group A+C Meningococcal Polysaccharide Vaccine

疫苗类，接种后可使机体产生体液免疫应答。

【临床应用】用于预防A群及C群脑膜炎球菌引起的流行性脑脊髓膜炎。

【用法用量】ih. 每次100μg（0.5mL），满2岁小儿及成人接种1次。

【注意事项】患有癫痫、抽风、脑部疾患及有过敏史者，肾脏病、心脏病及活动性结核、急性传染病及发热者禁止接种。

【给药说明】上臂外侧三角肌附着处皮下注射；接种应于流脑流行季节前完成，3年内避免重复接种。

精制抗蛇毒血清 Snake Antivenins

疫苗类，可中和相应的蛇毒。

【药品品种】

精制抗五步蛇毒血清针

上海赛伦　Inj: 2 000IU，333.50元/支

精制抗银环蛇毒血清针

上海赛伦　Inj: 10 000IU，435.85元/支

【临床应用】用于治疗毒蛇咬伤中毒。

【用法用量】iv.、ih.、im. 抗蝮蛇毒血清1次

6 000 ~ 16 000IU，抗五步蛇毒血清1次8 000IU，抗银环蛇毒血清1次10 000IU，抗眼镜蛇毒血清2 500 ~ 10 000IU。

【给药说明】注射前必须进行皮试；在用药前肌内注射苯海拉明20mg或将地塞米松5mg加入25%或50%葡萄糖注射液20mL内静脉注射，15min后再注射本品，可防止产生过敏。

流感亚单位疫苗 Subunit Influenza Vaccine

疫苗类，接种后可使机体产生抗流行性感冒病毒的免疫力。

【临床应用】用于预防流行性感冒，特别适用于感染流行性感冒后易于发生并发症者。

【用法用量】im.、ih. 成人及3岁以上小儿：0.5mL；未注射过流感疫苗的小儿，应注射第2针，同第1针疫苗的间隔至少4周。

【注意事项】有急性疾病、严重慢性疾病者，慢性疾病的急性发作期和发热患者不得注射本疫苗；家族和个人有惊厥史者慎用。

【给药说明】当注射半量（0.25mL）时，在注射前按针管上的标记先弃去一半疫苗；可同其他疫苗同时使用，但应在左右肢分别注射；同时使用可能会增加不良反应。

乙型肝炎疫苗 Hepatitis B Vaccine

疫苗类，诱导抗HBsAg特异性体液抗体（抗–HBs抗体）。

【药品品种】
重组（酵母）乙型肝炎疫苗
葛兰素史克 Inj：20μg，114.39元/支

【临床应用】可进行预防乙型肝炎的主动免疫，预防乙肝病毒感染引起的乙型肝炎。

【用法用量】im. 15岁以上人群：剂量为20μg；16

岁以下小儿及新生儿：剂量为10μg/次。推荐有两种免疫程序包括：0（初次接种日期）、1（初次接种后1个月）、6（初次接种后6个月）个月和0、1、2个月免疫程序。

【注意事项】患有肝炎、发热、急性或慢性严重疾病及有过敏史者禁用。

【给药说明】应于肌内注射，成人和小儿接种于上臂三角肌，新生儿、婴儿和小儿接种于大腿前外侧。

人胎盘组织液 Human Placenta Tissue Hydrolysate

活性成分为人胎盘组织经酸水解后的混合物。

【临床应用】用于妇科、皮肤科慢性炎症；手术后粘连、瘢痕挛缩以及气管炎等疾病的治疗。

【用法用量】im. 每次1~2mL，每日或隔日注射1次，30次为1个疗程，每个疗程之间相隔1周。

第四节　诊断用药

碘帕醇 Iopamidol

为单体非离子型造影剂。

【药品品种】

典比乐

上海博莱科　Inj[乙]：37g：100mL，380.08元/瓶

【临床应用】造影剂。

【用法用量】脊髓造影：浓度为200~300mgI/mL溶液5~15mL。大脑血管造影：成人，300mgI/mL溶液5~10mL；小儿，300mgI/mL溶液3~7mL。周围动、静脉造影：300mgI/mL溶液20~50mL。冠状动脉造影：370mgI/mL溶液4~8mL。

【注意事项】对碘过敏、甲状腺功能亢进、心功能不全及癫痫患者禁用；肝肾功能不全者，患有心血管

病、糖尿病者，老年人及有过敏、哮喘史者慎用。

【给药说明】忌与其他药物配伍使用。

锝 [^{99}Tc] 亚甲基二膦酸盐

为放射性核素诊断用药。

【药品品种】

云克

成都云克　A剂0.05μg，B剂5.5mg[乙]，71.30元/套

【临床应用】用于类风湿关节炎等自身免疫性疾病及骨科疾病。

【用法用量】iv. qd，20日为1个疗程。

【注意事项】过敏体质（特异质），血压过低，严重肝肾功能不良患者禁用。

【给药说明】临用前，在无菌操作条件下，将A剂5mL注入B剂瓶中，充分振摇，使冻干物溶解，室温静置5min，即制得锝[^{99}Tc]亚甲基二膦酸盐注射液。

吲哚菁绿 Indocyanine Green

为色素类诊断药物。

【药品品种】

吲哚菁绿粉针

丹东医创　Inj[乙]：25mg，115.00元/支

【临床应用】用于诊断各种肝脏疾病，了解肝脏的损害程度及其储备功能。用于诊断肝硬化、肝纤维化、韧性肝炎、职业性肝病和药物中毒性肝病。

【用法用量】iv. 血浆消失率及血中停滞率的测定：0.5mg/kg，用蒸馏水稀释为5mg/mL浓度，在30s从肘静脉慢慢注入；肝血流量的测定：将本品25mg用少量蒸馏水溶解后，稀释成2.5～5.0mg/mL浓度，开始时，注射相当于3mg的此浓度溶液，以后在50min内慢慢静脉滴注至采血完毕。

【注意事项】本品可影响放射性碘的摄取率测定，两项检查应间隔1周以上。

【给药说明】必须用蒸馏水溶解，不得使用其他溶液如生理盐水等；请患者早晨空腹、仰卧位、安静状态下进行该项试验检查。

碘化油 Iodinated Oil

为X线诊断用阳性造影剂。

【药品品种】

碘化油

烟台鲁银　Inj.【甲】【国基】：10mL∶4.8g，112.70元/支

【临床应用】造影剂，也用于预防和治疗地方性甲状腺肿、地方性克汀病及肝恶性肿瘤的栓塞治疗。

【用法用量】支气管造影：经气管导管直接注入气管或支气管腔内，成人单侧1～20mL，双侧30～40mL，小儿酌减。注入宜缓慢，采用体位使各叶支气管充盈。子宫输卵管造影：经宫颈管直接注入子宫腔内，5～20mL（40%）。各种腔室和窦道、瘘管造影：依据病灶大小酌量直接注入。防治地方性甲状腺肿：深部肌内注射，成人常用量，1 000mgI或3mL（30%）；小儿常用量，1岁以下125mgI，1～4岁250mgI，5～9岁750mgI，10岁以上按成人剂量使用。肝癌栓塞治疗：在肝肿瘤供血动脉做选择性插管，或肝总动脉插管，将与抗癌药混匀的碘化油5～10mL注入。

【注意事项】对碘过敏、甲状腺功能亢进症、老年结节型甲状腺肿、甲状腺癌患者，有发热或有心、肝、肺疾患者禁用；活动性肺结核，对其他药物、食物过敏史或过敏性疾病者慎用；本品含碘，摄入体内可干扰甲状腺功能测定。

【给药说明】碘化油注射液较黏稠，注射时需选用较粗大的针头；碘遇高热和阳光照射，易游离析出，故不宜久露于日光和空气中，析出游离碘后色泽变棕色或棕褐色者不可再使用。

碘克沙醇 Iodixanol

为造影剂，注射后，有机碘在血管组织中吸收射线。

【药品品种】

威视派克 Visipaque

通用电气　Inj.[乙]：100mL：32g，682.80元/瓶

【临床应用】造影剂。

【用法用量】静脉注射，给药剂量取决于所检查的类型、年龄、体重、心输出量、患者全身情况以及所使用的技术。

【注意事项】未经控制症状的甲状腺功能亢进患者及既往对本品有严重不良反应史的患者及严重肝肾功能不全者禁用。

【给药说明】在给药前后应保证充足的水分；必须使用单独的注射器，用于动脉内注射的单次剂量，可重复使用；注射造影剂前应避免脱水。

碘普罗胺 Iopromide

为单聚体非离子型造影剂。

【药品品种】

优维显 Ultravist

拜耳　Inj.[甲]：100mL：37g（I），413.42元/瓶

　　　　Inj.[甲]：100mL：30g（I），325.64元/瓶

　　　　Inj.[甲]：50mL：15g（I），193.52元/瓶

　　　　Inj.[甲]：20mL：6g（I），93.46元/瓶

　　　　Inj.[甲]：50mL：18.5g（I），233.20元/瓶

【临床应用】造影剂。

【用法用量】静脉尿路造影：成人，300mgI/mL，剂量不少于1mL/kg；新生儿，1.5gI/kg；婴儿，1.0gI/kg；幼儿，0.5gI/kg；CT增强：碘普罗胺按每千克体重计1～2mL。

【注意事项】对碘过敏者、严重的甲状腺功能亢进

患者、妊娠妇女及急性盆腔炎患者禁用；心、肝功能不全及长期糖尿病、潜在性甲状腺功能亢进、良性甲状腺结节、多发性骨髓瘤患者慎用。

泛影葡胺 Meglumine Diatrizoate

为水溶性造影剂。

【药品品种】

复方泛影葡胺

湖南汉森　Inj.[乙][国基]：15.2g（6%）20mL×5支，67.51元/盒

【临床应用】造影剂。

【用法用量】尿路造影：60%~76%，20mL；周围血管造影：60%或76%，10~40mL；心血管造影：76%，40mL；脑血管造影：60%，20mL。

【注意事项】严重肝肾功能障碍者，活动性结核、甲状腺功能亢进及对碘过敏者禁用；可对甲状腺功能测定，酚磺酞排泄试验，血液中白细胞、红细胞计数，凝血酶原时间，凝血激酶时间，血清ALT、血清AST测定干扰。

【给药说明】注射前宜对患者补充足量水分。

钆喷酸葡胺 Gadopentetate Dimeglumine

为磁共振成像的顺磁性造影剂。

【药品品种】

钆喷酸葡胺注射液

北京北陆　Inj.[乙]：20mL：9.38g，124.05元/瓶
　　　　　　Inj.[乙]：10mL：4.69g，142.00元/瓶

【临床应用】为磁共振成像的顺磁性造影剂。

【用法用量】iv. 成人及2岁以上小儿：1次0.2mL/kg（或0.1mmol/kg），最大用量为1次0.4mL/kg。

【注意事项】对本品过敏及严重肾损害者、婴幼儿禁用；有过敏倾向者，有肾功能不良、癫痫、低血压、哮喘及其他变态反应性呼吸道疾病患者，孕妇及哺乳期

妇女慎用。

【给药说明】本品静脉注射后应立即进行MRI检查；一次检查后所剩下的药液，应不再使用。

六氟化硫微泡 Sulphur Hexafluoride Microbubbles

为可通过肺循环的超声心动图对比剂，提高血液回波率，从而提高信噪比。

【药品品种】

声诺维 SonoVre

上海博莱科　Inj.[乙]：59mg，584.96元/瓶

【临床应用】用于超声心动、大血管多普勒、小血管多普勒等检查。

【用法用量】静脉注射，在使用前向小瓶内注入注射用生理盐水5mL，然后用力震摇瓶子，直至冻干粉末完全分散。心脏B型超声成像时用量为2mL，血管多普勒成像时用量为2.4mL。

【注意事项】对本品过敏者，伴有右向左分流的心脏病、重度肺高压、未控制的高血压和成人呼吸窘迫综合征者，孕妇及哺乳期妇女禁用。

【给药说明】混悬液配制后6h内的任何时候都可将所需容量抽吸到注射器中使用；在使用前，应振摇瓶子使微泡重新均匀分散后，抽吸至注射器中立即注射。每次注射混悬液后，应随之应用0.9%无菌氯化钠注射液5mL冲注。

荧光素造影素 Fluorescein Sodium

为染料类诊断用药，将损伤的角膜上皮染成绿色；流经小血管时，能在紫外线或蓝色光激发下透过较薄的血管壁和黏膜呈现绿色荧光。

【药品品种】

荧光素钠

广州明兴　Inj.[乙]：0.6g∶3mL×5支，581.57元/盒

【临床应用】用于诊断眼角膜损伤、溃疡和异物，

眼底血管造影和循环时间测定；也用于术中显示胆囊和胆管，以及结核性脑膜炎的辅助诊断等。

【用法用量】iv. 循环时间测定：成人，5mL（10%）；小儿，0.05mL/kg（10%），全量在1s内快速推入。眼底血管造影：5mL（10%），全量在4s左右推注完毕。术中显示胆囊和胆管：手术前4h，5mL（10%）；im. 脑脊液渗透率试验（诊断结核性脑膜炎）：成人，5~10mL（10%）；小儿，0.3mL/kg（10%）。

【注意事项】有哮喘史和其他过敏性疾病者，严重肝肾功能损害者，测血液循环时，先天性缺血性心脏病患者及孕妇禁用；忌与酸、酸式盐和重金属盐类混合使用；本品静脉或肌内注射后，可暂时影响须观察血清或尿液颜色或进行比色测定的各项实验室检查结果。

【给药说明】在静脉给药前10~15min先用1%的本品溶液5mL注入静脉做过敏试验，若无反应再全量推入。

其他常用同类药物

碘海醇 Iohexol

为鞘内注射的安全造影剂。

【临床应用】造影剂。

【用法用量】脊髓造影：腰穿注入造影剂7~10mL。泌尿系造影：成人，静脉注射40~80mL；体重<7kg小儿，3mL/kg，体重>7kg小儿，2mL/kg（最高40mL）。血管造影：30~40mL/次。CT增强扫描：成人，100~180mL，静脉注射；小儿，按每千克体重1.5~2mL计。

【注意事项】有严重的甲状腺毒症表现的患者及对本品过敏者禁用；妊娠妇女慎用；有明显过敏史、哮喘病史或对碘造影剂有不良反应史者，应予特别注意；含碘造影剂均有可能妨碍甲状腺功能的检查，甲状腺的碘结合力可下降数日甚至数周。

【给药说明】不应与其他药物直接混合使用，应使用单独的注射器；造影前2h应禁食。

硫酸钡 Barium Sulfate

为X线双重造影剂。

【临床应用】造影剂。

【用法用量】上消化道造影：经口进行食管、胃、十二指肠检查，硫酸钡浓度100%～180%，50～150mL；下消化道造影：经肛门灌入肠内，180%，250～300mL/次。

【注意事项】疑有消化道穿孔、肠梗阻、急性胃肠出血、全身衰弱患者禁用。

纳米炭 Carbon Nanoparticles

为淋巴示踪剂，具有淋巴系统趋向性。

【临床应用】用于胃癌区域引流淋巴结的示踪。

【用法用量】手术中使用，在暴露术野后，取本品1mL，用皮试针头在肿瘤周缘分4～6点浆膜下注射，每个点注射0.1～0.3mL，缓慢推注，约3min推完。

【注意事项】对本药过敏者禁用。

【给药说明】应避免将药物直接注入血管；为防渗漏，针头应在组织中潜行一段距离后再缓慢推注，针头抽出时用纱布轻压注射点。

第五节　其　　他

西帕依固龈液

为健齿固龈，清血止痛的含漱类药物。

【药品品种】

西帕依固龈液

新疆奇康　Mist.[甲]：100mL，31.43元/瓶

【临床应用】用于牙周疾病引起的牙齿酸软，咀嚼无力，松动移位，牙龈出血以及口舌生疮，咽喉肿痛，口臭。

【用法用量】含漱2~3min，1次3~5mL，1日3~5次。

【注意事项】以牙龈出血为主症者，应排除血液系统疾患后方可使用。

【给药说明】本品可吞服。

其他常用同类药物

10% 碘化钾服液 Potassium Iodide

为广泛使用的无机碘剂，碘为合成甲状腺激素的原料。

【临床应用】用于地方性甲状腺肿的预防及治疗、甲状腺功能亢进症的术前准备、治疗甲状腺危象。

【用法用量】po. 预防地方性甲状腺肿：一般1日100μg。治疗地方性甲状腺肿：早期患者1日1~10mg，连服1~3个月，休息30~40日，1~2个月后，剂量可渐增至1日20~25mg，总疗程3~6个月。

【注意事项】对碘过敏者、婴幼儿、孕妇、哺乳期妇女禁用；口腔疾病患者，急性支气管炎、肺水肿及肺结核患者，高钾血症患者，肾功能不全者慎用。本药能影响甲状腺功能，改变甲状腺吸碘率的测定值和甲状腺核素扫描显像结果。

【给药说明】大量饮水和增加食盐摄入量，可加速碘的排泄。

碳酸镧 Lanthanum Carbonate

为不含钙和铝的磷酸盐结合剂，降低了血清磷和尿磷排泄。

【临床应用】用于治疗慢性肾衰竭患者的高磷血

症。

【用法用量】 po. 初始剂量为1日750～1 500mg，分次于进餐时服用。维持剂量为1日1 500～3 000mg。

【注意事项】 肠梗阻、克罗恩病、急性胃溃疡、溃疡性结肠炎患者慎用。进行腹部X线检查的患者使用本药可能引起不透射线的、类似显像剂的表现。

【给药说明】 不得吞服完整的咀嚼片。

（黄凯鹏　杨威）

第21章

中 成 药

第一节 内 科 用 药

1 感冒类药

疏风解毒胶囊

【药品品种】

疏风解毒胶囊

安徽济人　Caps.[乙][国基]：0.52g×36粒，40.48元/盒

【临床应用】疏风清热，解毒利咽。用于风热证的急性上呼吸道感染。

【用法用量】po. 4粒，tid。

【注意事项】结膜热、疱疹性咽峡炎、妊娠者及哺乳期妇女不在本次研究范畴。

清开灵口服液

【药品品种】

清开灵口服液

唐山福乐　Sol.[乙]：10mL×10支，12.03元/盒

【临床应用】清热解毒，镇静安神。用于上呼吸道感染、病毒性感冒、急性化脓性扁桃体炎、急性咽炎、急性气管炎、高热等。

【用法用量】po. 20～30mL，bid。小儿酌减。

【注意事项】久病体虚者如出现腹泻慎用。

抗病毒口服液

【药品品种】

抗病毒口服液

香雪制药　Sol.[乙]：10mL×10支，20.00元/盒

【临床应用】清热祛湿，凉血解毒。用于风热感冒、流感。

【用法用量】po. 10mL，bid至tid。

【注意事项】孕妇、哺乳期妇女禁用；高血压、心脏病、肝病、糖尿病、肾病等慢性病严重者和脾胃虚寒泄泻者慎服。

【给药说明】早餐前和午、晚餐后各服1次。

双黄连口服液

【药品品种】

双黄连口服液

东莞亚洲　Sol.[甲][省基]：10mL×10支，11.04元/盒

【临床应用】清热解毒。用于风热感冒发热、咳嗽、咽痛。

【用法用量】po. 10mL，tid。

【注意事项】忌烟、酒及辛辣、生冷、油腻食物；不宜同时服用滋补性中药。

板蓝根颗粒

【药品品种】

板蓝根颗粒

广州白云山和记　Pulv.[甲][国基]：3g×20包，18.18元/盒

【临床应用】清热解毒。用于病毒性感冒、咽喉肿痛。

【用法用量】po. 0.5~1包，tid至qid。

【注意事项】忌烟、酒及辛辣、油腻食物；不宜同

时服用滋补性中药；风寒感冒者不适用。

克感利咽口服液

【药品品种】

克感利咽口服液

广州王老吉　Sol.[乙]【省基】：10mL×6支，17.26元/盒

【临床应用】疏风清热，解毒利咽。用于感冒属风热外侵、邪热内扰证。

【用法用量】po. 20mL，tid。

【注意事项】忌烟、酒及辛辣、生冷、油腻食物；不宜同服滋补性中药。

感咳双清胶囊

【药品品种】

感咳双清胶囊

四川济生堂　Caps.[乙]：0.3g×24粒，22.19元/盒

【临床应用】清热解毒。用于急性上呼吸道感染、急性支气管炎。

【用法用量】po. 2粒，tid。

【不良反应】偶见便秘。

小柴胡颗粒（无糖型）

【药品品种】

小柴胡颗粒

广州白云山光华　Pulv.[甲]【省基】：4g×10袋，12.18元/盒

【临床应用】解表散热，疏肝和胃。用于寒热往来、胸胁苦满、心烦喜吐、口苦咽干。

【用法用量】po. 1～2袋，tid。

【注意事项】忌烟、酒及辛辣、生冷、油腻食物；不宜同服滋补性中药。

柴银口服液

【药品品种】

柴银口服液

山东鲁南厚普　Sol.[乙]：20mL×6支，13.48元/盒

【临床应用】清热解毒，利咽止咳。用于上呼吸道感染外感风热证。

【用法用量】po. 20mL，tid。

【注意事项】脾胃虚寒者宜温服；不适用于上呼吸道感染之外感风寒证。

金莲清热泡腾片

【药品品种】

金莲清热泡腾片

中盛海天　Caps.：4g×12片，35.91元/盒

【临床应用】清热解毒，利咽生津，止咳祛痰。主治外感热证所致高热、口渴、咽干、咽痛、咳嗽、痰稠，流行性感冒、上呼吸道感染见上述证候者。

【用法用量】po. 成人：2片，qid。小儿1岁以下：1片 tid。1~15岁：1~2片，qid。

【注意事项】虚寒泄泻者不宜服用。

施保利通片

【药品品种】

施保利通片

德国夏菩　Caps.：300mg×20片，48.25元/盒

【临床应用】用于病毒或细菌引起的呼吸道感染；单纯性唇疱疹；细菌性皮肤感染；因放射或细胞抑制剂治疗而引起的白细胞减少症；辅助抗生素治疗严重的细菌感染。

【用法用量】po. 每日早、中、晚吞服或含服。成人：3片；婴儿：1片；6岁以下：1~2片；7~12岁：2片。

其他常用同类药物

复方鱼腥草合剂

【药品品种】

复方鱼腥草合剂

浙江惠松　Syr.：10mL×10支，16.31元/盒

【临床应用】清热解毒。用于外感风热引起的咽喉疼痛、急性咽炎、扁桃体炎等。

【用法用量】po. 20~30mL，tid。

连花清瘟胶囊

【药品品种】

连花清瘟胶囊

石家庄以岭　Caps.[甲]：0.35g×24粒，13.70元/盒

【临床应用】清瘟解毒，宜肺泄热。用于治疗流行性感冒属热毒袭肺证。

【用法用量】po. 4粒，tid。

【注意事项】忌烟、酒及辛辣、生冷、油腻食物；不宜同时服用滋补性中药；高血压、心脏病者慎用；肝病、肾病、糖尿病者慎用；过敏体质者慎用。

羚羊角滴丸

【药品品种】

羚羊角滴丸

吉林健今　Pil.[乙]：60粒，29.74元/盒

【临床应用】平肝息风，清肝明目，散血解毒。用于高热惊痫、神昏痉厥、子痫抽搐、癫痫发狂、头痛眩晕、目赤翳障、温毒发斑、痈肿疮毒。

【用法用量】po. 10丸，bid。

【注意事项】密封。

维 C 银翘片

【药品品种】

维C银翘片

广药中一　Caps.[甲]：300mg×12片，11.04元/盒

广州花城　Caps.[甲]：300mg×18片，4.36元/盒

【临床应用】疏风解表，清热解毒。用于外感风热所致的流行性感冒。

【用法用量】po. 2片，tid。

【注意事项】忌烟、酒及辛辣生冷油腻食物；不宜同时服用滋补性中药；不适用于风寒感冒者不得饮酒或含有酒精的饮料；不能同时服用与本品成分相似的其他抗感冒药；肝肾功能不全者慎用；膀胱颈梗阻、甲状腺功能亢进症、青光眼、高血压和前列腺肥大者慎用；孕妇及哺乳期妇女慎用；服药期间不得驾驶机、车、船及从事高空作业、机械作业及操作精密仪器。

银翘解毒口服液

【药品品种】

银翘解毒口服液

南昌济生　Sol.[乙][省基]：10mL×10支，8.71元/盒

【临床应用】辛凉解表，清热解毒。用于风热感冒引起的发热头痛、咳嗽咽干、咽喉疼痛等。

【用法用量】po. 20mL，bid至tid。

【注意事项】孕妇禁用。

2　暑湿类药

藿香正气软胶囊

【药品品种】

藿香正气软胶囊

石家庄神威　Caps.[乙][国基]：0.45g×24粒，9.22元/盒

【临床应用】解表化湿，理气和中。用于外感风寒、内伤湿滞或夏伤暑湿所致的感冒。

【用法用量】po. 2～3粒，bid。

【注意事项】忌烟、酒及辛辣、生冷、油腻食物；不宜同时服用滋补性中药。

保济口服液

【药物品种】保济口服液

广州王老吉　Sol.[乙][国基]：10mL×12瓶，17.97元/盒

【临床应用】解表，祛湿，和中。用于腹痛吐泻、嗳气吞酸、恶心呕吐、肠胃不适、消化不良、舟车晕浪、四时感冒、发热头痛。

【用法用量】po. 1.85～3.7g，tid。成人：20mL，tid；3岁以上小儿：10mL，tid；3岁以下小儿酌减。

【注意事项】孕妇忌服；哺乳期妇女慎用；忌食生冷、油腻、不易消化食物；不适用于急性肠道传染病之剧烈恶心、呕吐、水泻不止；外感燥热者不宜服用。

3　止咳药

橘红痰咳口服液

【药品品种】
橘红痰咳口服液

广东化州　Sol.[乙][国基]：10mL×12支，22.01元/盒

【临床应用】理气祛痰，润肺止咳。用于痰湿（痰多）阻肺引起的咳嗽、气喘，感冒、支气管、咽喉炎见上述症状者。

【用法用量】po. 10 ~ 20mL，tid。

【注意事项】风热者忌服；忌食辛辣、油腻食物。

肺力咳合剂

【药品品种】

肺力咳合剂

贵州健兴　Syr.[乙][国基]：100mL，19.70元/瓶

【临床应用】清热解毒，镇咳祛痰。用于痰热犯肺引起的咳喘痰黄，支气管哮喘、支气管炎见上述症状者。

【用法用量】po. 7岁以内：10mL，tid；7 ~ 14岁：15mL，tid；成人：20mL，tid。

【注意事项】孕妇禁用；忌辛辣食物。

勒马回胶囊

【药品品种】

勒马回胶囊

陕西东泰　Caps.[乙][国基]：0.3g × 36粒，38.51元/盒

【临床应用】清热润肺，止咳化痰，利尿通淋。用于肺痨咯血、咳嗽痰喘、小便不利、热淋涩痛。

【用法用量】po. 2 ~ 3粒，tid。

蛇胆陈皮口服液

【药品品种】

蛇胆陈皮口服液

百神昌诺　Sol.[乙]：10mL × 12支，13.52元/盒

【临床应用】祛风健胃，顺气除痰。用于风寒咳嗽、痰多呕逆。

【用法用量】po. 10 ~ 20mL，bid至tid。小儿酌减。

【注意事项】忌食辛辣、油腻食物。

其他常用同类药物

蜜炼川贝枇杷膏

【药品品种】

蜜炼川贝枇杷膏

广州潘高寿　Sol.[乙]【省基】：100ml，12.00元/瓶

【临床应用】清热润肺，止咳平喘，理气化痰。用于肺燥之咳嗽、痰多、胸闷、咽喉痛痒、声音沙哑。

【用法用量】po. 15mL，tid。小儿酌减。

强力枇杷露

【药品品种】

强力枇杷露

广州白云山光华　Sol.[乙]【国基】：120mL，13.13元/瓶

【临床应用】养阴敛肺，镇咳祛痰。用于久咳劳嗽、支气管炎等。

【用法用量】po. 15mL，tid。小儿酌减。

【注意事项】小儿、孕妇、哺乳期妇女、糖尿病患者禁用。

蛇胆川贝口服液

【药品品种】

蛇胆川贝液

广州潘高寿　Sol.[甲]【国基】：10mL×6支，10.80元/盒

【临床应用】清肺，止咳，除痰。用于肺热咳嗽、痰多。

【用法用量】po. 2～4粒，bid至tid；10mL，bid。小儿酌减。

【注意事项】忌食辛辣、油腻食物；孕妇慎用。

镇咳宁胶囊

【药品品种】

镇咳宁

成都康弘 Caps.[乙]：0.35g×20粒，16.26元/盒

【临床应用】镇咳祛痰。用于伤风咳嗽、支气管炎、哮喘等。

【用法用量】po. 1～2粒，tid。

【注意事项】冠心病、甲状腺功能亢进症者慎用。

4 实火证类药

口炎清颗粒（无糖型）

【药品品种】

口炎清颗粒（无糖型）

广州白云山 Gran.[甲][国基][省基]：3g×10袋，18.60元/盒

【临床应用】滋阴清热，解毒消肿。用于阴虚火旺所致的口腔炎症。

【用法用量】po. 2袋，qd至bid。

【注意事项】忌烟、酒及辛辣、油腻食物；有高血压、心脏病、肝病、糖尿病、肾病等慢性病严重者应在医师指导下服用；小儿、孕妇、哺乳期妇女、年老体弱者、脾虚便溏者应在医师指导下服用；过敏体质者慎用。

银蒲解毒片

【药品品种】

银蒲解毒片

广西玉林 Tab.[乙][国基]：0.36g×24片，27.17元/盒

【临床应用】清热解毒。用于风热型急性咽炎，湿

热型肾盂肾炎症见尿频短急、灼热疼痛、头身疼痛、小腹坠痛、肾区叩击痛。

【用法用量】po. 4~5片，tid至qid。小儿酌减。

平消胶囊

【药品品种】
平消胶囊
西安正大　Caps.[甲][国基]：0.23g×100粒，65.63元/盒

【临床应用】活血化瘀，散结消肿，解毒止痛。对毒瘀内结所致的肿瘤患者具有缓解症状、缩小瘤体、提高机体免疫力、延长患者生存时间的作用。

【用法用量】po. 4~8粒，tid。

【不良反应】少见恶心、药疹。偶见头晕、腹泻。

【注意事项】可与手术治疗、放疗、化疗同时进行；孕妇禁用；用药过程中饮食宜清淡，忌食辛辣等刺激之品；运动员慎用。

蒲地蓝消炎口服液

【药品品种】
蒲地蓝消炎口服液
江苏济川　Sol.：10mL×12支，53.51元/盒

【临床应用】清热解毒，抗炎消肿。用于疖肿、腮腺炎、咽炎、扁桃体炎等。

【用法用量】po. 10 mL，tid。

【给药说明】如有沉淀，摇匀后服用。

清热解毒软胶囊

【药品品种】
清热解毒软胶囊
广州白云山　Caps.[乙][省基]：1.2g×20粒，21.88元/盒

【临床应用】清热解毒。用于热毒壅盛所致发热面

赤、烦躁口渴、咽喉肿痛，流感、上呼吸道感染见上述证候者。

【用法用量】 po. 2～4粒，tid。

【注意事项】 风寒感冒者不适用；高血压、心脏病、肝病、肾病、糖尿病等慢性病严重者慎用；脾胃虚寒，症见腹痛、喜暖、泄泻者慎用。

其他常用同类药物

克癀胶囊

【药品品种】
克癀胶囊
深圳同安　Caps.：0.4g×24粒，40.05元/盒

【临床应用】 清热解毒，化瘀散结。用于胁肋胀痛或刺痛，肋下痞块，口苦口黏，纳呆腹胀，面目黄染，小便短赤，舌质黯红或瘀斑、瘀点，舌苔黄腻，脉弦滑或涩等湿热毒邪内蕴、瘀血阻络证及急慢性肝炎。

【用法用量】 po. 4粒，tid。小儿减半。

【注意事项】 孕妇忌用；运动员慎用。

三黄片

【药品品种】
三黄片
广州环球　Tab.[甲][国基]：48片，22.99元/盒

【临床应用】 清热解毒，泻火通便。用于三焦热盛、目赤肿痛、口鼻生疮、咽喉肿痛、牙龈出血、心烦口渴、尿赤便秘。

【用法用量】 po. 4片，bid。

【注意事项】 小儿、孕妇、年老体弱者及脾胃虚寒者慎用；心脏病、肝病、糖尿病、肾病等慢性病患者慎用；忌烟、酒及辛辣、油腻食物。

【给药说明】 服药后大便次数每日2～3次者应减量，3次以上者应停用。

熊胆降热胶囊

【药品品种】

比拜克

四川金辉　Caps.：0.36g×28粒，31.03元/盒

【临床应用】用于外感发热、心肺闷热、肝胃实热、风寒化热、热结便秘。

【用法用量】po. 2粒，tid至qid。

【注意事项】孕妇忌用。

血必净注射液

【药品品种】

血必净注射液

天津红日　Inj.[乙][国基]：10mL×5支，243.11元/盒

【临床应用】化瘀解毒。用于温热类疾病；适用于因感染诱发的全身炎症反应综合征；也可配合治疗多器官功能失常综合征的脏器功能受损期。

【用法用量】iv. 全身炎症反应综合征：50mL加生理盐水100mL静脉滴注，在30～40min内滴毕，bid；病情重者，tid。多器官功能失常综合征：100mL加生理盐水100mL静脉滴注，在30～40min内滴毕，bid；病情重者，tid至qid。

【不良反应】个别患者出现皮肤痒感。

【注意事项】在治疗由感染诱发的全身炎症反应综合征及多器官功能失常综合征时，在控制原发病的基础上联合使用；与其他注射剂同时使用时，要用50mL生理盐水间隔，不宜混合使用；在静脉滴注过程中禁止与其他注射剂配伍使用；在使用前，如发现性状发生改变，禁止使用。

一清胶囊

【药品品种】

一清胶囊

成都康弘　Caps.[乙][国基]：0.5g×20粒，18.86元/袋

【临床应用】清热燥湿，泻火解毒，化瘀止血。用于热毒所致的身热烦躁、目赤口疮、咽喉、牙龈肿痛、大便秘结及咽炎、扁桃体炎、牙龈炎等，亦可用于热盛迫血妄行所致的吐血、咯血、内痔出血等。

【用法用量】po. 2粒，tid。

【注意事项】孕妇忌服；出现腹泻症状时可酌情减量。

5　心脑血管疾病类药

人参再造丸

【药品品种】
人参再造丸
云南腾药　Pil.[甲]：0.15g×100丸，52.19元/盒

【临床应用】祛风化痰，活血通络。用于中风口眼歪斜、半身不遂、手足麻木、疼痛、拘挛、言语不清。

【用法用量】po. 4丸，bid。

【注意事项】本品含朱砂及马兜铃科植物细辛，不宜长期服用；小儿及老人不宜使用；服用本品应定期检查血、尿中汞离子浓度，检查肝肾功能；运动员慎用。

麝香通心滴丸

【药品品种】
麝香通心滴丸
内蒙古康恩贝　Drops.[甲][国基]：35mg×18丸/小盒，29.49元/小盒

【临床应用】活血化瘀止痛，芳香益气通脉。气虚血瘀证，症见胸痛胸闷、心悸气短、神倦乏力；用于冠心病稳定型劳累性心绞痛。

【用法用量】po. 2丸，tid。

天芪降糖胶囊

【药品品种】

天芪降糖胶囊

黑龙江宝泉　Caps.[乙]：0.32g×45粒，44.4元/盒

【临床应用】益气养阴，清热生津。用于2型糖尿病气阴两虚证，症见倦怠乏力，口渴喜饮，五心烦热，自汗、盗汗，气短懒言，心悸失眠。

【用法用量】po. 5粒，tid，8周为1个疗程。

【注意事项】定期复查血糖。

参芎（丹参川芎嗪注射液）

【药品品种】

丹参川芎嗪注射液

贵州拜特　Inj.[乙]：5mL×5支，44.02元/支

【临床应用】用于闭塞性脑血管疾病，如供血不全、脑血栓及其他缺血性心血管疾病，以及冠心病的胸闷、心绞痛、心肌梗死等。

【用法用量】iv gtt. 用5%～10%葡萄糖注射液或生理盐水250～500mL稀释，每次5～10mL。

【注意事项】静脉滴注速度不宜过快；糖尿病患者慎用；如有结晶析出，用温水加热溶解即可。

脑血康胶囊

【药品品种】

脑血康胶囊

山东昊福　Caps.[乙]：0.15g×12粒，32.29元/盒

【临床应用】活血化瘀，破血散结。用于血瘀中风、半身不遂、口眼歪斜、舌强语塞、舌紫暗、有瘀斑等，以及高血压脑出血后的颅内血肿、脑血栓形成见上述证候者。

【用法用量】po. 1粒，tid。

【注意事项】出血者及孕妇禁用。

芪参益气滴丸

【药品品种】

芪参益气滴丸

天津天士力　Pil.【甲】【国基】：0.5g×15袋，43.90元/盒

【临床应用】益气通脉，活血止痛。用于气虚血瘀型胸痹，症见胸闷、胸痛、气短乏力、心悸、自汗、面色少华，舌体胖有齿痕、舌质暗或紫暗或有瘀斑、脉沉或沉弦。冠心病、心绞痛见上述证候者。

【用法用量】po. 1袋，tid。

【注意事项】孕妇慎用。

【给药说明】餐后半小时服用。

脉血康胶囊

【药品品种】

脉血康胶囊

天津天士力　Caps.【甲】【省基】【国基】：0.25g×36粒，36.36元/盒

【临床应用】破血，逐瘀，通脉止痛。用于癥瘕痞块、血瘀经闭、跌打损伤。

【用法用量】po. 2~4粒，tid。

【注意事项】孕妇禁用。

强力定眩片

【药品品种】

强力定眩片

陕西汉王　Tab.【乙】：0.35g×60片，46.85元/盒

【临床应用】降压，降脂，定眩。用于高血压、动脉硬化、高脂血症，以及上述诸病引起的头痛、头晕、目眩、耳鸣、失眠等症。

【用法用量】po. 4~6片，tid。

天麻醒脑胶囊

【药品品种】

天麻醒脑胶囊

云南永孜堂　Caps.[乙]：0.4g×36粒，39.05元/盒

【临床应用】滋补肝肾，通络止痛。用于肝肾不足所致头痛头晕、记忆力减退、失眠、反应迟钝、耳鸣、腰酸。

【用法用量】po. 2粒，tid。

【注意事项】小儿、孕妇、哺乳期妇女禁用。

血栓通胶囊

【药品品种】

血栓通胶囊

黑龙江珍宝岛　Caps.[乙][国基]：0.5g×30粒，27.85元/盒

【临床应用】活血祛瘀，通脉活络。用于脑络瘀阻引起的中风偏瘫、心脉瘀阻引起的胸痹心痛，脑梗死、冠心病心绞痛见上述证候者。

【用法用量】po. 1~2粒，tid。

益心舒胶囊

【药品品种】

益心舒胶囊

贵州信邦　Caps.[乙][国基]：0.4g×36粒，36.70元/盒

【临床应用】益气复脉，活血化瘀，养阴生津。用于气阴两虚、心悸脉结代、胸闷不舒、胸痛及冠心病心绞痛见有上述症状者。

【用法用量】po. 3粒，tid。

参桂胶囊

【药品品种】

参桂胶囊

上海玉丹　Caps.[乙]：0.3g×30粒，31.90元/盒

【临床应用】益气通阳，活血化瘀。用于心阳不振、气虚血瘀证，症见胸部刺痛，固定不移，入夜更甚，遇冷加重，或畏寒喜暖，面色少华；冠心病心绞痛见上述证候者。

【用法用量】po. 4粒，tid。

脑心通胶囊

【药品品种】

脑心通胶囊

陕西步长　Caps.[甲][国基][省基]：0.4g×48粒，37.44元/盒

【临床应用】益气活血，化瘀通络。用于气虚血滞、脉络瘀阻所致中风中经络、半身不遂、肢体麻木、口眼歪斜、舌强语謇及胸痹心痛、胸闷、心悸、气短，脑梗死、冠心病心绞痛属上述证候者。

【用法用量】po. 2～4粒，tid。

【注意事项】孕妇忌服；胃病患者饭后服用。

心可舒片

【药品品种】

心可舒片

山东沃华　Tab.[乙][国基]：0.31g×72粒，35.66元/盒

【临床应用】活血化瘀，行气止痛。用于胸中憋闷、心绞痛、高血压、头晕、头痛、颈项疼痛、高血脂等症。

【用法用量】po. 4片，tid。

【注意事项】孕妇慎用。

稳心颗粒

【药品品种】

稳心颗粒

陕西步长　Pulv.[甲][国基]：9g×9袋，27.75元/盒

【临床应用】益气养阴，定悸复脉，活血化瘀。主治气阴两虚兼心脉瘀阻所致的心悸不宁、气短乏力、头晕心烦、胸闷胸痛。适用于各种原因引起的期前收缩、房颤、窦性心动过速等心律失常。

【用法用量】开水冲服，1袋，tid。

【注意事项】孕妇慎用；用前请将药液充分搅匀，勿将杯底药粉丢弃。

【给药说明】深静脉血栓形成初发1周内不用；忌食辛辣及刺激食物。

复方银杏通脉口服液

【药品品种】

复方银杏通脉口服液

湖南补天　Sol.[乙]：10mL×10支，62.76元/盒

【临床应用】滋阴补肾，疏肝通脉。用于中老年人轻度脑动脉硬化所致的头晕头痛、耳鸣耳聋、视物模糊、记忆力减退、腰膝酸软、肢体麻木等证属肝肾阴虚者。

【用法用量】po. 10mL，tid。

【注意事项】久置后有少量沉淀，摇匀后服用。

速效救心丸

【药品品种】

速效救心丸

天津中新　Pil.[甲][国基]：40mg×150粒，28.81元/盒

【临床应用】行气活血，祛瘀止痛，增加冠脉血流量，缓解心绞痛。用于气滞血瘀型冠心病、心绞痛。

【用法用量】含服，4~6粒，tid；急性发作时10~15粒。

心脉通片

【药品品种】

心脉通片

广东邦民　Tab.[乙]：0.6g×24片，22.24元/盒

【临床应用】活血化瘀，通脉养心，降压降脂。用于高血压、高脂血症等。

【用法用量】po. 4片，tid。

【注意事项】餐后服用；孕妇忌用。

心血宁片

【药品品种】

心血宁片

鞍山制药　Tab.[乙]：0.21g×36片，23.18元/盒

【临床应用】活血化瘀，通络止痛。用于心血瘀阻、瘀阻脑络引起的胸痹、眩晕，以及冠心病、高血压、心绞痛、高脂血症等见上述症候。

【用法用量】po. 4片，tid。

麝香保心丸

【药品品种】

麝香保心丸

上海和黄　Pil.[甲][国基]：22.5mg×42丸，31.97元/盒

【临床应用】芳香温通，益气强心。用于心肌缺血引起的心绞痛、心肌梗死。

【用法用量】po. 1～2丸，tid，或症状发作时服用。

【注意事项】孕妇禁用。

通心络胶囊

【药品品种】

通心络胶囊

石家庄以岭　Caps.[甲][国基]：0.26g×30粒，30.58元/盒

【临床应用】益气活血，通络止痛。用于冠心病心绞痛，亦用于中风病。

【用法用量】po. 2～4粒，tid。

【注意事项】出血性疾病，妊娠、行经期妇女及阴虚火旺型中风禁用。

【给药说明】服药后胃部不适者宜改为餐后服。

二十五味珊瑚丸

【药品品种】

二十五味珊瑚丸

西藏天知　Pil.[甲]：0.25g×24丸，39.78元/盒

【临床应用】开窍，通络，止痛。用于"白脉病"、神志不清、身体麻木、头昏目眩、脑部疼痛、血压不稳、头痛、癫痫及各种神经性疼痛。

【用法用量】po. 4丸，qd。

【注意事项】不宜在服药期间服感冒药；忌辛辣食物。

诺迪康胶囊

【药品品种】

诺迪康胶囊

西藏诺迪康　Caps.[甲][国基]：0.28g×20粒，21.07元/盒

【临床应用】益气活血，通脉止痛。用于气虚血瘀所致胸痹、冠心病、心绞痛。

【用法用量】po. 1～2粒，tid。

银丹心脑通软胶囊

【药品品种】

银丹心脑通软胶囊

贵州百灵　Caps.[乙][国基]：0.4g×30粒，28.73

元/盒

【临床应用】活血化瘀，行气止痛，消食化滞。用于气滞血瘀引起的胸痹、中风及中风后遗症、冠心病、心绞痛、高脂血症、脑动脉硬化。

【用法用量】po. 2～4粒，tid。

冠心丹参胶囊

【药品品种】

冠心丹参胶囊

深圳中药　Caps.[甲][省基]：3g×60粒，35.13元/盒

【临床应用】活血化瘀，理气止痛。用于气滞血瘀所致的胸痹，症见胸闷刺痛、心悸气短，冠心病心绞痛见上述症候者。

【用法用量】po.3粒，tid。

【注意事项】孕妇、月经过多、血管性头痛者应慎用；过敏体质者慎用。

参松养心胶囊

【药品品种】

参松养心胶囊

石家庄以岭　Caps[甲][国基]：0.4g×36粒，30.46元/盒

【临床应用】益气养阴，活血通络，清心安神。用于气阴两虚、心络瘀阻引起的冠心病室性早搏。

【用法用量】po. 4粒，tid。

【注意事项】应同时配合治疗原发疾病。

复方丹参滴丸

【药品品种】

复方丹参滴丸

天津天士力　Pil.[甲][国基]：27mg×180粒，29.99元/盒

【临床应用】活血化瘀，理气止痛。用于气滞血瘀

所致的胸痹，症见胸闷、心前区刺痛；冠心病心绞痛见上述证候者。

【用法用量】po. 10粒，tid。

【注意事项】孕妇慎用。

【给药说明】滴丸可舌下含服。

天保宁胶囊

【药品品种】

天保宁胶囊

浙江康恩贝　Caps.[乙]：9.6mg×24粒，20.54元/盒

【临床应用】活血化瘀通络。用于瘀血阻络型冠心病、稳定型心绞痛、脑梗死。

【用法用量】po. 1片，tid。

【注意事项】过敏体质者、心力衰竭者、孕妇慎用。

银杏酮酯滴丸

【药品品种】

银杏酮酯滴丸

浙江九旭　Pil.[甲][省基]：10mg×40丸，37.65元/盒

【临床应用】活血化瘀。用于血瘀型胸痹（冠心病心绞痛）及血瘀型轻度脑动脉硬化引起的眩晕。

【用法用量】po. 8丸，tid。

【注意事项】心力衰竭者、孕妇及过敏体质者慎用。

复方血栓通胶囊

【药品品种】

复方血栓通胶囊

广东众生　Caps.[乙][国基][省基]：0.5g×30粒，26.85元/盒

【临床应用】活血化瘀，益气养阴。用于治疗血瘀兼气阴两虚证的视网膜静脉阻塞，以及用于血瘀兼气阴两虚的稳定性劳累型心绞痛。

【用法用量】po. 3粒，tid。

【注意事项】孕妇慎用。

脉平片

【药品品种】

脉平片

甘肃独一味　Tab.[乙]：0.28g×48片，27.00元/盒

【临床应用】活血化瘀。用于瘀血闭阻型冠心病、心绞痛、高脂血症。

【用法用量】po. 4片，tid。

【注意事项】孕妇忌服；偶见食欲减退、便稀、腹胀等。

逐瘀通脉胶囊

【药品品种】

逐瘀通脉胶囊

哈药三精千鹤　Caps.[乙]：0.2g×18粒，29.26元/盒

【临床应用】破血逐瘀，通经活络，主治血瘀型眩晕证，症见眩晕、头痛耳鸣、舌质暗红、脉沉涩。

【用法用量】po. 2粒，tid。

血府逐瘀胶囊

【药品品种】

血府逐瘀胶囊

天津宏仁堂　Caps.[甲][国基]：0.4g×24粒，24.84元/盒

【临床应用】活血祛瘀，行气止痛。用于瘀血内阻、胸痛或头痛、内热憋闷、失眠多梦、心悸怔忡、急躁善怒；冠心病心绞痛、血管及外伤性头痛属上述证候者。

【用法用量】po. 6粒，bid。

【注意事项】孕妇忌服；忌食生冷。

【给药说明】用前摇匀，餐后服用。

愈心痛胶囊

【药品品种】

愈心痛胶囊

吉林敖东　Caps.[乙]：0.33g×36粒，36.58元/盒

【临床应用】益气活血，通脉止痛。用于冠心病劳累型心绞痛属气虚血瘀证。

【用法用量】po. 4粒，tid。

复方川芎胶囊

【药品品种】

复方川芎胶囊

山东凤凰　Caps.：0.37g×36粒，20.53元/盒

【临床应用】活血化瘀，通脉止痛。用于冠心病稳定型心绞痛属心血瘀阻证者。

【用法用量】po. 4粒，tid。

【注意事项】孕妇或哺乳期妇女慎用。

【给药说明】餐后服用。

脑心清片

【药品品种】

脑心清片

广药白云山和记黄埔　Tab.[乙][省基]：0.41g×36片，47.20元/瓶

【临床应用】活血化瘀，通络。用于脉络瘀阻所致冠心病、脑动脉硬化症。

【用法用量】po. 2~4片，tid。

通塞脉片

【药品品种】

通塞脉片

江苏南星　Tab.[乙]：0.35g×90片，46.51元/盒

【临床应用】活血通络，益气养阴。用于轻中度动

脉粥样硬化性血栓性脑梗死恢复期气虚血瘀证，症见半身不遂、偏身麻木、口眼歪斜、言语不利、肢体感觉减退或消失等；血栓性脉管炎的毒热证。

【用法用量】po. 缺血性中风恢复期气虚血瘀证：5片，tid；血栓性脉管炎：5～6片，tid。

【注意事项】脉管炎属阴寒证者慎用。

脑安胶囊

【药品品种】

脑安胶囊

上海祥鹤　Caps. [乙] [国基]：0.4g×30粒，39.96元/盒

【临床应用】活血化瘀，益气通络。用于脑血栓形成急性期、恢复期属气虚血瘀证，症见急性起病、半身不遂、口舌歪斜、舌强语蹇、偏身麻木、气短乏力、口角流涎、手足肿胀、舌暗或有瘀斑、苔薄白等。

【用法用量】po. 2粒，bid。

【注意事项】孕妇及过敏体质者、出血性中风患者慎用。

灯盏生脉胶囊

【药品品种】

灯盏生脉胶囊

云南生物谷灯盏花　Caps. [国基]：0.18g×18粒，44.02元/盒

【临床应用】益气养阴，活血健脑。用于气阴两虚、瘀阻脑络引起的胸痹心痛、中风后遗症，症见痴呆、健忘、手足麻木、冠心病心绞痛、缺血性心脑血管疾病、高脂血症见上述证候者。

【用法用量】po. 2粒，tid；巩固疗效或预防复发，1粒，tid，餐后30min服用。

【注意事项】脑出血急性期禁用。

心脑静片

【药品品种】

心脑静片

沈阳东新　Tab.：0.4g×24片，30.08元/盒

【临床应用】清心清脑，镇惊安神。降低血压，疏通经络，防治中风。用于头晕目眩、烦躁不宁、风痰壅盛、言语不清、手足不遂。

【用法用量】po. 4片，qd至tid。

【注意事项】孕妇忌服。

心脑舒通胶囊

【药品品种】

心脑舒通胶囊

吉林敖东洮南　Tab.[乙]：15mg×40粒，27.23元/盒

【临床应用】解郁止痛，活血通痹。用于脑血栓所致的肢瘫失语、冠心病、心绞痛等。

【用法用量】po. 2～3粒，tid。

【注意事项】颅内出血后尚未完全止血者忌用；有出血史或低黏症者慎用。

【给药说明】餐后服。

脑络通胶囊

【药品品种】

脑络通胶囊

广东邦民　Caps.[乙][省基]：0.5g×30粒，2.99元/瓶

【临床应用】补气活血，通经活络。用于脑血栓、脑动脉硬化、中风后遗症等各种脑血管疾病气虚血瘀证引起的头痛、眩晕、半身不遂、肢体发麻、神疲乏力等。

【用法用量】po. 1～2粒，tid。

脑栓通胶囊

【药品品种】

脑栓通胶囊

广东华南　Caps.[乙][国基]：0.4g×18粒，25.55元/瓶

【临床应用】 活血通络，祛风化痰。用于风痰瘀血痹阻脉络引起的缺血性中风中经络急性期和恢复期。

【用法用量】 po. 3粒，tid。

【注意事项】 孕妇禁用；产妇慎用。

大活络胶囊

【药品品种】

大活络胶囊

江西药都　Caps.[乙][省基]：0.25g×36粒，36.08元/盒

【临床应用】 祛风止痛，除湿豁痰，舒筋活络。用于缺血性中风引起的偏瘫，风湿痹证引起的疼痛，筋脉拘急腰腿疼痛及跌打损伤引起行走不便和胸痹心痛证。

【用法用量】 po. 4粒，bid。

【注意事项】 孕妇忌服；少数患者出现口干、大便偏干、胃部短暂不适等现象。

【给药说明】 温黄酒或温开水送服。

天丹通络胶囊

【药品品种】

天丹通络胶囊

山东凤凰　Caps.[乙][国基]：0.4g×60粒，41.94元/盒

【临床应用】 活血通络，息风化痰。用于脑梗死急性期、恢复早期，属中经络风痰瘀血痹阻脉络者，症见半身不遂、口舌歪斜，偏身麻木、语言謇塞等。

【用法用量】 po. 5粒，tid。

【注意事项】脑出血忌用；禁食生冷、辛辣、油腻食物。

三七通舒胶囊

【药品品种】

三七通舒胶囊

成都华神　Caps.[乙]：0.2g×18粒，55.72元/盒

【临床应用】用于心脑血管栓塞性病症，主治中风、半身不遂、口舌歪斜、言语謇涩、偏身麻木。

【用法用量】po. 1粒，tid。

【注意事项】孕妇、脑出血患者禁用，产妇慎用。

血脂康胶囊

【药品品种】

血脂康胶囊

北大维信　Caps.[乙][国基]：0.3g×24粒，30.00元/盒

【临床应用】除湿祛痰，活血化瘀，健脾消食。用于脾虚痰瘀阻滞证、高脂血症及动脉粥样硬化引起的心脑血管疾病的辅助治疗。

【用法用量】po. 2粒，bid，早晚餐后服用；轻、中度患者2粒，晚餐后服用。

【注意事项】禁用于活动性肝病或不明原因的血清转氨酶持续升高者。

消眩止晕片

【药品品种】

消眩止晕片

重庆碚陵　Tab.[乙]：0.35g×30片，29.34元/盒

【临床应用】豁痰，化瘀，平肝。用于脑动脉硬化患者因肝阳挟痰瘀上扰所致眩晕症。

【用法用量】po. 5片，tid。

【注意事项】孕妇慎用。

通天口服液

【药品品种】

通天口服液

太极涪陵　Sol.[乙]：10mL×6支，17.23元/盒

【临床应用】 活血化瘀，祛风止痛。用于瘀血阻滞、风扰清空所致的偏头痛发作期。

【用法用量】 po. 第1日：分即刻、服药1h后、2h后、4h后各服10mL，以后每6h服10mL；第2、3日：10mL，tid。3日为1个疗程。

【注意事项】 出血性脑血管病、阴虚阳亢患者和孕妇禁用。

都梁软胶囊

【药品品种】

都梁软胶囊

重庆华森　Caps.：0.54g×36粒，36.08元/盒

【临床应用】 祛风散寒，活血通络。用于头痛属风寒瘀血阻滞脉络证者，症见头胀痛或刺痛，痛有定处，反复发作，遇风寒诱发或加重。

【用法用量】 po. 3粒，tid。

【注意事项】 妊娠及哺乳期妇女禁用。

养血清脑颗粒

【药品品种】

养血清脑颗粒

天津天士力　Pulv.[乙][国基]：4g×15袋，36.98元/盒

【临床应用】 养血平肝，活血通络。用于血虚阳亢所致的头痛、眩晕眼花、心烦易怒、失眠多梦等。

【用法用量】 po. 4g，tid。

【注意事项】 低血压者慎用；孕妇忌服。

枣仁安神胶囊

【药品品种】

枣仁安神胶囊

贵州同济堂　Caps.[乙][国基]：0.45g×25粒，24.82元/盒

【临床应用】养心安神。用于心神不安、失眠、多梦、惊悸等。

【用法用量】po. 5粒，qd，睡前服。

【注意事项】孕妇及心动过缓、低血压、胃肠道疾病（溃疡病、胃肠炎）患者慎用。

百乐眠胶囊

【药品品种】

百乐眠胶囊

江苏扬子江　Caps.[乙]：0.27g×24粒，37.04元/盒

【临床应用】滋阴清热，养心安神。用于肝郁阴虚型失眠证，症见入睡困难、多梦易醒、醒后不眠、头晕乏力、烦躁易怒、心悸不安。

【用法用量】po. 4粒，bid。

【注意事项】孕妇禁用；哺乳期妇女慎用；不宜与葱、姜、大蒜、辣椒、海鲜腥发物及寒凉等刺激性食物同服。

乌灵胶囊

【药品品种】

乌灵胶囊

浙江佐力　Caps.[乙]：0.33g×36片，44.91元/盒

【临床应用】补肾健脑，养心安神。用于神经衰弱的心肾不交证。

【用法用量】po. 3粒，tid。

其他常用同类药物

灵芝孢子粉胶囊

【药物品种】灵芝孢子粉胶囊

北京长城　Caps.[乙]：0.2g×24粒，122.00元/盒

【临床应用】健脾益气，养心安神。用于心脾两虚、病后体弱、肿瘤患者的辅助治疗。

【用法用量】po. 4～6粒，tid。

【注意事项】忌辛辣食物。

灵芝胶囊

【药品品种】
灵芝胶囊

杭州民生　Caps.[乙]：0.27g×60粒，21.39元/盒

【临床应用】宁心安神，健脾和胃。用于失眠、健忘、身体虚弱、神经衰弱。辅助治疗高血脂、高血压、高血糖、心律失常、心悸，预防脑栓塞、脑出血。

【用法用量】po. 2粒，tid。

【注意事项】宜餐后服用。

七叶神安片

【药品品种】
七叶神安片

广东环球　Tab.[乙][省基]：100mg×24片，34.27元/盒

【临床应用】益气安神，活血止痛。用于心气不足、心血瘀阻所致的心悸、失眠、胸痛、胸闷。

【用法用量】po. 50～100mg，tid。

【注意事项】外感发热患者禁用。

【给药说明】餐后服用。

祛风止痛胶囊

【药品品种】

祛风止痛胶囊

陕西步长　Caps.[乙][国基]：0.3g×54粒，31.05元/盒

【临床应用】祛风止痛，舒筋活血，强壮筋骨。用于四肢麻木、腰膝疼痛、风寒湿痹等症。

【用法用量】po. 6粒，bid。

【注意事项】孕妇忌服。

双丹胶囊

【药品品种】

双丹胶囊

广州莱泰　Caps.[乙]：0.5g×48粒，32.57元/盒

【临床应用】活血化瘀，通络止痛。用于心血瘀阻所致胸痹心痛。

【用法用量】po. 4粒，bid。

松龄血脉康胶囊

【药品品种】

松龄血脉康胶囊

成都康弘　Caps.[甲][省基]：0.5g×60粒，53.82元/盒

【临床应用】平肝潜阳，镇心安神。用于肝阳上亢所致的头痛、眩晕、急躁易怒、心悸、失眠；高血压病及原发性高脂血症见上述证候者。

【用法用量】po. 3粒，tid。

心宝丸

【药品品种】

心宝丸

广东药物研究所　Pil.[乙][国基]：60mg×20丸，7.80元/瓶

【临床应用】用于治疗心肾阳虚、心脉瘀阻引起的慢性心功能不全；窦房结功能不全引起的心动过缓，病

窦综合征及缺血性心脏病引起的心绞痛及心电图缺血性
改变。

【用法用量】po. 2粒，tid。

【注意事项】青光眼者忌服；感冒发热者慎用；孕
妇慎用。

【给药说明】服药后如觉口干者，可用淡盐开水送
服。

心达康片

【药品品种】

心达康片

四川雅达　Tab.[乙][国基]：5mg×50片，17.72元/瓶

【临床应用】补益心气，化瘀通脉，消痰运脾。用
于心气虚弱、心脉瘀阻、痰湿困脾所致心慌、心悸、心
痛、气短胸闷、血脉不畅、咳累等症。

【用法用量】po. 2片，tid。3个月为1个疗程。

【注意事项】孕妇及体质过敏者禁用。

心通口服液

【药品品种】

心通口服液

鲁南厚普　Sol.[乙]：10mL×6支，10.21元/盒

【临床应用】益气养阴，活血化瘀，软坚散结。用
于气阴两虚、痰瘀痹阻所致的冠心病、心绞痛。

【用法用量】po. 10~20mL，bid至tid。

【注意事项】孕妇禁用。

【给药说明】餐后服用。

益心康泰胶囊

【药品品种】

益心康泰胶囊

青海益欣　Caps.：0.5g×20粒，35.12元/盒

【临床应用】益气行滞，化瘀通脉，通腑降浊。用

于气虚血瘀所致胸痹心痛、心悸气短、倦怠乏力、大便秘结，冠心病心绞痛、高脂血症见上述证候。

【用法用量】po. 2粒，tid。

【注意事项】孕妇忌用。

脂必泰胶囊

【药品品种】

脂必泰胶囊

成都地奥　Caps.[甲][省基]：0.24g×10粒，20.70元/盒

【临床应用】消痰化瘀，健脾和胃。主治痰瘀互结、气血不利所致的高脂血症。

【用法用量】po. 1粒，bid。

【注意事项】孕妇及哺乳期妇女禁用；避免高脂饮食。

6　作用于消化系统的药物

扶正化瘀胶囊

【药品品种】

扶正化瘀胶囊

上海黄海　Caps.[甲]：0.3g×60粒，53.13元/盒

【临床应用】活血祛瘀，益精养肝。用于乙型肝炎肝纤维化属瘀血阻络、肝肾不足证者，症见胁下癥块，胁肋疼痛，面色晦暗，或见赤缕红斑，腰膝酸软，疲倦乏力，头晕目涩，舌质暗红或有瘀斑，苔薄或微黄，脉弦细。

【用法用量】po. 5粒，bid。

【注意事项】湿热盛者慎用。

胃乃安胶囊

【药品品种】

胃乃安胶囊

广州中一　Caps.[甲][省基]：0.3g×36粒，12.00元/瓶

【临床应用】补气健脾，宁心安神，行气活血，消炎生肌。用于治疗胃和十二指肠溃疡、慢性胃炎。

【用法用量】po.4粒，tid。

【注意事项】孕妇慎用；戒食榄角、芋头、萝卜、茶叶、藜芦及生冷油腻；肝郁气滞、脾胃阴虚者不宜。

胃苏颗粒（无糖型）

【药品品种】
胃苏颗粒

江苏扬子江　Pulv.[甲][国基]：5g×9袋，25.58元/盒

【临床应用】理气消胀，和胃止痛。主治气滞型胃脘胀痛，慢性胃炎。

【用法用量】po.1袋，tid。

【注意事项】孕妇忌服；忌恼怒；忌生冷油腻。

四磨汤口服液

【药品品种】
四磨汤口服液

湖南汉森　Sol.[乙][省基]：10mL×10支，25.02元/盒

【临床应用】顺气降逆，消积止痛。用于婴幼儿乳食内滞、中老年气滞食积、腹部术后促进胃肠功能恢复。

【用法用量】po.成人：20mL，tid，疗程1周；新生儿：3~5mL，tid，疗程2日；幼儿：10mL，tid，疗程3~5日。

【注意事项】孕妇和肠梗阻、肠道肿瘤、消化道术后者禁用。

六味能消胶囊

【药品品种】

六味能消胶囊

西藏藏药　Caps.[甲]：0.45g×20粒，26.30元/盒

【临床应用】宽中理气，润肠通便，调节血脂。用于胃脘胀痛、厌食纳差及便秘，高脂血症及肥胖症。

【用法用量】po. 便秘、胃脘胀痛：2粒，tid；高脂血症：1粒，tid。

【注意事项】妊娠及哺乳期妇女忌用。

健胃消食口服液

【药品品种】

健胃消食口服液

江苏济川　Sol[乙]：10mL×12支，51.93元/盒

【临床应用】健胃消食。用于脾胃虚弱、消化不良。

【用法用量】po. 10mL，bid。

【给药说明】餐间或餐后服用。

腹可安片

【药品品种】

腹可安片

广东罗定　Tab.[国基]：0.34×24片，1.24元/盒

【临床应用】清热利湿，收敛止痛。用于消化不良引起的腹痛、腹泻、呕吐。

【用法用量】po. 4片，tid。

【注意事项】孕妇禁用；忌食生冷、油腻、滋补品。

麻仁软胶囊

【药品品种】

麻仁软胶囊

天津中央　Caps.[乙]【省基】：0.6g×20粒，14.04元/盒

【临床应用】润肠通便。用于肠燥便秘。

【用法用量】po.平时1~2粒，qd；急用时2粒，tid。

【注意事项】孕妇忌服；年老体虚者不宜久服；年青体壮者便秘不宜；忌生冷、油腻、辛辣食品。

裸花紫珠片

【药品品种】

裸花紫珠片

海南九芝堂　Tab.[乙]【省基】：0.5g×36片，36.63元/盒

【临床应用】消炎，解毒，收敛，止血。用于细菌感染引起的炎症、急性传染性肝炎、呼吸道和消化道出血。

【用法用量】po.3~5片，tid至qid。

肝复乐片

【药品品种】

肝复乐片

冷水江华禾　Tab.[乙]：0.5g×36片，83.42元/瓶

【临床应用】健脾理气，化瘀软坚，清热解毒。用于肝郁脾虚的原发性肝癌。

【用法用量】po.6片，tid。

【注意事项】孕妇忌服，有明显出血倾向者慎服。

茵栀黄颗粒

【药品品种】

茵栀黄颗粒

山东鲁南　Pulv.[乙]【国基】：3g×10袋，22.78元/盒

【临床应用】清热解毒，利湿退黄。用于急慢性病毒性肝炎所致黄疸及谷丙转氨酶升高属湿热内蕴者。

【**用法用量**】po. 2袋，tid。

【**注意事项**】妊娠及哺乳期妇女慎用。

五酯片

【**药品品种**】

五酯片

广西方略　Tab.[乙]：7.5mg×30片，23.52元/盒

【**临床应用**】能降低血清谷丙转氨酶。用于慢性、迁延性肝炎谷丙转氨酶升高者。

【**用法用量**】po. 3片，tid。

胆舒胶囊

【**药品品种**】

胆舒胶囊

四川济生堂　Caps.[乙]：0.45g×30粒，27.29元/瓶

【**临床应用**】疏肝理气，利胆。用于慢性结石性胆囊炎、慢性胆囊炎及胆结石属肝胆郁结、湿热内蕴。

【**用法用量**】po. 1~2粒，tid。

其他常用同类药物

舒肝片

【**药品品种**】

舒肝片

成都菊乐　Tab.[乙]：0.6g×48片，19.91元/盒

【**临床应用**】疏肝开胃，止痛除烦。用于肝郁气滞、两肋刺痛、消化不良、呕吐酸水。

【**用法用量**】po. 4片，bid。

【**注意事项**】孕妇慎服。

舒秘胶囊

【**药品品种**】

舒秘胶囊

福州辰星　Caps.：0.3g×20粒，24.15元/盒

【临床应用】清热通便。用于功能性便秘属热秘者。

【用法用量】po. 2粒。

【注意事项】忌服辛辣刺激性食物；不宜同时服用温补性中药；孕妇及虚性便秘慎用；心脏病、肝病、糖尿病肾病、慢性病严重者，小儿，年老体弱患者应在医师指导下服用；过敏体质者慎用。

【给药说明】睡前服用。

胃复春片

【药品品种】

胃复春片

杭州胡庆余堂　Tab.[乙]：0.359g×60片，24.84元/盒

【临床应用】健脾益气，活血解毒。用于胃癌前期病变及术后的辅助治疗，慢性浅表性胃炎属脾胃虚弱者。

【用法用量】po. 4片，tid。

【给药说明】餐前服。

胃力康颗粒

【药品品种】

胃力康颗粒

四川宝光　Pulv.[乙]：10g×12袋，34.28元/盒

【临床应用】行气活血，泄热和胃。用于胃脘痛气滞血瘀兼肝胃郁热证，症见胃脘疼痛、胀闷、灼热、嗳气、反酸、烦躁易怒、口干口苦等，即慢性胃炎及消化性溃疡见上述证候者。

【用法用量】po. 10g，tid。

【注意事项】孕妇忌服；脾虚便溏者慎服。

7 虚证类药

补中益气丸

【药品品种】

补中益气丸

东莞亚洲　Pil.[甲][国基]：0.375g×200丸，7.25元/瓶

【临床应用】补中益气，升阳举陷。用于脾胃虚弱、中气下陷、食少腹胀、久泻、脱肛、子宫脱垂。

【用法用量】po. 8~10丸，tid。

【注意事项】高血压患者慎服；不宜和感冒类药同服；不宜同服藜芦或其制剂。

黄芪颗粒

【药品品种】

黄芪颗粒

四川百利　Pulv.[乙]：4g×12袋，28.06元/盒

【临床应用】补气固表。用于气短心悸、虚脱、自汗、子宫脱垂、疮口久不愈合。

【用法用量】po. 4g，bid。

【注意事项】实证及阴虚阳亢者忌服。

【给药说明】单独服用。

玉屏风颗粒

【药品品种】

玉屏风颗粒

国药环球　Pulv.[甲][国基]：5g×15袋，25.35元/盒

【临床应用】益气、固表、止汗。用于表虚不固、自汗恶风、面色㿠白或体虚易感风邪者。

【用法用量】po. 1袋，tid。

【注意事项】忌油腻食物。

【给药说明】餐前服。

百令胶囊

【药品品种】

百令胶囊

杭州中美华东　Caps.[甲]：0.5g×42粒，74.57元/盒

【临床应用】补肺肾，益精气。用于肺肾两虚引起的咳嗽、气喘、咯血；慢性支气管炎的辅助治疗。

【用法用量】po. 5～15粒，tid。

【注意事项】凡阴虚火旺、血分有热、胃火炽热、肺有痰热、外感风热者禁用。

蛹虫草菌粉胶囊

【药品品种】

蛹虫草菌粉胶囊

吉林健今　Caps.[乙]：0.25g×36粒，42.48元/盒

【临床应用】补肺益肾，止咳化痰。用于慢性支气管炎属肺肾气虚、肾阳不足者。

【用法用量】po. 4粒，tid。

【注意事项】慢性支气管炎急性期忌用。

金水宝胶囊

【药品品种】

金水宝胶囊

江西济民　Caps.[甲][省基]：0.33g×63粒，42.75元/盒

【临床应用】补肺益肾，秘精益气。用于肺肾两虚、精气不足、久咳虚喘、神疲乏力、不寐健忘、腰膝酸软、月经不调。

【注意事项】忌辛辣、生冷、油腻食物；感冒发热患者不宜服用；高血压、心脏病、肝病、糖尿病、肾病等慢性病患者慎用；过敏体质者慎用。

【给药说明】餐前服。

复方皂矾丸

【药品品种】
复方皂矾丸

陕西郝其军　Pil.[乙]：0.2g×72丸，67.48元/盒

【临床应用】温肾健髓，益气养阴，生血止血。用于再生障碍性贫血、白细胞减少症、血小板减少症、骨髓增生异常综合征及放疗、化疗引起的骨髓损伤、白细胞减少属肾阳不足、气血两虚者。

【用法用量】po. 7～9丸，tid。

【注意事项】有轻微消化道反应，减量服用数日，即可耐受。

【给药说明】餐后即服.

金匮肾气片

【药品品种】
金匮肾气片

广东台城　Tab.[甲]【国基】：0.27g×100片，30.37元/盒

【临床应用】温补肾阳，化气行水。用于肾虚水肿、腰膝酸软、小便不利、畏寒肢冷。

【用法用量】po. 4片，bid。

【注意事项】孕妇忌服，忌房欲，忌气恼，忌食生冷食物。

惠血生胶囊

【药品品种】
惠血生胶囊

云南通用善美　Caps.：0.3g×36粒，34.62元/盒

【临床应用】补益气血，化瘀生新。用于气血两虚、瘀血阻滞所致的贫血、白细胞减少症，以及放化疗后见以上证候者。

【用法用量】po. 4粒，tid。

【给药说明】餐前温开水或低度米酒冲服。

生血宁片

【药品品种】

生血宁

武汉联合　Tab.[乙]：0.25g×24片，37.87元/盒

【临床应用】补血。用于治疗缺铁性贫血。

【用法用量】po. 轻度贫血：2片，bid；中、重度贫血：2片，tid；小儿：1片，tid。

复方阿胶浆

【药品品种】

复方阿胶浆

山东东阿　Sol.[乙]：20mL×12支，34.78元/盒

【临床应用】补血养血。用于气血两虚、头晕目眩、心悸失眠、食欲不振及白细胞减少症和贫血。

【用法用量】po. 20mL，tid。

【注意事项】不宜喝茶和吃萝卜；凡脾胃虚弱、呕吐泄泻、腹胀便溏者慎用。

【给药说明】宜餐前服用。

消渴丸

【药品品种】

消渴丸

广药中一　Pil.[甲][国基]：52.5g×210丸，28.28元/瓶

【临床应用】滋肾养阴，益气生津。用于气阴两虚型消渴症（非胰岛素依赖型糖尿病）。

【用法用量】po. 5～10丸，bid至tid。

【注意事项】忌酒；严禁加服磺酰脲类抗糖尿病药物；孕妇，乳母，胰岛素依赖型糖尿病、肝肾功能不全、白细胞减少、粒细胞缺乏、血小板减少者禁用；体虚、高热、老年患者及非成年人慎用；与长效磺胺、保

泰松、四环素、氯霉素、单胺氧化酶抑制剂合用可增强降血糖作用。

【给药说明】餐后服。

参芪降糖颗粒

【药品品种】

参芪降糖颗粒

鲁南制药　Pulv.[乙][国基]：3g×10袋，27.16元/盒

【临床应用】益气养阴，滋脾补肾。主治消渴症，用于乙型糖尿病。

【用法用量】po. 1g，tid；效果不显著或治疗前症状较重者，用量可达3g，tid。

【注意事项】实热证者禁用。

固肾口服液

【药品品种】

固肾口服液

广东华南　Sol.[乙]：10mL×10支，26.66元/盒

【临床应用】温肾助阳，固肾滋阴。用于肾阳虚衰、肾阴亏损证。

【用法用量】po. 10mL，bid。

【注意事项】小儿、孕妇禁用；忌生冷油腻；感冒发热忌服。

【给药说明】餐前服。

地榆升白片

【药品品种】

地榆升白片

成都地奥　Tab.[乙][国基]：0.1g×40片，28.52元/盒

【临床应用】升高白细胞。用于白细胞减少症。

【用法用量】po. 2～4片，tid。

固肾安胎丸

【药品品种】

固肾安胎丸

北京勃然　Pil.：6g×9袋，53.99元/盒

【临床应用】滋阴补肾，固冲安胎。用于早期先兆流产属中医肾阴虚证。

【用法用量】po. 1袋，tid。

黄精赞育胶囊

【药品品种】

黄精赞育胶囊

上海新亚　Caps.：0.31g×45粒，67.02元/盒

【临床应用】补肾填精，清热利湿。用于肾虚精亏夹湿热型弱精子症、少精子症引起的男性不育，症见腰膝酸软、阴囊潮湿等，精液检查见精子稀少，活动力差。

【用法用量】po. 4粒，tid。

【注意事项】脾气久虚、腹胀便溏者慎用。

莉芙敏片

【药品品种】

莉芙敏片

德国夏菩　Tab.[乙]：0.28g×30片/盒，313.00元/盒

【临床应用】用于更年期综合征。

【用法用量】po. 1片，bid。

【注意事项】对于诊断未明的阴道出血、诊断或可疑的子宫内膜癌、宫颈癌等其他癌症或肿瘤、严重的器质性病变、滥用药物、吸毒及酗酒患者慎用；肝功能不良及有肝病史的患者慎用。

西帕依麦孜彼子胶囊

【药品品种】

西帕依麦孜彼子胶囊

陕西东泰　Caps.：0.25g×12粒，42.58元/盒

【临床应用】增强机体营养力、摄住力及排泄力，清浊利尿。用于前列腺炎和前列腺增生所致小便频数、余沥不尽、腰膝酸软、头晕目眩、寐差耳鸣、早泄梦遗等。

【用法用量】po. 2粒，tid。

其他常用同类药物

补肾益脑胶囊

【药品品种】

补肾益脑胶囊

陕西兆兴　Caps.[乙]：0.35g×60粒，30.46元/盒

【临床应用】补肾益气，养血生精。用于气血两虚、肾虚精亏、心悸气短、失眠健忘、遗精盗汗、腰腿酸软、耳聋耳鸣。

【用法用量】po. 4~6粒，bid。

【注意事项】宜饭前服用。

杞菊地黄丸

【药品品种】

杞菊地黄丸

河南宛西　Pil.[甲][国基]：0.375g×200丸，19.44元/盒

【临床应用】滋肾养肝。用于肝肾阴亏之眩晕、耳鸣、目涩畏光、视物昏花。

【用法用量】po. 8丸，tid。

【注意事项】脾胃虚寒、大便稀溏者慎用。

灵芝孢子粉胶囊

【药品品种】

灵芝孢子粉胶囊

北京长城　Caps.[乙]：0.2g×24粒，122.00元/盒

【临床应用】健脾益气，养心安神。用于心脾两虚、病后体弱、肿瘤患者的辅助治疗。

【用法用量】po. 4～6粒，tid。

【注意事项】忌辛辣食物。

六君子丸

【药品品种】

六君子丸

吉林紫鑫　Pil.[乙]：9g×6袋，44.99元/瓶

【临床应用】补脾益气，燥湿化痰。用于脾胃虚弱、食量不多、气虚痰多、腹胀便溏。

【用法用量】po. 1袋，bid。

【注意事项】忌食生冷、油腻、不易消化食物；不适用于脾胃阴虚，主要表现为口干、舌红少津、大便干。

六味地黄丸

【药品品种】

六味地黄丸

河南宛西　Pil.[甲][国基]：0.375g×200丸，19.55元/瓶

【临床应用】滋阴补肾。用于头晕耳鸣、腰膝酸软、遗精盗汗。

【用法用量】po. 8丸，tid。

【注意事项】不宜在服药期间服感冒药；忌辛辣食物。

舒肝解郁胶囊

【药品品种】

舒肝解郁胶囊

成都康弘　Caps.[甲]：0.36g×28粒，58.60元/盒

【临床应用】舒肝解郁，健脾安神。用于轻、中度

单相抑郁症属肝郁脾虚证者，症见情绪低落、兴趣下降、迟滞、入睡困难、早醒、多梦、紧张不安、急躁易怒、食少纳呆、胸闷、疲乏无力、多汗、疼痛、舌苔白或腻、脉弦或细。

【用法用量】po. 2粒，bid。

【注意事项】肝功能不全的患者慎用。

益肾灵胶囊

【药品品种】

益肾灵胶囊

西安阿房宫　　Caps.：0.33g×24粒，39.27元/盒

【临床应用】益肾壮阳。用于肾亏阳痿、早泄、遗精、少精、死精。

【用法用量】po. 3～4粒，tid。

知柏地黄丸

【药品品种】

知柏地黄丸

河南宛西　　Pil.[甲][国基]：0.375g×200丸，19.44元/盒

【临床应用】滋阴清热。用于潮热盗汗、耳鸣遗精、口干咽燥。

【用法用量】po. 8丸，tid。

【注意事项】孕妇慎用；虚寒性病症患者不适用；不宜与感冒类药同服。

【给药说明】空腹或餐前服用，开水或淡盐水送服。

8　抗肿瘤用药

茯苓多糖口服液

【药品品种】

茯苓多糖

湖南补天　Sol.[乙]：10mL：160mg×10支，224.88元/盒

【临床应用】健脾益气。用于肿瘤患者放化疗导致的脾胃气虚证者。

【用法用量】po. 10mL，tid。

9　免疫系统用药

螺旋藻胶囊

【药品品种】

螺旋藻胶囊

重庆华森　Caps.[乙]：0.35g×12粒，6.62元/盒

【临床应用】益气养血，化痰降浊。用于气血亏虚、痰浊内蕴、面色萎黄、头晕头昏、四肢倦怠、食欲不振；病后体虚、贫血、营养不良属上述证候者。

【用法用量】po. 2~4粒，tid。

【注意事项】忌油腻食物。

【给药说明】宜餐前服用。

10　泌尿系统用药

尿毒清颗粒（无糖型）

【药品品种】

尿毒清颗粒

广州康臣　Pulv.[乙][国基]：5g×18袋，75.37元/盒

【临床应用】健脾利湿。用于慢性肾功能衰竭、氮质血症期和尿毒症早期。

【用法用量】po. 每日6、12、18时各服5g，22时服10g。

【注意事项】忌豆类食品；忌与氧化淀粉等化学吸

附剂合用；大便水样应减量服用。

【给药说明】两次服药间隔勿超过8h；每日最大量8袋。

尿石通丸

【药品品种】

尿石通丸

东莞亚洲　Pil.[乙]【省基】：4g×6袋，26.82元/盒

【临床应用】清热利湿，通淋排石。用于治疗尿路结石及术后预防结石复发。

【用法用量】po. 4g，bid。

【注意事项】多饮水；孕妇慎用。

五淋化石丸

【药品品种】

五淋化石丸

梧州三鹤　Pil.[乙]：0.25g×60丸，20.38元/瓶

【临床应用】通淋利湿，化石止痛。用于淋证、癃闭、尿路感染、尿路结石、前列腺炎、膀胱炎、肾盂肾炎、乳糜尿。

【用法用量】po. 5丸，tid。

前列舒通胶囊

【药品品种】

前列舒通胶囊

保定步长天浩　Caps.[乙]：0.4g×36粒，49.73元/盒

【临床应用】清热利湿，化瘀散结。用于慢性前列腺炎、前列腺增生属湿热瘀阻证。

【用法用量】po. 3粒，tid。

肾炎康复片

【药品品种】

肾炎康复片

天津同仁堂 Tab.[乙][国基]：0.48g×45片，28.05元/瓶

【临床应用】益气养阴，补肾健脾，清解余毒。主治慢性肾小球肾炎属气阴两虚、脾肾不足者。

【用法用量】po. 5片，tid。小儿酌减。

【注意事项】服药期间忌辛、辣、肥、甘等刺激性食物；禁房事。

【给药说明】餐后服用。

黄葵胶囊

【药品品种】
黄葵胶囊
江苏苏中 Caps.[乙]：0.5g×30粒，36.60元/盒

【临床应用】清热利湿，解毒消肿。用于慢性肾炎之湿热证。

【用法用量】po. 5粒，tid。

【注意事项】孕妇忌用。

【给药说明】餐后服用。

八正胶囊

【药品品种】
八正胶囊
四川光大 Caps.[乙]：0.39g×24粒，42.50元/盒

【临床应用】清热，利尿，通淋。用于湿热下注、小便短赤、淋漓涩痛、口燥咽干。

【用法用量】po. 4粒，tid。

【注意事项】淋证属于肝郁气滞或脾肾两虚、膀胱气化不行者不适用。

萆薢分清丸

【药品品种】
萆薢分清丸
吉林紫鑫 Pil.[乙]：6g×6袋，29.75元/盒

【临床应用】分清化浊，温肾利湿。用于肾不化气、清浊不分所致的白浊、小便频数。

【用法用量】po. 6 ~ 9g，bid。

【注意事项】忌食油腻、茶、醋及辛辣刺激性食物。

痹祺胶囊

【药品品种】

痹祺胶囊

天津达仁堂　Caps.[乙]：0.3g×48粒，62.69元/盒

【临床应用】益气养血，祛风除湿，活血止痛。用于气血不足、风湿瘀阻、肌肉关节酸痛、关节肿大、僵硬变形或肌肉萎缩、气短乏力者；风湿性关节炎、类风湿关节炎、腰肌劳损、软组织损伤属上述证候者。

【用法用量】po. 4粒，bid至tid。

【注意事项】高血压病患者、孕妇忌服；运动员慎用。

海昆肾喜胶囊

【药品品种】

海昆肾喜胶囊

吉林辉南长龙　Caps.[乙]：0.22g×18粒，78.26元/盒

【临床应用】化浊排毒。用于慢性肾功能衰竭（代偿期、失代偿期和尿毒症早期）湿浊证。

【用法用量】po. 2粒，tid。

【注意事项】可与对肾功能无损害的抗生素、抗高血压药、抗酸、补钙及纠正肾性贫血等药物使用，但没有与ACEI类制剂使用的经验；对有明显出血征象者应慎用。

前列舒乐颗粒

【药品品种】

前列舒乐颗粒

贵州关德兴宝芝林 Pulv.[甲][省基]：4g×15袋，33.60元/盒

【临床应用】补肾益气，化瘀通淋。用于肾脾两虚、气滞血瘀之前列腺增生、慢性前列腺炎，症见面色㿠白、神疲乏力、腰膝疲软无力、小腹坠胀、小便不爽、点滴不出，或尿频、尿急、尿道涩痛。

【用法用量】po. 4g，bid至tid。

【注意事项】孕妇及身体虚寒者慎用。

其他常用同类药物

康肾颗粒

【药品品种】

康肾颗粒

云南红河 Pulv.[乙]：12g×12袋，65.92元/盒

【临床应用】补脾益肾，化湿降浊。用于脾肾两虚所致的水肿、头痛而晕、恶心呕吐、畏寒肢倦，轻度尿毒症见上述证候者。

【用法用量】po. 12g，tid。

【注意事项】高营养低蛋白、低磷饮食、低食盐，忌酸冷；防止感染，注意休息。

龙金通淋胶囊

【药品品种】

龙金通淋胶囊

云南希陶 Caps.[乙]：0.46g×24粒，65.55元/盒

【临床应用】清热利湿，化瘀通淋。用于湿热瘀阻所致的淋证，症见尿急、尿频、尿痛，前列腺炎、前列腺增生症见上述证候者。

【用法用量】po. 2~3粒，tid。

尿清舒颗粒

【药品品种】

尿清舒颗粒

云南英茂　Pulv.[乙]【国基】：10g×12袋，62.07元/盒

【临床应用】清热利湿，利水通淋。用于湿热蕴结所致淋证，症见小便不利、淋漓涩痛，慢性前列腺炎属上述证候。

【用法用量】po. 10～20g，tid。

【注意事项】孕妇及身体虚寒者慎用。

热淋清颗粒

【药品品种】

热淋清颗粒

贵州威门　Pulv.[乙]：8g×6袋，21.18元/盒

【临床应用】清热解毒，利尿通淋。用于湿热蕴结、小便黄赤、淋漓涩痛、尿路感染、肾盂肾炎。

【用法用量】po.1～2袋，tid。小儿酌减。

肾安胶囊

【药品品种】

肾安胶囊

云南保元堂　Caps.[乙]：0.4g×24粒，33.67元/盒

【临床应用】清热解毒，利尿通淋。用于湿热蕴结所致淋证，症见小便不利、淋漓涩痛，下尿路感染见上述证候者。

【用法用量】po. 1～2粒，tid。

【注意事项】孕妇慎用。

【给药说明】餐前服用。

第二节　外 用 药

通络祛痛膏

【药品品种】

通络祛痛膏

河南羚锐　Plast.[乙]：7cm×10cm×10贴，38.16元/盒

【临床应用】活血通络，散寒除湿，消肿止痛。用于关节的瘀血停滞、寒湿阻络证的刺痛和钝痛，屈伸不利，畏寒肢冷；也用于颈椎瘀血停滞，寒湿阻络证。

【用法用量】外用。1~2贴，qd。用于腰部、膝部骨性关节病15日为1个疗程；用于颈椎病（神经根型），每次2贴，贴12h，每日换药1次，21日为1个疗程。

【注意事项】对橡胶膏剂过敏者慎用。每次贴敷不宜超过12h，防止贴敷处发生过敏。

消痛贴膏

【药品品种】

消痛贴膏

甘肃奇正　Plast.[甲][国基]：药芯袋1.2g×6袋/盒，湿润剂2.5mL×6袋/盒，95.28元/盒

【临床应用】活血化瘀，消肿止痛。用于跌打瘀痛，急慢性扭伤、挫伤，风湿及类风湿疼痛以及各类劳损，陈旧性伤痛。

【用法用量】外用。将小袋内润湿剂均匀涂于药芯袋表面，润湿后直接敷于患处或穴位，每贴敷24h。

麝香跌打风湿膏

【药品品种】

麝香跌打风湿膏

天津博爱　Plast.[乙][省基]：8贴，6.90元/盒

【**临床应用**】祛风除湿，化瘀止痛。用于风湿痛、跌打损伤、肿痛。

【**用法用量**】外用，贴敷患处。

【**注意事项**】孕妇禁用。

正骨水

【**药品品种**】

正骨水

广西玉林　Lin.[乙][省基]：88mL，21.24元/瓶

【**临床应用**】活血祛瘀，舒筋活络，消肿止痛。用于跌打扭伤，可在运动前后搽用。

【**用法用量**】外搽患处，bid至tid；重症者用药液湿透药棉外敷患处。

【**注意事项**】忌内服，不能搽入伤口，使用时如有瘙痒起疹，暂停使用。

跌打万花油

【**药品品种**】

跌打万花油

广药敬修堂　Lin.[乙][省基]：25mL，5.58元/瓶

【**临床应用**】消肿散瘀，舒筋活络止痛。用于治疗跌打损伤、扭伤、轻度水火烫伤。

【**用法用量**】外用，搽敷患处。

【**注意事项**】孕妇禁用；忌内服，不能搽入伤口，如有皮肤过敏者暂停使用。

复方南星止痛膏

【**药品品种**】

复方南星止痛膏

江苏南星　Plast.[国基]：10cm×13cm×6贴，44.08元/盒

【**临床应用**】散寒除湿，活血止痛。用于寒湿瘀阻所致关节疼痛、肿胀，活动不利，遇寒加重。

【用法用量】外贴，选最痛部位，最多贴3个部位，贴24h，隔日1次，共贴3次。

【注意事项】忌食生冷、油腻食物；皮肤破溃或感染处禁用；经期及哺乳期妇女慎用，不宜长期大面积使用。

骨通贴膏

【药品品种】

骨通贴膏

桂林天和　Plast.[乙]：10贴，16.63元/盒

【临床应用】祛风散寒，活血通络，消肿止痛。用于寒湿阻络兼血瘀证之局部关节疼痛、肿胀、麻木重着、屈伸不利或活动受限。

【用法用量】外用，贴于患处。

【注意事项】过敏体质、患处皮肤溃破者及孕妇慎用。

【给药说明】每次贴用时间不宜超过12h。

活血止痛膏

【药品品种】

活血止痛膏

安徽安科　Plast.[乙]：8cm×12cm×6贴，36.22元/盒

【临床应用】活血止痛，舒筋通络。用于筋骨疼痛、肌肉麻痹、痰核流注、关节酸痛。

【用法用量】外用，贴患处。

【注意事项】孕妇慎用。

通络骨质宁膏

【药品品种】

通络骨质宁膏

贵州同济堂　Plast.[乙]：2贴/盒，33.97元/盒

【临床应用】祛风除湿，活血化瘀。用于骨质增

生、关节痹痛。

【用法用量】加温软化，贴于患处，每帖连续使用2～4日。

【注意事项】若出现皮肤过敏或皮疹瘙痒者慎用或停用；不宜长期连续使用；膏药遗留痕迹可用植物油擦涂。

其他同类常用药物

青鹏软膏

【药品品种】

青鹏软膏

西藏奇正　Ung.[甲]：20g，18.66元/支

【临床应用】活血化瘀，消肿止痛。用于风湿性关节炎、类风湿关节炎、骨关节炎、痛风、急慢性扭挫伤、肩周炎引起的关节、肌肉肿胀疼痛及皮肤瘙痒、湿疹。

【用法用量】外用。涂患处，bid。

【注意事项】请勿口服；破损皮肤禁用；孕妇禁用。

伤科灵喷雾剂

【药品品种】

伤科灵喷雾剂

贵州恒霸　Neb.[乙]：60mL，38.61元/瓶

【临床应用】清热凉血，活血化瘀，消肿止痛。用于软组织损伤、骨伤、Ⅱ度烧烫伤、湿疹、疱疹。

【用法用量】外用，每日喷药2～6次。

【注意事项】只限外用不得内服；酒精过敏患者慎用。

麝香痔疮膏

【药品品种】

麝香痔疮膏

武汉马应龙 Ung.[甲][国基]：4g×6支，23.81元/盒

【临床应用】清热燥湿，活血消肿，去腐生肌。用于湿热瘀阻所致痔疮、肛裂，症见大便出血或疼痛、有下坠感；亦用于肛周湿疹。

【用法用量】外用。涂搽患处。

【注意事项】禁止内服；勿接触眼睛、口腔等黏膜处；忌烟酒及辛辣、油腻、刺激性食物；保持大便通畅。小儿、孕妇、哺乳期妇女、年老体弱者、过敏体质者、运动员慎用。

消炎镇痛膏

【药品品种】

消炎镇痛膏

广州白云山 Plast.：10贴，3.60元/包

【临床应用】消炎镇痛。用于神经痛、风湿痛、肩痛、扭伤、关节痛、肌肉疼痛等。

【用法用量】外用，贴患处，qd至bid。

【注意事项】皮肤过敏者慎用。

第三节 骨伤科用药

正清风痛宁缓释片

【药品品种】

正清风痛宁缓释片

湖南正清 Tab.[乙][国基]：60mg×18片，45.99元/瓶

【临床应用】祛风除湿，活血通络，利水消肿。用于风湿与类风湿关节炎属风寒湿痹证者，亦用于慢性肾炎属湿邪瘀阻证者。

【用法用量】po. 风寒湿痹证者：1~2片，bid；慢

性肾炎：2片，bid。

【注意事项】孕妇或哺乳期妇女忌用；有哮喘病史及对青藤碱过敏者禁用。

仙灵骨葆胶囊

【药品品种】

仙灵骨葆胶囊

贵州同济堂　Caps.[乙]【国基】：0.5g×50粒，39.68元/盒

【临床应用】滋补肝肾，接骨续筋，强身健骨。用于骨质疏松症、骨折、骨关节炎、骨无菌性坏死等。

【用法用量】po. 3粒，bid。

【注意事项】重症感冒期间不宜服用。

伤科接骨片

【药品品种】

伤科接骨片

大连美罗　Tab.[甲]【国基】：60片，42.09元/瓶

【临床应用】活血化瘀，消肿止痛，舒筋壮骨。用于跌打损伤、闪腰岔气、伤筋动骨、瘀血肿痛、损伤红肿等症。对骨折患者需经复位后配合使用。

【用法用量】po. 成人：4片，tid；10~14岁小儿：3片，tid。

【注意事项】孕妇忌服；10岁以下小儿禁服；不可随意增加服量。

【给药说明】温开水或黄酒送服。

独一味胶囊

【药品品种】

独一味胶囊

甘肃独一味　Caps.[甲]【省基】：0.3g×36粒，25.54元/盒

【临床应用】活血止痛，化瘀止血。用于多种外科

手术后的刀口疼痛、出血、外伤骨折、筋骨扭伤、风湿痹痛以及崩漏、痛经、牙龈肿痛、出血等。

【用法用量】po. 3粒，tid，或必要时服。

【注意事项】孕妇慎用。

跌打镇痛膏

【药品品种】

跌打镇痛膏

广州白云山　Plast.【省基】：8贴，14.17元/包

【临床应用】活血止痛，散瘀消肿，祛风胜湿。用于急慢性扭挫伤、慢性腰腿痛、风湿关节痛。

【用法用量】外用贴患处。

【注意事项】孕妇及皮肤过敏者禁用；如发现斑疹，应暂停使用。

骨愈灵胶囊

【药品品种】

骨愈灵胶囊

陕西宏府怡悦　Caps.【乙】【国基】：0.4g×60粒，44.16元/盒

【临床应用】活血化瘀，消肿止痛，强筋壮骨。用于骨质疏松及骨折。

【用法用量】po. 5粒，tid。

【给药说明】饭后服用。

强骨胶囊

【药品品种】

强骨胶囊

北京岐黄　Caps.【乙】：0.25g×12粒，34.48元/盒

【临床应用】补肾，强骨，止痛。用于肾阳虚所致的骨痿，症见骨脆易折、腰背或四肢关节疼痛、胃寒肢冷或抽筋、下肢无力、夜尿频多；原发性骨质疏松症、骨量减少见上述证候者。

【用法用量】po. 1粒，tid。

【注意事项】忌辛辣、生冷、油腻食物；感冒发热患者不宜服用；有高血压、心脏病、肝病、糖尿病、肾病等慢性病严重者慎用；孕妇、过敏体质者慎用。

【给药说明】饭后服。

其他同类常用药物

昆仙胶囊

【药品品种】

昆仙胶囊

广药陈李济　Caps.：0.3g×30粒，90.52元/盒

【临床应用】补肾通络，祛风除湿。用于类风湿关节炎。

【用法用量】po. 2粒，tid。

【给药说明】宜餐后服用。

龙血竭片

【药品品种】

龙血竭片

云南大唐汉方　Caps.[乙]：0.4g×24片，31.41元/盒

【临床应用】活血散瘀，定痛止血，敛疮生肌。用于跌打损伤、瘀血作痛、妇女气血凝滞、外伤出血、脓疮久不收口，以及慢性结肠炎所致的腹痛、腹泻等。

【用法用量】po. 4～6片，tid。

【注意事项】孕妇忌服。忌食酸、碱性食物。

【给药说明】饭前服用。

珍宝丸

【药品品种】

珍宝丸

中蒙制药　Pil.：0.2g×90粒，49.68元/瓶

【临床应用】清热，安神，舒筋活络。用于白脉病、

半身不遂、风湿、类风湿、肌筋萎缩、神经麻痹、肾损脉伤、瘟疫热病、久治不愈等。

【用法用量】po. 13～15粒，qd至bid。

第四节 妇科用药

消结安胶囊

【药品品种】

消结安胶囊

云南良方 Caps.[乙]：0.38g×24粒，26.99元/盒

【临床应用】活血化瘀，软坚散结。用于气血停滞所致的乳腺小叶增生、卵巢囊肿、子宫肌瘤等。

【用法用量】po. 2粒，tid；或遵医嘱。

乳增宁片

【药品品种】

乳增宁片

深圳三顺 Tab.[乙]：0.6g×60片，45.54元/盒

【临床应用】疏肝解郁，调理冲任。用于肝郁气滞、冲任失调引起的乳痛症及乳腺增生等。

【用法用量】po. 2～3片，tid。

小金胶囊（丸）

【药品品种】

小金胶囊

武汉健民 Caps.[乙]：0.35g×9粒，35.19元/盒

小金丸

成都永康 Pil.：0.6g×8袋，26.99元/盒

【临床应用】散结消肿，化瘀止痛。用于阴疽初起，皮色不变，肿硬作痛，多发性脓肿、瘿瘤、乳癖等。

【用法用量】po. 3 ~ 7粒，bid，小儿酌减；打碎后口服，1.2 ~ 3g，bid，小儿酌减。

【注意事项】孕妇禁用。

产复康颗粒

【药品品种】

产复康颗粒

深圳三顺　Pulv.[乙]【省基】：5g×15袋，39.30元/盒

【临床应用】补气养血，排瘀生新。用于产后出血过多、气血俱亏、腰腿酸软、倦怠无力等。

【用法用量】po. 1袋，tid，产褥期可长期服用。

经带宁胶囊

【药品品种】

经带宁胶囊

贵州世禧　Caps.：0.3g×24粒，27.89元/盒

【临床应用】消炎止带，调经止痛，清热解毒。用于热毒瘀滞所致的经期腹痛、经血色暗、挟有血块、带下量多、阴部瘙痒灼热。

【用法用量】po. 3 ~ 4粒，tid。

【注意事项】忌食辛辣、生冷、油腻食物；带下清稀者不宜；便溏或月经量多者不宜；伴有尿频、尿急、尿痛或赤带者不宜；外阴白色病变、糖尿病所致的瘙痒不宜；过敏体质者慎用；孕妇禁用。

【给药说明】宜餐后服用。

金刚藤片（颗粒）

【药品品种】

金刚藤片

四川金辉　Tab.[乙]：0.52g×48片，23.18元/盒

金刚藤颗粒

润达君制药　Pulv.[乙]：7g×6袋，16.72元/盒

【临床应用】清热解毒，消肿散结。用于附件炎、

附件炎性包块。

【用法用量】po. 4片，tid；1袋，tid。

【注意事项】不宜大剂量长期使用，孕妇忌服。

散结镇痛胶囊

【药品品种】

散结镇痛胶囊

江苏康缘　Caps.：0.4g×60粒，86.07元/盒

【临床应用】软坚散结，化瘀止痛。用于子宫内膜异位症（痰瘀互结兼气滞证）所致的继发性痛经、月经不调、盆腔包块、不孕等。

【用法用量】po. 4粒，tid，于月经来潮第1日开始服药，连续服用3个月经周期为1个疗程。

【注意事项】孕妇忌用。

桂枝茯苓胶囊

【药品品种】

桂枝茯苓胶囊

江苏康缘　Caps.[乙]【国基】：0.31g×100粒，60.24元/盒

【临床应用】活血，化瘀，消癥。用于妇人瘀血阻络所致癥块、经闭、痛经、产后恶露不尽，子宫肌瘤、慢性盆腔炎性包块、痛经、子宫内膜异位症、卵巢囊肿见上述证候者。

【用法用量】po. 3粒，tid。

【注意事项】经期停服；孕妇禁用。

【给药说明】餐后服。

产妇安胶囊

【药品品种】

产妇安胶囊

成都倍特　Caps.[乙]：0.38g×36粒，31.05元/盒

【临床应用】去瘀生新。用于产后血瘀腹痛、恶露

不尽。

【用法用量】po. 3粒，bid。

【注意事项】忌生冷之物。

其他同类常用药物

保妇康栓

【药品品种】

保妇康栓

海南碧凯　Supp.[乙][国基]：1.74g×7粒，36.02
元/盒

【临床应用】行气破瘀，生肌止痛。用于湿热瘀滞
所致的带下病，症见带下量多、色黄、时有阴部瘙痒；
霉菌性阴道炎、老年性阴道炎、宫颈糜烂见上述证候
者。

【用法用量】洗净外阴部，将栓剂塞入阴道深部，
1粒，qn，重症bid。

【注意事项】妊娠12周内禁用。

【给药说明】如遇天热，栓剂变软，切勿挤压，可
于用药前将药物放入冰箱内或冷水中冷冻5～10min，即
可使用。

妇得康泡沫剂

【药品品种】

妇得康泡沫剂

贵阳德昌祥　Fro.[乙]：15g，42.01元/瓶

【临床应用】清热燥湿，杀虫。用于慢性宫颈炎、
宫颈糜烂、阴道炎之湿热下注证。

【用法用量】先清洗外阴，再用本品喷射宫颈区，
每周2～3次。

【注意事项】不得直接启开铝盖；用前摇匀；月经
期停用；用药期间禁止性生活。

利夫康洗剂

【药品品种】

利夫康洗剂

西安太极 Lot.[乙][国基]：100mL，33.24元/瓶

【临床应用】清热燥湿，杀虫止痒。用于湿热下注所致的带下、阴痒、外阴炎、滴虫性阴道炎、霉菌性阴道炎、细菌性阴道炎见以上症状者。

【用法用量】外用，qd至bid。

【给药说明】取本品10mL加水至100mL外擦或用阴道冲洗器冲洗阴道。

女金片

【药品品种】

女金片

陕西健民 Tab.[乙]：0.6g×24片，16.84元/瓶

【临床应用】调经养血，顺气化痰。用于经血不调、赶前错后，腰膝酸痛，腹痛胀满。

【用法用量】po. 4片，bid。

【注意事项】孕妇忌用。

培坤丸

【药品品种】

培坤丸

陕西辰济 Pil.[乙]：9g×6袋，34.16元/盒

【临床应用】补气血，滋肝肾。用于妇女血亏、消化不良、月经不调、赤白带下、小腹冷痛、气血衰弱、久不受孕。

【用法用量】po. 9g，bid。

【给药说明】用黄酒或温开水送服。

乳癖消颗粒

【药品品种】

乳癖消颗粒

哈尔滨泰华　Pulv.[甲][国基]：8g×12袋，41.31元/盒

【临床应用】软坚散结，活血消瘀，清热解毒。用于乳癖结块、乳痈初起、乳腺囊性增生病及乳腺炎前期。

【用法用量】po. 8g，tid。

乳核散结片

【药品品种】

乳核散结片

广药中一　Tab.[甲][省基]：0.36×72片，29.90元/瓶

【临床应用】疏肝活血，祛痰软坚。用于肝郁气滞、痰瘀互结所致的乳癖，症见乳房肿块或结节、数目不等、大小不一、质软或中等硬，或乳房胀痛、经前疼痛加剧；乳腺增生病见上述证候者。

【用法用量】po. 4片，tid。

【注意事项】甲状腺功能亢进患者慎服；过量久服可引起胃肠道不适等不良反应；月经期间，停止服药；对漏芦过敏者慎用；孕妇慎用。

乳康片

【药品品种】

乳康片

陕西安康正大　Tab.[乙]：0.35g×24片，16.01元/盒

【临床应用】疏肝解郁，理气止痛，活血破瘀，软坚散结，消积化痰，补气健脾。用于乳腺增生病。

【用法用量】po. 2～3片，tid。

【注意事项】孕妇忌服。

【给药说明】餐后服。

乌鸡白凤丸

【药品品种】

乌鸡白凤丸

北京同仁堂　Pil.[甲][国基]：9g×10丸，14.40元/盒

【临床应用】补气养血，调经止带。用于心慌气短、疲乏无力、月经不调、腰腿酸软、白带量多。

【用法用量】po. 1丸，bid。

【注意事项】孕妇忌服；忌食生冷食物；不宜同时服感冒药；不宜喝茶和吃萝卜。

消乳散结胶囊

【药品品种】

消乳散结胶囊

山东步长　Caps.[乙]：0.4g×60粒，46.58元/盒

【临床应用】疏肝解郁，化痰散结，活血止痛。用于肝郁气滞、痰瘀凝聚所致的乳腺增生、乳房胀痛。

【用法用量】po. 3粒，tid。

【注意事项】孕妇忌用。

鲜益母草胶囊

【药品品种】

鲜益母草胶囊

浙江大德　Caps.[甲]：0.4g×24粒，55.33元/盒

【临床应用】活血调经。用于血瘀所致的月经不调、产后恶露不绝，症见经水量少、淋漓不净、产后出血时间过长；产后子宫复旧不全见上述证候者。

【用法用量】po. 2～4粒，tid。

岩鹿乳康胶囊

【药品品种】

岩鹿乳康胶囊

云南龙海　Caps.[乙]：0.4g×40粒，34.24元/盒

【临床应用】益肾；活血，软坚散结。用于肾阳不足、气滞血瘀所致的乳腺增生。

【用法用量】po. 3～5粒，tid。

【给药说明】饭后服，月经前15日开始服，至月经来时停药。

第五节 儿 科 用 药

小儿消积止咳口服液

【药品品种】

小儿消积止咳口服液

山东鲁南　Sol.[国基]：10mL×6支，14.89元/盒

【临床应用】清热理肺，消积止咳。用于小儿食积咳嗽属痰热证。

【用法用量】po. 1岁以内：5mL，tid；1~2岁：10mL，tid；3~4岁：15mL，tid；5岁以上：20mL，tid。5日为1个疗程。

其他常用同类药物

小儿增食颗粒

【药品品种】

小儿增食颗粒

广东众生　Pulv.：5g×15袋，15.75元/盒

【临床应用】消食导滞，增进食欲。用于小儿厌食、偏食、面黄肌瘦、便干、食积。

【用法用量】po. 1~2岁：1袋，tid；4~13岁：2袋，tid。

【注意事项】忌食生冷油腻及不易消化食品。

第六节 耳鼻喉科用药

鼻渊舒口服液

【药品品种】

鼻渊舒口服液（无糖）

成都华神 Sol.[乙]【国基】：10mL×10支，22.67元/盒

【临床应用】疏风清热，祛湿通窍。用于鼻炎、鼻窦炎属肺经风热及胆腑郁热证者。

【用法用量】po. 10mL，bid至tid。

鼻渊通窍颗粒

【药品品种】

鼻渊通窍颗粒

山东新时代 Pulv.[乙]：15g×10袋，21.09元/盒

【临床应用】疏风清热，宣肺通窍。用于急鼻渊（急性鼻窦炎）属外邪犯肺证，症见前额或颧骨部压痛，鼻塞时作，流涕黏白或黏黄，或头痛，或发热，苔薄黄或白，脉浮。

【用法用量】po. 15g，tid。

【注意事项】脾虚腹胀者慎用；服药期间勿食辛辣等食物。

通窍鼻炎颗粒

【药品品种】

通窍鼻炎颗粒

四川迪康 Pulv.：2g×9袋，17.70元/盒

【临床应用】益气，祛风，通窍。用于体虚自汗、反复感冒、鼻塞、流涕。

【用法用量】po. 1袋，tid。

【注意事项】外感风热、流清涕鼻病患者忌用；用药后感觉唇部麻木者应停药。

银黄含化片

【药品品种】

银黄含化片

鲁南厚普　Tab.[乙]：24片，6.05元/盒

【临床应用】清热，解毒，消炎。用于急性扁桃体炎、急性咽炎所致的咽喉肿痛。

【用法用量】含服，每次2片，每日10～20片，分次含服。

【注意事项】忌辛辣、鱼腥食物；不宜同时服用温补性中药。

黄氏响声丸

【药品品种】

黄氏响声丸

山禾药业　Pil.[甲][国基]：36丸×3板，30.00元/盒

【临床应用】疏风清热，化痰散结，利咽开音。用于声音嘶哑、咽喉肿痛、咽干灼热、咽中有痰，或寒热头痛，或便秘尿赤，以及急慢性喉炎。

【用法用量】po. 6丸，tid。

【注意事项】孕妇、胃寒便溏者慎用；忌辛辣、鱼腥食物；不宜同时服用温补性中药。

【给药说明】餐后服。

金嗓散结丸

【药品品种】

金嗓散结丸

西安碑林　Pil.[乙]：36g，14.00元/瓶

【临床应用】清热解毒，活血化瘀，利湿化痰。用于热毒蓄结、气滞血瘀所致的声音嘶哑、声带充血、肿胀、慢性喉炎、声带小结、声带息肉见上述证候者。

【用法用量】po. 60～120丸，bid。

【注意事项】孕妇慎用；忌辛辣食物。

金嗓利咽丸

【药品品种】

金嗓利咽丸

西安碑林 Pil.[乙]：360丸/瓶，14.12元/瓶

【临床应用】疏肝理气，化痰利咽。用于痰湿内阻、肝郁气滞所致的咽部异物感、咽部不适，声音嘶哑、声带肥厚见上述证候者。

【用法用量】po. 60~120丸，bid。

甘桔冰梅片

【药品品种】

甘桔冰梅片

重庆华森 Tab.：0.2g×36片，30.94元/盒

【临床应用】清热开音。用于风热犯肺引起的失音声哑。

【用法用量】po. 2片，tid至qid。

蓝芩口服液

【药品品种】

蓝芩口服液

江苏扬子江 Sol.[乙]：10mL×12支，37.61元/盒

【临床应用】清热解毒，利咽消肿。主治急性咽炎、肺胃实热所致的咽痛、咽干、咽部灼热等症。

【用法用量】po. 20mL，tid。

【注意事项】脾虚便溏及胃痛者慎用；孕妇慎用。

众生丸

【药品品种】

众生丸

广东众生 Pil.[乙][省基]：0.2g×100粒，20.47元/瓶

【临床应用】清热解毒，活血凉血，消炎止痛。用于上呼吸道感染、急慢性咽喉炎、急性扁桃体炎、疮毒

等。

【用法用量】po. 4～6丸，tid；2～3粒，tid。外用，捣碎，用冷开水调匀，涂患处。

【注意事项】孕妇慎用；忌烟酒、辛辣、鱼腥食物；不宜同时服用温补性中药。

肿痛安胶囊

【药品品种】

肿痛安胶囊

石家庄乐仁堂　Caps.：0.28g×36粒，32.64元/盒

【临床应用】祛风化痰，行瘀散结，消肿定痛。用于风痰瘀阻引起的牙痛、咽喉肿痛、口腔溃疡及风痰瘀血阻络引起的痹病，症见关节肿胀疼痛、筋脉拘挛、屈伸不利；用于破伤风的辅助治疗。

【用法用量】po. 2～3粒，tid，小儿酌减。外用，用盐水清洁创面，将胶囊内的药粉撒于患处，或用香油调敷。

【注意事项】孕妇慎用。

其他同类常用药物

清咽滴丸

【药品品种】

清咽滴丸

天津中新　Pil. [乙][国基]：20mg×120丸，43.03元/盒

【临床应用】疏风清热，解毒利咽。用于风热喉痹及急性咽炎。

【用法用量】po. 每次4～6丸（1～2丸连续含服），tid。

【注意事项】孕妇慎服。

双料喉风散

【药品品种】

双料喉风散

广东嘉应 Gran.[乙]【省基】：2.2g，9.90元/瓶

【临床应用】清热解毒，消肿利咽。用于肺胃热毒炽盛所致咽喉肿痛、齿龈肿痛。

【用法用量】喷于患处，tid。

【注意事项】孕妇禁用。

新癀片

【药品品种】

新癀片

厦门中药 Tab.[乙]：0.32g×36片，26.10元/盒

【临床应用】清热解毒，活血化瘀，消肿止痛。用于热毒瘀血所致的咽喉肿痛、牙痛、痹痛、胁痛、黄疸、无名肿毒等症。

【用法用量】po. 2～4片，tid，小儿酌减。外用，用冷开水调化，敷患处。

【注意事项】胃和十二指肠溃疡者、肾功能不全者、孕妇及小儿慎用。

【给药说明】宜饭后服用，或与食物、制酸药同服。

辛芩颗粒

【药品品种】

辛芩颗粒（无糖）

四川志远广和 Pulv.[乙]【国基】：5g×12袋，18.13元/盒

【临床应用】益气固表，祛风通窍。用于肺气不足、风邪外袭所致的鼻痒、喷嚏、流清涕、易感冒，过敏性鼻炎见上述证候者。

【用法用量】po. 1袋，tid。

咽立爽口含滴丸

【药品品种】

咽立爽口含滴丸

贵州黄果树立爽　Pil.[乙]：25mg×72丸，15.33元/瓶

【临床应用】疏风散热，消肿止痛，清利咽喉。用于急性咽炎、慢性咽炎急性发作、咽痛、咽黏膜红肿、咽干、口臭等症。

【用法用量】含服，2～4丸，qid。

【注意事项】孕妇慎用；勿空腹服用或大剂量服用、勿直接吞入胃肠道，避免引起胃肠刺激征。

第七节　皮肤科用药

积雪苷片

【药品品种】

积雪苷

上海现代　Tab.：12mg×48片，52.99元/盒

【临床应用】有促进创伤愈合作用。用于治疗外伤、手术创伤、烧伤、瘢痕疙瘩及硬皮病。

【用法用量】po. 1片，tid。

【注意事项】孕妇及过敏体质者慎用。

其他同类常用药物

润燥止痒胶囊

【药品品种】

润燥止痒胶囊

贵州同济堂　Caps.[乙][国基]：0.5g×24粒，17.28元/盒

【临床应用】养血滋阴，祛风止痒，润肠通便。用于血虚风燥所致的皮肤瘙痒、痤疮、便秘。

【用法用量】po. 4粒，tid。

【注意事项】忌烟酒、辛辣、油腻及腥发食物；不宜同时服用温热性药物；孕妇慎用；不适用于糖尿病、肾病、肝病、肿瘤等疾病引起的皮肤瘙痒。

（韦炳华）

第22章
医 院 制 剂

咽炎方

【药品品种】

咽炎方

中山一院　Mixt[乙]：120mL，7.70元/瓶

【临床应用】 清热解毒，消炎。用于急慢性咽炎、咽喉肿痛、扁桃体炎。

【用法用量】 成人：po. 15mL，tid；小儿酌减。

【注意事项】 该药偶见引起腹泻，停药后症状消失；孕妇慎用。

硼酸滴耳液 Boric Acide Ear Drops

硼酸能与菌体蛋白质中的氨基结合，对细菌和真菌有弱的抑制作用。

【药品品种】

硼酸滴耳液

广药一院　Eard's.[甲][省基]：0.3g：10mL，2.72元/支

【临床应用】 用于慢性中耳炎及外耳道感染。

【用法用量】 滴耳，每次2~3滴，每日3~5次；或用于擦洗外耳道。

【注意事项】 大面积皮肤损害及婴儿禁用。

【给药说明】 本品不能口服。

碳酸氢钠滴耳液 Sodium Bicarbonate Ear Drops

5%碳酸氢钠溶液滴耳能软化耵聍；甘油能延长药

效，并有润滑、黏滞和防腐作用。

【药品品种】

碳酸氢钠滴耳液

广药一院 Eard's.[甲]：0.5g：10mL，2.96元/支

【临床应用】用于软化耵聍及冲洗耳道。

【用法用量】滴耳，2~3滴，tid至qid。

【注意事项】外耳道有炎症时，不宜使用；本品滴耳浸泡后，如继滴2%醋酸溶液，产生气泡，可使耵聍松动，易于钳出。

氯化钾溶液 Potassium Chloride Solution

补钾剂。

【药品品种】

氯化钾溶液

广药一院 Sol.[甲]：90mL：9g，5.94元/瓶

【临床应用】用于补充电解质，治疗和预防低钾血症；洋地黄中毒引起频发多源性期前收缩或快速型心律失常。

【用法用量】po. 10~20mL，tid。

【注意事项】用药期间应随访检查血钾、电解质及肾功能、心电图；肾功能不全者，无尿或血钾过高时忌用。

【给药说明】可将本品稀释于饮料中在餐后服用，以减少刺激。

硫酸镁溶液 Magnesium Sulfate Solution

可在肠内形成一定渗透压，使肠内保有大量水分，刺激肠蠕动而起导泻作用。

【药品品种】

硫酸镁溶液

广药一院 Sol.[甲][省基]：250g：500mL，12.35元/瓶

Sol.[甲][省基]：165g：500mL，10.44元/瓶

【临床应用】用于排除肠道内毒物及服用某些抗肠虫药后的导泻、阻塞性黄疸、慢性胆囊炎、局部热敷消肿。

【用法用量】po. 成人：导泻，每次10～40mL，清晨空腹服；利胆，每次4～10mL，tid，饭前服用。外用：用于局部消肿。

【注意事项】孕妇、急腹症患者禁用；肾功能不良者慎用。

【给药说明】用于导泻时，口服后必须大量饮水。

软皂液 Soft Soap Solution

【药品品种】
软皂液
广药一院　Sol.：100g：500mL，6.11元/瓶

【临床应用】本品为清洁剂，可用于灌肠。

【用法用量】浓度2%～10%的溶液用于灌肠。

【注意事项】本品可能会引起接触性皮炎或湿疹；婴幼儿禁用。

复方炉甘石洗剂 Componud Calamine Lotion

薄荷油有清凉止痒效果，氧化锌促进组织修复作用。

【药品品种】
复方炉甘石洗剂
广药一院　Lot.[国基][省基]：60mL，2.32元/瓶

【临床应用】本品具有收敛作用，用于急性、亚急性湿疹；也用于痱子、皮肤瘙痒症等。

【用法用量】外用，用前摇匀，局部涂抹患处，bid至tid。

【给药说明】本品只供外用，严禁内服。

水合氯醛溶液 Chloral Hydrate Solution

【药品品种】

水合氯醛溶液

广药一院　Sol.：3g∶30mL，5.22元/瓶

【临床应用】用于治疗失眠；镇静药，解除焦虑；癫痫持续状态的治疗。

【用法用量】①成人常用量：po. 催眠：1次0.5～1g（5～10mL），睡前15～30min服用。镇静：1次0.25g（2.5mL），tid，饭后服用。基础麻醉：1次0.5～1g（5～10mL），术前30min服用。通常成人一次最大限量为2g（20mL）。②小儿常用量：催眠：小儿耐量较好，一次按每千克体重30～50mg（0.3～0.5mL）或按体表面积1.5g（15mL）/m²，睡前服用，一次最大限量为1g（10mL），亦可按每千克体重16.7mg（0.167mL）或按体表面积500mg（5mL）/m²，tid。镇静：一次按每千克体重8mg（0.08mL）或按体表面积250mg（2.5mL）/m²，最大限量为500mg（5mL），tid，口服或灌肠，口服时需稀释，饭后服用。

【注意事项】严重心脏病及严重肝肾功能损害者应慎用。

盐酸麻黄素滴鼻液 Ephedrine Hydrochlorid Nasal Drops

肾上腺素受体激动剂。

【药品品种】

盐酸麻黄素滴鼻液

广药一院　Nosed's.[甲]：0.5%∶10mL，2.02元/支

【临床应用】用于鼻黏膜充血、急性鼻炎、鼻窦炎及慢性肥大性鼻炎。

【用法用量】喷入鼻腔，1～2喷，bid至qid。

【注意事项】高血压、冠心病与甲状腺功能亢进症，以及萎缩性鼻炎患者忌用。

苯酚滴耳液 Phenol Ear Drops

为强消毒防腐药。

【药品品种】

苯酚滴耳液

广药一院　Eard's.[甲]：0.2g：10mL，2.61元/支

【**临床应用**】用于中耳炎、外耳道炎等。

【**用法用量**】滴耳，2～3滴，bid至tid。

【**注意事项**】鼓膜穿孔、化脓者禁用；本品多用可使鼓膜增厚，致使听力下降。

复方硼砂溶液 Compound Borax Solution

【**药品品种**】

复方硼砂溶液

广药一院　Sol.[甲]【省基】：90mL，3.11元/瓶

【**临床应用**】用于口腔炎、咽喉炎及扁桃体炎等。

【**用法用量**】加5倍温水稀释后漱口，每日数次，慎勿咽下。

【**注意事项**】本品为含漱剂，请勿内服。

（李瑞明　陈孝）

附录

Appendix

附录一　处方书写规范

1. 患者一般情况、临床诊断填写清晰、完整，并与病历记载相一致。

2. 每张处方仅限一名患者的用药。

3. 字迹清楚，不得涂改；如需涂改，应当在修改处签名并注明修改日期。

4. 药品名称应当使用规范的中文名称书写，没有中文名称的可以使用规范的英文名称书写；书写药品名称、剂量、规格、用法、用量要准确规范，药品用法可用规范的中文、英文、拉丁文或者缩写体书写，但不得使用"遵医嘱""自用"等含糊不清的字句。

5. 医师开具处方应当使用经药品监督管理部门批准并公开的药品通用名称、新活性化合物的专利药品名称和复方制剂药品名称。医师开具院内制剂处方时应当使用经省级卫生行政部门审核、药品监督管理部门批准的名称。医师可以使用由卫生部公布的药品习惯名称开具处方。

6. 患者年龄应当填写实足年龄，新生儿、婴幼儿写日、月龄，必要时要注明体重。

7. 西药和中成药可以分别开具处方，也可以开具一张处方，中药饮片应当单独开具处方。开具西药、中成药处方，每一种药品应当另起一行，每张处方不得超过5种药品。

8. 药品用法用量应当按照药品说明书规定的常规用

法用量使用，特殊情况需要超剂量使用时，应当注明原因并再次签名。

9. 除特殊情况外，应当注明临床诊断。

10. 开具处方后的空白处画一斜线以示处方完毕。

11. 规定必须做皮试的药物，必须在处方上注明。

12. 处方医师的签名式样和专用签章应当与院内药学部门留样备查的式样相一致，不得任意改动，否则应当重新登记留样备案。试用期人员开具处方，应当经所在医疗机构有处方权的执业医师审核，并签名或加盖专用章后方有效。进修医师由接收进修的医疗机构对其胜任本专业工作的实际情况进行认定后授予相应的处方权。

13. 药品剂量与数量用阿拉伯数字书写。剂量应当使用法定剂量单位：重量以克（g）、毫克（mg）、微克（μg）、纳克（ng）为单位；容量以升（L）、毫升（mL）为单位；国际单位（IU）、单位（U）；中药饮片以克（g）为单位；片剂、丸剂、胶囊剂、颗粒剂分别以片、丸、粒、袋为单位；溶液剂以支、瓶为单位；软膏及乳膏剂以支、盒为单位；注射剂以支、瓶为单位，应当注明含量。

14. 处方开具当日有效。特殊情况下需延长有效期的，由开具处方的医师注明有效期限，但有效期最长不得超过3日。

15. 处方一般不得超过7日用量；急诊处方一般不得超过3日用量；对于某些慢性病、老年病或特殊情况，处方用量可适当延长，但医师应当注明理由。医疗用毒性药品、放射性药品的处方用量应当严格按照国家有关规定执行。

16. 医师应当按照卫生部制定的麻醉药品和精神药品临床应用指导原则，开具麻醉药品、第一类精神药品处方。

附表一　处方常用外文缩写与中文对照

分类	外文缩写	中文
	Tab.	片剂
	Inj.	注射剂
	Dec.	煎剂
	Emul.	乳剂
	Extr.	浸膏
	Caps.	胶囊剂
	Lot.	洗剂
	Loz.	喉片
	Mist（Mixt）.	合剂
	Ocul.	眼膏剂
	Ol.	油剂
	Past.	糊剂
	Pil.	丸剂
	Pulv（pow）.	散剂
剂型	Sol.	溶液剂
	Spt.	醑剂
	Supp.	栓剂
	Syr.	糖浆剂
	Tr.	酊剂
	Ung.	软膏剂
	Drops.	滴剂
	Nosed's.	滴鼻剂
	Eard's.	滴耳剂
	Eyed's.	滴眼剂
	Gar.	含漱剂
	Plast.	贴膏剂
	Patch.	贴剂
	Ocus.	滴眼剂
	Linim.	擦剂
	Neb.	喷雾剂

续表

分类	外文缩写	中文
剂型	Gel.	凝胶剂
	Gran.	颗粒剂
	Inha.	吸入剂
	Lin.	擦剂
	Oint.	软膏
	Paint.	涂（膜）剂
	Spr.	喷剂
	Cream.	霜剂
	Aero.	气雾剂
计量单位	ng	纳克
	mcg（μg）	微克
	mg	毫克
	g	克
	IU	国际单位
	U	单位
	mL	毫升
	gtt	滴
	qs	适量
给药途径	po.	口服
	ih.（sc.）	皮下注射
	im.	肌内注射
	iv.	静脉注射
	iv gtt（iv drip）	静脉滴注
	pr	灌肠
	od	右眼
	os	左眼
	ou	双眼
给药次数和给药时间	ac	饭前
	pc	饭后
	am	上午
	pm	下午
	hs	睡前
	qd	每日1次

续表

分类	外文缩写	中文
给药次数和给药时间	bid	每日2次
	tid	每日3次
	qid	每日4次
	q4h	每4h1次
	q6h	每6h1次
	q8h	每8h1次
	qm	每晨
	qn	每晚
	qod	隔日1次
	sos	必要时（24h有效）
	st（stat）	立即
	prn	按情而定（长期医嘱）
其他	aa	各
	co	复方
	sig	用法的标记
	D.C.	取消
	d	日

附录二　常用氨基糖苷类药物峰谷血药浓度范围

药物	峰浓度/ （μg·mL⁻¹）	谷浓度/ （μg·mL⁻¹）
阿米卡新Amikacin	20～30	1～5
庆大霉素Gentamicin	5～10	1～2
奈替米星Netilmicin	4～10	1～2
链霉素Streptomycin	25	—
妥布霉素Tobramycin	4～10	1～2

附录三 常用药物治疗血药浓度范围

药　物	治疗浓度范围
胺碘酮Amiodarone	0.5 ~ 2.5μg/mL
阿米替林Amitriptyline	50 ~ 200ng/mL
盐酸苄普地尔BepridilHCl	1 ~ 2ng/mL
苯妥英Phenytoin	10 ~ 20μg/mL
卡马西林Carbamazepine	4 ~ 10μg/mL
丙戊酸钠Sodium Valproate	50 ~ 100μg/mL
苯巴比妥Phenobarbital（抗惊厥）	15 ~ 40μg/mL
地昔帕明Desipramine	50 ~ 200ng/mL
地高辛Digoxin	0.5 ~ 2.2ng/mL
丙吡胺Disopyramide	2 ~ 8μg/mL
多塞平Doxepin	50 ~ 200ng/mL
氟卡尼Flecainide Acetate	0.2 ~ 1μg/mL
氟哌啶醇Haloperidol	3 ~ 10ng/mL
利多卡因Lidocaine	1.5 ~ 5μg/mL
锂Lithium	0.4 ~ 1mEq/mL
美洛西林钠Mezlocillin Sodium	35 ~ 45μg/mL
美西律Mexiletine	0.5μg/mL
米力农Milrinone	150 ~ 250ng/mL
尼卡地平Nicardipine	0.028 ~ 0.05μg/mL
硝苯地平Nifedipine	0.025 ~ 0.1μg/mL
扑米酮Primidone	5 ~ 12μg/mL
普鲁卡因胺Procainamide	4 ~ 8μg/mL
普罗帕酮Propafenone	0.5 ~ 3μg/mL
普萘洛尔Propranolol	50 ~ 200ng/mL
奎尼丁Quinidine	2 ~ 6μg/mL
水杨酸Salicylic Acid	150 ~ 300μg/mL（抗炎）
茶碱Theophylline	10 ~ 20μg/mL
妥卡尼TocainideHCl	4 ~ 10μg/mL
维拉帕米Varapamil	0.08 ~ 0.3μg/mL

附录四　体表面积计算

方法一：图解法（适合成人和小儿）

（1）测量身高；（2）测量体重；（3）在身高和体重之间连一直线，该直线与体表面积线交叉点即为体表面积。

体表面积图解法

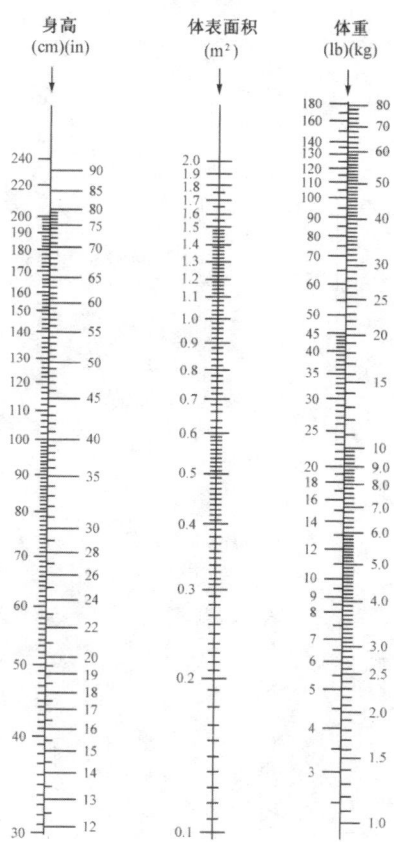

方法二：公式法

1. 成人和小儿体表面积（m^2）=[身高（cm）×体重（kg）/3 600]$^{0.5}$或[身高（in）×体重（lb）/3 131]$^{0.5}$。

2. 大于1岁的小儿体表面积（m^2）=体重（kg）×0.035+0.1。

（夏延哲）

索引
Indexes

通用名索引

三画

四画

五画

六画

七画

八画

九画

十画

十二画

十三画

十四画及以上

其他

商品名索引

四画

六画

八画

九画

十一画

十二画

十三画

十四画及以上

其他